国家卫生健康委员会"十四五"规划教材

全国高等职业教育药品类专业第四轮规划教材

供药学类、药品经营与管理、药物制剂技术等专业用

人体解剖生理学

第 4 版

主　编　高　玲　李新爱

副主编　张晓丽　郭新庆　鲍耀波

编　者（以姓氏笔画为序）

于　宁（山东中医药高等专科学校）　　　吴炳锐（广西医科大学玉林校区）

马凤巧（南阳医学高等专科学校）　　　　张晓丽（北京卫生职业学院）

王　华（滨州医学院）　　　　　　　　　范　超（长沙卫生职业学院）

石树霞（山东药品食品职业学院）　　　　林加福（福建卫生职业技术学院）

吕　昕（黑龙江护理高等专科学校）　　　倪赛宏（长春医学高等专科学校）

李新爱（济南护理职业学院）　　　　　　高　玲（长春医学高等专科学校）

杨艳梅（沧州医学高等专科学校）　　　　郭新庆（菏泽医学专科学校）

吴　欣（潍坊护理职业学院）　　　　　　鲍耀波（东莞职业技术学院）

人民卫生出版社

·北　京·

图书在版编目（CIP）数据

人体解剖生理学 / 高玲，李新爱主编 . -- 4 版 .
北京 : 人民卫生出版社，2025.8（2025.9重印）.
（全国高等职业教育药品类专业第四轮规划教材）.
ISBN 978-7-117-37870-3

Ⅰ. R324
中国国家版本馆 CIP 数据核字第 2025J1Y853 号

人卫智网	www.ipmph.com	医学教育、学术、考试、健康，购书智慧智能综合服务平台
人卫官网	www.pmph.com	人卫官方资讯发布平台

人体解剖生理学
Renti Jiepou Shenglixue
第 4 版

主　　编：高　玲　李新爱
出版发行：人民卫生出版社（中继线 010-59780011）
地　　址：北京市朝阳区潘家园南里 19 号
邮　　编：100021
E - mail：pmph @ pmph.com
购书热线：010-59787592　010-59787584　010-65264830
印　　刷：人卫印务（北京）有限公司
经　　销：新华书店
开　　本：850×1168　1/16　　印张：21
字　　数：494 千字
版　　次：2009 年 2 月第 1 版　　2025 年 8 月第 4 版
印　　次：2025 年 9 月第 2 次印刷
标准书号：ISBN 978-7-117-37870-3
定　　价：89.00 元
打击盗版举报电话：010-59787491　E-mail：WQ @ pmph.com
质量问题联系电话：010-59787234　E-mail：zhiliang @ pmph.com
数字融合服务电话：4001118166　　E-mail：zengzhi @ pmph.com

出版说明

　　近年来,我国职业教育在国家的高度重视和大力推动下已经进入高质量发展新阶段。从党的十八大报告强调"加快发展现代职业教育",到党的十九大报告强调"完善职业教育和培训体系,深化产教融合、校企合作",再到党的二十大报告强调"统筹职业教育、高等教育、继续教育协同创新,推进职普融通、产教融合、科教融汇,优化职业教育类型定位",这一系列重要论述不仅是对职业教育发展路径的精准把握,更是对构建中国特色现代职业教育体系、服务国家发展战略、促进经济社会高质量发展的全面部署,也为我们指明了新时代职业教育改革发展的方向和路径。

　　为全面贯彻国家教育方针,将现代职业教育发展理念融入教材建设全过程,人民卫生出版社经过广泛调研论证,启动了全国高等职业教育药品类专业第四轮规划教材的修订出版工作。

　　本套规划教材首版于2009年,分别于2013年、2017年修订出版了第二轮、第三轮规划教材。本套教材在建设之初,根据行业标准和教育目标,制定了统一的指导性教学计划和教学大纲,规范了药品类专业的教学内容。这套规划教材不仅为高等职业教育药品类专业的学生提供了系统的理论知识,还帮助他们建立了扎实的专业技能基础。这套教材的不断修订完善,是我国职业教育体系不断完善和进步的一个缩影,对于我国高素质药品类专业技术技能型人才的培养起到了重要的推动作用。同时,本套教材也取得了诸多成绩,其中《基础化学》(第3版)、《天然药物学》(第3版)、《中药制剂技术》(第3版)等多本教材入选了"十四五"职业教育国家规划教材,《药物制剂技术》(第3版)荣获了首届全国教材建设奖一等奖,《药物分析》(第3版)荣获了首届全国教材建设奖二等奖。

　　第四轮规划教材主要依据教育部相关文件精神和职业教育教学实际需求,调整充实了教材品种,涵盖了药品类相关专业群的主要课程。全套教材为国家卫生健康委员会"十四五"规划教材,是"十四五"时期人民卫生出版社重点教材建设项目。本轮教材继续秉承"大力培养大国工匠、能工巧匠、高技能人才"的职教理念,结合国内药学类专业领域教育教学发展趋势,科学合理推进规划教材体系改革,重点突出如下特点:

　　1. 坚持立德树人,融入课程思政　高职院校人才培养事关大国工匠养成,事关实体经济发展,事关制造强国建设,要确保党的事业后继有人,必须把立德树人作为中心环节。本轮教材修订注重深入挖掘各门课程中蕴含的课程思政元素,通过实践案例、知识链接等内容,润物细无声地将思想政治工作贯穿教育教学全过程,使学生在掌握专业知识与技能的同时,树立起正确的世界观、人生观、价值观,增强社会责任感,坚定服务人民健康事业的理想信念。

　　2. 对接岗位需求,优化教材内容　根据各专业对应从业岗位的任职标准,优化教材内容,避免重要知识点的遗漏和不必要的交叉重复,保证教学内容的设计与职业标准精准对接,学校的人才培养与企业的岗位需求精准对接。根据岗位技能要求设计教学内容,增加实践教学内容的比重,设计贴近企业实际生产、管理、服务流程的实验、实训项目,提高学生的实践能力和解决问题的能力;部分教材采用基于工作过程的模块化结构,模拟真实工作场景,让学生在实践中学习和运用知识,提高实际操作能力。

3. 知识技能并重,实现课证融通　本轮教材在编写队伍组建上,特别邀请了一大批具有丰富实践经验的行业专家,与从全国高职院校中遴选出的优秀师资共同合作编写,使教材内容紧密围绕岗位所需的知识、技能和素养要求展开。在教材内容设计方面,充分考虑职业资格证书的考试内容和要求,将相关知识点和技能点融入教材中,使学生在学习过程中能够掌握与岗位实际紧密相关的知识和技能,帮助学生在完成学业的同时获得相应的职业资格证书,使教材既可作为学历教育的教科书,又能作为岗位证书的培训用书。

4. 完善教材体系,优化编写模式　本轮教材通过搭建主干知识、实验实训、数字资源的"教学立交桥",充分体现了现代高等职业教育的发展理念。强化"理实一体"的编写方式,并多配图表,让知识更加形象直观,便于教师讲授与学生理解。并通过丰富的栏目确保学生能够循序渐进地理解和掌握知识,如用"导学情景"引入概念,用"案例分析"结合实践,用"课堂活动"启发思考,用"知识链接"开阔视野,用"点滴积累"巩固考点,大大增加了教材的可读性。

5. 推进纸数融合,打造新形态精品教材　为了适应新的教学模式的需要,通过在纸质教材中添加二维码的方式,融合多媒体元素,构建数字化平台,注重教材更新与迭代,将"线上""线下"教学有机融合,使学生能够随时随地进行扫码学习、在线测试、观看实验演示等,增强学习的互动性和趣味性,使抽象知识直观化、生动化,提高可理解性和学习效率。通过建设多元化学习路径,不断提升教材的质量和教学效果,为培养高素质技能型人才提供有力支持。

本套教材的编写过程中,全体编者以高度负责、严谨认真的态度为教材的编写工作付出了诸多心血,各参编院校为编写工作的顺利开展给予了大力支持,从而使本套教材得以高质量如期出版,在此对相关单位和各位专家表示诚挚的感谢!教材出版后,各位教师、学生在使用过程中,如发现问题请反馈给我们(发消息给"人卫药学"公众号),以便及时更正和修订完善。

人民卫生出版社

2024 年 11 月

前　言

人体解剖生理学是药学类专业的重要基础课之一,它对后续课程如药理学、临床医学概要、临床药物治疗学等的学习具有重要的支撑作用。本教材主要包括人体解剖学和人体生理学两部分内容。《人体解剖生理学》第4版的编写是在第3版教材的基础上进行的,秉承继承与创新相结合的理念,坚持基础知识为专业服务的原则,对接药学类专业教学质量国家标准和执业药师资格考试大纲,结合第3版教材使用过程中的反馈信息,构建编写体系。在内容上,本版沿用了第3版教材的编写框架,分为绪论、组织细胞学知识、器官系统解剖生理知识三部分十四章。格式上,在保留第3版教材中的必设栏目的基础上,增加了"学习目标""课堂活动"两个栏目。通过"学习目标"明确学习任务;"导学情景"提高学习兴趣;"边学边练"通过实验验证理论;"课堂活动"提供学习思考;"知识链接"建立知识框架;"案例分析"培养分析解决问题的能力;"点滴积累"总结突出重点;"目标检测"巩固所学、评价效果。同时,在相关内容中插入数字资源二维码,辅助教学,加深理解。

本次修订的内容主要体现在:一是优化教材内容,体现药学类专业特色,如根据后续课程和岗位需求增加了"器官循环",在"导学情景""知识链接"等栏目内容的设置中,突出专业特色,同时将实验内容进行优化整合成四个模块,分为总论、解剖学实验、人体生理学实验和动物生理学实验,利于合理选择安排;二是突出数字资源在教学中的辅助作用,在相关内容中插入课件、复习导图、习题等数字资源二维码,有助于学生高效学习。

本教材由高玲和李新爱负责教材框架设计、内容审定和统稿工作。郭新庆、鲍耀波等负责解剖学部分的编写;吕昕、张晓丽等负责生理学部分的编写。

本教材的编者均是来自全国各地院校的骨干教师,具有丰富的教学和科研经验。在编写过程中,大家集思广益、认真研讨,力求文字简明扼要,重点突出,充分体现了编者严谨治学的作风。由于时间及编者水平有限,错漏之处在所难免。恳请广大师生和读者对本教材中存在的问题和不足提出批评和建议,以便于今后修订和改正。

高　玲　李新爱

2025 年 2 月

目　录

第一章　绪论

学习目标

1. **掌握**　常用的人体解剖学术语；兴奋性和阈值的概念；内环境与稳态。
2. **熟悉**　人体解剖生理学研究内容及其与药学的关系；人体生理功能的调节；反馈的类型及生理意义。
3. **了解**　人体的组成和分部；人体与外环境。

导学情景

情景描述：

　　正式上课前，新生们在教室里讨论着。有位学生看着课表，若有所思地问道："我们是学药的，为什么要学人体解剖生理学这门课呢？"

学前导语：

　　药学类专业的学生主要学习与"药"相关的专业知识，而"药"是用于预防或治疗人体疾病的。如何判断人体是否患病？对病或对症下药后的治疗效果如何？这些"药"是如何在人体发挥作用的？这些问题的解决都需要同学们掌握正常人体的结构与功能，即人体解剖生理学。学好人体解剖生理学，可以为未来工作中的慢性疾病管理和用药服务等奠定基础。

　　人体解剖生理学主要包括人体解剖学和人体生理学两部分内容，是研究正常人体形态结构和功能活动规律的学科。人体解剖学主要研究的是正常人体的细胞、组织、器官及系统的组成与形态结构，而人体生理学主要研究的是正常人体功能活动及其规律。两门学科从不同的角度、以不同的方法、在不同的层面对正常人体进行研究，并将所获得的知识进行有机融合，逐步形成了人体解剖生理学这门学科。

第一节　概述

一、人体解剖生理学与药学的关系

　　人体解剖生理学是高职药学类专业一门重要的专业基础课程，是学习和研究现代医药学的重要基础。只有认识并掌握正常人体的形态结构和生理功能，才能更好地掌握疾病状态下机体形态结构与功能的变化、理解各种药物治疗的原理、指导临床医疗中的合理用药,并有助于不断地研制和开发疗效确切、毒副作用小的新药,以造福人类。

二、学习人体解剖生理学的基本方法

(一) 平面与立体相联系

学习人体解剖生理学时,教材及教学课件中提供参考的一些细胞、组织与器官的图谱、组织切片及标本显示的是平面结构,然而同一细胞、组织与器官的形态结构在不同切面和角度的情况下并不是完全相同的。因此,在观察平面结构时,要发挥抽象思维能力和空间想象力,将一个个不同的平面形象联系起来转变为完整的立体形象,从而加深对人体内细胞、组织、器官整体结构的认识。

(二) 结构与功能相联系

结构与功能是正常人体密不可分的两个方面,组织结构是人体功能活动的物质基础,而人体功能活动则是组织结构的运动形式。如果组织结构异常,则可导致人体功能活动异常;相反,长期的功能改变,又可引起组织结构发生改变。因此,要用辩证思维的方法去学习、理解和记忆教学内容,既要在掌握形态结构知识的基础上理解功能活动的机制及其规律,同时又要注意联系功能活动来加深对形态结构的认知。

(三) 局部与整体相联系

人体是一个有机的统一整体,各局部的细胞、组织与器官系统都是这个整体的一部分。人体解剖生理学的内容绝大多数是从器官系统水平及细胞分子水平的实验研究中获得的。在学习每一系统的结构与功能时,一定要注意其与人体其他各部分的联系,否则会导致“盲人摸象”的结果。

(四) 人体与环境相联系

人的生存离不开环境,环境包括外环境和内环境。美好和谐的自然环境与社会环境是人健康生存与发展的重要前提,这属于外环境;而人体内环境的稳态又是细胞新陈代谢这一最基本生命活动特征的重要保证。相关内容将在本章第二节阐述。

(五) 理论与实践相联系

理论来源于实践,又能够更好地指导实践。人体解剖生理学是药学类专业的专业基础课,学习时,首先要认真上好实验课,巩固和加深对理论知识的理解和掌握;其次要注意将人体解剖生理学知识与后续课程的学习、医药临床及生活实际联系起来,以提高运用所学的基础知识分析解决问题的能力。

> **边学边练**
> 实验课有哪些要求? 如何撰写实验报告? 请参见实验项目:人体解剖生理学实验总论。

三、人体的组成与分部

(一) 人体的组成

细胞是组成人体的最基本的结构和功能单位。人体内的细胞形态和结构各异,由许多形态结构相似、功能相近的细胞与细胞间质有机地组合在一起,形成具有一定功能的结构,称为组织。人体有四类基本组织,即上皮组织、结缔组织、肌组织和神经组织。几种不同的组织组合成具有一定形态和功能的结构,称为器官,如脑、心、胃、肾等。由若干个功能相关的器官组合起来,共同完成某一方面的连续性生理功能,称为系统。人体系统有运动系统、消化系统、呼吸系统、泌尿系统、生殖系统、脉管系统、感觉器官、神经系统、内分泌系统等。人体各器官、系统在神经和体液因素的调节下,彼此联系、互相协调,构成一个和谐统一的整体。

(二)人体的分部

人体从整体外形上可分为四部分,即头、颈、躯干和四肢。头可分为面部和颅部。颈可分为颈部和项部。躯干分为背、腰、胸、腹、盆、会阴部。四肢分为上肢和下肢。上肢又分为肩、臂、前臂和手四部分,下肢又分为髋、大腿、小腿和足四部分。

四、常用的人体解剖学术语

人体各部或各器官的形态结构和位置关系可能因体位、姿势等变化而发生改变。为了准确地描述人体各部分和各器官的形态结构、位置及其相互关系,须使用国际通用的统一标准和描述术语,方可统一认识,避免混淆与误解。

(一)解剖学姿势

身体直立,两眼平视正前方,上肢下垂于躯干两侧,掌心向前,下肢并拢,足尖向前的姿势称为解剖学姿势。在描述人体结构时,无论标本或模型以何种方式放置,均应以解剖学姿势为标准。

(二)轴

轴是通过某部分或某结构的假设线。人体共有三种相互垂直的轴(图1-1)。

1. **垂直轴** 呈上下方向,与人体长轴平行并与地平面相垂直的轴。

2. **矢状轴** 呈前后方向,与冠状轴和垂直轴相互垂直的轴。

3. **冠状轴** 呈左右方向,与矢状轴和垂直轴相互垂直的轴。

(三)面

解剖学常用的面(图1-1)有三种,相互间呈垂直关系。

1. **矢状面** 沿前后方向,将人体纵切为左、右两部分,其断面即矢状面。在人体正中线上的矢状面称为正中矢状面,它将人体分为左右对称的两部分。

2. **冠状面** 沿左右方向,将人体纵切为前、后两部分,其断面即冠状面。

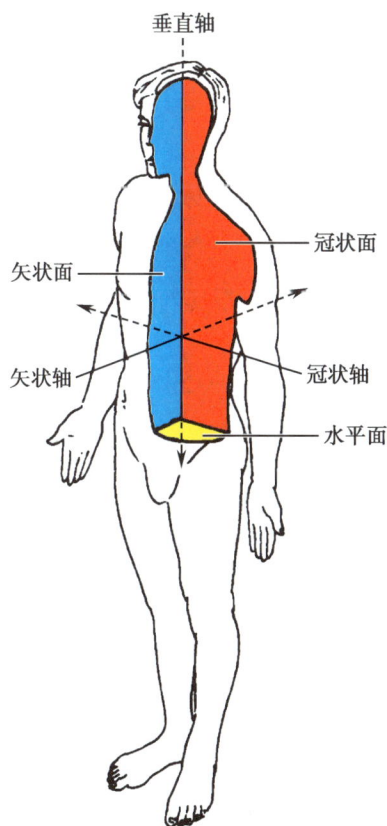

图 1-1 人体的轴与面

3. 水平面 指与地平面平行,将人体横切为上、下两部分的断面即为水平面。

此外,器官的切面一般以器官本身的长轴为依据,凡是与器官长轴平行的切面称纵切面,与其长轴垂直的切面称横切面。

(四) 方位术语

对人体内部结构及其位置的描述,一律使用下列方位术语。

1. 上和下 近头顶者为上,近足底者为下。

2. 前和后 近腹面者为前,又称腹侧;近背面者为后,又称背侧。

3. 内侧和外侧 近正中矢状面者为内侧,远离正中矢状面者为外侧。在四肢,前臂的内侧和外侧又称尺侧和桡侧,小腿的内侧和外侧又称胫侧和腓侧。

4. 内和外 凡有空腔的器官,近内腔者为内,远离内腔者为外。

5. 浅和深 近体表者为浅,远离体表而距人体内部中心近者为深。

6. 近侧和远侧 多用于四肢。距肢体根部近者为近侧,又称为上;反之为远侧,又称为下。

ER 1-2
方位术语
(视频)

五、常用的人体生理学概念

(一) 刺激和反应

刺激是指能被人体感受并产生反应的环境变化。刺激的种类包括:①化学性刺激,如某些药物、酸、碱、盐、化妆品等;②生物性刺激,如病毒、细菌、支原体、衣原体等;③物理性刺激,如声、光、电、温度、辐射、机械等;④社会心理性刺激,如学习和工作中的竞争压力、情绪变化等。刺激引起人体产生反应需要具备三个条件,即刺激的强度、刺激的作用时间及刺激强度 - 时间变化率。

反应是指人体或组织细胞受到刺激后所产生的活动变化。反应的基本形式有两种:兴奋和抑制。兴奋是指受刺激后,人体或组织细胞由相对静止变为活动或活动在原有的基础上增强的变化;抑制是指受刺激后,人体或组织细胞由活动变为相对静止或活动在原有的基础上减弱的变化。

(二) 兴奋性

兴奋性是人体生命活动的一个重要特征,它是指人体对刺激发生反应的能力或特性。

人体内不同的组织,其兴奋性的高低不同;同一组织在不同的环境中或不同的功能状态下,其兴奋性的高低也不相同。衡量组织兴奋性高低的客观指标为阈值,它是指能引起组织兴奋的最小刺激强度。强度等于阈值的刺激称为阈刺激;强度高于阈值的刺激称为阈上刺激;强度低于阈值的刺激称为阈下刺激。组织兴奋性的高低与阈值呈反变关系,即兴奋性 $\propto 1/$ 阈值。如果用阈刺激可引起组织兴奋,表明组织的兴奋性正常;如果用阈下刺激可引起组织兴奋,表明组织的兴奋性高于正常;如果用阈上刺激才能引起组织兴奋,表明组织的兴奋性低于正常。人体内的神经、肌肉、腺体这三种组织的兴奋性比较高,通常将它们称为可兴奋组织或易兴奋组织。

点滴积累

1. 人体解剖生理学是研究正常人体形态结构和功能活动规律的一门学科。
2. 人体由运动系统、消化系统、呼吸系统、泌尿系统、生殖系统、脉管系统、感觉器官、神经系统、内分泌系统等组成。
3. 常以解剖学姿势为标准,以轴、面、方位术语描述人体各部或各器官的形态结构和位置关系。
4. 人体从整体外形上可分为四部分,即头、颈、躯干和四肢。
5. 常用的生理学概念有刺激、反应和兴奋性。阈值是衡量兴奋性高低的指标。

第二节　人体与环境

一、人体与外环境

　　人作为一个整体生活的环境称为外环境,它包括自然环境和社会环境。自然环境与社会环境的变化会影响每个人,人对其变化必须或不得不作出适应性的反应,即适者生存。然而,人体对自然环境和社会环境变化的适应能力是有一定限度的,如果外环境因素发生过度的、人体无法适应的变化,将会导致相关疾病的发生,甚至死亡。因此,爱护我们赖以生存的自然环境和维持和谐共处的社会环境是我们每个人的职责。

二、内环境与稳态

　　体液是人体内所有液体的总称。成人的体液量约占体重的60%,按其分布可分为细胞内液和细胞外液两大部分。细胞内液约占40%,细胞外液约占20%(血浆约占5%,组织液约占15%)。

　　细胞是人体最基本的结构和功能单位,人体的绝大多数细胞并不直接与外界环境发生接触,而是浸浴在细胞外液中。相对外环境而言,内环境是指体内细胞直接生存的环境,即细胞外液(包括组织液、血浆、淋巴液、脑脊液、房水等)。内环境中最重要、最活跃的部分是血浆,它可随血液循环流动至全身各处,成为沟通人体各部分组织液以及与外环境进行物质交换的重要环节。

　　正常情况下,内环境的成分和理化性质(如 pH、渗透压、温度、各种物质浓度等)保持相对稳定的状态,称为内环境稳态。所谓相对稳定,是指在正常生理情况下,内环境的各种理化性质只在很小的范围内发生变动,是一种动态平衡状态。内环境稳态是细胞维持正常生理功能的必要条件,也是人体维持正常生命活动的必要条件。如果内环境稳态遭受破坏,人体功能将发生紊乱,导致疾病,甚至危及生命。

稳态的概念现已泛指人体内的生理活动在神经、体液等因素调节下保持相对稳定和相互协调的状况。

> **点滴积累**
>
> 1. 人作为一个整体生活的环境称为外环境,而构成人体最基本的结构功能单位的细胞所生活的环境为内环境,即细胞外液。血浆是内环境中最活跃的部分。
> 2. 正常情况下,内环境的成分和理化性质保持相对稳定的状态,即稳态。内环境稳态是细胞维持正常生理功能的必要条件,也是人体维持正常生命活动的必要条件。

第三节 人体生理功能的调节

调节是指人体对内、外环境变化所作出的适应性反应的过程。人体生理功能的调节通常是由神经调节、体液调节和自身调节来完成的。

一、人体功能的调节方式

(一)神经调节

神经调节是指通过神经系统的活动对人体功能进行的调节。它在人体功能的调节中起主导作用。神经调节的基本方式是反射。反射是指在中枢神经系统的参与下,人体对刺激产生的规律性反应。反射的结构基础是反射弧。反射弧由五部分组成,即感受器、传入神经、中枢、传出神经和效应器(图 1-2)。

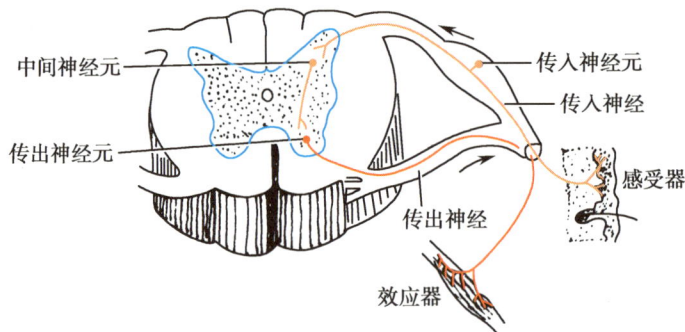

中间神经元
传出神经元
传入神经元
传入神经
感受器
传出神经
效应器

图 1-2 反射弧示意图

根据反射活动形成的过程和条件不同,可将反射分为非条件反射和条件反射两种类型。①非条件反射:其特点是先天遗传、种族共有、反射弧固定,是由非条件刺激引起的反射。在人体内存在的数量较少,如酸性食物刺激口腔黏膜的化学感受器引起唾液分泌就属于非条件反射。②条件反射:是在非条件反射基础上产生的,其特点是通过后天学习训练获得、有个体差异、反射弧不固定,是由条件刺激引起的反射。在人体内存在的数量较多,如"望梅止渴"中的唾液分泌就属于条件反射。

神经调节的特点是反应迅速、历时短暂、作用精确。

边 学 边 练

反射活动的结构基础是反射弧。关于反射弧的组成及其与反射活动之间的关系请参见实验项目:分析反射弧。

(二) 体液调节

体液调节是指通过体液中的化学物质对人体功能进行的调节。参与体液调节的化学物质很多,主要有内分泌细胞分泌的各种激素(如胰岛素、甲状腺激素、甲状旁腺激素等)、细胞代谢产物(如 CO_2、H^+、乳酸等)和一些生物活性物质(如组胺、缓激肽、前列腺素等)。

激素通过血液循环运送到远处的组织器官而发挥调节作用,称为全身性体液调节。接受激素调节的器官或细胞称为激素的靶器官或靶细胞。某些组织细胞分泌的生物活性物质及代谢产物经组织液的扩散,调节邻近细胞的活动,称为局部性体液调节。

体液调节的特点是调节速度较慢、持续时间较长、作用范围较广。

在完整的人体内,体液调节和神经调节是相辅相成的。体液调节常作为神经调节反射弧传出通路的一个环节而发挥作用。这种复合调节方式称为神经 - 体液调节(图 1-3)。

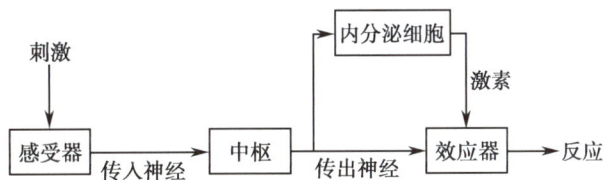

图 1-3　神经 - 体液调节示意图

(三) 自身调节

自身调节是指组织、细胞不依赖于神经或体液的调节而对环境变化自动产生的适应性反应。这种反应是组织、细胞本身的生理特性。生理情况下,肾血流量与脑血流量的相对恒定主要是依靠自身调节维持的。例如当平均动脉血压在 80~180mmHg 变化时,肾血流量可保持相对恒定,而不会随全身血压的变化而波动,即使在去神经支配的离体灌流肾脏也有这种现象,由于这种调节机制存在于肾脏血管本身,故称为自身调节,相关内容将在第十章泌尿系统中阐述。

自身调节的特点是调节幅度小、灵敏度低、调节范围局限。

二、人体功能调节的控制系统

用工程控制论原理分析人体生理功能调节时,可以认为人体的各种功能调节系统都是控制系统。任何控制系统都由控制部分和受控部分组成。人体的神经系统和内分泌系统是控制系统中的控制部分,效应器或靶器官、靶细胞是受控部分。控制系统可分为非自动控制系统、反馈控制系统和前馈控制系统三大类。

(一) 非自动控制系统

非自动控制系统是一种开环系统。这种控制方式是单向的,由控制部分发出指令到达受控部分,但受控部分的活动不会反过来影响控制部分的活动。在人体正常生理功能的调节中,这种方式的控制极为少见。

(二) 反馈控制系统

反馈控制系统是一个闭环系统,在控制部分与受控部分之间存在着往返的双向信息联系(图 1-4),即由控制部分发出控制信息改变受控部分的活动,受控部分将反馈信息送回至控制部分,纠正和调整控制部分的活动。受控部分发出信息反过来调节控制部分的过程称为反馈。

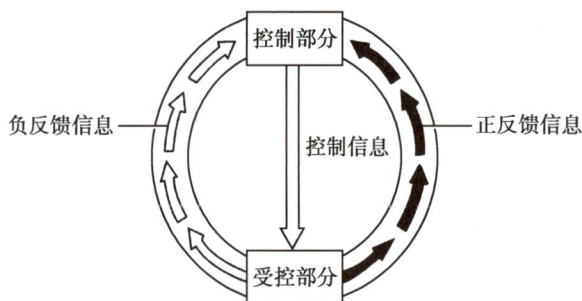

图 1-4　反馈环路和正、负反馈示意图

反馈分为负反馈和正反馈。负反馈是指反馈信息的作用与控制信息的作用方向相反,抑制或减弱原效应的过程,即反馈后的效应向原效应的相反方向变化。负反馈调节是可逆的,其作用是使某种生理活动保持相对稳定的水平,即维持稳态。负反馈在人体调节中最为常见。正反馈是指反馈信息的作用与控制信息的作用方向相同,不断促进与加强原效应的过程。正反馈过程有助于一个完整生理过程很快达到高潮并发挥最大效应。正反馈在人体调节中比较少见,血液凝固、排尿反射、排便反射、射精反射和分娩等过程存在正反馈调节。

(三) 前馈控制系统

前馈是指人体在控制部分向受控部分发出指令的同时,通过监测装置对控制部分直接调控,通过前馈信号及时调节受控部分的活动,使其更加准确、适时和适度。受控部分在接受控制部分的指令进行活动时,能及时地受到前馈信号的调控,因此活动可以更加准确。条件反射也是前馈调节。例如食物的信号(如食物的外观、气味等)在食物进入口腔之前就可引起唾液、胃液分泌等消化活动。前馈与反馈相比更为迅速,可使人体的反应更具有预见性和超前性。

点滴积累

1. 机体功能活动调节的方式有神经调节、体液调节和自身调节。
2. 按照控制论原理,人体生理功能的各种调节都是控制系统,包括非自动控制系统、反馈控制系统和前馈控制系统三大类。其中,反馈控制系统中的负反馈在人体调节中最为常见,它对维持机体内环境稳态发挥重要作用。

目标检测

1. 何谓解剖学姿势？为什么要确定解剖学姿势？
2. 人体常用的切面、轴和方位术语有哪些？
3. 为什么内环境要维持稳态？如何维持稳态？
4. 人体功能的调节方式有几种？其调节特点各是什么？
5. 简述反馈的类型及生理意义。

（高 玲 倪赛宏）

第二章　细胞

学习目标

1. **掌握**　各种细胞器及细胞核的功能；细胞膜的物质转运功能；细胞的生物电现象。
2. **熟悉**　细胞的基本结构。
3. **了解**　细胞的受体功能。

导学情景

情景描述：

　　老师带领同学们参观生命科学馆，有一位同学在一台电子显微镜前停下来。通过显微镜头，他看到了各种各样、不同颜色的形状，他兴奋地让老师给讲解一下镜头下的是什么。老师回答到："你看到的是细胞！"

学前导语：

　　细胞是人体结构和功能的基本单位。药物在体内的过程如吸收、分布、代谢均离不开细胞。人体细胞有两百多种，分布在不同的部位，但其结构和功能具有共性。本章节主要介绍正常人体细胞结构及发生在细胞水平上的共同生命现象，为本教材后续内容和后续其他课程的学习奠定基础。

　　人体各器官和系统的功能活动与构成该器官和系统的细胞群是密不可分的。人体的各种生理功能和生化反应都是在细胞水平进行的，研究细胞的结构和功能，有助于更深入理解人体的各种生命活动现象。

第一节　细胞的基本结构

　　人体内共有细胞 10^{14} 个，组成不同组织的细胞虽大小、形态和功能各异（图 2-1），但它们的基本结构相同，都包括细胞膜、细胞质和细胞核三部分。

一、细胞膜

　　细胞膜是分隔细胞质与细胞周围环境的一层膜结构，主要由脂质、蛋白质和少量的糖类物质组成。关于这些化学物质的排列形式，目前液态镶嵌模型学说最受认可。该学说认为细胞膜是以液态的脂质双分子层为基架,其间镶嵌着许多具有不同结构和功能的蛋白质,在膜外侧,部分镶嵌蛋白质和脂质还连接着糖链(图 2-2)。细胞膜中的脂质在体温条件下呈液态,使膜具有某种程度的流动性;蛋白质是膜功能的主要体现者,根据蛋白质在膜中的存在形式,可分为表面膜蛋白和整合膜蛋白;糖类主要作为一种分子标记,发挥受体或抗原的作用。

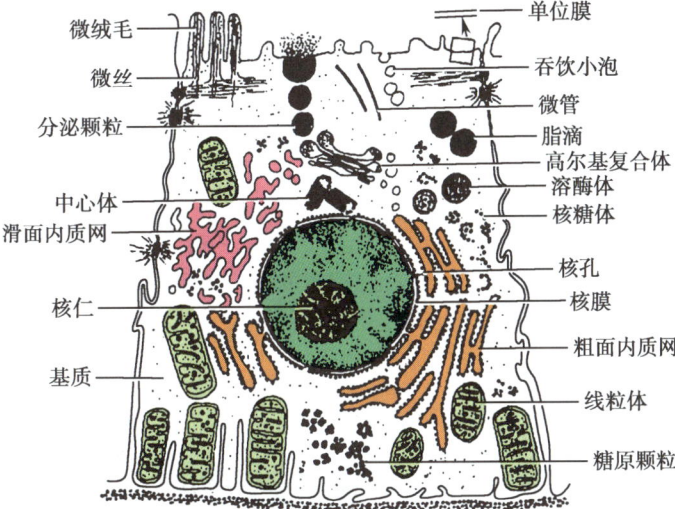

图 2-1　细胞超微结构模式图

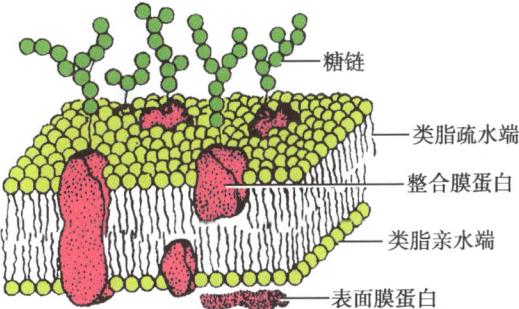

图 2-2　细胞膜的液态镶嵌模型示意图

　　细胞膜既是细胞的屏障,又是细胞与细胞外液之间进行物质和信息交换的媒介,如物质跨膜转运、生物电活动、跨膜信号转导以及药物对机体的作用等都与细胞膜密切相关。

二、细胞质

　　细胞质是指存在于细胞膜与细胞核之间的物质,是细胞新陈代谢的重要场所,主要包括基质、细胞器和内含物三部分。这里主要介绍基质和细胞器。

(一) 基质

　　细胞质内呈液态的部分称为基质。它是细胞质的基本成分,主要含有多种可溶性酶、糖、无机盐和水等。基质参与细胞的各种功能,维持细胞的形态。

(二)细胞器

细胞器是细胞质中具有一定形态和功能的结构,主要包括以下几种。

1. 核糖体　由核糖体 RNA(rRNA)和蛋白质构成,是专门用来合成蛋白质的细胞器,其功能是按照 mRNA 的指令由氨基酸合成蛋白质,故被称为"蛋白质装配机"。

2. 线粒体　内含催化物质代谢和能量转换的各种酶和辅酶,通过氧化磷酸化合成腺苷三磷酸(ATP),为细胞的生命活动提供能量。细胞生命活动所需能量的 80% 都是由线粒体提供的,因此被称为细胞的"动力工厂"(图 2-3)。

3. 内质网　是由一层单位膜围成的囊状、泡状和管状结构,形成一个连续的网膜系统,其内腔是连通的(图 2-4)。根据其外表面是否有核糖体附着可将内质网分为两类:一类附着有核糖体,称为粗面内质网,主要功能是合成与分泌蛋白质;另一类无核糖体附着,称为滑面内质网,具有很多重要的功能,如类固醇类激素的合成、肝细胞的解毒、糖原分解释放葡萄糖、肌肉收缩的调节等。

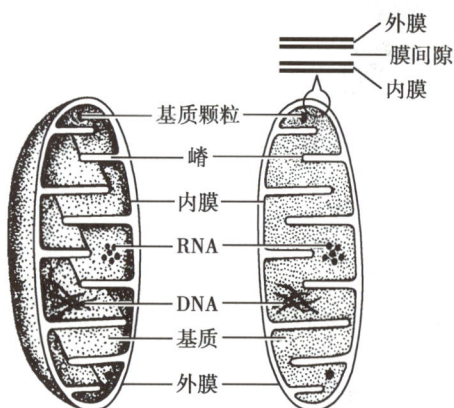

图 2-3　线粒体结构示意图

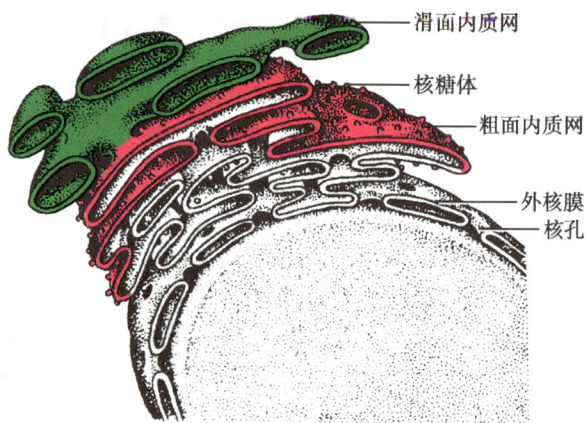

图 2-4　内质网结构示意图

4. 高尔基复合体　是由平行排列的扁平膜囊、大囊泡和小泡三种膜状结构所组成。高尔基复合体与细胞的分泌和蛋白质分选等功能有关,参与糖蛋白和糖胺聚糖的合成,与溶酶体的形成有关,并参与细胞的胞吞和胞吐。

5. 中心体　电子显微镜下可见每个中心体含有两个中心粒,这两个中心粒相互垂直排列。它能自我复制,参与细胞的分裂活动。

6. 溶酶体　由一层单位膜包围而成,呈球形或卵圆形,内含有多种高浓度的酸性水解酶,是专门从事细胞内消化作用的细胞器。其主要功能是吞噬和消化。

7. 过氧化物酶体　由一层单位膜包裹而成的囊泡状细胞器,内含多种高浓度的氧化酶。其主要功能是对细胞吸收或产生的各种物质氧化解毒,防止它们在细胞内聚集。

8. 细胞骨架　是由蛋白质纤维交织而成的立体网架结构,包括微管、微丝和中间纤维 3 种类型。主要功能是参与细胞形态的维持、细胞运动、细胞内的物质运输、细胞分裂等过程。

三、细胞核

细胞核是遗传物质储存、复制和转录的场所,是细胞生命活动的控制中心。它是由核膜、核仁、染色质和核基质组成的(图 2-5)。人体细胞中除成熟的红细胞外,都有细胞核,每个细胞通常只有 1 个核,但有些细胞为双核或多核。细胞核的形态各不相同,与细胞的形状、类型、发育时期等有关。

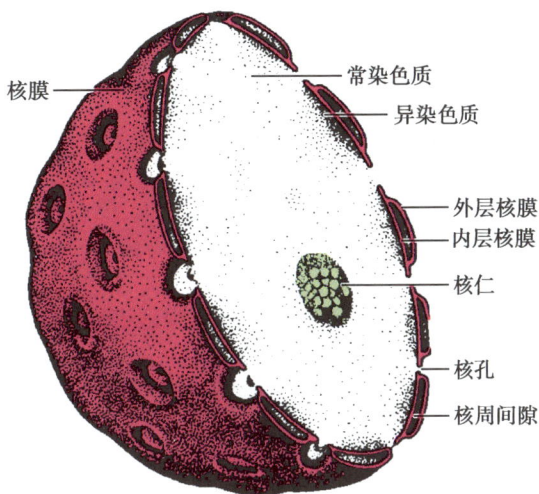

图 2-5   细胞核结构示意图

(一) 核膜

核膜是包被核内容物的双层膜结构,对核内的物质有保护作用。电镜下的结构组成包括内外层核膜、核间隙、核纤层和核孔复合体。核膜在稳定核的形态和成分,控制细胞核和细胞质之间的物质交换,参与生物大分子的合成及细胞分裂等方面起着十分重要的作用。

(二) 核仁

每个细胞中有核仁 1~2 个,甚至多个。光镜下,核仁为均质、折光性很强的球形小体;电镜为一种无包膜的海绵状网络结构。核仁的主要成分为 RNA、DNA 和蛋白质。它是细胞内 rRNA 合成、加工及核糖体亚单位装配的场所。

(三) 染色质和染色体

染色质和染色体都是遗传物质在细胞中的储存形式,主要组成成分均为核酸和蛋白质。它们是同一物质在不同的细胞时相表现出的不同形态。在细胞间期,以染色质丝的形式存在;在细胞分裂期,染色质丝经螺旋化、折叠、包装成为染色体。

(四) 核基质

核基质存在于核液中,主要由非组蛋白纤维构成的网络状结构,又称为核骨架。核基质的主要功能是参与 DNA 复制、基因转录和加工、染色体的构成等。

> **边 学 边 练**
> 细胞是人体结构和功能的基本单位。其形态和结构是怎样的呢?
> 请参见实验项目:熟悉显微镜的构造及观察基本组织切片、细胞。

第二节　细胞膜的基本功能

一、细胞膜的物质转运功能

在细胞新陈代谢的过程中,各种物质不断地通过细胞膜进出细胞,因其理化性质不同,跨细胞膜的转运方式也不同。

(一) 单纯扩散

单纯扩散是指脂溶性小分子物质从膜的高浓度一侧向低浓度一侧转运的方式。由于脂溶性小分子物质能迅速溶解于脂质双分子层中,可以通过脂质分子之间的间隙进行扩散,属于单纯的物理扩散现象。扩散的动力是细胞膜两侧该物质的浓度差。转运特点为物质是由高浓度向低浓度一侧的转运,不需要膜蛋白的帮助,也不消耗能量。O_2、CO_2、N_2、乙醇、甘油、尿素等物质都是以单纯扩散的方式进行转运的。水是不带电的极性小分子物质,也能以单纯扩散的方式转运。

(二) 易化扩散

易化扩散是指非脂溶性的小分子物质或带电离子,在膜蛋白的帮助下,从膜的高浓度一侧向低浓度一侧转运的方式。这种转运方式虽然也是顺浓度差转运,不消耗能量,但此类物质很难溶于脂质双分子层中,所以它们必须借助膜蛋白的帮助才能实现跨膜转运。根据参与的膜蛋白不同将易化扩散分为经载体易化扩散和经通道易化扩散。

1. 经载体易化扩散　水溶性小分子物质借助载体蛋白顺浓度差进行跨膜转运的方式。载体蛋白贯穿于脂质双分子层,其上具有结合位点,当它与被转运物质在膜的高浓度一侧结合后,发生构象改变,把物质转运到膜的低浓度一侧,而后载体蛋白与被转运物质分离,完成跨膜转运(图 2-6)。以这种方式转运的物质有葡萄糖、氨基酸等。

经载体易化扩散的特点:①结构特异性,一种载体只能选择性地与具有特定化学结构的物质结合。②饱和现象,由于膜上载体及载体结合位点的数目都是有限的,当被转运物质占据全部载体后,无论被转运物质的浓度如何增加,单位时间内载体转运该物质的量不再增加,即达到饱和。③竞争性抑制,化学结构相似的两种物质经同一载体转运时出现的相互竞争现象,表现为一种物质的转运增多时,另一种物质的转运量就会减少。

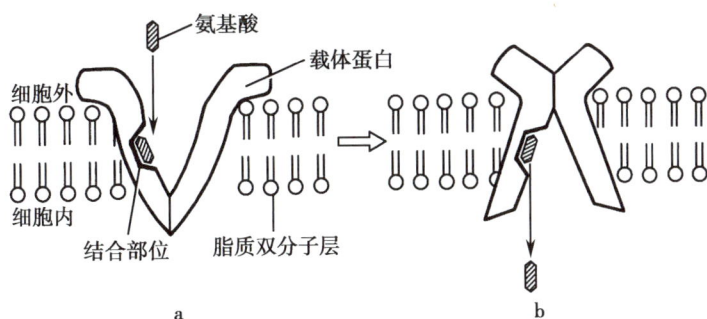

图 2-6　经载体易化扩散示意图

a. 载体蛋白在膜的一侧与被转运物结合；b. 载体蛋白在膜的另一侧与被转运物分离。

2. 经通道易化扩散　各种带电离子借助于通道蛋白顺浓度梯度进行跨膜转运的方式。因通道蛋白转运的几乎都是离子，因此也称离子通道。离子通道贯穿细胞膜的脂质双分子层，中央有亲水性孔道。通道开放时，离子可以快速地经孔道由膜的高浓度一侧移向低浓度一侧；关闭时，即使膜两侧存在浓度差，离子也不能通过(图 2-7)。Na^+、K^+、Ca^{2+}、Cl^- 等离子的顺浓度差的跨膜转运，都是经通道易化扩散转运的。

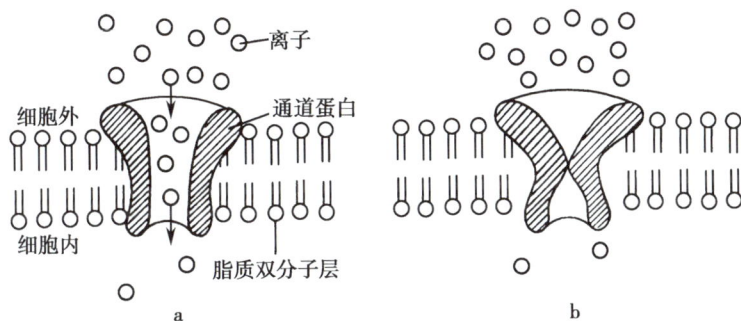

图 2-7　经通道易化扩散示意图

a. 通道开放；b. 通道关闭。

经通道易化扩散的特点：①离子选择性。每种通道只对一种或几种离子有较大的通透性，对其他离子通透性极小或不通透，如 K^+ 通道对 K^+ 和 Na^+ 都有通透性，但对 K^+ 的通透性比对 Na^+ 大 1 000 倍。②门控性。离子通道的开放和关闭是由通道内"闸门"样结构来控制的，故通道又被称为门控通道。根据引起"闸门"开闭的因素不同，可把通道分成为电压门控通道、化学门控通道和机械门控通道(图 2-8)。

知识链接

影响离子通道的药物

离子通道是细胞电活动的分子基础，目前，已有大量影响离子通道的药物广泛应用于临床。例如，普鲁卡因等局部麻醉剂是 Na^+ 通道阻滞药，通过阻滞 Na^+ 通道来阻止动作电位的产生和传导；苯妥英钠类抗癫痫药是通过抑制电压门控 Na^+ 通道和 Ca^{2+} 通道抑制神经元放电，从而治疗癫痫发作；格列本脲类降血糖药是通过阻滞胰岛 β 细胞的 K^+ 通道,使膜发生去极化,从而增加 Ca^{2+} 通道的开放速率和 Ca^{2+} 内流,促进胰岛素释放;地西泮类镇静药是通过促使 Cl^- 通道开放,增加 Cl^- 内流使突触后神经元超极化而发挥中枢抑制作用。

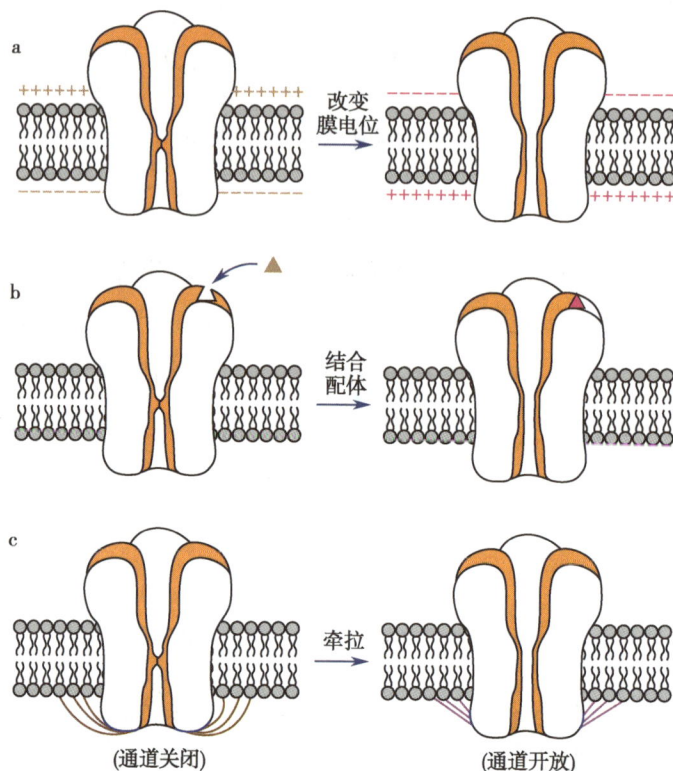

ER 2-2

离子通道的
门控特性
(视频)

图 2-8　离子通道的门控特性示意图
a. 电压门控通道;b. 化学门控通道;c. 机械门控通道。

(三) 主动转运

主动转运是指小分子物质或离子在膜蛋白的帮助下,由细胞代谢提供能量而进行的逆浓度差和/或电位差转运的方式。根据能量的来源不同,主动转运可分为原发性主动转运和继发性主动转运,通常所说的主动转运是指原发性主动转运。

1. 原发性主动转运　细胞直接利用代谢产生的能量进行主动转运的过程。原发性主动转运的底物通常是离子,故介导这一过程的膜蛋白或载体被称为离子泵。离子泵的化学本质是 ATP 酶,可将细胞内的 ATP 水解为 ADP,同时释放能量用于完成离子逆浓度梯度和/或电位梯度转运。离子泵的种类很多,一般以它们转运的离子种类命名,如同时转运 K^+ 和 Na^+ 的钠 - 钾泵。

钠 - 钾泵是哺乳动物细胞膜中普遍存在的离子泵,简称钠泵。当细胞外 K^+ 浓度升高或细胞内 Na^+ 浓度升高时,细胞膜上的钠泵被激活,每分解 1 分子 ATP,可将 3 个 Na^+ 移出胞外,同时将 2 个 K^+ 移入胞内(图 2-9),形成并维持细胞外高 Na^+、细胞内高 K^+ 的生理状态。钠泵活动具有重要的生理意义:①由钠泵活动造成的细胞内高 K^+ 是细胞内许多代谢反应的必要条件,如核糖体合成蛋白质就需要高 K^+ 的环境。②钠泵活动造成的膜内外 K^+、Na^+ 的浓度差,是神经、肌肉等可兴奋细胞产生电活动,维持细胞兴奋性的基础。③钠泵活动形成的细胞外高 Na^+ 可为继发性主动转运提供势能储备。

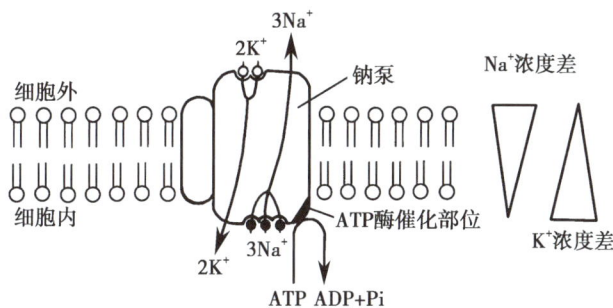

图 2-9　钠泵主动转运示意图

2. 继发性主动转运　某些物质进行主动转运时,所需的能量不是直接由 ATP 分解供能,而是来自原发性主动转运建立起来的 Na^+ 的浓度梯度。在 Na^+ 顺浓度梯度扩散时,其他物质逆浓度和 /或电位梯度转运。这种间接利用 ATP 能量的主动转运过程称为继发性主动转运(图 2-10)。根据物质的转运方向,继发性主动转运可分为同向转运和逆向转运。若被转运的分子或离子都向同一方向转运,称为同向转运,如肾小管上皮细胞转运葡萄糖、氨基酸等物质;反之,被转运的分子或离子向相反方向转运,被称为逆向转运,如心肌细胞上的 Na^+-Ca^{2+} 交换。

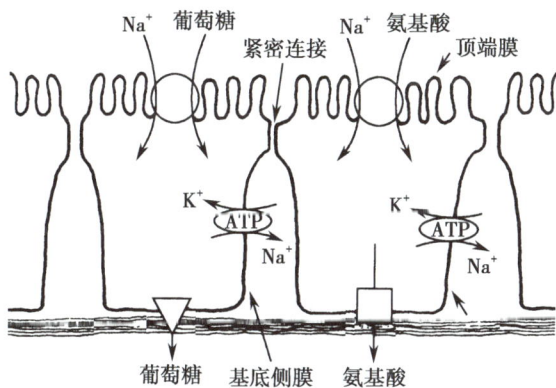

图 2-10　继发性主动转运示意图

(四)出胞作用和入胞作用

1. 出胞作用　出胞作用是指大分子物质从细胞内排至细胞外的过程,如内分泌细胞分泌激素、消化腺细胞分泌消化酶、神经末梢释放神经递质等均属于出胞作用。通常这些物质是在细胞内粗面内质网的核糖体上合成,再转移至高尔基复合体加工成分泌囊泡。出胞时,囊泡逐渐向细胞膜移动,并与细胞膜发生融合、破裂,最后将囊泡内的物质排出细胞,囊泡膜则融合成为细胞膜的一部分(图 2-11)。

2. 入胞作用　入胞作用是指大分子物质或物质团块从细胞外进入细胞内的过程。这些物质入胞时,首先与细胞膜互相识别、接触,然后引起该处的细胞膜发生内陷或伸出伪足将其包裹,经膜融合、离断后进入细胞内,形成囊泡(图 2-11)。进入细胞的囊泡随即被溶酶体处理。根据摄入物的不同,入胞作用又分为吞噬作用和吞饮作用两种。如果进入细胞的物质是固态(细菌、死亡细胞或组织碎片等),称为吞噬作用。吞噬作用只发生在一些特殊的细胞,如巨噬细胞、中性粒细胞等。如果进入细胞的物质是液态,则称为吞饮作用。吞饮作用可发生于体内所有的细胞,是多数大分子物质如蛋白质分子进入细胞的唯一途径。

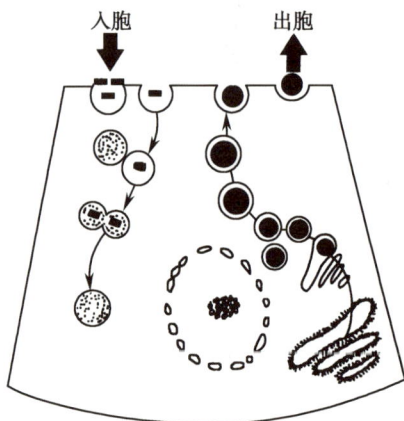

图 2-11 囊泡运输示意图

课 堂 活 动

临床常用的 5% 葡萄糖注射液中的葡萄糖和 0.9% 氯化钠注射液中的氯化钠是通过何种方式进行跨膜转运的?

二、细胞的受体功能

存在于细胞膜或细胞内能与某些化学物质特异性结合,并引起特定生理效应的特殊蛋白质,称为受体。能与受体发生特异性结合的化学物质统称为配体。按照其存在的部位不同,可将受体分为细胞膜受体、细胞质受体和细胞核受体。膜受体可根据其分子结构、信号传递方式和效应性质等,分为 G 蛋白偶联受体、离子通道受体、酶活性受体。其中,G 蛋白偶联受体是目前发现的最为广泛的膜受体。受体的功能有:①识别与结合,受体能识别配体并与之相结合。②转发信息,受体与配体结合和激活后能引起细胞内产生一系列生化反应和生理效应。

点滴积累

1. 物质的跨膜转运方式有单纯扩散、易化扩散、主动转运、出胞作用和入胞作用。

2. 单纯扩散的特点:顺浓度差、不消耗能量。

3. 易化扩散的特点:顺浓度差 / 电位差,不消耗能量,需要膜蛋白。

4. 主动转运的特点:逆浓度差 / 电位差,需要消耗能量,需要膜蛋白。

5. 出胞作用和入胞作用的功能:转运大分子物质。

第三节　细胞的生物电现象

细胞在进行生命活动时,都伴随有电现象,称为细胞生物电。细胞生物电是由一些带电的离子跨膜流动产生的,故称为跨膜电位,简称膜电位。细胞的膜电位主要有两种表现形式,安静状态下的静息电位和受刺激时产生的动作电位。临床上用于诊断疾病的心电图、脑电图、肌电图等均是在器官水平上记录到的生物电,是细胞生物电总和的结果。

一、静息电位

(一) 静息电位的测定与概念

如图 2-12 所示,将参考电极置于细胞外液,细胞外液接地使之保持在零电位水平;测量电极可插入细胞内不会明显损伤细胞。a 和 b 显示细胞外或细胞内任意两点之间的电位相等,没有电位差;c 则显示细胞膜内、外两侧存在电位差。这种在安静状态下,存在于细胞膜两侧的电位差,称为静息电位。如果假设细胞膜外电位为 0,则膜内电位为负值,即"内负外正"。据测定,各类细胞的静息电位在 −100~−10mV,例如,红细胞约为 −10mV,平滑肌细胞约为 −55mV,神经细胞约为 −70mV,骨骼肌细胞约为 −90mV。由于记录膜电位时,细胞外均记录为零电位,故细胞内负值越大,说明膜两侧的电位差越大,即静息电位越大。

生理学中,通常将安静状态下膜两侧内负外正的稳定状态称为极化。静息电位负值减小,如细胞内电位由 −70mV 变到 −50mV,称为去极化;静息电位负值增大,如细胞内电位由 −70mV 变到 −90mV,称为超极化;膜内电位变为正值,膜两侧极性倒转即内正外负,称为反极化;细胞膜去极化后再向静息电位方向恢复的过程,称为复极化。

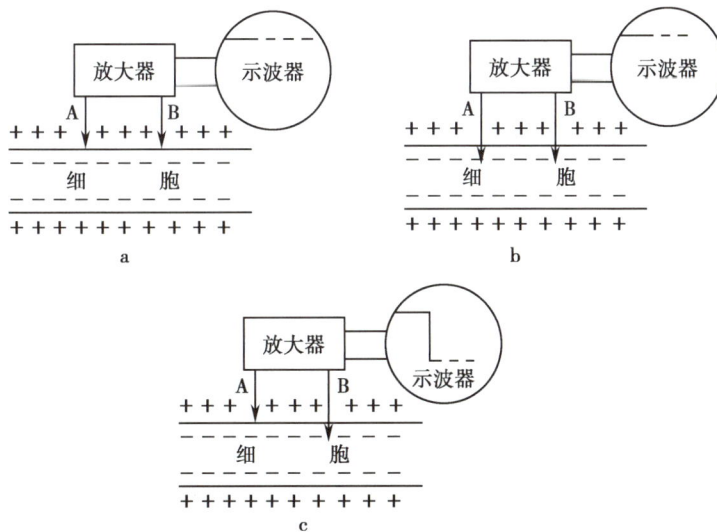

图 2-12　静息电位测定示意图

a. 电极 A、B 均置于细胞膜外表面;b. 电极 A、B 均插入细胞内;

c. 电极 A 置于细胞膜外表面,电极 B 插入细胞内。

（二）静息电位的产生机制

静息电位形成的基本原因是带电离子的跨膜转运，离子跨膜转运需要具备两个条件，一是该离子在膜两侧的浓度差，二是膜对它的通透性。细胞膜两侧的离子浓度差是引起离子跨膜扩散的直接动力。该浓度差主要是由钠泵活动形成和维持的。在安静状态下，细胞内 K^+ 浓度高于细胞外，细胞外 Na^+ 浓度高于细胞内（表 2-1）。细胞处于静息状态时，细胞膜对 K^+ 的通透性较大，对 Na^+ 的通透性很小，对有机负离子（A^-）几乎无通透性。假设细胞膜只对 K^+ 有通透性，故 K^+ 顺着浓度差向细胞外扩散，同时 A^- 由于膜对其几乎不通透而聚集在膜的内表面，从而将外流的 K^+ 限制于膜的外表面，使膜内外形成内负外正的电位差，即 K^+ 的扩散电位。K^+ 扩散电位形成的跨膜电场对 K^+ 的作用与浓度差作用刚好相反，将阻止 K^+ 继续扩散。当 K^+ 浓度差形成的驱动力与跨膜电场形成的驱动力相等时，K^+ 的净扩散量为零，此时 K^+ 的跨膜电位差称为 K^+ 的平衡电位。由此可见，静息电位是由 K^+ 外流形成的 K^+ 的平衡电位。然而，实验发现静息电位接近但不等于 K^+ 的平衡电位，这是由于安静时，细胞膜对 Na^+ 也有一定的通透性，且钠泵活动在一定程度上也参与了静息电位的形成。钠泵抑制剂哇巴因可通讨抑制钠泵活动来影响静息电位。

表 2-1　哺乳动物骨骼肌细胞内、外主要离子的浓度梯度、平衡电位与扩散趋势

主要离子	离子浓度 / (mmol/L)		细胞膜内外浓度比	平衡电位 /mV	扩散趋势
	胞内	胞外			
Na^+	12	145	1∶12	+67	内流
K^+	155	4	39∶1	−95	外流
Cl^-	4	120	1∶30	−90	内流
有机负离子	155				

二、动作电位

（一）动作电位的概念及特点

动作电位是指细胞受到有效刺激后，在静息电位的基础上产生的一次迅速、可向远处传播的电位变化。以神经细胞为例，当受到一个有效刺激后，膜电位由 −70mV 去极化达到阈电位水平，而后迅速去极化至 +30mV，形成动作电位的上升支（去极相）；随后又迅速下降至接近静息电位水平，形成动作电位的下降支（复极相）。上升支和下降支形成尖锋状的电位变化称为锋电位。锋电位是动作电位的主要部分，为动作电位的标志。在锋电位后，膜电位出现低幅、缓慢的波动，称为后电位（图 2-13）。

动作电位具有以下特点：① "全或无" 现象。刺激未达到一定强度时，不会产生动作电位（无）；刺激达到一定

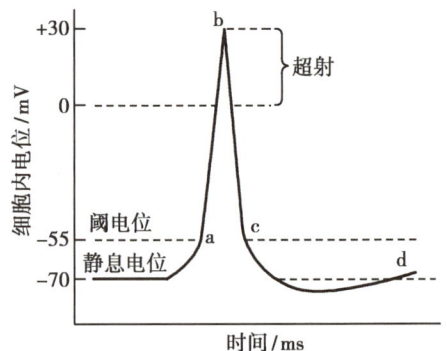

图 2-13　神经纤维动作电位示意图
ab. 动作电位上升支；bc. 动作电位下降支；
abc. 锋电位；cd. 后电位。

强度时,所产生动作电位的幅度将达到该细胞动作电位的最大值,不会再随刺激强度的增加而增大(全)。②不衰减性传导。细胞膜某一部位产生的动作电位,可沿着膜传播至整个细胞,且其幅度和波形在传播过程中始终保持不变。③脉冲式发放。连续刺激所产生的多个动作电位不会融合,呈现一个个分离的脉冲式发放。

(二) 动作电位的产生机制

动作电位的产生与电-化学驱动力(跨膜电场及离子浓度差形成的驱动力)和细胞膜对离子的通透性有关。当细胞受到一次有效刺激后,首先是受刺激局部细胞膜的 Na^+ 通道少量开放,Na^+ 在电-化学驱动力的作用下流入胞内,使膜去极化。当膜去极化达到某一临界值时,引起膜上大量 Na^+ 通道开放,Na^+ 快速、大量内流,使膜内电位迅速升高,继而出现正电位,形成内正外负的反极化状态,直至达到 Na^+ 的平衡电位,此为动作电位的上升支。动作电位达峰值后 Na^+ 通道失活,K^+ 通道开放,K^+ 在电-化学驱动力的作用下快速外流,使膜迅速复极化至静息电位水平,形成动作电位的下降支。此时,虽然膜电位恢复静息电位水平,但细胞内 Na^+ 浓度升高,细胞外 K^+ 浓度升高,故钠泵被激活,将流入细胞内的 Na^+ 泵出,流出细胞外的 K^+ 泵入,恢复静息状态时细胞膜内、外离子的正常浓度和分布,为下一次兴奋做好准备。

ER 2-4

动作电位的
产生机制
(视频)

(三) 动作电位的产生条件

动作电位是细胞兴奋的标志,是细胞接受有效刺激后产生的。有效刺激指的是能使细胞产生动作电位的阈刺激或阈上刺激,通常单个阈下刺激不能触发动作电位。

1. 阈电位 当细胞受到一个阈刺激或阈上刺激时,可使膜电位去极化达到某一临界值,此时,细胞膜上 Na^+ 通道大量开放,Na^+ 大量内流,从而爆发动作电位。这个能触发动作电位的临界膜电位称为阈电位。一般来说,细胞阈电位的绝对值比静息电位绝对值小 10~20mV。如神经细胞的静息电位是 –70mV,其阈电位约为 –55mV。静息电位与阈电位的距离大小可影响细胞的兴奋性,如两者的距离增大,则细胞的兴奋性下降;反之,则细胞的兴奋性升高。

2. 局部电位 当细胞受到单个阈下刺激时,可引起细胞膜 Na^+ 通道少量开放,去极化幅度较小不能达到阈电位水平,不能引发动作电位,这种较小幅度的去极化电位变化称为局部电位(图 2-14b)。局部电位的特点是:①无"全或无"特性。局部电位的幅度与阈下刺激强度成正比。②电紧张性扩布。局部电位的幅度随传播距离延长而逐渐减小,呈衰减性传播。③具有总和效应。多个阈下刺激相继或同时引起的局部电位可以叠加起来,当达到阈电位时即可爆发动作电位(图 2-14c、d)。

因此,动作电位既可由单个阈刺激或阈上刺激引起,也可由多个阈下刺激引起。

(四) 动作电位的传导

动作电位一旦在细胞膜上的某点产生,就会迅速沿细胞膜向周围扩布,直到传遍整个细胞。动作电位在同一细胞上的扩布过程称为传导。沿着神经纤维传导的动作电位称为神经冲动。

动作电位传导的机制可用"局部电流学说"来解释。以无髓神经纤维为例(图 2-15a、b),当神经纤维在某点受刺激兴奋产生动作电位时,该兴奋部位呈现内正外负的反极化状态,而它相邻的未兴奋部位为内负外正的极化状态,因此兴奋部位和未兴奋部位之间存在电位差,从而引起电荷移动,

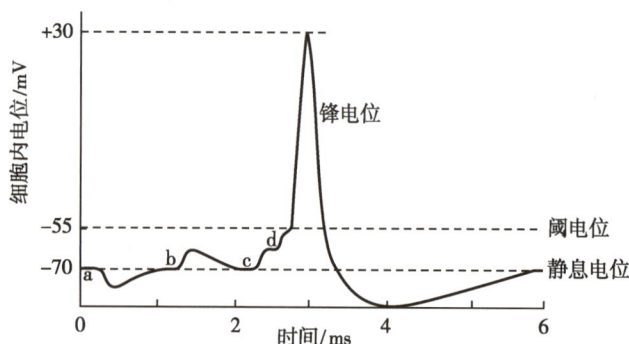

图 2-14　刺激引起的超极化、局部电位、局部电位的总和及阈电位
a. 超极化；b. 局部电位；c、d. 局部电位的时间总和。

产生局部电流。局部电流流动的方向是膜内的正电荷从兴奋部位流向未兴奋部位，膜外的正电荷则从未兴奋部位流向兴奋部位，结果使相邻的未兴奋部位细胞膜发生去极化；当去极化达到阈电位水平时，即可触发该部位爆发动作电位，使之成为新的兴奋区。局部电流因此沿神经纤维膜不断传递下去，使得动作电位传导至整个细胞。

无髓神经纤维和肌细胞都是以上述机制完成动作电位传导的。而在有髓神经纤维，动作电位的传导有所不同。有髓神经纤维的轴突具有胶质细胞反复包绕形成的髓鞘，髓鞘不是连续的，每隔一段就有一个轴突裸露区，称为郎飞结。髓鞘是绝缘的，因此动作电位只能在郎飞结处产生，出现动作电位的郎飞结与相邻未兴奋的郎飞结之间形成局部电流，使相邻的郎飞结产生动作电位。这种动作电位从一个郎飞结跳跃到下一个郎飞结的传导方式称为**跳跃式传导**（图 2-15c）。因此，有髓神经纤维动作电位的传导速度比无髓神经纤维快得多，据测定，有髓神经纤维最高的传导速度可达到 100m/s 以上，而许多无髓神经纤维的传导速度尚不足 1m/s。

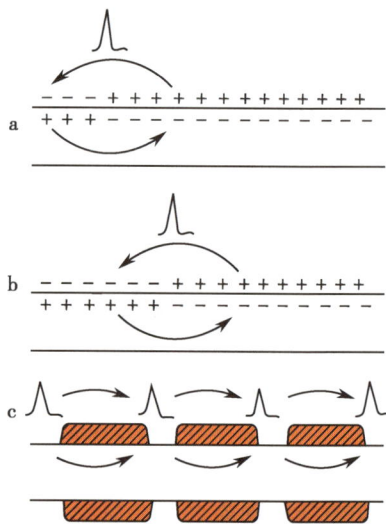

图 2-15　动作电位在神经纤维上的传导
a、b. 在无髓神经纤维上动作电位依次传导；
c. 在有髓神经纤维上动作电位跳跃式传导。

点滴积累

1. 细胞的生物电现象包括静息电位和动作电位。
2. 静息电位是由 K^+ 外流形成的 K^+ 的平衡电位。
3. 动作电位上升支主要是由 Na^+ 内流引起的，下降支主要是由 K^+ 外流引起的，其后的电位波动由钠泵活动引起。
4. 动作电位的特点有"全或无"现象、不衰减性传导、脉冲式发放。
5. 动作电位产生的必要条件是膜电位去极化达到阈电位水平。

目标检测

1. 细胞的基本结构有哪些？细胞膜由哪些物质构成？

2. 物质跨膜转运的方式有哪些？各有什么特点？

3. 何谓动作电位？简述动作电位的特点和产生的机制。

（范　超）

ER 2-6

复习导图

第三章　基本组织

ER 3-1

第三章
课件

学习目标

1. **掌握**　上皮组织的特点；疏松结缔组织中主要细胞的结构特点与功能；肌组织的分类；神经元的结构、分类与功能；有髓神经纤维的结构及功能。
2. **熟悉**　上皮组织的特殊结构及功能；肌组织的组成、分类、分布及功能；骨骼肌的微细结构及收缩功能；神经胶质细胞的分类及功能；神经末梢的分类及功能。
3. **了解**　致密结缔组织、脂肪组织、网状组织的组成及功能；神经胶质细胞的分类、结构及功能；无髓神经纤维的结构。

导学情景

情景描述：

　　8 岁小男孩跟随父母踏青后出现频繁的气喘以及咳嗽，入院时伴随有严重的呼吸困难，过敏原检查提示花粉高度过敏，结合孩子存在哮喘病史和花粉接触病史，诊断为过敏性哮喘。

学前导语：

　　过敏性哮喘是一种由多种免疫细胞（如肥大细胞、嗜酸性粒细胞、中性粒细胞、T 淋巴细胞等）共同参与的慢性气道炎症性疾病。临床表现为反复发作的喘息、气促、胸闷和咳嗽等症状，严重影响患者的生活质量。除了常见的花粉过敏原外，还有哪些物质可能诱发过敏反应？在过敏反应中，肥大细胞作为关键的效应细胞是如何发挥作用的？通过本章内容的学习，你会找出答案，加深对过敏性疾病预防和诊治的理解。

　　人体组织按其形态结构和功能特点可分为上皮组织、结缔组织、肌组织和神经组织，这四类组织是构成人体各器官的基本成分，称为基本组织。

第一节　上皮组织

　　上皮组织简称上皮，其特征是：①细胞多，排列紧密，细胞间质少。②细胞具有极性，朝向体表或腔面的一侧称游离面，朝向深面结缔组织的一侧称基底面。③上皮组织内无血管，有丰富的感觉神经末梢。

一、上皮组织的种类

根据分布与功能,上皮组织可分为被覆上皮和腺上皮两大类,具有保护、吸收、分泌和排泄等功能。

(一)被覆上皮

被覆上皮覆盖于体表或衬贴于体内各种管、腔及囊的内表面。根据细胞层数及其形态,被覆上皮的分类如下。

1. **单层上皮**　单层上皮可分为单层扁平上皮、单层立方上皮、单层柱状上皮和假复层纤毛柱状上皮(图 3-1)。

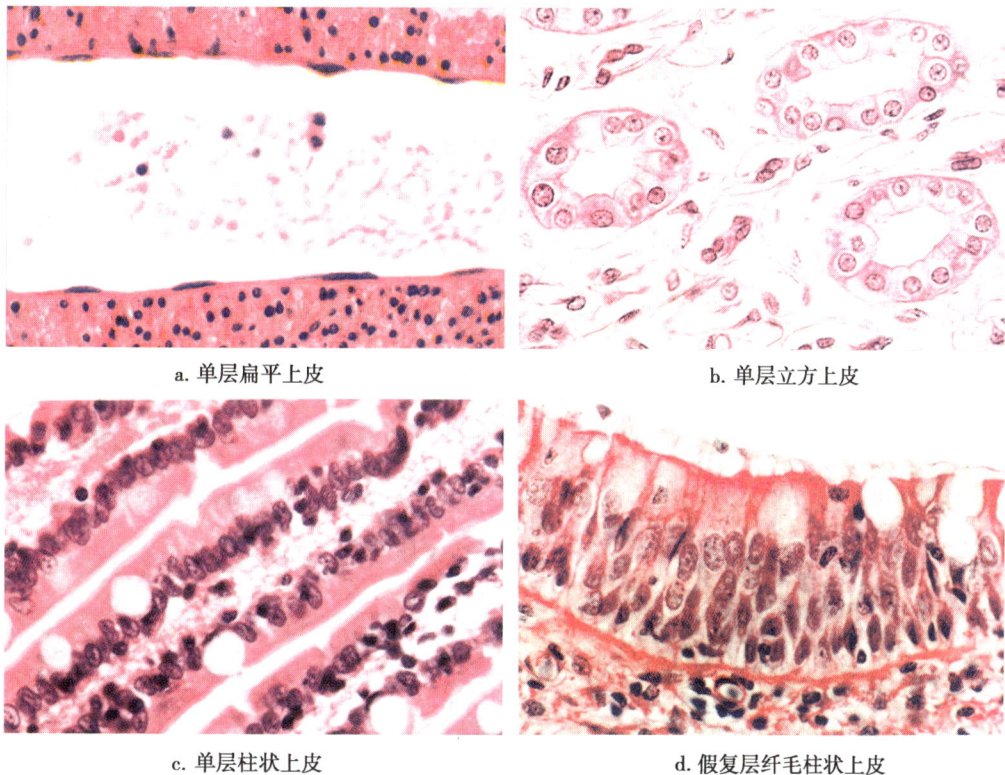

a. 单层扁平上皮　　　　　　　　　　　　b. 单层立方上皮

c. 单层柱状上皮　　　　　　　　　　　d. 假复层纤毛柱状上皮

图 3-1　单层上皮

(1)单层扁平上皮:又称单层鳞状上皮,由一层扁平细胞组成。表面观,细胞呈不规则形或多边形;垂直切面观,细胞扁薄,胞质很少,仅含核处略厚。

衬于心、血管和淋巴管腔面的单层扁平上皮称为内皮,内皮表面薄而光滑,有利于血液和淋巴液的流动及物质透过;分布于胸膜、腹膜和心包膜等处的单层扁平上皮称为间皮,间皮能分泌浆液,表面湿润光滑,有利于器官的活动。

(2)单层立方上皮:由一层近似立方形细胞组成。垂直切面观,细胞呈立方形,核圆形、居中。主要分布于甲状腺滤泡、肾小管等处,具有分泌和吸收功能。

(3)单层柱状上皮：由一层棱柱状细胞组成。垂直切面观,细胞呈柱状,核长椭圆形,多位于细胞近基底部。主要分布于胃、小肠、胆囊及子宫等处,具有保护、吸收和分泌功能。在肠管腔面的单层柱状上皮细胞间夹有杯状细胞,形似高脚酒杯,可分泌黏液,具有润滑和保护肠黏膜的作用。

(4)假复层纤毛柱状上皮：由形状、大小、高矮不等的纤毛柱状细胞、梭形细胞、杯状细胞和锥体形细胞等组成,形似多层细胞,实际上所有细胞基底面都附着在基膜上,主要分布于下呼吸道黏膜,具有保护、分泌、排出异物等功能。

2. 复层上皮 复层上皮可分为复层扁平上皮和变移上皮。

(1)复层扁平上皮：又称复层鳞状上皮,由多层细胞紧密排列组成(图3-2)。紧靠基膜的最底层细胞为立方形或矮柱状,具有较强的分裂增殖能力;中间为数层多边形细胞;最表面为数层扁平细胞,已退化,并不断脱落。复层扁平上皮主要分布在口腔、食管、肛门、阴道等处的内腔面,耐酸、耐碱、耐摩擦,具有保护作用。

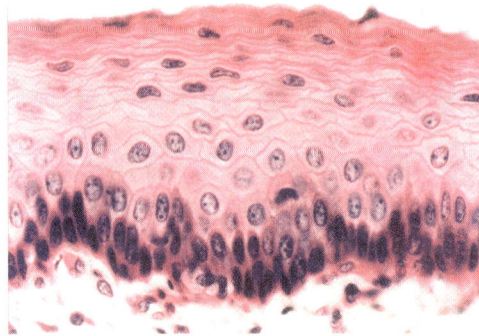

图 3-2　复层扁平上皮

(2)变移上皮：又称移行上皮,由多层细胞组成,其特点是细胞的形状和层次可随器官的功能状态不同而改变。主要分布于肾盂、肾盏、输尿管、膀胱等输尿管道的腔面(图3-3)。

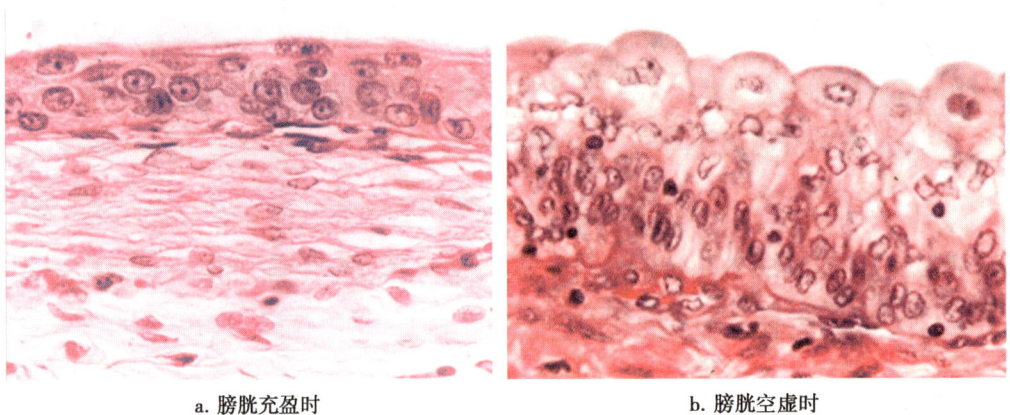

a. 膀胱充盈时　　　　　　　　　　　b. 膀胱空虚时

图 3-3　变移上皮

(二) 腺上皮

以分泌功能为主的上皮称为腺上皮,以腺上皮为主构成的器官称为腺。腺分为两类,一类为外分泌腺,如胃底腺、肠腺等,具有导管,其分泌物经导管排出;另一类为内分泌腺,如甲状腺、肾上腺等,没有导管,其分泌物(激素)直接进入血液。

上皮化生

化生是指一种分化成熟的细胞因受刺激的作用转化为另一种分化成熟的细胞的过程。主要发生在上皮细胞,如柱状上皮、移行上皮等化生为鳞状上皮(简称鳞化),胃黏膜腺上皮化生为肠上皮(简称肠化)等。化生的生物学意义利害兼有。由呼吸道黏膜的纤毛柱状上皮化生为鳞状上皮后,可一定程度地增强呼吸道局部黏膜对刺激的抵抗力,但同时也减弱了黏膜的自净机制。化生的上皮可发生恶变,如支气管黏膜鳞化可发生鳞状细胞癌、胃黏膜肠化可发生肠型腺癌等。

二、上皮组织的特殊结构

上皮细胞呈极性分布,其结构为了适应细胞所处的内外环境,在细胞的游离面、侧面和基底面形成了一些特殊结构。

1. 游离面

(1)微绒毛:指上皮细胞的细胞膜和部分细胞质向游离面伸出的微细指状突起(图 3-4)。存在于小肠和肾小管上皮游离面的微绒毛在光镜下呈现纹状缘或刷状缘。微绒毛可显著扩大细胞的表面积,有利于细胞的吸收功能。

(2)纤毛:指上皮细胞的细胞膜和部分细胞质向细胞游离面伸出的较长突起,比微绒毛粗且长,光镜下清晰可见,分布于下呼吸道假复层纤毛柱状上皮的表面。纤毛可定向摆动,有利于清除分泌物和异物。

2. 侧面

上皮细胞的邻接面存在有特殊的细胞连接,如紧密连接、中间连接、桥粒和缝隙连接(图 3-4)。存在两个或两个以上的细胞连接称为连接复合体。其功能是使相邻细胞连接紧密,加强细胞间的黏着,封闭细胞间隙,防止体液丢失和病原体的侵入,并与细胞间的物质交换和信息传递密切相关。

3. 基底面

在上皮细胞的基底面与深部结缔组织之间有一层半透明膜状的结构,称为基膜。它有利于物质交换,并支持和连接作用。

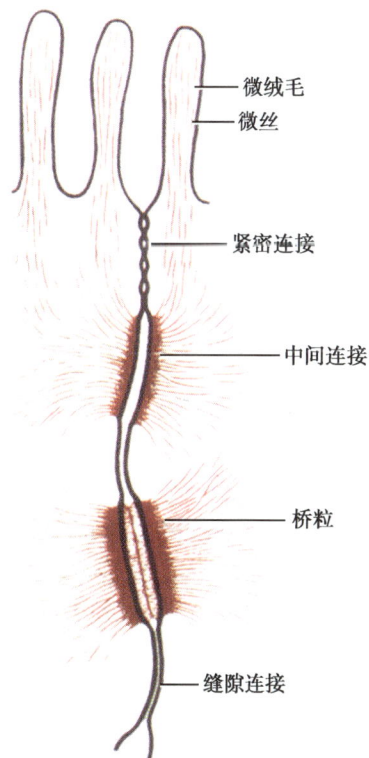

图 3-4　微绒毛与细胞连接模式图

（标注：微绒毛、微丝、紧密连接、中间连接、桥粒、缝隙连接）

第二节　结缔组织

结缔组织由少量细胞和大量细胞间质构成，细胞间质又包括纤维和基质，具有连接、支持、营养、保护和修复等作用。结缔组织在体内分布广泛、形态多样，广义的结缔组织包括固有结缔组织、血液、软骨组织与骨组织。通常所说的结缔组织是指固有结缔组织，包括疏松结缔组织、致密结缔组织、脂肪组织和网状组织。

一、疏松结缔组织

疏松结缔组织又称蜂窝组织，广泛分布于细胞、组织、器官之间。其特点是细胞种类多而数量少；细胞间质基质多而纤维少，排列稀疏且不规则。具有连接、支持、营养、防御、保护和修复等功能(图 3-5)。

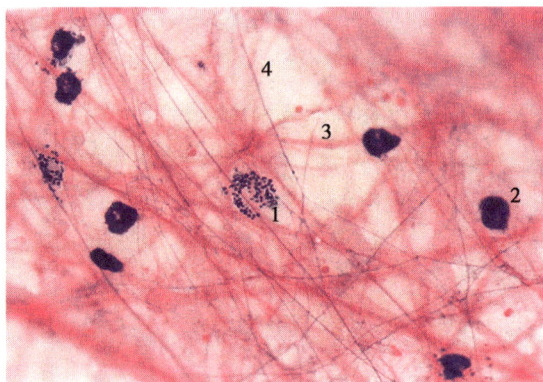

1. 巨噬细胞；2. 肥大细胞；3. 胶原纤维；4. 弹性纤维。

图 3-5　疏松结缔组织
（腹腔注射台盼蓝，醛复红与偶氮焰红染色）

(一)细胞

疏松结缔组织的细胞种类较多，主要有以下几种。

1. **成纤维细胞** 数量多,细胞扁平多突起,胞质丰富;核较大,呈卵圆形。成纤维细胞具有合成纤维和基质的功能,在创伤愈合中起重要作用。

2. **巨噬细胞** 形态多样,常有不规则突起;胞质丰富,内含大量溶酶体、吞噬体等物质;核较小,呈圆形。巨噬细胞具有强大的吞噬作用,能分泌多种生物活性物质,参与机体的免疫功能。

3. **浆细胞** 呈卵圆形,胞质丰富;核圆,偏于细胞一侧,核内染色质呈粗块状,形似车轮。浆细胞来源于血液中的 B 淋巴细胞,具有合成和分泌抗体、参与机体体液免疫的功能。

4. **肥大细胞** 呈圆形或卵圆形,胞质丰富,其内充满粗大颗粒;核小而圆,居中。胞质颗粒内含肝素、组胺、嗜酸性粒细胞趋化因子等。肝素具有抗凝血作用,组胺等参与机体过敏反应。

5. **脂肪细胞** 细胞体积大,胞质内充满脂滴,核常被挤向细胞一侧。在 HE 染色切片上因脂滴被溶解,细胞呈空泡状。具有合成和贮存脂肪的功能。

6. **未分化间充质细胞** 属于分化程度较低的一种干细胞,在机体需要时,可分化为成纤维细胞、脂肪细胞等。

(二)纤维

1. **胶原纤维** 数量最多,新鲜时呈白色,有光泽,又称白纤维。HE 染色切片中呈粉红色,纤维粗细不等,呈波浪形,并交织成网。胶原纤维韧性大,抗拉力强。

2. **弹性纤维** 新鲜时呈黄色,又称黄纤维。HE 染色与胶原纤维相近,但弹性纤维较细,分支连接成网。富有弹性,但韧性较差。

3. **网状纤维** 较细,分支多,交织成网。镀银染色呈黑色,又称嗜银纤维。多分布于基膜内、淋巴器官、造血器官等处。

(三)基质

基质是一种无定形的均质胶状物质,充填于细胞和纤维之间,其主要成分是蛋白多糖和水。以透明质酸长链分子为支架的蛋白多糖聚合体形成许多微孔状的分子筛结构,能阻止细菌和异物通过,起屏障作用。溶血性链球菌和癌细胞等能产生透明质酸酶,破坏基质的防御屏障,致使感染和肿瘤浸润扩散。此外,基质中含有大量从毛细血管中渗出的组织液,有利于细胞与血液之间进行物质交换,成为组织和细胞赖以生存的内环境。

二、致密结缔组织

致密结缔组织是一种以胶原纤维为主要成分的固有结缔组织,其结构特点是纤维粗大、排列致密、细胞少和基质少,具有支持和连接的功能(图 3-6)。主要分布在肌腱、腱膜、韧带、真皮、硬脑膜、巩膜等处。

三、脂肪组织

脂肪组织主要由大量的脂肪细胞构成,被疏松结缔组织分隔成许多小叶(图 3-7)。主要分布于皮下组织、网膜和黄骨髓等处,具有贮存脂肪、维持体温、缓冲压力等作用。

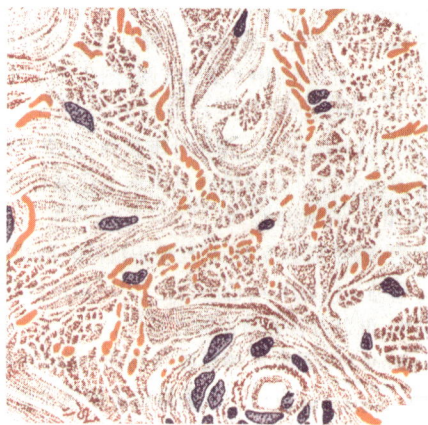

图 3-6　致密结缔组织

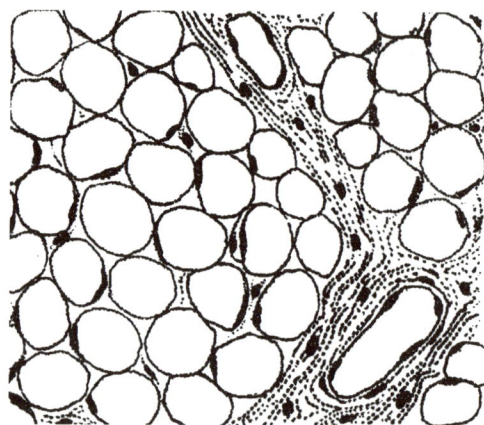

图 3-7　脂肪组织

四、网状组织

　　网状组织由网状细胞、网状纤维和基质构成。主要分布于造血器官和淋巴器官等处,为血细胞和淋巴细胞的发育提供适宜的微环境。

> **点滴积累**
>
> 1. 广义的结缔组织包括固有结缔组织、血液、软骨组织与骨组织。
> 2. 固有结缔组织包括疏松结缔组织、致密结缔组织、脂肪组织和网状组织。
> 3. 疏松结缔组织的细胞包括成纤维细胞、巨噬细胞、浆细胞、肥大细胞、脂肪细胞和未分化间充质细胞;纤维包括胶原纤维、弹性纤维和网状纤维。

第三节　肌组织

一、肌组织的分类

　　根据肌纤维的结构特点和功能,将肌组织分为骨骼肌、心肌和平滑肌(图 3-8)。骨骼肌的活动受意识支配,也称随意肌;心肌和平滑肌的活动不受意识控制,属不随意肌。各类肌组织的特点及分布见表 3-1。

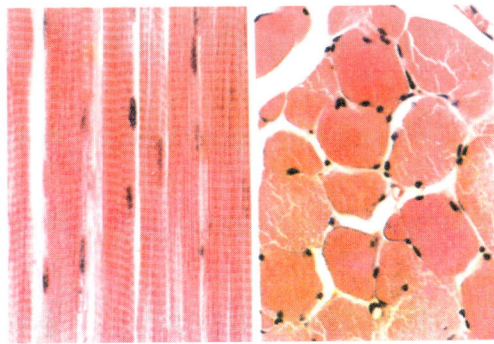

a. 骨骼肌

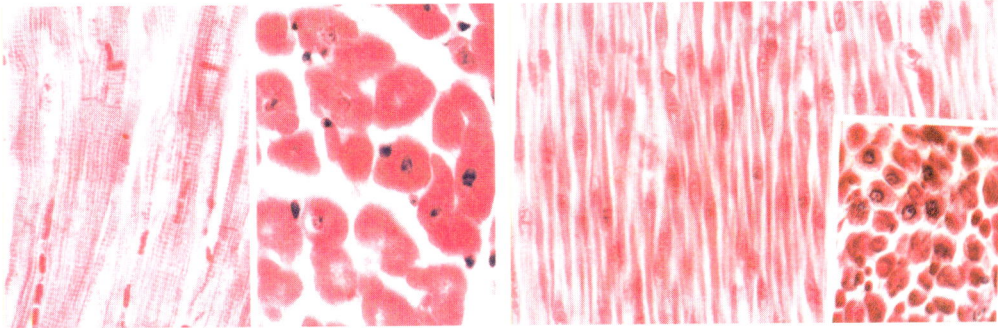

b. 心肌　　　　　　　　　　　　　　c. 平滑肌

图 3-8　三种肌组织的光镜结构

切片左:纵切面;切片右:横切面。

表 3-1　三种肌组织比较

肌组织	分布	形状	细胞核	横纹	闰盘	肌质网及横小管	神经支配
骨骼肌	附于骨骼	细长圆柱状	多,扁椭圆形,位于肌膜深面	有,明显	无	发达,形成三联体	随意肌
心肌	心	短柱状分支成网	1~2 个,卵圆形,位于细胞中央	有,较明显	有	不发达,二联体	不随意肌
平滑肌	内脏、血管壁	长梭形	1 个,长椭圆形,位于细胞中央	无	无	无	不随意肌

二、骨骼肌的微细结构及收缩功能

(一) 骨骼肌纤维的微细结构

1. 肌原纤维和肌节　骨骼肌的肌质内含有大量与细胞长轴平行排列的肌原纤维。肌原纤维上有明暗相间的带,分别称为明带(I 带)和暗带(A 带)。暗带和明带中央各有 1 条线,分别称为 M 线和 Z 线。相邻两条 Z 线之间的一段肌原纤维称为肌节,它包括 1/2 明带、1 个暗带和 1/2 明带 (图 3-9)。肌节是肌细胞收缩和舒张的基本结构和功能单位。

每个肌节中含有两类不同的肌丝。明带只有细肌丝,暗带由粗肌丝及其插入其间的细肌丝构成。M 线是固定粗肌丝的结构,其两侧没有细肌丝插入的部分较为透亮,称为 H 带。

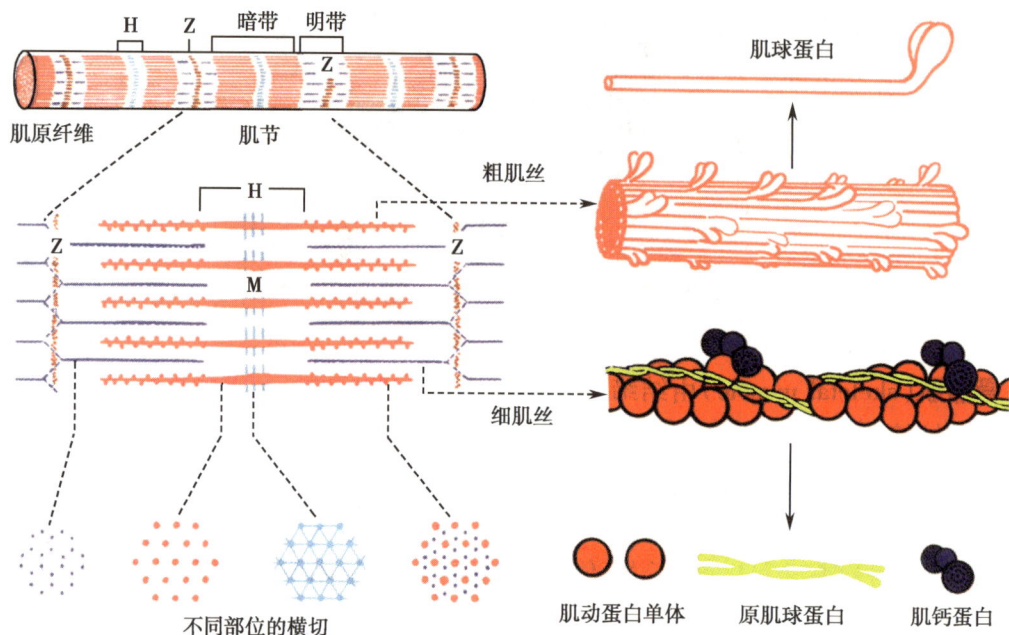

图 3-9　骨骼肌纤维超微结构及分子模式图

骨骼肌松弛药

　　骨骼肌松弛药(简称肌松药)又称 N_2 胆碱受体拮抗药,能选择性地作用于运动神经终板膜上的 N_2 胆碱受体,阻断神经冲动向骨骼肌传递,导致肌肉松弛。按其作用机制不同,可分为去极化类和非去极化类。去极化类肌松药与运动神经终板膜上的 N_2 胆碱受体结合,使肌细胞膜产生持久去极化作用,对乙酰胆碱(ACh)的反应减弱或消失,导致骨骼肌松弛,其代表药物为琥珀酰胆碱;非去极化类肌松药能与 ACh 竞争骨骼肌运动终板膜上的 N_2 胆碱受体,本身无内在活性,但可通过阻断 ACh 与 N_2 胆碱受体结合,使终板膜不能去极化,导致骨骼肌松弛,其代表药物为简箭毒碱。

　　2. 肌丝的分子组成　肌原纤维由大量的粗肌丝和细肌丝构成。

　　(1)粗肌丝:主要由肌球蛋白构成。肌球蛋白分子形如豆芽,分为头和杆两部分,头部又称横桥,具有 ATP 酶的活性,可分解 ATP。

　　(2)细肌丝:由肌动蛋白、原肌球蛋白和肌钙蛋白组成。肌动蛋白构成细肌丝的主体,上面有与横桥结合的位点;原肌球蛋白位于肌动蛋白与粗肌丝之间,在肌细胞安静时遮盖肌动蛋白与横桥结合的位点,产生"位阻效应";肌钙蛋白的作用是与 Ca^{2+} 结合,触发肌肉收缩。

　　3. 肌管系统　骨骼肌细胞内有两套独立的肌管系统,即横小管和纵小管。横小管由肌膜向细胞内凹陷而成;纵小管也称肌质网,其末端在横小管附近较膨大形成终池,可贮存和释放 Ca^{2+}。横小管与其两侧的终池形成三联体。

(二)骨骼肌纤维的收缩功能

　　1. 骨骼肌纤维的收缩原理

　　(1)肌丝滑行过程:关于骨骼肌细胞的收缩原理,目前常用肌丝滑行学说来解释。该学说认为,肌细胞收缩时肌原纤维的缩短不是由于肌丝本身的缩短,而是由于每一个肌节内发生了细肌丝在粗肌丝之间向暗带中央的滑行。

当肌细胞兴奋时,通过三联体的信息传递,使纵小管释放 Ca^{2+} 进入肌质,Ca^{2+} 与肌钙蛋白结合,使原肌球蛋白分子位移,解除"位阻效应",横桥得以与肌动蛋白结合,同时分解 ATP 获得能量而摆动,拉动细肌丝向暗带中央滑行,肌节缩短,肌细胞收缩。

随后,终池膜上的钙泵将肌质中的 Ca^{2+} 泵回终池,使肌质内的 Ca^{2+} 浓度下降,Ca^{2+} 与肌钙蛋白解离,原肌球蛋白复位,又产生"位阻效应",促使横桥与肌动蛋白分离,细肌丝滑出,肌节恢复原长,肌细胞舒张。

(2)兴奋 - 收缩偶联:在骨骼肌收缩过程中,将以膜的电变化为特征的兴奋过程和以肌丝滑行为基础的收缩过程联系起来的中介过程称为兴奋 - 收缩偶联;其结构基础是三联体,兴奋 - 收缩偶联因子是 Ca^{2+}。

2. 骨骼肌纤维的收缩形式

(1)等长收缩和等张收缩:肌肉收缩时,张力增加而长度不变的收缩称为等长收缩;肌肉收缩时,长度缩短而张力不变的收缩称为等张收缩。在整体情况下,骨骼肌的收缩大多是混合形式的收缩。

(2)单收缩和强直收缩:肌肉受到一次有效刺激,产生一次收缩和舒张的过程称为单收缩;肌肉受到连续刺激而出现的强而持久的收缩称为强直收缩。按照刺激频率不同,在前一次收缩的舒张期发生新的收缩称为不完全强直收缩,在前一次收缩的收缩期发生新的收缩称为完全强直收缩。正常体内骨骼肌的收缩都是完全强直收缩。

> **点滴积累**
>
> 1. 肌组织分为骨骼肌、心肌和平滑肌。
> 2. 肌节是肌细胞收缩和舒张的基本结构和功能单位。每个肌节中含有规律排列的粗肌丝和细肌丝。
> 3. 粗肌丝由肌球蛋白构成,细肌丝由肌动蛋白、原肌球蛋白和肌钙蛋白组成。
> 4. 肌细胞收缩是由于肌节内细肌丝在粗肌丝之间向暗带中央滑行使肌节变短的结果。在肌膜的兴奋与收缩之间存在兴奋 - 收缩偶联。

第四节 神经组织

神经组织由神经细胞和神经胶质细胞组成。神经细胞又称神经元,是神经系统的结构和功能单位,具有接受刺激、整合信息和传导冲动的功能;神经胶质细胞对神经元起支持、保护、绝缘和营养等作用。

一、神经元

（一）神经元的形态结构

神经元的形态多样，由胞体和突起两部分构成（图3-10）。

1. **胞体** 是神经元的营养和代谢中心，主要分布在中枢神经系统及神经节内。细胞核大而圆、居中，异染色质少，故着色浅，核仁大而明显。细胞质富含尼氏体和神经原纤维（图3-11）。

（1）尼氏体：呈嗜碱性的颗粒或小块，由粗面内质网和游离核糖体构成，具有合成蛋白质、神经递质与神经调质的功能。

（2）神经原纤维：呈细丝状，交织成网并伸入突起内，构成神经细胞的骨架，并参与物质运输。

2. **突起** 神经元的突起包括树突和轴突两种。

（1）树突：粗短，呈树枝状；每个神经元有一至多个树突。具有接受神经冲动并将冲动传向胞体的功能。

（2）轴突：细而长，每个神经元只有1个轴突。胞体发出轴突的部位常呈圆锥形，称为轴丘。轴突末端常有分支，称为轴突终末。具有将冲动传出胞体的功能。

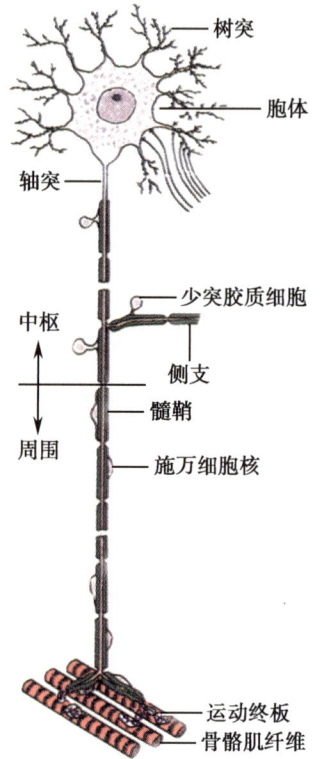

图 3-10　神经元模式图

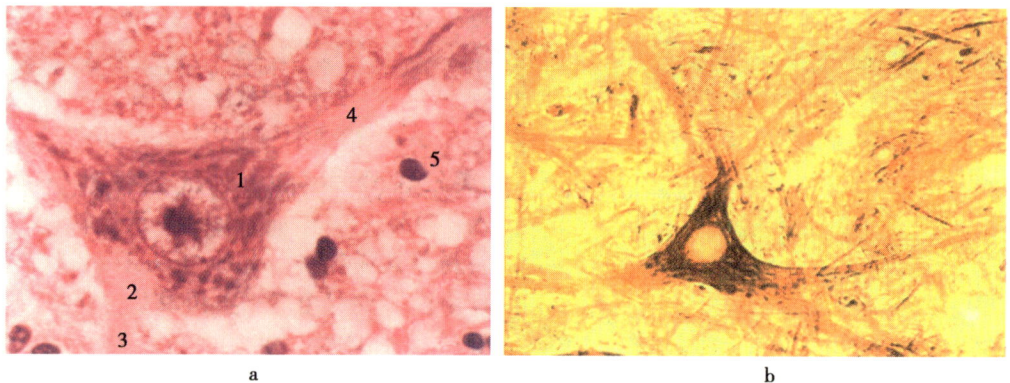

1.尼氏体；2.轴丘；3.轴突；4.树突；5.神经胶质细胞。

图 3-11　脊髓前角运动神经元
a.HE 染色；b.镀银染色。

（二）神经元的分类

神经元根据结构（突起的数目）可分为多极神经元、双极神经元和假单极神经元；根据功能可分为感觉神经元、运动神经元和中间神经元；根据释放的神经递质可分为胆碱能神经元、肾上腺素能神经元和肽能神经元。

二、神经胶质细胞

神经胶质细胞散在于神经元之间,种类较多,形态功能各不相同,分为中枢神经胶质细胞和周围神经胶质细胞两类。

中枢神经胶质细胞主要有4种:①星形胶质细胞,其突起参与构成血脑屏障。②少突胶质细胞,参与形成神经纤维的髓鞘。③小胶质细胞,具有吞噬功能。④室管膜细胞,形成脑室及脊髓中央管的膜,并与该处的血管共同构成脉络丛,分泌脑脊液。

周围神经胶质细胞主要有施万细胞,它形成周围神经纤维的髓鞘和神经膜。此外,还有包裹神经节内神经元胞体的卫星细胞,又称被囊细胞。

三、神经纤维

神经纤维由神经元的长突起以及周围的神经胶质细胞所组成。周围神经系统的神经纤维集合在一起,外包结缔组织构成神经。

(一)神经纤维的分类

根据包裹轴突的胶质细胞是否形成髓鞘,神经纤维可分为有髓神经纤维和无髓神经纤维。有髓神经纤维由神经元长突起表面包绕一层髓鞘和神经膜而成。髓鞘呈节段性,相邻节段间无髓鞘,称为郎飞结。神经冲动在郎飞结之间呈跳跃式快速传导。无髓神经纤维由较细的轴突和神经膜构成,由于无髓鞘,故神经冲动传导速度较慢。

(二)神经纤维的功能

1. 传导兴奋 在神经纤维传导的兴奋或动作电位称为神经冲动。神经纤维传导兴奋具有以下特征:①生理完整性,神经纤维在结构和功能上保持完整性才能传导兴奋。②双向性,兴奋能由受刺激部位同时向神经纤维两端传导。③绝缘性,每条神经内各神经纤维传导的兴奋互不干扰。④相对不疲劳性,神经纤维能较长时间地保持传导兴奋的能力,表现为不容易发生疲劳。

2. 运输物质 神经纤维轴突内的轴浆流动具有运输物质的作用,称为轴浆运输,对维持神经元的正常结构和功能有着重要意义。

3. 营养性作用 神经纤维末梢经常释放一些营养性因子,能调节受支配组织的代谢活动,影响其结构、生化和生理功能。

> **边 学 边 练**
> 人体的基本组织包括上皮组织、结缔组织、肌组织和神经组织,这些组织有哪些结构方面的特点?请参见实验项目:熟悉显微镜的构造及观察基本组织切片、细胞。

四、神经末梢

神经末梢是周围神经纤维终止于其他组织或器官所形成的特殊结构。按其功能分为感觉神经末梢和运动神经末梢两类。

（一）感觉神经末梢

感觉神经末梢是感觉神经元周围突的终末部分，它们或呈游离状态，或与其他结构共同组成感受器。感觉神经末梢可接受刺激，并将其转变为神经冲动经感觉神经纤维传至中枢，产生感觉。

1. **游离神经末梢**　是感觉神经末梢的终末细小分支，主要分布在表皮、角膜、毛囊的上皮细胞间，能感受冷、热和痛的刺激；另外，还分布于各种结缔组织内，如真皮、骨膜、脑膜、血管外膜、关节囊和牙髓等处，感受温度、张力和某些化学物质（如 O_2、CO_2、H^+ 和 K^+）的浓度变化。

2. **有被囊神经末梢**　在神经纤维末梢有结缔组织被囊包裹，常见的有 3 种形式。①触觉小体：分布于皮肤真皮乳头处，感受触觉。②环层小体：分布于皮下组织、腹膜、肠系膜、韧带和关节囊等处，感受压觉和振动觉。③肌梭：呈梭形，分布于骨骼肌内，主要感受肌纤维的张力变化。

（二）运动神经末梢

运动神经末梢是运动神经元轴突的末端，分布于肌组织和腺体内并与邻近组织共同组成效应器，支配肌肉收缩和腺体分泌。分布于骨骼肌的运动神经末梢反复分支，形成葡萄状终末与骨骼肌纤维建立突触联系，形成运动终板或称神经 - 肌突触。

> **课堂活动**
> 请运用所学知识解粹有机磷中毒的患者为什么会出现肌肉震颤。

点滴积累

1. 神经组织由神经元和神经胶质细胞组成。
2. 神经元由胞体和突起两部分组成，突起又分为树突和轴突。
3. 神经胶质细胞包括中枢神经胶质细胞和周围神经胶质细胞两类，其中中枢神经胶质细胞包括星形胶质细胞、少突胶质细胞、小胶质细胞和室管膜细胞，周围神经胶质细胞主要包括施万细胞。
4. 神经纤维由神经元的长突起以及神经胶质细胞构成，可分为有髓神经纤维和无髓神经纤维，主要功能是传导兴奋。
5. 神经末梢可分为感觉神经末梢和运动神经末梢两类。感觉神经末梢包括游离神经末梢和有被囊神经末梢。

ER 3-2
习题

目标检测

1. 简述上皮组织的特点。
2. 简述被覆上皮的种类与分布。
3. 疏松结缔组织包括哪些细胞和纤维？
4. 简述骨骼肌、心肌和平滑肌的结构特点。
5. 简述神经元的结构特点和分类。

ER 3-3
复习导图

（吴　欣）

第四章　血液

学习目标

1. **掌握** 血浆渗透压的组成及作用;血细胞的正常值及功能;血液凝固基本步骤;ABO 血型分型依据及输血原则。
2. **熟悉** 红细胞的生成与破坏;血小板的生理特性;影响血液凝固的因素;交叉配血试验。
3. **了解** 血液的组成和理化特性;纤维蛋白溶解的意义;Rh 血型与输血的关系。

导学情景

情景描述:

　　患者,女,25 岁,半年前无明显诱因出现头晕、乏力,家人发现其面色不如从前红润,但能照常上班。近一年月经量多,半年来更明显,近 1 个月加重,伴活动后心悸,遂到医院就诊。

　　查体:贫血貌,其他未见异常。

　　实验室检查:

　　血常规:血红蛋白(Hb)60g/L,红细胞(RBC)3.0×10^{12}/L,平均红细胞体积(MCV)70fL,白细胞(WBC)6.5×10^{9}/L,血小板(PLT)260×10^{9}/L,尿蛋白(−),尿镜检(−),大便潜血(−)。

　　初步诊断:缺铁性贫血。

学前导语:

　　贫血是临床最常见的表现之一,但它并非一种独立的疾病,所以一旦发现贫血,必须查明其原因。那么,如何判断人体是否贫血? 发生贫血的原因有哪些? 贫血会带给人体哪些危害? 通过本章学习,你会找到这些问题的答案或是一些线索。

　　血液,生命的涓涓溪流,是沟通机体各部及内外环境的桥梁,为生命注入源源不断的活力。血液的基本功能:①血液可以运输 O_2 和 CO_2、营养物质、代谢产物和激素等。②血液调节机体的酸碱平衡。③血液中的白细胞能抵御病原微生物对人体的侵害,通过凝血机制防止出血,对机体具有保护意义。④血液还具有传递信息和体温调节功能。因此,血液在维持机体内环境稳态中起着重要的作用。

第一节　血液的组成和理化特性

一、血液的组成

血液由血浆和血细胞组成，是体液的重要组成部分。血液经抗凝处理置于离心管中离心沉淀后，可观察到血液分为三层：上层淡黄色的液体是血浆，下层呈不透明深红色的是红细胞；两层之间呈灰白色不透明的部分是白细胞和血小板（图 4-1）。

（一）血浆

血浆是含有多种溶质的水溶液，其中水约占 91%~92%，溶质约占 8%~9%。溶质主要由血浆蛋白、多种电解质、小分子有机化合物和一些气体组成。血液的组成如下所示：

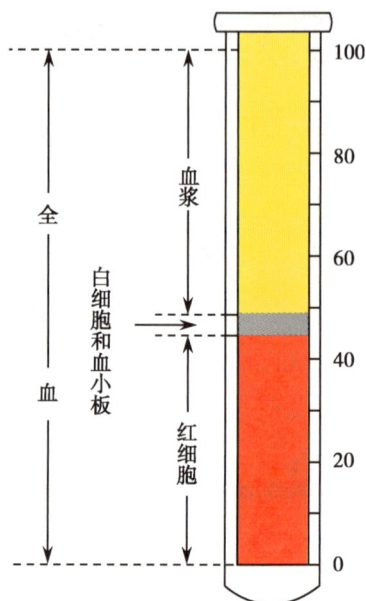

图 4-1　血液的组成示意图

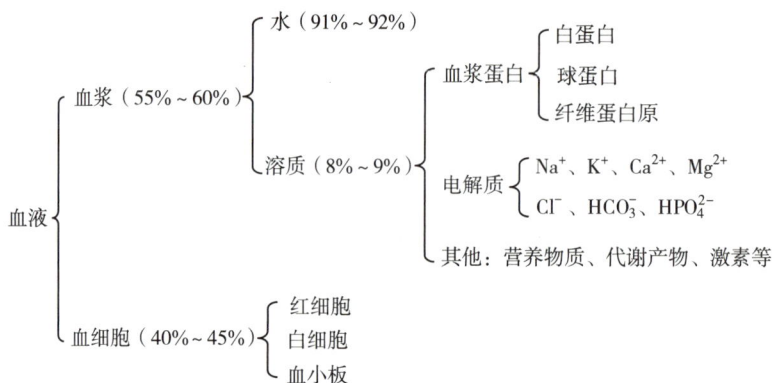

$$
血液
\begin{cases}
血浆（55\%\sim60\%）
\begin{cases}
水（91\%\sim92\%）\\
溶质（8\%\sim9\%）
\begin{cases}
血浆蛋白
\begin{cases}
白蛋白\\
球蛋白\\
纤维蛋白原
\end{cases}\\
电解质
\begin{cases}
Na^+、K^+、Ca^{2+}、Mg^{2+}\\
Cl^-、HCO_3^-、HPO_4^{2-}
\end{cases}\\
其他：营养物质、代谢产物、激素等
\end{cases}
\end{cases}\\
血细胞（40\%\sim45\%）
\begin{cases}
红细胞\\
白细胞\\
血小板
\end{cases}
\end{cases}
$$

1. 水和无机盐　血浆中的水对于实现血液的物质运输、调节体温等功能具有重要作用。血浆中含有大量的晶体物质，如无机盐、葡萄糖、氨基酸、尿素等。无机盐中的正离子有 Na^+、K^+、Mg^{2+} 等，其中主要是 Na^+；负离子有 Cl^-、HCO_3^-、HPO_4^{2-} 等，其中主要是 Cl^-。晶体物质中的无机盐在形成并维持血浆晶体渗透压、调节酸碱平衡、维持神经与肌肉的兴奋性等方面起着重要作用。正常情况下血浆中的各种溶质成分在一定范围内保持相对稳定（表 4-1），测定血浆成分可为临床诊断提供依据。

2. 血浆蛋白　血浆蛋白是血浆中多种蛋白质的总称，包括白蛋白、球蛋白和纤维蛋白原三类。正常成人的血浆蛋白含量为 65~85g/L，其中白蛋白（A）为 40~48g/L、球蛋白（G）为 15~30g/L、纤维蛋白原为 2~4g/L。白蛋白与球蛋白的正常比值（A/G）为 (1.5~2.5)∶1。血浆白蛋白和大多数球蛋白主要由肝脏合成，当肝功能障碍时 A/G 下降，甚至倒置。

血浆蛋白的主要生理作用有：①形成血浆胶体渗透压，调节血管内、外水的分布。②多种物质可与血浆蛋白结合成复合物而被运输。③血浆球蛋白中的补体和免疫球蛋白参与体液免疫。④参与血液凝固、抗凝和纤溶等生理过程。⑤白蛋白及其钠盐组成缓冲对，可调节酸碱平衡。

表 4-1　血浆的化学成分及正常值

化学成分	正常值	化学成分	正常值
总蛋白	65~85g/L	Cl^-	96~107mmol/L
白蛋白（A）	40~48g/L	Na^+	135~148mmol/L
球蛋白（G）	15~30g/L	K^+	4.1~5.6mmol/L
白蛋白/球蛋白（A/G）	1.5~2.5	Ca^{2+}	2.2~2.9mmol/L
纤维蛋白原	2~4g/L	Mg^{2+}	0.8~1.2mmol/L
非蛋白（NPN）	200~400mg/L	尿素氮	90~200mmol/L
肌酐（全血）	0.01~0.018g/L	葡萄糖（全血）	3.9~6.1mmol/L
尿酸（全血）	0.02~0.4g/L	总胆固醇	1.1~2.0g/L

（二）血细胞

血细胞包括红细胞、白细胞和血小板。其中红细胞最多，约占血细胞总数的99%；白细胞最少。血细胞在全血中所占的容积百分比称为血细胞比容，正常成年男性为40%~50%、女性为37%~48%；新生儿的血细胞数目较多，血细胞比容可达55%。在血液浓缩如严重腹泻或大面积烧伤时，血细胞比容可增高；贫血患者的红细胞数量减少，血细胞比容降低。

二、血液的理化特性

（一）颜色

血液的颜色主要取决于红细胞内血红蛋白的颜色。动脉血红细胞含有较多的氧合血红蛋白，故呈鲜红色；静脉血中红细胞含去氧血红蛋白较多，故呈暗红色；血浆因含微量的胆色素，故呈淡黄色。空腹时血浆清澈透明；进餐后，尤其是进食较多的脂类食物后，血浆内因悬浮的脂蛋白微滴增多而变得浑浊。因此，临床对血液的化学成分进行检测时，要求空腹采血，以避免食物对血液检测结果产生影响。

（二）比重

正常人的全血比重为1.050~1.060，主要取决于红细胞数量；血浆比重为1.025~1.030，主要取决于血浆蛋白含量。测定全血和血浆的比重可间接估算红细胞或血浆蛋白含量。

（三）黏滞度

血液黏滞度主要源于血液内部分子或颗粒间的摩擦力。一般全血的黏滞度为水的4~5倍，主要取决于血细胞数量；血浆的黏滞度为水的1.6~2.4倍，主要取决于血浆蛋白含量。血液的黏滞度是形成血流阻力的重要因素之一。机体大面积烧伤时，由于水分丢失，血液黏滞度增加；而机体严重贫血时，由于红细胞数量减少，血液黏滞度下降；一些疾病使血流速度减慢时，红细胞之间发生叠连和聚集，血液黏滞度会增加。

(四) 酸碱度

正常人的血浆呈弱碱性,pH 为 7.35~7.45。pH 增高或降低都会影响酶的活性,使组织细胞的代谢活动和正常的生理功能发生紊乱,甚至危及生命。血浆 pH 相对恒定有赖于血液中的缓冲物质。血浆中的缓冲对主要有 $NaHCO_3/H_2CO_3$、蛋白质钠盐/蛋白质和 Na_2HPO_4/NaH_2PO_4;红细胞中的缓冲对有血红蛋白钾盐/血红蛋白、氧合血红蛋白钾盐/氧合血红蛋白等。$NaHCO_3/H_2CO_3$ 是最重要的缓冲对,该缓冲对的比值在很大程度上决定了血浆的 pH。此外,肺和肾在排出体内过剩的酸或碱中起着重要作用。

(五) 血浆渗透压

1. 血浆渗透压的组成及正常值 溶液渗透压是指溶质分子通过半透膜吸引水分子的能力。渗透压的大小与单位体积溶液中溶质颗粒数目的多少成正比,与溶质的种类和颗粒大小无关。

血浆渗透压约为 $300mOsm(kg \cdot H_2O)$,相当于 5 790mmHg。血浆渗透压由两部分组成:由血浆中的晶体物质(主要是 Na^+ 和 Cl^-)所形成的渗透压称为血浆晶体渗透压,约为 5 775mmHg;由血浆蛋白等大分子胶体物质(主要是白蛋白)所形成的渗透压称为血浆胶体渗透压,约为 25mmHg。

2. 血浆渗透压的作用 由于细胞膜和毛细血管壁是具有不同通透性的半透膜,因此血浆晶体渗透压和胶体渗透压具有不同的生理作用。①血浆晶体渗透压的作用:血浆中的大部分晶体物质不易通过细胞膜,水分子可以自由通过。因此,血浆晶体渗透压对调节细胞内、外的水平衡,维持红细胞的正常形态和功能具有重要的意义(图 4-2)。在正常情况下,细胞内、外的溶液的渗透压相等。当血浆晶体渗透压升高时,红细胞内的水分就会渗出而发生皱缩;当血浆晶体渗透压降低时,进入红细胞内的水分就会增加,导致细胞肿胀,甚至破裂。红细胞由于各种原因破裂而使血红蛋白逸出的现象称为溶血。②血浆胶体渗透压的作用:由于血浆蛋白的分子量较大,不能自由透过毛细血管壁,因此血浆胶体渗透压对维持血管内、外的水平衡和保持正常的血浆容量具有重要作用。当某些因素(如肝、肾疾病)导致血浆蛋白减少,血浆胶体渗透压降低时,可使进入毛细血管内的水减少,组织间隙的水增多而引起水肿。

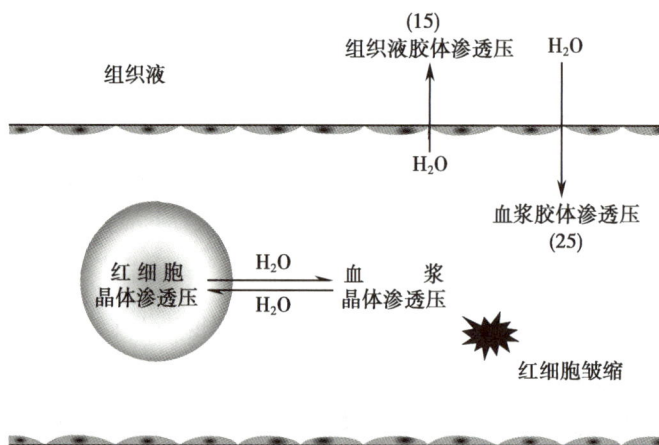

图 4-2 血浆晶体渗透压与血浆胶体渗透压作用示意图

临床上使用的溶液,渗透压与血浆渗透压相等的溶液称为等渗溶液,如 0.9% NaCl 溶液和 5% 葡萄糖溶液;渗透压高于血浆渗透压的溶液称为高渗溶液;渗透压低于血浆渗透压的溶液称为低渗溶液。临床给患者输液时,多采用等渗溶液。

点滴积累

1. 血液由血浆和血细胞组成;血细胞包括红细胞、白细胞和血小板。
2. 血液的比重为 1.050~1.060,pH 为 7.35~7.45。
3. 血浆渗透压由血浆晶体渗透压和血浆胶体渗透压两部分组成。
4. 血浆晶体渗透压在于调节细胞内、外的水平衡,维持细胞的正常形态和功能。
5. 血浆胶体渗透压在于维持血管内、外的水平衡,保持正常的血浆容量。

第二节　血细胞

一、红细胞

(一) 红细胞的形态、数量和功能

1. 形态　红细胞是血液中数量最多的细胞。正常的成熟红细胞呈双凹圆碟形,直径为 7~8μm,中央较薄,周边较厚,无核(图 4-3)。

2. 数量　我国正常成年男性的红细胞数量为 $(4.0~5.5) \times 10^{12}/L$,女性为 $(3.5~5.0) \times 10^{12}/L$;新生儿的红细胞数量可超过 $6.0 \times 10^{12}/L$。运动时的红细胞数量要比安静时多;长期居住在高原地区的人红细胞数比居住在平原地区的人多。红细胞内主要的蛋白质是血红蛋白,我国正常成年男性为 120~160g/L,女性为 110~150g/L,新生儿可达 200g/L。血液中的红细胞数或血红蛋白含量低于正常,称为贫血。

3. 功能　红细胞的主要功能是运输 O_2 和 CO_2,这一功能由细胞内的血红蛋白完成。血红蛋白只有存在于红细胞内才能发挥作用,一旦红细胞破裂,血红蛋白逸出到血浆(如溶血),将丧失运输气体的功能。此外,红细胞内含有多种缓冲对,对血液中的酸、碱性物质起缓冲作用。

(二) 红细胞的生理特性

1. 可塑变形性　红细胞在外力的作用下具有变形能力或特性,称为可塑变形性(图 4-4)。红细胞在心血管系统中随血液循环运行,经过口径小于其直径的毛细血管或血窦时,发生变形以挤过狭小的孔隙,通过后又恢复原状。红细胞的可塑变形能力与红细胞膜的弹性、流动性、表面积等成正比关系。衰老的红细胞、球形红细胞、受损红细胞的变形能力常降低。

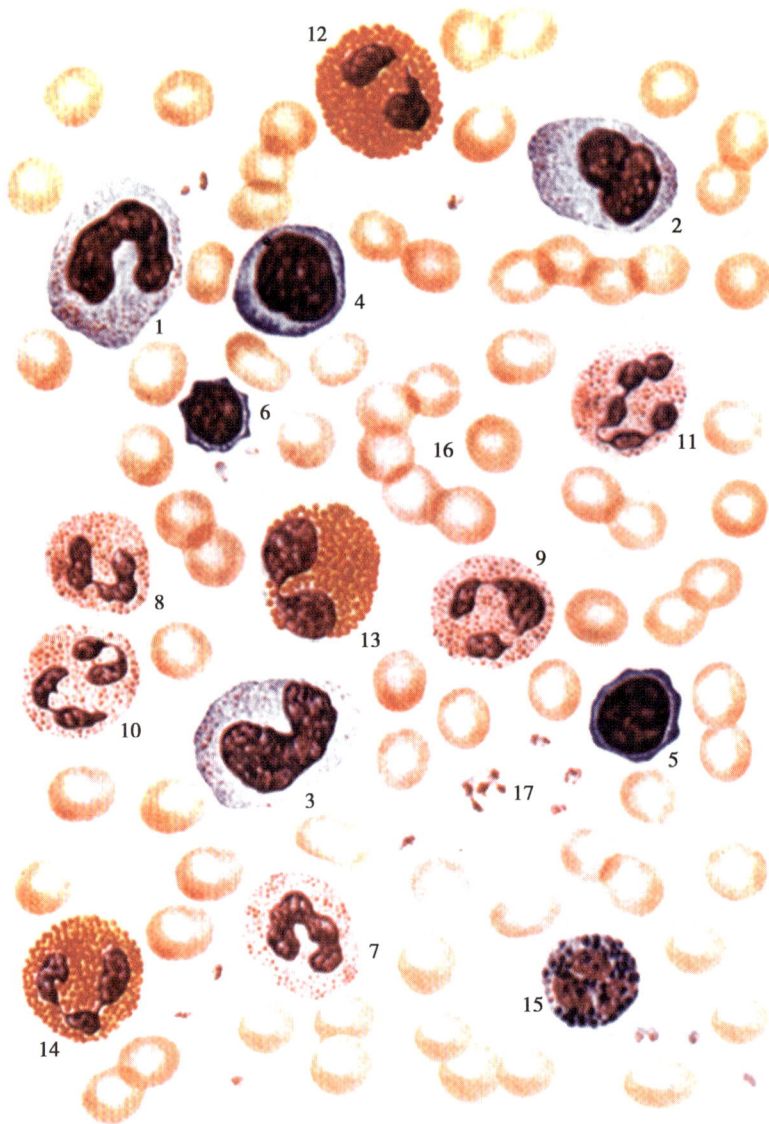

1~3.单核细胞；4~6.淋巴细胞；7~11.中性粒细胞；12~14.嗜酸性粒细胞；
15.嗜碱性粒细胞；16.红细胞；17.血小板。

图 4-3　血细胞

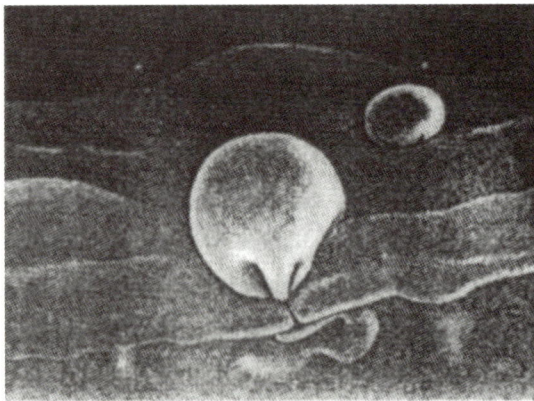

图 4-4　红细胞挤过脾窦的内皮细胞裂隙（大鼠）

2. 渗透脆性 红细胞在低渗盐溶液中膨胀乃至破裂的特性,称为渗透脆性。将红细胞置于等渗溶液中(0.9% NaCl 溶液),红细胞的形态和大小保持正常;若将红细胞置于一系列递减浓度的低渗 NaCl 溶液中,红细胞因水分渗入而逐渐膨胀变形;当 NaCl 溶液浓度低于 0.42% 时,部分红细胞开始破裂出现溶血;当 NaCl 溶液浓度低于 0.35% 时,红细胞全部破裂溶血。这说明红细胞膜对低渗盐溶液具有一定的抵抗力,这种抵抗力的大小用红细胞的渗透脆性来表示。渗透脆性大表示红细胞对低渗溶液的抵抗力小,易发生破裂溶血;渗透脆性小表示红细胞对低渗溶液的抵抗力大,不易发生溶血。有些疾病如遗传性球形红细胞增多症患者的红细胞渗透脆性增大。

3. 悬浮稳定性 生理状态下,红细胞能较稳定地悬浮于血浆中而不易下沉的特性称为红细胞的悬浮稳定性。临床上常用红细胞沉降率(简称血沉)来表示红细胞的悬浮稳定性。通常将抗凝血加于血沉管中垂直静置,记录第 1 小时末红细胞下沉的距离,即血沉管上端出现的血浆层的高度。正常成年男性血沉为 0~15mm/h,成年女性血沉为 0~20mm/h。血沉加快,表示红细胞的悬浮稳定性降低。生理情况下,如月经期或妊娠期的妇女血沉加快;病理情况,如活动性肺结核、风湿热、肿瘤和贫血患者的血沉加快。

(三) 红细胞的生成与破坏

1. 红细胞的生成

(1)生成部位:胚胎时期,红细胞的生成部位主要是卵黄囊、肝、脾和骨髓;出生后,红骨髓是红细胞生成的唯一场所。若骨髓造血功能受到物理(X 射线、放射性核素)、化学药物(抗肿瘤药、氯霉素)等因素作用时,骨髓造血功能抑制,出现全血细胞减少,为再生障碍性贫血。

知识链接

红细胞的"前世今生"

红细胞的产生、发育和成熟是一个连续性、阶段性的过程。红细胞由红骨髓生成,分化过程始于造血干细胞。随后,造血干细胞分化为红系祖细胞,再经过原红细胞、早幼红细胞、中幼红细胞、晚幼红细胞、网织红细胞等阶段,最终分化成为成熟红细胞。在发育成熟的过程中,红细胞的体积由大到小,细胞核逐渐消失,细胞内的血红蛋白逐渐增多。

最后,红骨髓将成熟的红细胞释放到外周血液循环,实现运输气体的功能。

---

(2)生成原料:红细胞的主要成分是血红蛋白,合成血红蛋白的主要原料是铁和蛋白质。蛋白质主要来自日常膳食,贫血者应补充优质蛋白质。铁的来源有两部分:95% 的铁来源于衰老的红细胞在体内破坏分解释放出"内源性铁";5% 的铁是由食物供应的"外源性铁"。外源性铁多以高铁(Fe^{3+})化合物的形式存在,需在胃酸作用下转变成 Fe^{2+} 才能被吸收。长期慢性失血使铁丢失过多或铁需要量增加(如生长发育中的婴幼儿,以及孕妇、哺乳期妇女),均由于体内缺铁而导致贫血,称为缺铁性贫血。此种贫血的特征是红细胞的体积较小,中心淡染区扩大,又称小细胞低色素性贫血,可以口服硫酸亚铁或枸橼酸铁等补充铁盐。

(3)成熟因子:叶酸和维生素 B_{12} 是红细胞发育过程中不可缺少的成熟因子。叶酸是合成 DNA

过程中所必需的辅酶,如叶酸缺乏,骨髓中有核红细胞内的 DNA 合成障碍,红细胞的分裂成熟过程减慢,红细胞的生长停滞在初始状态而不能成熟,导致巨幼红细胞贫血。维生素 B_{12} 可加强叶酸在体内的利用,从而间接促使 DNA 的合成。机体对维生素 B_{12} 的吸收要有胃黏膜壁细胞分泌的内因子参与。因此,临床上患有萎缩性胃炎、胃癌等疾病的患者,可因内因子缺乏引起维生素 B_{12} 吸收障碍而发生巨幼红细胞贫血。

2. 红细胞生成的调节 红细胞的生成主要受促红细胞生成素和雄激素的调节。

(1)促红细胞生成素(EPO):是一种由肾脏合成的糖蛋白,主要作用于红骨髓,促进红细胞的发育成熟、增殖和血红蛋白的合成,并促进其释放入血。当动脉血氧分压降低或血红蛋白减少时,EPO 分泌增加,使红细胞生成增多,提高血液的运氧能力,以满足组织对氧的需要。严重肾病疾患因 EPO 合成不足而发生贫血,称肾性贫血。

(2)雄激素:雄激素不仅可直接刺激红骨髓增强造血功能,还能刺激肾脏产生 EPO,使红细胞生成增多。青春期后,男性的红细胞数量多于女性源于此。

3. 红细胞的破坏 红细胞的平均寿命约为 120 天,每天约有 0.8% 的衰老红细胞被破坏。衰老的红细胞可塑性减弱而脆性增加,容易滞留于小血管和血窦孔隙内或在湍急的血流中因机械冲撞而破损。衰老或破损的红细胞在肝、脾被巨噬细胞吞噬消化后,可释放出铁和胆红素,铁可被再利用,胆红素随粪或尿排出体外。脾功能亢进时红细胞破坏增多引起脾性贫血。

知识链接

形形色色的贫血

贫血的原因是复杂的,主要有:①骨髓造血功能障碍,如再生障碍性贫血、慢性感染及恶性肿瘤等伴发的贫血。②造血物质缺乏或利用障碍,如缺铁引起的缺铁性贫血、维生素 B_{12} 和叶酸缺乏及利用障碍引起的巨幼红细胞贫血等。③遗传性因素,如遗传性球形红细胞增多症、丙酮酸激酶缺乏所致的贫血、产生异常的血红蛋白亚基的地中海贫血等。④获得性溶血因素,如药物诱发的免疫性溶血性贫血、脾功能亢进性贫血等。⑤失血,如急、慢性失血所致的贫血。所以在诊断贫血时应考虑各种因素的影响,找准病因,对症用药,以取得较好的治疗效果。

课 堂 活 动
请问,临床上各种贫血患者应该分别使用哪些药物进行治疗?

二、白细胞

(一) 白细胞的数量和分类

白细胞为无色、有核的细胞,在血液中一般呈球形。白细胞可分为中性粒细胞、嗜酸性粒细胞、嗜碱性粒细胞、单核细胞和淋巴细胞五类(图 4-3)。前三者因其胞质内有嗜色颗粒,故总称为粒细胞。正常成人的白细胞总数为 $(4.0 \sim 10.0) \times 10^9/L$。白细胞数量的生理变动范围较大,如婴幼儿、月经期、妊娠、剧烈运动等情况下白细胞数量可增加。分别计算各类白细胞在白细胞总数中所占的百分比,称为白细胞分类计数(表 4-2)。在各种急、慢性炎症,组织损伤或白血病等情况下,白细胞的总数和分类计数可发生特征性变化,在临床诊断中有重要的参考价值。

表 4-2 正常成人白细胞正常值及主要生理功能

分类	百分比 /%	主要生理功能
中性粒细胞	50~70	吞噬细菌和衰老的红细胞,尤其是入侵的化脓性细菌
嗜酸性粒细胞	0.5~5	限制过敏反应;参与蠕虫免疫
嗜碱性粒细胞	0~1	释放组胺与肝素,参与过敏反应
淋巴细胞	20~40	T 淋巴细胞参与细胞免疫;B 淋巴细胞参与体液免疫
单核细胞	3~8	吞噬;识别和杀伤肿瘤细胞,参与特异性免疫功能

(二)白细胞的功能

白细胞的主要功能是通过吞噬及免疫反应,实现对机体的保护和防御功能。白细胞具有变形、游走、趋化、吞噬和分泌等特性,是执行防御功能的基础。

1. **中性粒细胞** 中性粒细胞是血液中最主要的吞噬细胞,在机体的非特异性细胞免疫中起着十分重要的作用。中性粒细胞在血管内的停留时间平均只有 6~8 小时,但其变形和吞噬能力很强。当细菌入侵时,在细菌产生的趋化物质作用下,中性粒细胞从毛细血管中渗出,到达炎症部位并吞噬细菌;同时中性粒细胞内含有大量的溶酶体酶,能将吞噬的细菌和组织碎片分解。中性粒细胞吞噬数十个细菌后,自身即解体,并释放出溶酶体酶溶解周围组织而形成脓液。当血液中的中性粒细胞数减少到 1.0×10^9/L 时,机体的抵抗力明显下降,容易发生感染。

2. **嗜酸性粒细胞** 嗜酸性粒细胞有吞噬能力,但因缺乏溶菌酶而无杀菌作用。嗜酸性粒细胞可限制嗜碱性粒细胞和肥大细胞在过敏反应中的作用,还参与对蠕虫感染时的免疫反应。当机体发生过敏或蠕虫感染时,常伴有嗜酸性粒细胞数量增加。

3. **嗜碱性粒细胞** 嗜碱性粒细胞内含有肝素、组胺、过敏性慢反应物质和嗜酸性粒细胞趋化因子等生物活性物质。肝素具有很强的抗凝血作用,保持血管通畅;组胺和过敏性慢反应物质可使毛细血管壁通透性增加,局部充血水肿,细支气管平滑肌收缩,引起哮喘、荨麻疹等过敏症状;嗜酸性粒细胞趋化因子的作用是能吸引嗜酸性粒细胞聚集于局部,限制嗜碱性粒细胞在过敏反应中的作用。某些过敏性反应疾病可引起嗜碱性粒细胞增多。

4. **单核细胞** 单核细胞的体积较大,含有较多的非特异性酶,可消化某些细菌的脂膜。单核细胞在血液中停留 2~3 天后,从血管内渗出到周围组织,转变成巨噬细胞,其吞噬能力也大为增强,参与机体的防御反应;单核吞噬细胞还具有吞噬细菌和异物、识别和杀伤肿瘤细胞、参与激活淋巴细胞的特异性免疫等功能。

5. **淋巴细胞** 在机体特异性免疫过程中起核心作用。淋巴细胞分为两大类:T 淋巴细胞和 B 淋巴细胞。T 淋巴细胞由骨髓生成,在胸腺激素的作用下发育成熟,主要参与细胞免疫。B 淋巴细胞在骨髓或肠道淋巴组织中发育成熟,在抗原刺激下转化为浆细胞产生抗体,发挥体液免疫功能。

三、血小板

(一) 血小板的形态和数量

血小板是从骨髓成熟的巨核细胞脱落下来的细胞质碎片,体积小,无细胞核,直径为 $2\sim3\mu m$,呈双面微凸的圆盘状。当血小板被激活时,可伸出伪足呈不规则形状(图 4-3)。正常成人的血小板数量是 $(100\sim300)\times10^9/L$。妇女月经期血小板数量减少,运动、进食、妊娠及缺氧时血小板数量增加。当血小板数量减少到 $50\times10^9/L$ 以下时,毛细血管壁脆性增加,可出现皮肤、黏膜下出血或紫癜;当血小板数量超过 $1\,000\times10^9/L$ 时,称血小板过多,易发生血栓。

ER 4-2

血小板融入
血管内皮
(视频)

> **边学边练**
> 红细胞的结构有什么特点? 如何分辨有粒白细胞和无粒白细胞? 血小板的形状和结构有什么特点? 请参见实验项目:熟悉显微镜的构造及观察基本组织切片、细胞。

(二) 血小板的生理功能

1. 维持血管内皮的完整性 血小板能填补内皮细胞脱落的空隙,并与血管内皮细胞融合,促进内皮的修复,所以对血管内皮有营养、支持作用,维持毛细血管壁的通透性。当血小板减少时,患者的毛细血管脆性增高,微小的创伤或血压升高即可使之破裂而出现小的出血点。

案例分析

案例:患者,男,30 岁。病史 2 周,贫血伴周身出血点,发热 39℃,浅表淋巴结不肿大,全身酸痛,胸压痛(+),肝脏轻度肿大,外周血白细胞计数 $25\times10^9/L$,可见幼稚细胞,血小板计数 $29\times10^9/L$,血红蛋白含量 40g/L,诊断为急性白血病。

为什么急性白血病患者会出现贫血和出血点?

分析:急性白血病是由于造血组织内的白细胞"无限制"地恶性增生,并侵犯和弥散到全身组织器官的一种急性恶性疾病,常有发热、贫血和出血三大症状。其中贫血是由于血红蛋白减少引起的,而出血主要是由于血小板进行性减少导致的。

---

2. 参与生理性止血 当小血管损伤后,血液从小血管内流出,数分钟后出血自行停止的现象称为生理性止血。临床上用小针刺破指尖或耳垂,让血液自然流出,测定血液流出的时间,称为出血时间,正常为 1~3 分钟。在血小板数量减少或功能缺陷时,出血时间延长甚至出血不止。

血小板具有黏附、聚集、释放、吸附、收缩五个生理特性,通过这些生理特性的发挥参与生理性止血。

生理性止血过程包括局部血管收缩、血小板血栓形成和血凝块形成三个时相。在生理性止血过程中,血小板起着重要作用。具体表现在:①黏附于损伤处的血小板可释放缩血管物质,促使局部血管收缩以利于止血。②血小板黏附、聚集于血管破损处形成松软的止血栓,暂时堵塞伤口实现初步止血。③血小板吸附凝血因子,提供磷脂表面,参与并促进血液凝固,形成坚硬的凝血块,封住血管破口,以达到有效止血。

ER 4-3

生理性止血
(视频)

3. 促进血液凝固 血小板含有多种与凝血有关的物质,如血小板磷脂表面因子中的血小板第Ⅲ因子(PF_3)等,能提高凝血酶原的激活速度。血小板还可以吸附多种凝血因子,加速血液凝固过程。

点滴积累

1. 我国正常成年男性的红细胞数量为$(4.0\sim5.5)\times10^{12}/L$,女性为$(3.5\sim5.0)\times10^{12}/L$。
2. 我国正常成年男性的血红蛋白为120~160g/L,女性为 110~150g/L。
3. 白细胞总数为$(4.0\sim10.0)\times10^9/L$,血小板为$(100\sim300)\times10^9/L$。
4. 红细胞的主要功能是运输 O_2 和 CO_2。
5. 红细胞具有可塑变形性、渗透脆性和悬浮稳定性等生理特性。
6. 白细胞的主要功能是吞噬及免疫反应,实现对机体的保护和防御功能。
7. 血小板的主要功能是维持血管内皮的完整性、参与生理性止血和促进血液凝固。

第三节　血液凝固和纤维蛋白溶解

一、血液凝固

血液凝固是指血液由流动的液体状态变成不能流动的凝胶状态的过程。血液凝固的实质是血浆中可溶性的纤维蛋白原转变成不溶性的纤维蛋白的过程。纤维蛋白交织成网,将血细胞和血液中的其他成分网罗在内,从而形成血凝块。

(一) 凝血因子

血浆与组织中直接参与血液凝固的物质统称为凝血因子。按照国际命名法根据发现的先后顺序,用罗马数字编号的有 12 种(表 4-3)。此外,还有前激肽释放酶、激肽原和来自血小板的磷脂也都直接参与凝血过程。

表 4-3　按国际命名法编号的凝血因子

因子	同义名	合成部位	因子	同义名	合成部位
I	纤维蛋白原	肝细胞	VIII	抗血友病因子	肝细胞
II	凝血酶原	肝细胞	IX	血浆凝血活酶	肝细胞
III	组织因子	内皮细胞	X	斯图亚特因子	肝细胞
IV	Ca^{2+}		XI	血浆凝血活酶前质	肝细胞
V	前加速素	内皮细胞和血小板	XII	接触因子	肝细胞
VII	前转变素	肝细胞	XIII	纤维蛋白稳定因子	肝细胞和血小板

这些凝血因子中,除因子Ⅳ是Ca^{2+}外,其余都是蛋白质,且大多数以无活性的酶原形式存在,须被激活才具有活性。常以右下角标"a"表示活性形式,如凝血因子Ⅸa、Ⅹa等。所有的凝血因子中,除因子Ⅲ外,其他均存在于血浆中。凝血因子大多在肝脏合成,并需要维生素 K 的参与(如Ⅱ、Ⅶ、Ⅸ、Ⅹ),当肝脏受损或维生素 K 缺乏时,将导致凝血障碍而发生出血倾向。

(二)血液凝固过程

血液凝固可分为三个基本步骤:①凝血酶原激活物的形成。②凝血酶的形成。③纤维蛋白的形成(图 4-5)。

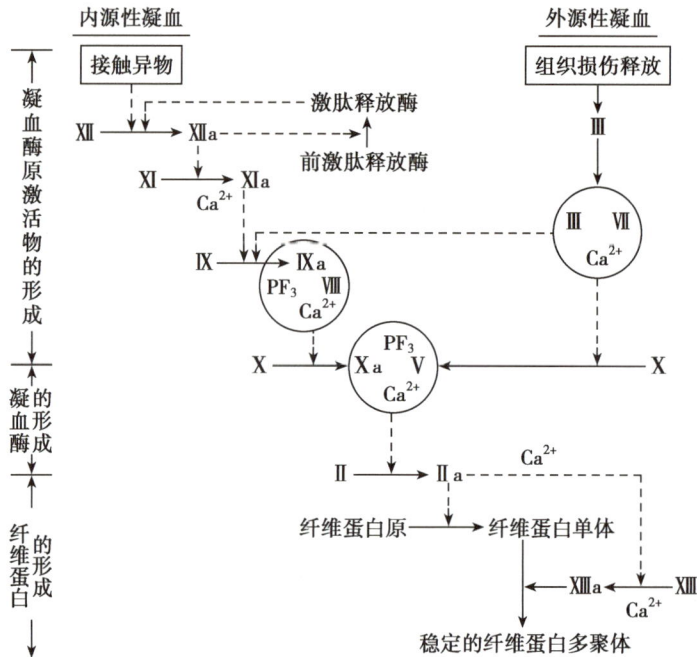

图 4-5　血液凝固过程

1. 凝血酶原激活物的形成　凝血酶原激活物为Ⅹa、Ⅴ、Ca^{2+} 和 PF_3(血小板第Ⅲ因子)的复合物。其中根据因子Ⅹ的启动方式和参加的凝血因子不同,可分为内源性凝血和外源性凝血两条途径。

(1)内源性凝血途径:由凝血因子Ⅻ启动。当血液与异物(特别是血管内膜下的胶原纤维)接触时,因子Ⅻ被激活,Ⅻa可激活前激肽释放酶,使之成为激肽释放酶,该酶反过来激活因子Ⅻ,通过正反馈效应形成大量的Ⅻa。因子Ⅻa再激活因子Ⅺ形成因子Ⅺa,因子Ⅺa在 Ca^{2+} 参与下激活因子Ⅸ。因子Ⅸa与Ⅷ、Ca^{2+}、PF_3结合为因子Ⅷ复合物,该复合物激活因子Ⅹ为因子Ⅹa。当因子Ⅹa生成后,可与因子Ⅴ、PF_3 和 Ca^{2+} 形成凝血酶原酶激活物。上述过程参与凝血的因子全部来自血液,故称为内源性凝血途径。

(2)外源性凝血途径:由来自血液之外的因子Ⅲ启动的凝血过程。因子Ⅲ广泛存在于血管外的各种组织中,尤其在脑、肺和胎盘中含量丰富。当组织损伤血管破裂时,因子Ⅲ进入血液中,与Ca^{2+}、因子Ⅶ共同组成复合物,激活因子Ⅹ生成因子Ⅹa,之后的凝血过程与内源性激活途径相同。

在通常情况下,机体发生的凝血过程多是内源性凝血和外源性凝血两条途径相互促进,同时进行的。

2. 凝血酶的形成 凝血酶原激活物形成后,激活凝血酶原成为凝血酶(Ⅱa)。凝血酶是一种多功能凝血因子,主要作用是分解纤维蛋白原,使纤维蛋白原转变为纤维蛋白单体。

3. 纤维蛋白的形成 纤维蛋白原在凝血酶的作用下被激活形成纤维蛋白单体。同时,凝血酶也能激活因子ⅩⅢ,ⅩⅢa在Ca^{2+}的作用下使纤维蛋白单体相互聚合形成稳定的纤维蛋白多聚体,即纤维蛋白。纤维蛋白交织成网将血细胞网罗在一起形成血凝块,完成凝血过程。

在上述凝血过程中,应当强调的是:①血液凝固是一个正反馈过程,一旦触发,凝血因子的相继激活就会迅速连续进行,形成"瀑布"效应,直到完成为止。②Ca^{2+}在多个凝血环节中起重要作用,若去除血浆中的Ca^{2+},则血液凝固不能进行。③凝血过程是酶促连锁反应,任何一个环节受阻,整个凝血过程就会停止。

临床上测定的凝血时间是指自血液流出血管外至出现纤维蛋白丝所需的时间。正常人的凝血时间为5~15分钟,凝血因子缺乏或凝血功能障碍会导致凝血时间延长。血液凝固后血凝块发生回缩,析出的淡黄色液体为血清。血清与血浆的区别是血清中缺乏纤维蛋白原和部分参与凝血过程的凝血因子,但增添了少量凝血时由血管内皮细胞和血小板释放的物质。

案例分析

案例:患者,男,18岁,因"关节畸形,常有关节出血"就诊。患者自幼易发生出血,学步前软组织出血多见,开始走路后常发生关节出血,现有关节畸形。家族史:患者外祖父自幼易出血,逝于脑出血,其他亲属无患病。

实验室检查:活化部分凝血活酶时间(APTT)延长,血浆凝血酶原时间(PT)和血浆凝血酶时间(TT)以及纤维蛋白原正常,血小板计数和功能正常。

诊断:血友病A。

分析:血友病A又称第Ⅷ因子缺乏症,是一种遗传性疾病。临床上主要表现为皮肤、黏膜出血,如鼻出血、牙龈出血和关节腔出血。关节腔出血与该关节的承重和活动强度有关,出血的好发部位多为全身大关节,如膝关节、肘关节等。实验室检查:通常血小板计数正常、PT正常、TT正常、出血时间正常;血块回缩试验正常,纤维蛋白原定量正常;APTT延长。

(三) 影响血液凝固的因素

血浆中虽含有多种凝血因子,但正常情况下血管中的血液仍能保持流体状态不会凝固,主要原因是:①血管内膜光滑完整,因子Ⅻ不易被激活,因子Ⅲ不易进入血管内。②血流速度快,血小板不易黏附聚集,即使少量聚集也会被破坏。③血液中存在一些重要的抗凝物质,使血液始终能够保持流体状态。

1. 抗凝物质 主要分为生理性抗凝物质和体外抗凝剂。生理性抗凝物质包括抗凝血酶Ⅲ、肝素、蛋白质C等。

(1)抗凝血酶Ⅲ:由肝细胞和血管内皮细胞合成的丝氨酸蛋白酶抑制物,能与凝血酶结合使之失活,并能和因子Ⅸa、Ⅹa、Ⅺa、Ⅻa分子活性中心相结合,使之灭活达到抗凝作用。正常情况下,抗凝血酶的直接抗凝作用缓慢且微弱,但它与肝素结合后,其抗凝作用明显增强。

(2)肝素:肝素是一种主要由肥大细胞和嗜碱性粒细胞产生的酸性糖胺聚糖,在肺、肝、肌组织中含量丰富。肝素与抗凝血酶结合后,可使抗凝血酶与凝血酶的亲和力增强,使凝血酶失活,抗凝作用大大增强;肝素能抑制凝血酶原的激活过程,阻止血小板的黏附、聚集和释放反应;肝素还可增强纤维蛋白溶解。在临床和科研工作中,肝素常作为一种强的抗凝物质广泛应用于体内、外抗凝。

(3)蛋白质C:蛋白质C是由肝脏合成的维生素K依赖因子,是以酶原形式存在并具有抗凝作用的血浆蛋白。其主要作用是灭活因子Ⅴa和Ⅷa,削弱Ⅹa对凝血酶原的激活作用,促进纤维蛋白溶解。

2. 血液凝固的加速与延缓 在临床中,因疾病诊断和治疗的需要,常需采用一些措施以加速、延缓或抑制凝血。

(1)加速凝血:外科手术时常用温热纱布或明胶海绵止血,就是利用增加粗糙面加速因子Ⅻ的激活,促进血小板黏附、聚集等反应;适当加温可提高凝血酶的活性,使凝血酶反应加速,促进血液凝固。术前注射维生素K,可促进肝脏合成凝血因子,增强血液凝固的作用。

(2)延缓或抑制凝血:低温可抑制酶的活性,减慢凝血速度;将血液置于光滑容器内,可减少因子Ⅻ的激活和血小板反应而延缓凝血过程;临床上常用抗凝剂如枸橼酸钠(柠檬酸钠)或草酸盐与血浆中的游离 Ca^{2+} 结合形成可溶性络合物,以去除血浆中的 Ca^{2+},达到抗凝目的。此外,肝素的抗凝作用强大,在体内或体外加入肝素均可抗凝。

> **边 学 边 练**
>
> 血液凝固机制过强容易诱发血栓,而血液凝固机制过弱又容易引起出血。体内或体外的哪些因素会影响血液凝固?请参见实验项目:观察血液凝固的影响因素。

二、纤维蛋白溶解

纤维蛋白在纤维蛋白溶解酶的作用下被分解液化的过程称为纤维蛋白溶解,简称纤溶。纤溶过程包括纤维蛋白溶解酶原的激活和纤维蛋白的降解两个过程。纤溶系统主要包括纤溶酶原、纤溶酶、纤溶酶原激活物和抑制物。

(一)纤溶酶原的激活

纤溶酶原主要在肝脏中合成。当血液凝固时,纤溶酶原在纤溶酶原激活物的作用下被激活成有活性的纤溶酶。纤溶酶原激活物有三种:①血管内皮细胞激活物,由血管内皮细胞合成后释放于血中。②组织激活物,存在于很多组织中,以子宫、甲状腺、前列腺等处居多,这些器官术后易渗血,这也是月经血不凝固的原因。③依赖因子Ⅻ的激活物,如被Ⅻa激活的激肽释放酶(图4-6)。

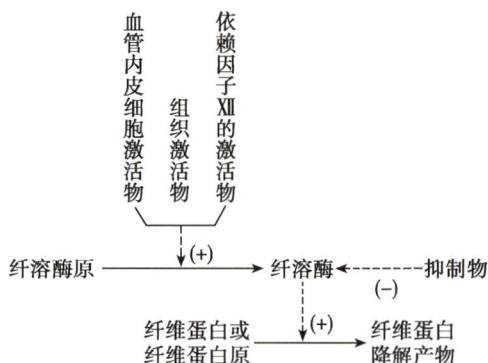

图4-6 纤维蛋白溶解系统示意图

(+)促进作用;(−)抑制作用。

(二)纤维蛋白的降解

纤溶酶是一种活性很强的蛋白酶,它可裂解纤维蛋白或纤维蛋白原成可溶性小肽,总称为纤维蛋白降解产物。纤维蛋白降解产物一般不会再发生凝固,其中一部分还具有抗凝作用。

(三)纤溶抑制物

人体内抑制纤溶系统活动的物质称为纤溶抑制物,按其作用机制可分为两大类:一类为抗活化素,能够抑制纤溶酶原的激活;另一类是抗纤溶酶,通过与纤溶酶结合成复合物来抑制纤溶酶的作用。纤维蛋白溶解与血液凝固是两个既对立又统一的功能系统,两者处于动态平衡。当血管破损出血时,凝血过程启动形成血凝块以达到止血目的,之后血凝块中的纤溶系统启动并溶解血凝块,以保持血管通畅。在血管内如果凝血作用大于纤溶,就会发生血栓;如果纤溶作用大于凝血,就会造成出血倾向。在生理性止血过程中,小血管内的血凝块常可成为血栓堵塞血管,使出血停止;创伤愈合时,构成血栓的纤维蛋白又会逐渐降解液化,使堵塞的血管重新畅通。因此,纤溶对血液保持流体状态、防止凝血蔓延及血栓形成具有重要意义。

点滴积累

1. 血液凝固实质是血浆中可溶性纤维蛋白原转变成不溶性的纤维蛋白的过程。
2. 血液凝固分为凝血酶原激活物形成、凝血酶形成和纤维蛋白形成三个基本步骤。
3. 内源性凝血由凝血因子XII启动,外源性凝血由凝血因子III启动。

第四节 血型与输血

一、血量

血量指体内血液的总量。正常成人的血液总量相当于体重的 7%~8%,即相当于每千克体重 70~80ml。其中,大部分血液在心血管系统中快速流动,称为循环血量;小部分血液存在于肝、肺、脾及静脉丛等储血库中,流动很慢,称为储存血量。人体在剧烈运动、情绪激动或失血等情况下,储血库中的血液可释放进入循环血液,补充循环血量的不足。正常情况下血量总是保持相对恒定,这是维持正常血压和各器官、组织正常血液供应的前提条件。当机体少量失血(不超过总血量的10%)时,由于神经体液的调节,心血管活动增强,血管收缩,储存血量释放等功能代偿,机体可无明显的临床症状。因此,一次献血 200~300ml 不会给健康带来损害。无偿献血是一种行动,共筑生命桥梁;是一种力量,共同为生命加油;是一种责任,传递正能量。中等失血(达全身血量的 20%)时,机体会出现脉搏细速、四肢冰冷、血压下降、眩晕甚至昏倒,机体的各种生命活动将受到影响。严重失血(达全身血量的 30% 以上)时,如不及时抢救,将危及生命。

二、血型

血型是指血细胞膜表面特异性抗原的类型。人类的血型系统包括红细胞血型系统、白细胞血型系统和血小板血型系统。国际输血协会认可的红细胞血型系统有35个，但与临床关系最密切的是ABO血型系统和Rh血型系统。

（一）ABO血型系统

ABO血型系统的抗原存在于红细胞膜表面，称为凝集原，有A凝集原和B凝集原两种（图4-7）。根据红细胞膜上所含凝集原的种类和有无，ABO血型系统分为四型：只含A凝集原的为A型；只有B凝集原的为B型；A、B凝集原均有者为AB型；A、B凝集原均无者为O型。ABO血型系统存在天然抗体，与凝集原相对应的抗体存在于血清中，称为凝集素。每种血型的血清中均不含有与自身红细胞凝集原相对应的凝集素。A型血的血清中只含有抗B凝集素；B型血的血清中只含有抗A凝集素；AB型血的血清中既不含抗A凝集素也不含抗B凝集素；而O型血的血清中同时含有抗A和抗B凝集素（表4-4）。另外，ABO血型系统中存在多种亚型，其中A型可分为A_1和A_2亚型、AB型中也有A_1B和A_2B两种亚型，在做血型鉴定和临床输血时仍需注意。

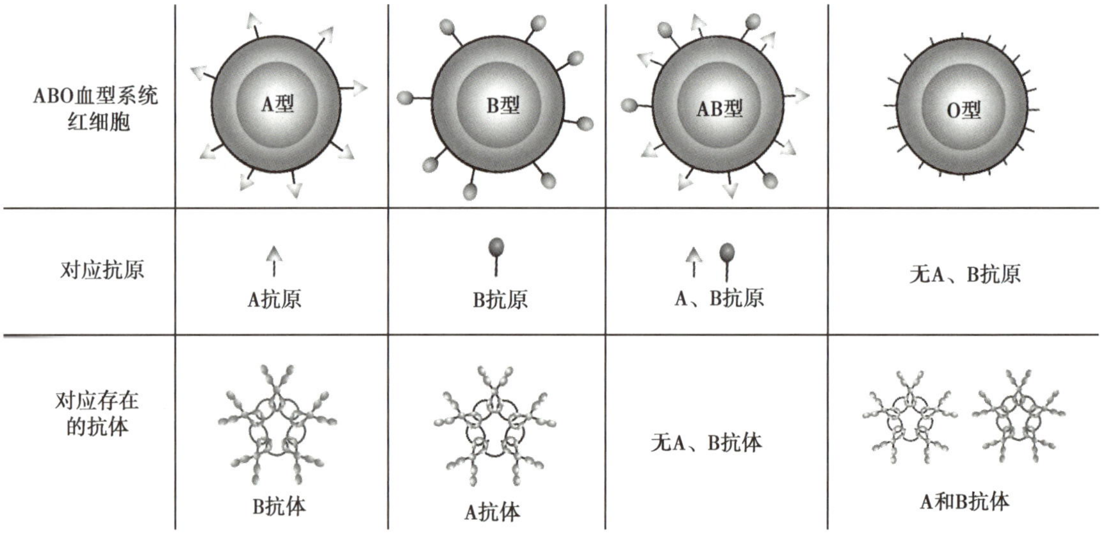

图4-7　ABO血型系统的抗原抗体

ER 4-4
血型鉴定（视频）

ER 4-5
一个人的血型会改变吗?

表4-4　ABO血型系统的凝集原和凝集素

血型	红细胞上的凝集原	血清中的凝集素
A型	A	抗B
B型	B	抗A
AB型	A+B	无
O型	无	抗A+抗B

(二) Rh 血型系统

Rh 血型系统的 Rh 抗原常见的共有六种,称为 Rh 因子,包括 C、c、D、d、E 和 e 五个抗原。其中以 D 抗原在人群中分布广泛,抗原性最强,所以红细胞膜表面有 D 抗原的为 Rh 阳性,没有 D 抗原的为 Rh 阴性。我国汉族人口中,99% 的人是 Rh 阳性,只有约 0.3% 的人为 Rh 阴性。有些少数民族 Rh 阴性者的比例较大,如苗族为 12.3%、塔塔尔族为 15.8%。

边学边练

ABO 血型在临床与输血密切相关。ABO 血型有几种? ABO 血型的鉴定方法和原理是什么? 请参见实验项目:鉴定 ABO 血型。

三、输血

输血是临床上抢救大失血患者和治疗某些疾病的有效方法之一,但输血时如果处理不当,在血管内发生红细胞凝集和溶血反应,就会给患者带来严重伤害甚至死亡。所以,输血的基本原则是正常情况下坚持同型输血,供血者和受血者的红细胞膜上和血浆中均不含有相对应的凝集原和凝集素,避免发生红细胞凝集反应。

(一) ABO 血型与输血的关系

在输血前应首先进行 ABO 血型鉴定,保证供血者和受血者的血型相合。ABO 血型系统的输受关系为:①同型输血。只有相同血型的人才能互相输血,避免凝集原和相应的凝集素发生反应。②异型输血。在紧急状况下,O 型血的人可给其他血型的人输血。因为 O 型血的红细胞膜上没有凝集原,不会被受血者的凝集素所凝集,但 O 型血的血清中有抗 A 和抗 B 凝集素,会与其他血型的红细胞发生凝集反应。所以要少量、缓慢输血,如果输入血量较大时,供血者血清中的抗体未被受血者的血浆足够稀释,受血者的红细胞会发生广泛凝集。同样,AB 型的人血浆中不含凝集素,可少量接受其他血型的血液,同样要坚持少量、缓慢的原则。

(二) Rh 血型与输血的关系

与 ABO 血型系统不同,人的血清中 Rh 血型系统没有天然的抗 Rh 抗体,只有当 Rh 阴性者接受 Rh 阳性的血液后才会产生抗 Rh 抗体。抗 Rh 抗体是 IgG,分子量小,能通过胎盘。

如果 Rh 阴性者第一次接受 Rh 阳性的血液后,会产生原来不存在的抗 Rh 抗体,输血后的 2~4 周抗体水平达到高峰。如果此人再次输入 Rh 阳性的血液,即可因抗原 - 抗体结合而发生红细胞凝集。另外一种情况是 Rh 阴性的母亲怀有 Rh 阳性的胎儿时,胎儿的 Rh 抗原可进入母体,使母体产生抗 Rh 抗体。这种抗体再通过胎盘进入胎儿体内,使胎儿的红细胞凝集而出现溶血,造成新生儿溶血性贫血,甚至导致胎儿死亡。Rh 阴性的母亲第一次孕有 Rh 阳性的胎儿时,因为仅在分娩时才会有胎儿红细胞进入母体,使母体产生抗体,故一般很少发生因 Rh 血型不合引起的新生儿溶血。但当母亲再次孕育 Rh 阳性的胎儿时,母体的抗 Rh 抗体可通过胎盘屏障进入胎儿体内引起新生儿溶血。

(三) 交叉配血试验

由于红细胞血型种类较多且有亚型存在,临床工作中无论是同型输血还是异型输血,都必须做交叉配血试验(图 4-8)。将供血者的红细胞与受血者的血清相混合,称为交叉配血试验主侧;再将受血者的红细胞与供血者的血清相混合,称为交叉配血试验次侧,观察有无凝集反应发生。主、次侧均不凝为配血相合,可以输血;若主侧凝集为配血不合,禁止输血;若主侧不凝而次侧凝集,一般也不宜输血,只有在紧急情况下才考虑输血,输血速度不宜太快,且密切观察受血者的情况,如发生输血反应,必须立刻停止输血。

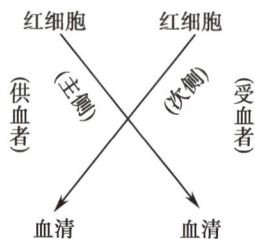

红细胞 红细胞
(供血者)(主侧)(次侧)(受血者)
血清 血清

图 4-8 交叉配血试验示意图

知识链接

成分输血的发展

早期输血存在全血易凝固等问题,导致输血设备被阻塞,妨碍输血的正常进行。1915 年,法国科学家 Richard Lewisohn 发现 0.2% 的枸橼酸钠溶液不但可以防止血液凝固,而且对人体无害。由此,抗凝血药的发展第一次将献血与输血分离,血库诞生。第二次世界大战期间,人们发现输注从全血中分离出来的血浆有很好的抗休克作用,于是单纯应用大量血浆以抢救伤员。1940 年,Cohn 发明的冷乙醇分离方法从血浆分离出各种成分,临床可应用白蛋白、球蛋白、纤维蛋白原等血液制品。1959 年,Gibson 首先正式提出了成分输血,即把人血中的各种不同成分,如红细胞、粒细胞、血小板和血浆,分别制备成高纯度或高浓度的制品,再输注给患者,使输血更为安全、有效,这在输血史上具有里程碑的意义。

点滴积累

1. 正常成人的血液总量相当于体重的 7%~8%,即相当于每千克体重 70~80ml。
2. ABO 血型系统分为 A 型、B 型、AB 型、O 型。
3. Rh 血型系统分为 Rh 阳性和 Rh 阴性。
4. 输血的基本原则是首选同型血输血。
5. 交叉配血试验的结果:两侧都没有发生凝集为配血相合,可以输血;若主侧凝集为配血不合,禁止输血;若主侧不凝而次侧凝集,一般也不宜输血。

ER 4-6

习题

ER 4-7

复习导图

目标检测

1. 简述血浆渗透压的形成及生理意义。
2. 试述贫血的类型及原因。
3. 简述血液凝固的基本过程。
4. 简述 ABO 血型的分型依据。
5. 试述输血的基本原则。

(吕 昕)

第五章 　运动系统

学习目标

1. **掌握**　运动系统的组成;椎间盘、翼点、胸骨角和肋弓的概念及临床意义;关节的基本结构;脊柱的组成;胸廓的组成;骨盆的组成;肩、肘、髋、膝关节的组成;全身重要肌的名称和位置。
2. **熟悉**　重要的骨性标志和肌性标志;颅的整体观;全身重要肌的作用。
3. **了解**　新生儿颅的特点;骨盆的性别差异。

导学情景

情景描述:

　　一患者在搬重物时突感腰部剧痛,疼痛向左侧大腿和小腿放射,并有麻木及刺痛感。体格检查发现脊柱腰曲变小,躯干歪向右侧,腰椎活动受到限制,右侧下肢上举时疼痛明显。经查体后诊断为腰椎间盘突出,治疗计划包括非甾体抗炎药以缓解疼痛,钙和维生素 D 补充剂以改善骨密度,以及定期的物理治疗。

学前导语:

　　脊柱由 26 块椎骨借椎间盘、韧带和关节连结而成。因腰部承受重量大且活动度大,故临床上腰椎间盘突出常见。本章将学习运动系统的骨、骨连结和骨骼肌的解剖生理学知识,为理解运动系统相关疾病的诊断、治疗以及药物应用提供理论基础。

　　运动系统由骨、骨连结和骨骼肌组成,约占成人体重的 60%,对人体起支持、保护和运动等作用。全身各骨借骨连结相连形成骨骼(图 5-1),构成人体的支架。骨骼肌附着于骨,在神经系统支配下收缩和舒张,以关节为支点,产生运动。运动过程中,骨起杠杆作用,关节是运动的枢纽,骨骼肌则是运动的动力器官。

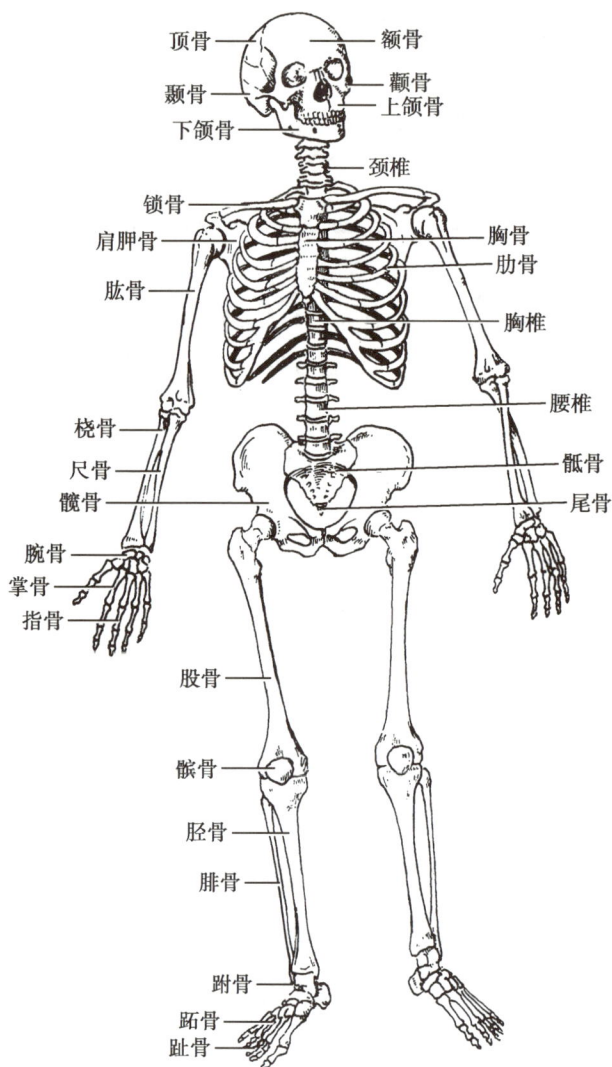

图5-1　全身骨骼

顶骨　额骨
颞骨　颧骨
上颌骨
下颌骨　颈椎
锁骨
肩胛骨　胸骨
肋骨
肱骨　胸椎
腰椎
桡骨
尺骨　骶骨
髋骨　尾骨
腕骨
掌骨
指骨
股骨
髌骨
胫骨
腓骨
跗骨
跖骨
趾骨

第一节　骨与骨连结

一、概述

(一)骨

骨是具有一定形态和功能的器官,坚硬而有弹性,成人有 206 块骨,分为颅骨、躯干骨和四肢骨三部分。

1. 骨的形态　按照形态,骨可分为长骨、短骨、扁骨和不规则骨四种。

(1)长骨:呈中空管状。中部细长称骨干,内容纳骨髓;两端膨大称骺,其表面有关节软骨。长骨多分布于四肢,如肱骨和股骨。

(2)短骨:呈立方形,较短小,多成群存在,如腕骨和跗骨。

(3)扁骨:呈板状,主要构成颅腔、胸腔和盆腔的壁,如顶骨和胸骨。

(4)不规则骨:呈不规则形,如椎骨和颞骨。

2. 骨的构造　骨由骨质、骨膜和骨髓三部分构成(图5-2)。

(1)骨质:分为骨密质和骨松质两种。骨密质构成骨的表层,骨干处较厚,由紧密排列成层的骨板构成,抗压性强。骨松质主要分布于骨的骺端和内部,呈海绵状,由大量相互交织排列的骨小梁构成,其排列方向与骨所承受的压力和张力方向一致。

(2)骨膜:是一层致密结缔组织膜,覆盖于除关节面以外的骨表面,内含丰富的血管、神经和成骨细胞等,对骨的营养、生长和损伤后的修复有重要作用。

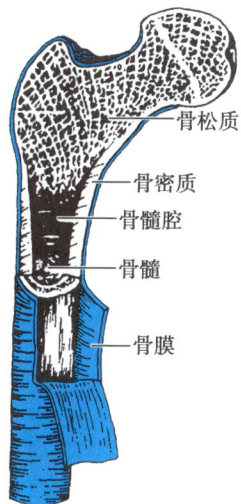

图 5-2　骨的构造

(3)骨髓:充填于骨髓腔和骨松质间隙内,分为红骨髓和黄骨髓两种。红骨髓内含大量不同发育阶段的血细胞,有造血功能。胎儿和婴幼儿时期的骨髓都是红骨髓。从 6 岁左右起,骨髓腔内的红骨髓逐渐被脂肪组织替代,转变为黄骨髓。当慢性失血过多或重度贫血时,黄骨髓可转化为红骨髓,恢复造血功能。

3. 骨的理化特性　骨由有机质和无机质构成。有机质主要是骨胶原纤维和糖胺聚糖蛋白,使骨具有一定的韧性和弹性。无机质主要是碳酸钙和磷酸钙,使骨具有一定的硬度。

骨的有机质和无机质的比例,随着年龄的增长而变化。成人的骨中有机质约占 1/3,无机质约占 2/3。幼年时,骨的有机质含量相对多、无机质较少,不易发生骨折,但受长期不良姿势的影响可发生变形。老年人有机质含量减少、无机质相对增多,骨的脆性增加,易发生骨折。

4. 骨的表面标志　骨的表面由于肌腱、韧带的牵拉,血管、神经的通过,形成了各种形态的突起或凹陷,可以在体表看到或摸到,称为骨性标志,临床上常用于定位其他器官或结构。不同形态的突起有:突、棘、嵴、线、隆起、隆突、粗隆、髁、转子、结节和头等。不同形态的凹陷有:沟、裂、孔、管、切迹、压迹、腔、窦、房、窝、凹和颈等。

(二) 骨连结

骨与骨之间的连结称骨连结。根据其连结形式的不同,可分为以下几种。

1. 直接连结　骨与骨之间借致密结缔组织、软骨或骨直接相连,较牢固,活动范围很小或完全不能活动。如椎骨之间的椎间盘、颅骨之间的缝等。

2. 间接连结　又称关节。骨与骨之间借结缔组织囊相连,囊内有腔隙,内含滑液,活动度大,是人体骨连结的主要形式。

(1)关节的基本构造:关节由关节面、关节囊和关节腔三种基本结构构成(图5-3)。

1)关节面:是指构成关节各骨的相对面,多呈一凸一凹,关节面上覆有一层关节软骨,光滑而有弹性,可减少运动时的摩擦,缓冲震荡和冲击。

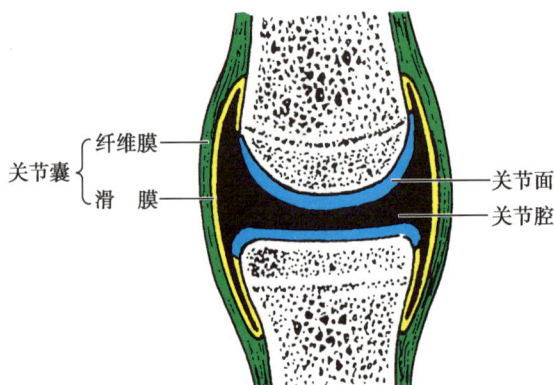

图 5-3　关节的基本构造

纤维膜
关节囊 {
滑　膜

关节面
关节腔

2）关节囊：是包在关节面周围的结缔组织囊，分内、外两层。外层为纤维膜，厚而坚韧，主要起连结作用；内层为滑膜，能分泌少量滑液，具有营养和润滑关节的作用。

3）关节腔：是关节囊的滑膜层与关节软骨围成的密闭、潜在的腔隙，腔内为负压，有助于关节的稳固性。

某些关节除上述基本结构外，还有一些辅助结构，以增加关节的稳固性和灵活性，如韧带、关节盘和关节唇等。

（2）关节的运动

1）屈和伸：是关节围绕冠状轴的运动。一般两骨之间的夹角变小为屈，反之为伸。踝关节的屈和伸分别称为跖屈和背屈。

2）内收和外展：是关节围绕矢状轴的运动。骨向正中矢状面靠近称内收，反之为外展。

3）旋转：是关节围绕垂直轴的运动。骨的前面转向内侧为旋内，反之为旋外。

4）环转：是屈、展、伸和收的复合运动。运动时骨的近端在原位转动，远端做圆周运动。

二、躯干骨及其连结

躯干骨包括椎骨、肋和胸骨，共51块，借骨连结构成脊柱和胸廓。

（一）脊柱

脊柱位于背部正中，由26块椎骨借椎间盘、韧带和关节连结而成，具有支持体重、缓冲震荡、保护脊髓和内脏器官及运动等功能。

1. **椎骨**　椎骨包括颈椎7块、胸椎12块、腰椎5块、骶骨1块和尾骨1块。

（1）椎骨的一般形态：椎骨由前方的椎体和后方的椎弓两部分构成（图5-4）。椎体呈短圆柱状，椎弓呈弓形。

椎体与椎弓共同围成椎孔，所有椎孔连成椎管，管内容纳脊髓。椎弓的前部较细，称椎弓根，其上、下缘各有一切迹，相邻两椎骨上、下缘的切迹共同围成椎间孔，孔内有脊神经通过。椎弓的后部较宽称椎弓板，椎弓板上发出7个突起，向后方伸出1个棘突，向两侧各伸出1个横突，向上、向下各伸出1对上关节突和下关节突。

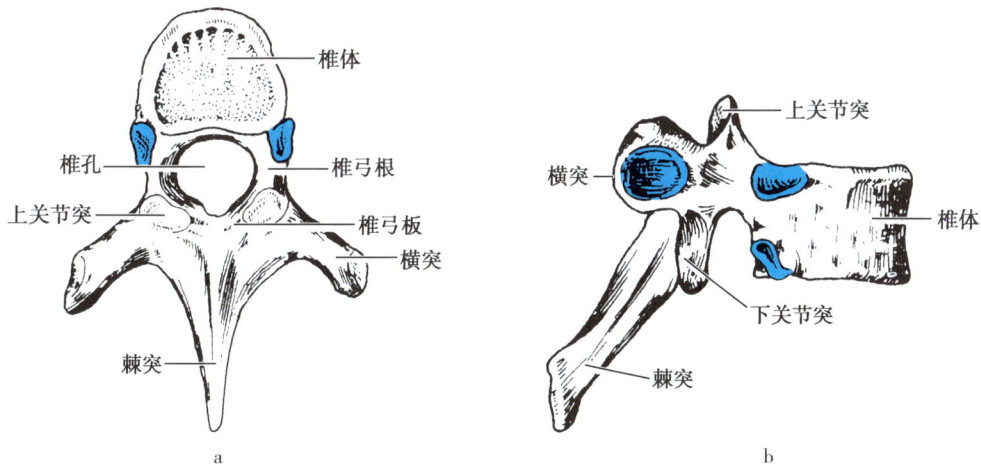

图 5-4 胸椎

a. 上面观；b. 侧面观。

（2）各部椎骨的特点

1）颈椎（图 5-5）：椎体较小，横突根部有横突孔，棘突短，第 2~6 颈椎棘突末端分叉。第 1 颈椎又称寰椎，呈环形，无椎体、无棘突。第 2 颈椎又称枢椎，椎体上有突向上方的齿突。第 7 颈椎又称隆椎，棘突长，末端不分叉，低头时易在体表触及，可用来确定椎骨的序数。

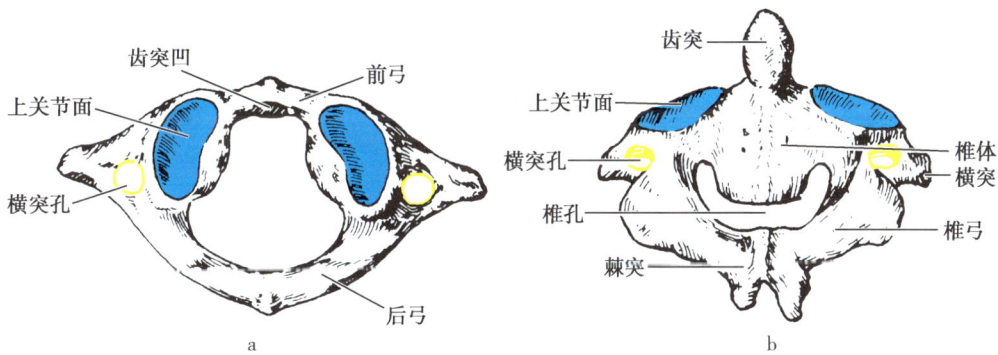

图 5-5 颈椎

a. 寰椎；b. 枢椎。

2）胸椎（图 5-4）：棘突细长斜向后下方，呈叠瓦状排列，椎体侧面的上、下缘和横突末端有与肋相连结的关节面，称肋凹。

3）腰椎：椎体大，棘突宽而短，呈板状，水平伸向后方，间隙较大。

4）骶骨：由 5 块骶椎融合而成。骶骨呈倒三角形，底朝上，前缘突出称骶岬，尖向下，接尾骨。骶骨前面光滑且微凹，有 4 对骶前孔；后面粗糙隆凸，有 4 对骶后孔。骶骨侧面上部有耳状面，与髋骨相关节。骶骨内有纵行的骶管，向上与椎管相通，其与骶前、后孔内均有脊神经通过。

5）尾骨：由 3~4 块退化的尾椎融合而成，上接骶骨，末端游离。

2. 椎骨的连结

（1）椎间盘：是连结相邻两个椎体之间的纤维软骨盘，由髓核和纤维环构成（图 5-6）。髓核位于椎间盘的中部稍偏后,是柔软且富有弹性的胶状物;纤维环围绕髓核呈多层同心圆排列,坚韧而有弹性。椎间盘既能牢固连结椎体,承受压力,又有缓冲震荡、保护脑的作用,同时也有利于脊柱的运动。

（2）韧带:连结椎骨的韧带有长、短两类(图 5-7)。

1）长韧带:纵贯脊柱全长,有 3 条。前纵韧带位于椎体和椎间盘的前面,防止脊柱过度后伸。后纵韧带位于椎体和椎间盘的后面,限制脊柱过度前屈。棘上韧带连于各棘突的尖端。

2）短韧带:连结于相邻的两个椎骨之间,有两条。相邻椎弓板间有黄韧带,与椎弓板共同围成椎管的后壁。相邻棘突间有棘间韧带。

（3）关节:包括关节突关节和寰枢关节。关节突关节由相邻两椎骨的上、下关节突构成(图 5-6),运动幅度很小。寰枢关节由寰椎和枢椎组成,以齿突为轴做旋转运动。

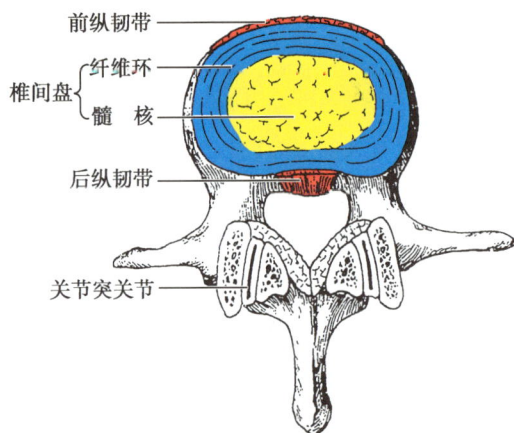

图 5-6　椎间盘

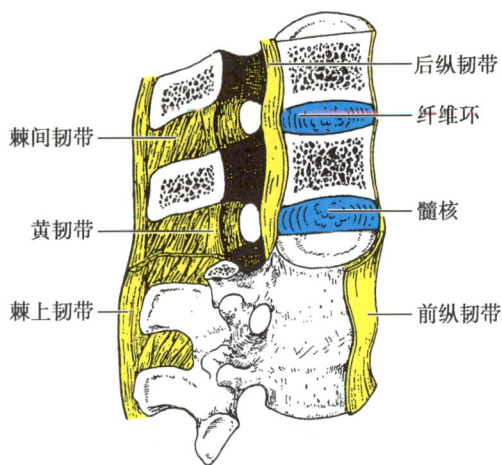

图 5-7　椎骨间的连结

3. **脊柱的整体观**　成人脊柱长约 70cm,女性略短,椎间盘的厚度约占脊柱全长的 1/4。

（1）前面观:椎体自上而下逐渐增大,至骶骨以下又逐渐缩小。

（2）后面观:可见棘突纵列成一直线,颈椎棘突短,但隆椎棘突长而突出。胸椎棘突斜向后下方,相邻棘突呈叠瓦状排列。腰椎棘突水平后伸,棘突间隙较大。

（3）侧面观:可见脊柱有四个生理性弯曲,颈曲、腰曲凸向前,胸曲、骶曲凸向后。这些弯曲增大了脊柱的弹性,在行走和跳跃时可减轻对脑和脏器的冲击与震荡,并有利于维持身体的平衡(图 5-8)。

4. **脊柱的运动**　相邻两个椎骨之间的活动很小,但整个脊柱的运动幅度很大,可做前屈、后伸、侧屈和旋转等多种形式的运动。

（二）胸廓

胸廓由 12 块胸椎、12 对肋和 1 块胸骨连结而成(图 5-9),具有支持、保护胸腹腔脏器和参与呼吸运动等功能。

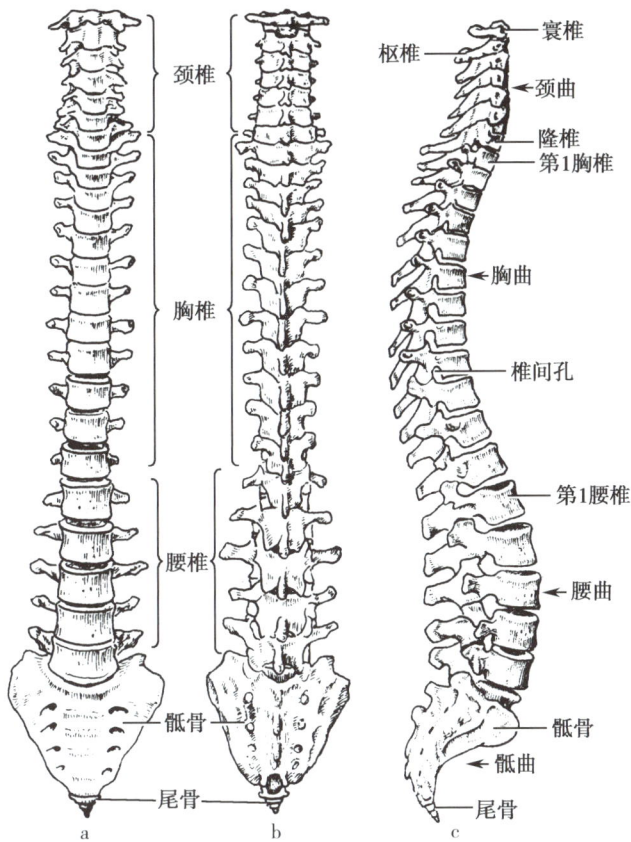

图 5-8 脊柱

a. 前面观；b. 后面观；c. 侧面观。

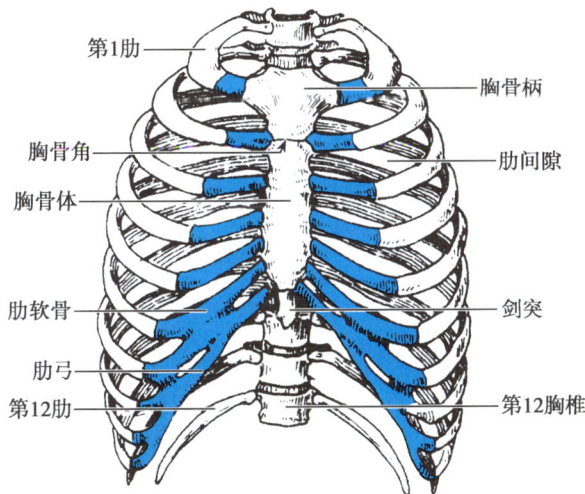

图 5-9 胸廓

1. **胸骨** 位于胸前壁正中,自上而下依次由胸骨柄、胸骨体和剑突组成。胸骨柄和胸骨体连结处微向前凸,称**胸骨角**,两侧平对第 2 肋软骨,体表可触及,是计数肋和肋间隙的重要标志。剑突薄而狭长,末端游离。

2. **肋** 共 12 对,呈细长的弓形,由后部的肋骨和前部的肋软骨构成。

第 1~7 对肋骨前端借肋软骨与胸骨相连；第 8~10 肋的肋软骨依次连于上位肋软骨的下缘，形成肋弓，是触摸肝、脾的骨性标志；第 11、12 肋前端游离于腹壁肌肉内，称浮肋。

3. **胸廓的形态和运动** 胸廓呈上窄下宽、前后略扁的圆锥形(图 5-9)，有上、下两口。上口较小，由第 1 胸椎、第 1 肋和胸骨柄上缘围成；下口较大，不规则，由第 12 胸椎、第 12 肋、第 11 肋前端、肋弓和剑突围成。两侧肋弓之间的夹角称胸骨下角，相邻两肋之间的间隙称肋间隙。

胸廓参与呼吸运动。在呼吸肌作用下，肋的前端上提，胸廓前后径和左右径扩大，胸腔容积增大，致吸气；反之，肋下降，胸廓恢复原状，胸腔容积随之缩小，致呼气。

（三）躯干骨的骨性标志

躯干骨的骨性标志包括第 7 颈椎至第 5 腰椎所有棘突、胸骨角、肋弓、剑突。

三、颅骨及其连结

（一）颅的组成

颅位于脊柱上方，由 23 块颅骨连结而成，分为脑颅和面颅(图 5-10)。

脑颅位于颅的后上部，包括成对的顶骨、颞骨和不成对的额骨、枕骨、蝶骨和筛骨，它们共同围成颅腔，容纳并保护脑。面颅位于颅的前下部，包括成对的上颌骨、鼻骨、泪骨、颧骨、下鼻甲、腭骨和不成对的舌骨、下颌骨、犁骨，它们构成颜面的基本轮廓。

（二）颅的整体观

1. **颅顶面观** 颅的顶面有三条缝。额骨与两顶骨之间的缝称冠状缝；左、右顶骨之间的缝称矢状缝；两顶骨与枕骨之间的缝称人字缝。

新生儿颅骨因骨化尚未完成，骨与骨之间仍保留有一定面积的结缔组织膜，称囟。位于两顶骨和额骨之间的称前囟，于一岁半左右闭合；位于两顶骨和枕骨之间的称后囟，出生后不久即闭合。

2. **颅底内面观** 颅底的孔、裂较多，内有血管或神经通过，这些部位是颅底的薄弱部位，骨折时会导致相应的血管、神经损伤。颅底内面由前向后依次分为：

（1）颅前窝：位置较浅，中央有一向上的突起称鸡冠，其两侧的水平骨板称筛板，筛板借许多小孔与鼻腔相通。

（2）颅中窝：中部隆起，由蝶骨体构成，正中有一垂体窝。垂体窝的前外侧有与眶腔相通的视神经管和眶上裂。

（3）颅后窝：位置最低，中央是枕骨大孔，向下与椎管相续。枕骨大孔的外侧有颈静脉孔。颞骨岩部后面中央稍内侧是内耳门，向外通入内耳道。

3. **颅底外面观** 颅底外面凹凸不平，分前、后两区。

（1）前区：中央有一水平骨板称骨腭，构成口腔的顶。骨腭周围的弓形隆起称牙槽弓。

（2）后区：中部为枕骨大孔，其后部正中的突起称枕外隆凸。在颈静脉孔外侧有一圆锥形突起称乳突，在乳突前方有一明显的关节窝称下颌窝，与下颌骨相关节。

4. **颅的侧面观** 中部是外耳门，外耳门前方的弓状骨梁称颧弓，可在体表摸到。颧弓上方的浅窝称颞窝,颞窝内侧壁上额骨、顶骨、颞骨、蝶骨四骨汇合处呈 H 形的骨缝称翼点,此处骨质薄弱,内面有脑膜中动脉分支经过,当翼点发生骨折时,容易损伤此血管,引起颅内出血,危及生命(图 5-10)。

  5. 颅的前面观　上方两侧为眶腔,容纳眼;中部有骨性鼻腔;下方是骨性口腔(图 5-10)。

  (1)眶腔:呈四棱锥体形,尖向后内方与颅中窝相通。底向前外,其上、下缘分别称眶上缘和眶下缘。

  (2)骨性鼻腔:位于面部中央,正中有骨性鼻中隔,将鼻腔分为左、右两部分。前方的开口称梨状孔,后方的开口称鼻后孔。鼻腔周围的颅骨内有含气空腔,称鼻旁窦,包括额窦、筛窦、蝶窦和上颌窦,窦口与鼻腔相通,对发音起共鸣作用。

  (3)骨性口腔:由上颌骨和下颌骨等围成,向后通口咽。

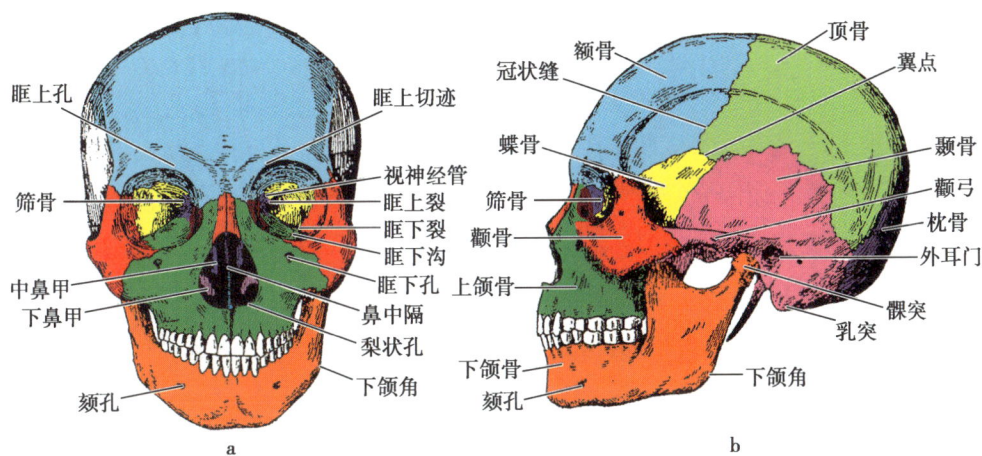

图 5-10　颅

a. 前面观; b. 侧面观。

(三)颅骨的连结

　　颅骨之间多数以缝或软骨连结,不能运动。只有下颌骨和颞骨之间构成颞下颌关节,其关节囊松弛,内有关节盘,两侧颞下颌关节联合运动,可做张口、闭口和侧方运动。

(四)颅骨的骨性标志

　　颅骨的骨性标志包括乳突、颧弓、翼点和枕外隆凸。

四、四肢骨及其连结

　　四肢骨包括上肢骨和下肢骨。上肢骨轻巧灵活,利于劳动;下肢骨粗大且坚实,利于支撑和运动。

(一)上肢骨及其连结

　　1. 上肢骨　上肢骨每侧各有 32 块(图 5-11)。

　　(1)锁骨:位于颈部和胸部交界处,呈 "~" 形,全长均可在体表摸到。内侧端钝圆,与胸骨柄相连；外侧端扁平，与肩峰相关节。

(2)肩胛骨：位于胸廓背面外上方，三角形扁骨，分两面、三角和三缘。后面有一斜向外上方的骨嵴称肩胛冈，冈的外侧端扁平称肩峰，是肩部的最高点。肩胛骨外侧角膨大，有一朝向外侧的关节面称关节盂，与肱骨头相关节；上角平对第2肋，下角平对第7肋，在体表易于摸到，是计数肋及肋间隙的重要标志。

(3)肱骨：位于臂部，为典型的长骨。

肱骨上端呈半球状的膨大称肱骨头，与肩胛骨的关节盂构成肩关节。上端与肱骨体交界处稍细的部分称外科颈，是肱骨易发生骨折的部位。

肱骨体的后面有由内上斜向外下的浅沟，称桡神经沟，有桡神经经过。

肱骨下端扁平，末端有两个关节面，外侧的肱骨小头，与桡骨的桡骨头相关节；内侧的肱骨滑车，与尺骨的滑车切迹相关节。下端两侧的内上髁和外上髁，可在体表摸到。内上髁后下方的浅沟称尺神经沟，有尺神经通过。

(4)尺骨：位于前臂内侧，上端粗大，有两个朝前的突起，上方称鹰嘴，下方称冠突，两者之间的关节面称滑车切迹。尺骨下端后内下的突起称尺骨茎突，可在体表摸到。

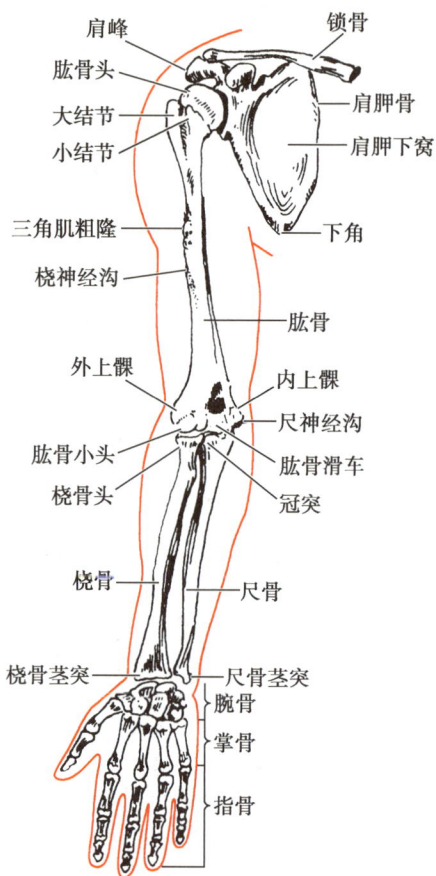

图 5-11 上肢骨

(5)桡骨：位于前臂外侧。上端呈短柱形膨大称桡骨头；下端粗大，远侧面光滑，与腕骨相关节，前外侧向下的突起称桡骨茎突。在桡骨茎突内侧可触摸到桡动脉的搏动。

(6)手骨：由上向下，分为腕骨、掌骨和指骨。

1)腕骨：由8块短骨组成，分为远、近两列。由桡侧向尺侧，近侧列依次为手舟骨、月骨、三角骨和豌豆骨；远侧列依次为大多角骨、小多角骨、头状骨和钩骨。

2)掌骨：共5块，由桡侧向尺侧依次为第1~5掌骨。

3)指骨：共14块，拇指为2节，其余3节，由近侧向远侧依次为近节指骨、中节指骨和远节指骨。

2. 上肢骨的连结

(1)肩关节：由肩胛骨的关节盂和肱骨头组成(图 5-12)。其结构特点为肱骨头大，关节盂小而浅；关节囊薄而松弛，关节囊内有肱二头肌长头肌腱通过；关节囊的上壁、前壁和后壁有韧带和肌腱加强，但其下壁薄弱，当上肢极度外展时，易发生肱骨头向下脱位。肩关节是全身最灵活的关节，可做屈、伸、内收、外展、旋内、旋外和环转运动。

(2)肘关节：由肱骨下端和桡、尺骨上端组成(图 5-13)。肘关节包括三个小关节：肱尺关节、肱桡关节和桡尺近侧关节。三个关节共用一个关节囊和关节腔，关节囊的两侧壁紧张并有韧带加强，后壁最为薄弱，易发生后脱位。肘关节可做屈、伸运动。

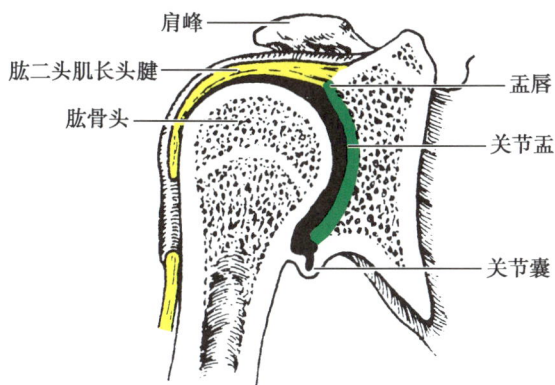

图 5-12　肩关节

肩峰
肱二头肌长头腱
肱骨头
盂唇
关节盂
关节囊

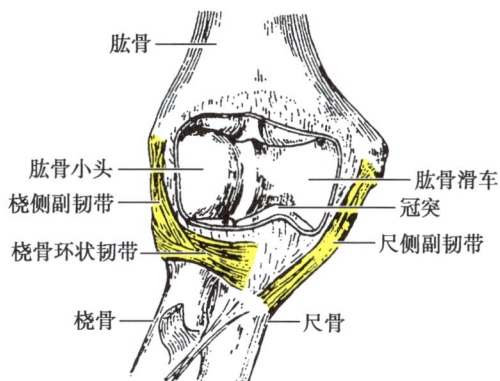

图 5-13　肘关节

肱骨
肱骨小头
桡侧副韧带
桡骨环状韧带
桡骨
肱骨滑车
冠突
尺侧副韧带
尺骨

(3)桡腕关节：又称腕关节。由桡骨下端、尺骨头下方的关节盘和手舟骨、月骨、三角骨共同组成。关节囊松弛，四周有韧带加强。桡腕关节可做屈、伸、内收、外展和环转运动。

(二) 下肢骨及其连结

1. **下肢骨**　下肢骨每侧各有 31 块(图 5-14)。

(1)髋骨：由髂骨、耻骨和坐骨融合而成。三骨融合处的外面有一深窝，称髋臼，髋臼的前下方有一大孔称闭孔。

髋骨的上部由髂骨构成，扁薄宽阔，其上缘称髂嵴。两侧髂嵴最高点的连线平对第 4 腰椎棘突，可作为腰椎穿刺的定位标志。髂嵴前、后端的突出部为髂前上棘和髂后上棘。髂嵴的前、中 1/3 交界处向外突出处称髂结节，较厚。

髋骨的后下部由坐骨构成，较肥厚，最底部粗大的突起称坐骨结节，坐骨结节后上方的三角形突起称坐骨棘。坐骨棘的上、下方分别有坐骨大切迹和坐骨小切迹。

髋骨的前下部由耻骨构成，较细小，内上方的突起为耻骨结节，内侧面为耻骨联合面。

(2)股骨：位于股部，是人体最粗、最长的长骨，约占身高的 1/4，分上、下两端和中间的体。

股骨上端有朝向内上方呈球状的股骨头，股骨头外下方较细，称股骨颈，老年人此处易发生骨折。股骨颈以下为股骨体，在颈、体交界处有两个隆起，外上方的称大转子，可在体表摸到，内下方的称小转子。股骨下端膨大，并向后方突出，形成内侧髁和外侧髁，可在体表摸到。

(3)髌骨：全身最大的籽骨，位于股骨下端的前面，呈扁三角形，尖朝下，包在股四头肌腱内，后面与股骨髌面相关节。

(4)胫骨：位于小腿内侧，上端膨大，形成与股骨内、外侧髁

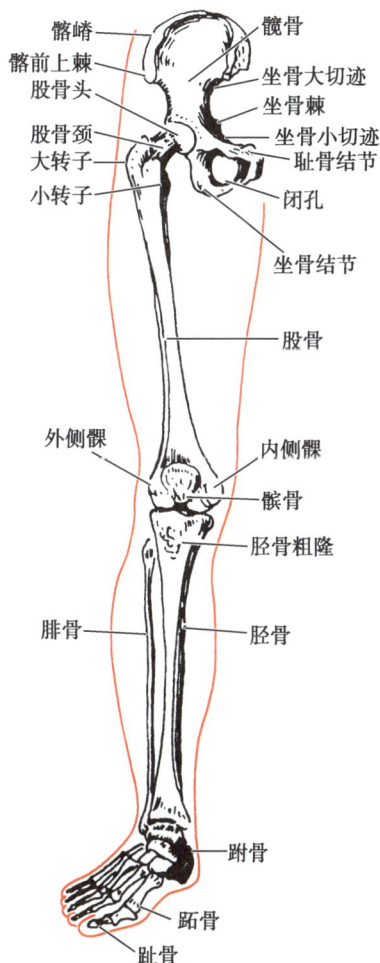

图 5-14　下肢骨

髂嵴
髂前上棘
股骨头
股骨颈
大转子
小转子
髋骨
坐骨大切迹
坐骨棘
坐骨小切迹
耻骨结节
闭孔
坐骨结节
股骨
外侧髁
内侧髁
髌骨
胫骨粗隆
腓骨
胫骨
跗骨
跖骨
趾骨

相对应的内侧髁和外侧髁。胫骨上端与体移行处前面的粗糙面称胫骨粗隆。胫骨体呈三棱柱形，前缘锐利。胫骨下端向内下方突出的部分称内踝。

(5)腓骨：位于小腿外侧，上端膨大称腓骨头，与胫骨相接；下端略扁呈三角形，其向下的突起称外踝。

(6)足骨：由后向前，分为跗骨、跖骨和趾骨。

1)跗骨：共7块，由后向前排成3列。后列上部为距骨、后下部为跟骨；中列为足舟骨；前列由内侧向外侧依次为内侧楔骨、中间楔骨、外侧楔骨和骰骨。

2)跖骨：共5块，由内侧向外侧依次为第1~5跖骨。

3)趾骨：共14块，其分部和名称如指骨。

2. 下肢骨的连结

(1)髋骨与骶骨的连结

1)骶髂关节：由骶骨和髂骨的耳状面组成(图5-15)，运动幅度小，妇女妊娠期间活动度可稍增大。

2)耻骨联合：由左、右耻骨联合面和其间的纤维软骨共同组成。孕妇在分娩时耻骨联合可轻度分离，以利于胎儿娩出。

3)骶结节韧带和骶棘韧带：位于骶髂关节的后下方，自骶、尾骨侧缘连于坐骨结节的称骶结节韧带；自骶、尾骨侧缘连于坐骨棘的称骶棘韧带(图5-15)。

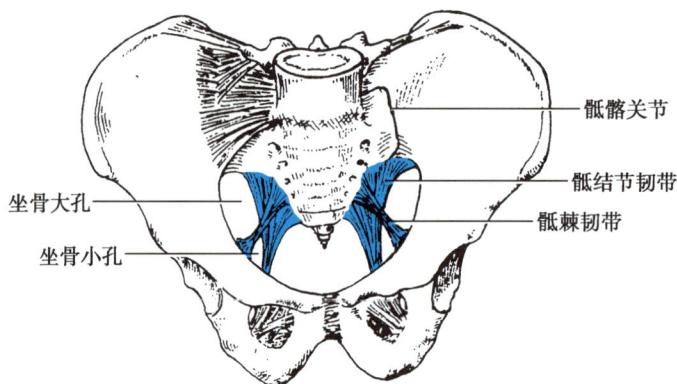

图 5-15　骨盆的连结

4)骨盆：由骶骨、尾骨和左、右髋骨连结而成(图5-15)。骨盆以界线分为大骨盆和小骨盆两部分，界线自后向前由骶骨岬、弓状线、耻骨梳和耻骨联合上缘依次连结而成。界线以上为大骨盆，以下为小骨盆。小骨盆的内腔称为盆腔，在女性是胎儿娩出的骨性通道。骨盆具有传递重力，承托、保护盆内器官等作用。

(2)髋关节：由髋臼和股骨头组成(图5-16)。关节囊厚而坚韧，但后下部较薄弱，故易向后下方脱位；关节囊周围有韧带加强，可限制髋关节过度后伸，对维持人体的

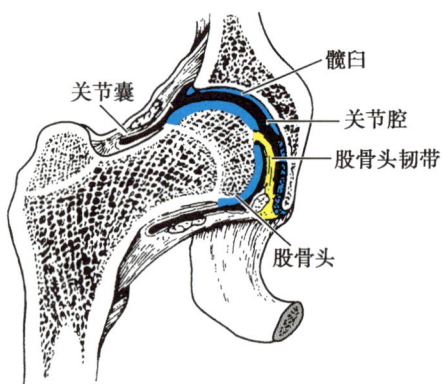

图 5-16　髋关节

直立姿势有重要作用；关节囊内有股骨头韧带，连于股骨头与髋臼之间，内有营养股骨头的血管通过。髋关节的运动同肩关节，但幅度较小。

(3)膝关节：为人体最大、最复杂的关节。由股骨下端、胫骨上端和髌骨组成(图 5-17)。关节囊宽阔松弛，周围有韧带加强，囊的前壁有股四头肌腱延续而成的髌韧带。关节囊内有前、后交叉韧带和内、外侧半月板。前、后交叉韧带可以防止胫骨过度向前、后移位。内、外侧半月板位于股骨和胫骨关节面之间，在剧烈运动时可起缓冲作用，减少两关节面的撞击。膝关节主要做屈、伸运动；当关节处于半屈位时，还可做轻度的旋转运动。

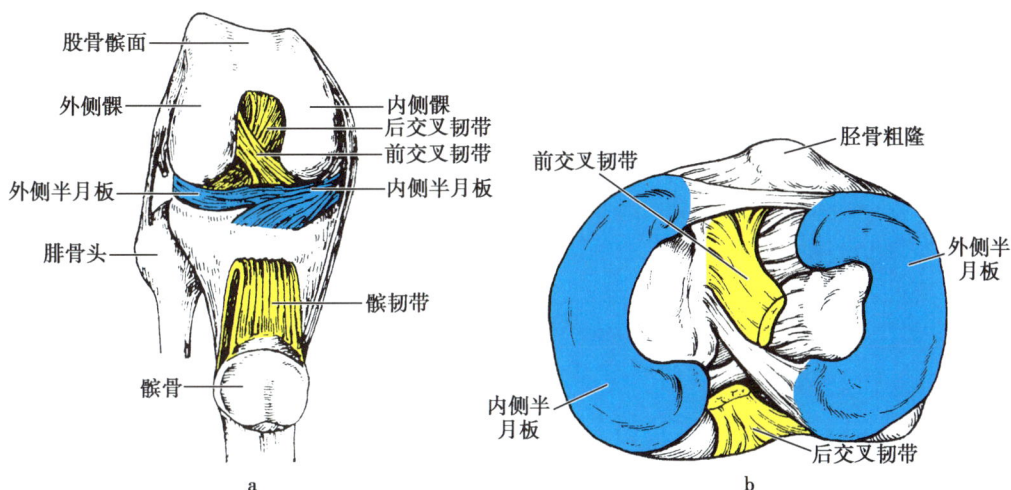

图 5-17　膝关节

a. 前面观；b. 上面观。

ER 5-4

膝关节
（视频）

(4)距小腿关节：又称踝关节，由胫骨下端、腓骨下端和距骨组成。关节囊前、后壁松弛，两侧有韧带加强，但外侧的韧带较薄弱，在足过度内翻时可致外侧韧带损伤。踝关节可做背屈(伸)和跖屈(屈)运动，与跗骨间关节协同作用时可使足内翻和外翻。

(5)足弓：足骨借关节和韧带紧密相连，在人站立时，足以后方的跟骨结节和前方的第 1、第 5 跖骨头三点着地，在纵、横方向上都形成凸向上方的弓形，称足弓。足弓具有弹性，有利于行走或跑跳时缓冲震荡，同时也使足底的血管和神经免受压迫。

边 学 边 练

颅骨、躯干骨、四肢骨的形态和结构特点有何区别？肩关节、肘关节、髋关节、膝关节的组成、结构特点和运动方式有何区别？请参见实验项目：观察运动系统。

(三) 四肢骨的骨性标志

四肢骨的骨性标志包括肩峰、肩胛骨下角、桡骨茎突、髂嵴、髂前上棘、耻骨结节和坐骨结节。

> **点滴积累**
>
> 1. 关节的基本构造包括关节面、关节囊和关节腔；关节的运动包括屈/伸、展/收、旋内/旋外和环转。
> 2. 椎间盘是连结相邻两个椎体之间的纤维软骨盘，由髓核和纤维环构成。
> 3. 胸骨角位于胸骨柄和胸骨体连结处，两侧平对第 2 肋软骨，是计数肋的标志。
> 4. 肋弓是第 8~10 肋的肋软骨依次连于上位肋软骨的下缘而形成，是触摸肝、脾的骨性标志。
> 5. 肩关节由肩胛骨的关节盂和肱骨头组成，易向下脱位，是全身最灵活的关节。
> 6. 髋关节由髋臼和股骨头组成，囊内有股骨头韧带，易向后下方脱位。

第二节　骨骼肌

一、概述

骨骼肌分布广泛，全身有 600 多块，约占人体重量的 40%。每块肌都是一个独立的器官，有一定的形态结构，有丰富的血液供应，并受神经支配执行一定的功能。肌的血液供应受阻或支配肌的神经损伤，可引起肌坏死或瘫痪。若长期不活动，肌则萎缩退化。某些部位的肌肉在人的体表形成明显的隆起或凹陷，可作为毗邻器官或结构的定位，称为肌性标志。

(一) 肌的形态

骨骼肌按形态可分为长肌、短肌、扁肌和轮匝肌四种。长肌呈长梭形或长带状，多分布于四肢。短肌较短小，多分布于躯干的深层。扁肌扁薄宽阔，多分布于胸、腹壁，除运动躯干外还有保护内脏的作用。轮匝肌呈环形，位于孔裂周围，收缩时可关闭孔裂。

(二) 肌的构造

骨骼肌由肌腹和肌腱构成。肌腹呈红色，由肌纤维构成，是肌的收缩部分；肌腱呈银白色，由致密结缔组织构成，位于肌的两端并附着于骨，起固定作用。长肌的腱多呈条索状，扁肌的腱呈薄膜状又称腱膜。

(三) 肌的辅助结构

骨骼肌的辅助结构有筋膜、滑膜囊和腱鞘等。

1. **筋膜**　包在肌的外面，分浅筋膜和深筋膜两种。

(1)浅筋膜：位于真皮下，又称皮下筋膜，由疏松结缔组织构成，内含脂肪组织、血管和皮神经等。

(2)深筋膜：位于浅筋膜深面，又称固有筋膜，由致密结缔组织构成，遍布全身且互相连续。它呈鞘状包裹肌、肌群、血管和神经，形成筋膜鞘。四肢的深筋膜伸入肌群之间与骨相连，分隔肌群，称肌间隔。

2. **滑膜囊** 为封闭的结缔组织扁囊,内有滑液,多位于肌腱或韧带与骨面相接触处,以减少摩擦、增加运动的灵活性。

3. **腱鞘** 包裹于活动幅度大而频繁的肌腱外面的鞘管,如腕、踝、手指和足趾等处。腱鞘分内、外两层,外层为纤维层,对肌腱有固定和约束作用;内层为滑膜层,内含少量滑液,使肌腱能在鞘内自由滑动。

知识链接

腱鞘炎

腱鞘炎是指腱鞘周围的组织发生炎症,通常由于过度使用、创伤或炎症性疾病引起。腱鞘炎的症状通常包括疼痛、肿胀、局部压痛和活动受限。预防腱鞘炎的关键是避免过度使用或重复性运动,保持良好的体位和姿势,适当休息和锻炼等。早期的腱鞘炎可以通过休息、冰敷、贴抗炎药膏和按摩等缓解。

(四)肌的命名原则

根据肌的形状、大小、部位、起止点、纤维方向和作用等来命名。依形态命名的如斜方肌、三角肌等;依部位和大小 命名的有胸大肌、臀大肌等;依起止点命名的如胸锁乳突肌、肩胛舌骨肌等;依部位和纤维方向综合命名的有腹外斜肌、肋间内肌等;依作用命名的如旋后肌、咬肌等。

二、头肌

头肌分为面肌和咀嚼肌两部分。面肌起自颅骨,止于面部皮肤,收缩时牵动面部皮肤产生出各种表情,故又称表情肌,主要有枕额肌、眼轮匝肌和口轮匝肌等。咀嚼肌分布于颞下颌关节的周围,可牵拉下颌骨产生咀嚼运动,主要有咬肌和颞肌等。

三、颈肌

颈肌位于颅和胸廓之间,主要有胸锁乳突肌(图 5-19),舌骨上、下肌群。胸锁乳突肌位于颈部外侧的浅层,起自胸骨柄和锁骨的内侧端,斜向后上,止于颞骨乳突。胸锁乳突肌一侧收缩,使头向同侧屈,面转向对侧;两侧同时收缩,使头后仰。

四、躯干肌

躯干肌包括背肌、胸肌、膈肌、腹肌和会阴肌。

(一)背肌

背肌为位于躯干后面的肌群,可分为浅、深两群。浅群主要有斜方肌、背阔肌等,深群主要有竖脊肌（图5-18）。

1. **斜方肌**　位于项部及背上部的浅层，为三角形的扁肌，左、右两侧合起来为斜方形。上部肌束收缩，可上提肩胛骨；下部肌束收缩，可下降肩胛骨；全肌收缩，牵拉肩胛骨向脊柱靠拢。斜方肌瘫痪时，出现"塌肩"现象。

2. **背阔肌**　为全身最大的扁肌，位于背下部、腰部及胸部后外侧。该肌收缩时使肩关节内收、旋内和后伸，如背手姿势。上肢上举固定时，可引体向上。

3. **竖脊肌**　纵列于斜方肌和背阔肌深面、脊柱棘突两侧，起自骶骨背面和髂骨后部，向上一直延伸到枕骨，沿途止于椎骨和肋骨。一侧收缩使脊柱侧屈，两侧同时收缩可伸脊柱和仰头，该肌对维持人体的直立姿势有重要作用。

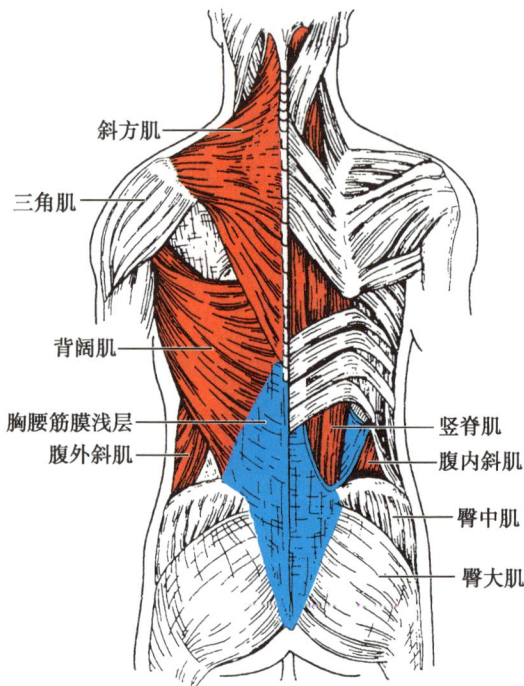

图5-18　背肌

（二）胸肌

1. **胸大肌**　位置表浅，呈扇形覆盖于胸壁前部（图5-19）。收缩时可使肩关节内收、旋内和前屈。上肢上举固定时可上提躯干，也可提肋助吸气。

2. **前锯肌**　紧贴于胸外侧壁（图5-19），收缩时拉肩胛骨向前并紧贴胸廓；下部肌束收缩使肩胛骨下角旋外，协助上肢上举。

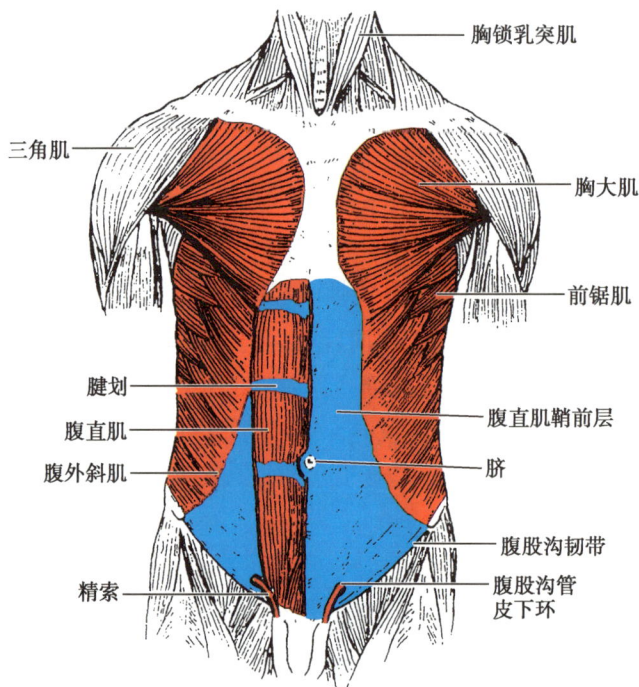

图5-19　躯干肌（前面）

3. 肋间肌 位于肋间隙内,分浅、深两层。浅层称肋间外肌,收缩时可提肋助吸气;深层称肋间内肌,收缩时降肋助呼气。

(三) 膈肌

膈肌位于胸、腹腔之间,为向上膨隆的扁肌(图 5-20)。膈肌周围为肌部,附着于胸廓下口周缘和腰椎的前面,各部肌束向中央集中移行于中心腱。

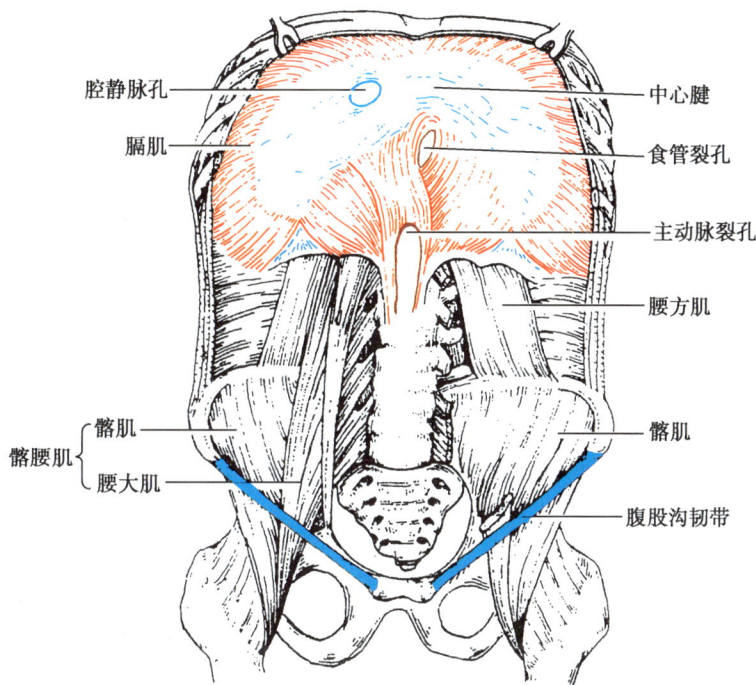

图 5-20　膈肌与腹后壁肌

膈肌上有三个裂孔:主动脉裂孔,位于第 12 胸椎前方,有主动脉和胸导管通过;食管裂孔,位于主动脉裂孔左前上方,约在第 10 胸椎水平,有食管和迷走神经通过;腔静脉孔,位于主动脉裂孔右前上方,约在第 8 胸椎水平,有下腔静脉通过。

膈肌是主要的呼吸肌,收缩时助吸气,舒张时助呼气。

(四) 腹肌

腹肌位于胸廓与骨盆之间(图 5-19),参与组成腹壁,主要包括腹外斜肌、腹内斜肌、腹横肌和腹直肌。腹外斜肌腱膜的下缘,卷曲增厚并紧张于髂前上棘和耻骨结节之间,形成腹股沟韧带。腹股沟韧带内侧半的上方,腹前外侧壁三层扁肌之间斜行的潜在裂隙为腹股沟管,长约 4~5cm,男性的精索或女性的子宫圆韧带由此通过,此处为腹部的薄弱区域。

腹肌的作用:保护腹腔脏器,收缩时可增加腹压以协助排便、分娩、呕吐和咳嗽等功能,也可使脊柱做前屈、侧屈和旋转运动。

ER 5-5

腹肌(视频)

(五) 会阴肌

会阴肌是指封闭小骨盆下口的诸肌,主要作用是支持和承托盆腔脏器。

五、四肢肌

四肢肌分为上肢肌和下肢肌。上肢肌细小，数目较多，与上肢执行复杂灵活的劳动功能相适应；下肢肌数目较少，但粗壮有力，与下肢支持体重和行走功能相适应。

（一）上肢肌

上肢肌根据所在部位，分为肩肌、臂肌、前臂肌和手肌（图 5-21）。

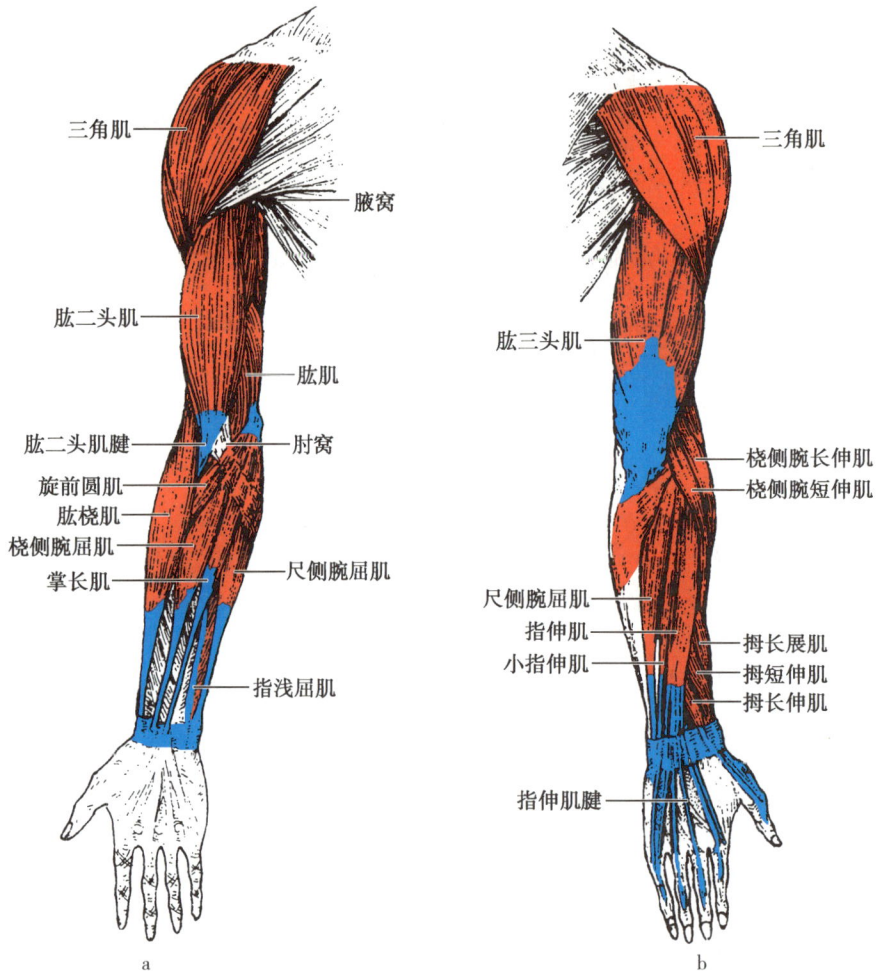

图 5-21　上肢浅层肌（右侧）

a. 前面观；b. 后面观。

1. **肩肌**　配布在肩关节周围，主要有三角肌。三角肌呈三角形，肌束从前、后和外侧三面包围肩关节，主要作用是外展肩关节。

2. **臂肌**　分前、后两群。

（1）前群：主要有肱二头肌，位于臂前部浅层，其主要作用是屈肘关节和使前臂旋后，还可协助屈肩关节。

(2)后群：主要有**肱三头肌**,位于臂后部,是肘关节的主要伸肌。

3. 前臂肌 分布在桡、尺骨周围,分为前、后两群。前群是屈肌和旋前肌,后群是伸肌和旋后肌,主要运动腕关节、指骨间关节。

4. 手肌 位于手掌,主要运动手指。手肌与前臂的长肌共同作用,使手能执行一系列的重要功能,如抓、捏、握持、夹、提等。

课 堂 活 动

生活中见到的健身达人,你知道他们身上那些健壮肌肉的名称吗?如何练成呢?

(二) 下肢肌

下肢肌根据所在部位,分为髋肌、大腿肌、小腿肌和足肌(图 5-22)。

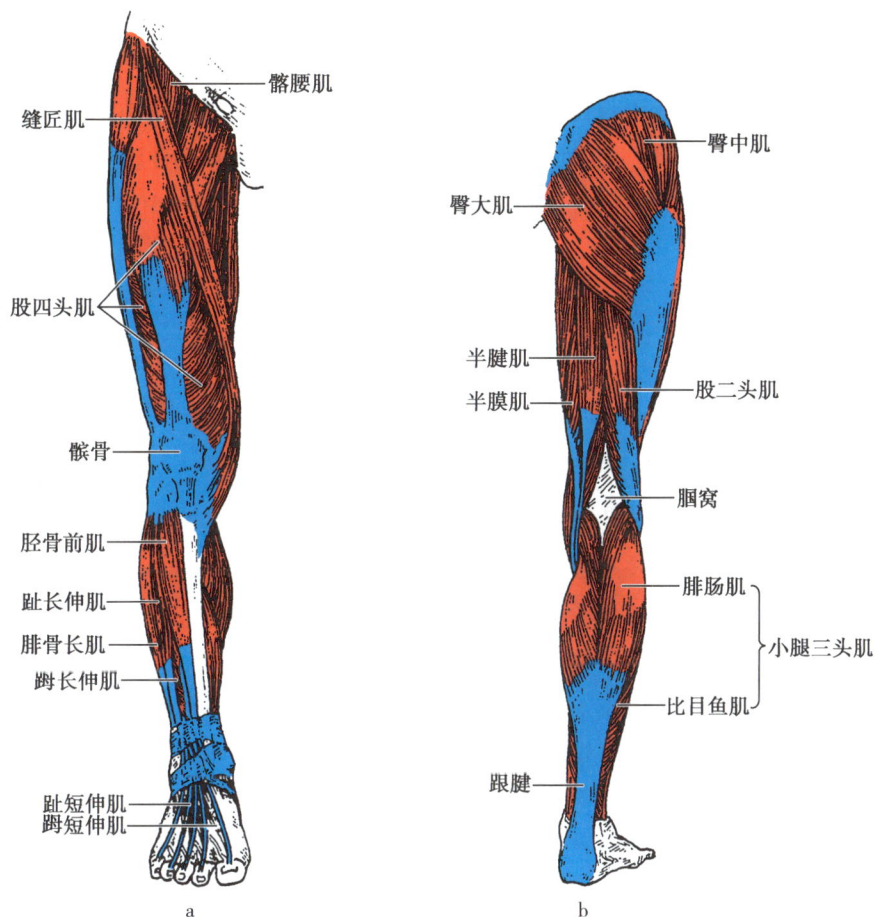

图 5-22 下肢浅层肌(右侧)

a. 前面观；b. 后面观。

1. 髋肌 位于髋关节周围,分为前、后两群。

(1)前群：主要有髂腰肌(图 5-22),由腰大肌和髂肌组成,主要作用是使髋关节前屈和旋外。下肢固定时,可使躯干前屈。

(2)后群：主要位于臀部,有臀大肌、臀中肌、臀小肌和梨状肌等。**臀大肌**大而肥厚,使髋关节后伸并外旋,在人体直立时,固定骨盆,防止躯干前倾。臀大肌外上部是肌内注射最常选的部位(图 5-22)。

2. 大腿肌 配布在股骨周围,分为前群、内侧群和后群。

(1)前群:位于股骨前方,有缝匠肌和股四头肌。缝匠肌是全身中最长的肌,呈扁带状,可屈髋关节和膝关节。股四头肌是全身中体积最大的肌,有四个头,向下合并形成一强大肌腱,包绕髌骨,并向下延续为髌韧带,止于胫骨粗隆,作用是屈髋关节和伸膝关节。

(2)内侧群:位于大腿内侧,其主要作用是内收髋关节。

(3)后群:位于大腿后部,其中位于外侧的是股二头肌、内侧的是半腱肌和半膜肌,作用是伸髋关节和屈膝关节。

3. 小腿肌 配布在胫、腓骨周围,分为前群、外侧群和后群。

(1)前群:位于小腿前面,作用是使足背屈、足内翻及伸趾。

(2)外侧群:位于腓骨外侧,作用是使足跖屈和足外翻。

(3)后群:位于小腿后方,分为浅、深两层。浅层有小腿三头肌,由腓肠肌和比目鱼肌组成,肌腹膨大,向下形成强大的跟腱,止于跟骨。小腿三头肌可提足跟,使足跖屈;在站立时,能固定踝关节和膝关节,以防止身体向前倾倒。深群有 3 块肌,作用是使足跖屈、足内翻及屈趾。

4. 足肌 可分为足背肌和足底肌。足背肌的作用是伸趾,足底肌的作用是屈趾和维持足弓。

六、全身主要的肌性标志

全身主要的肌性标志包括咬肌、胸锁乳突肌、斜方肌、背阔肌、竖脊肌、胸大肌、腹直肌、三角肌、肱二头肌、肱三头肌、臀大肌、股四头肌和小腿三头肌。

> **边学边练**
> 骨骼肌是运动系统的动力器官,全身重要的骨骼肌有哪些?其主要作用是什么?请参见实验项目:观察运动系统。

> **点滴积累**
>
> 1. 骨骼肌由肌腹和肌腱构成。
> 2. 膈肌位于胸、腹腔之间,有主动脉裂孔、食管裂孔和腔静脉孔,是主要的呼吸肌。
> 3. 腹外侧群肌包括腹外斜肌、腹内斜肌和腹横肌,腹外斜肌腱膜的下缘卷曲增厚形成腹股沟韧带,三层扁肌之间斜行的潜在裂隙为腹股沟管。

ER 5-6

习题

目标检测

1. 骨的化学成分包括哪两种物质?在成人各占的比例是多少?它们各有何作用?老年人与小儿的骨各有何特点?

2. 简述肩关节的组成、结构特点及运动形式。

3. 简述髋关节的组成、结构特点及运动形式。

4. 膈肌的裂孔有哪几个?各有哪些结构通过?

ER 5-7

复习导图

(林加福)

第六章　脉管系统

学习目标

1. **掌握**　脉管系统的组成;血液循环的概念;心的位置和外形;心腔的结构;心的传导系统;心的动脉;体循环和肺循环的主要血管;心脏的泵血过程;影响静脉回流的因素;动脉血压的概念及影响因素;心血管活动的调节。

2. **熟悉**　血管的分类及结构;淋巴管道的组成;局部淋巴结的概念;心肌的生理特性;微循环的组成及血流通路;影响组织液生成与回流的因素。

3. **了解**　心的静脉;心包的结构;胸腺和脾的位置和外形;血流动力学的相关概念。

导学情景

情景描述:

　　一名冠心病患者在家出现了心绞痛发作,表现为剧烈的胸痛和胸闷感。在发作期间,患者迅速舌下含服硝酸甘油,数分钟后感到症状有所缓解,包括胸痛减轻和呼吸通畅。然而,患者仍需尽快就医,接受进一步的评估和治疗,以预防心血管事件的发生,并确定是否需要进一步调整治疗方案。

学前导语:

　　心是脉管系统的重要组成部分,冠心病和心绞痛的发作与心的冠状动脉病变有关。舌下含服可以迅速使硝酸甘油通过口腔黏膜吸收进入血液循环,扩张血管,改善心的血液供应,从而减轻心绞痛的症状。本章将学习脉管系统的组成、正常结构及血液循环功能等方面的内容,通过学习将更好地理解心血管疾病的预防、诊断和药物治疗等方面知识,从而更好地保护人民群众的心血管健康。

　　脉管系统是封闭的管道系统,分布于人体各部。其主要功能是物质运输,确保身体各部位的新陈代谢持续进行。

第一节　概述

一、脉管系统的组成和功能

　　脉管系统包括心血管系统和淋巴系统(图 6-1)。心血管系统由心和血管组成,血液在其中循环流动。心是血液循环的动力器官,血管是血液运行的管道。淋巴系统由淋巴管道、淋巴器官和淋巴组织构成。淋巴液沿淋巴管道向心流动,最后注入静脉,故淋巴管道通常被看作静脉的辅助管道。

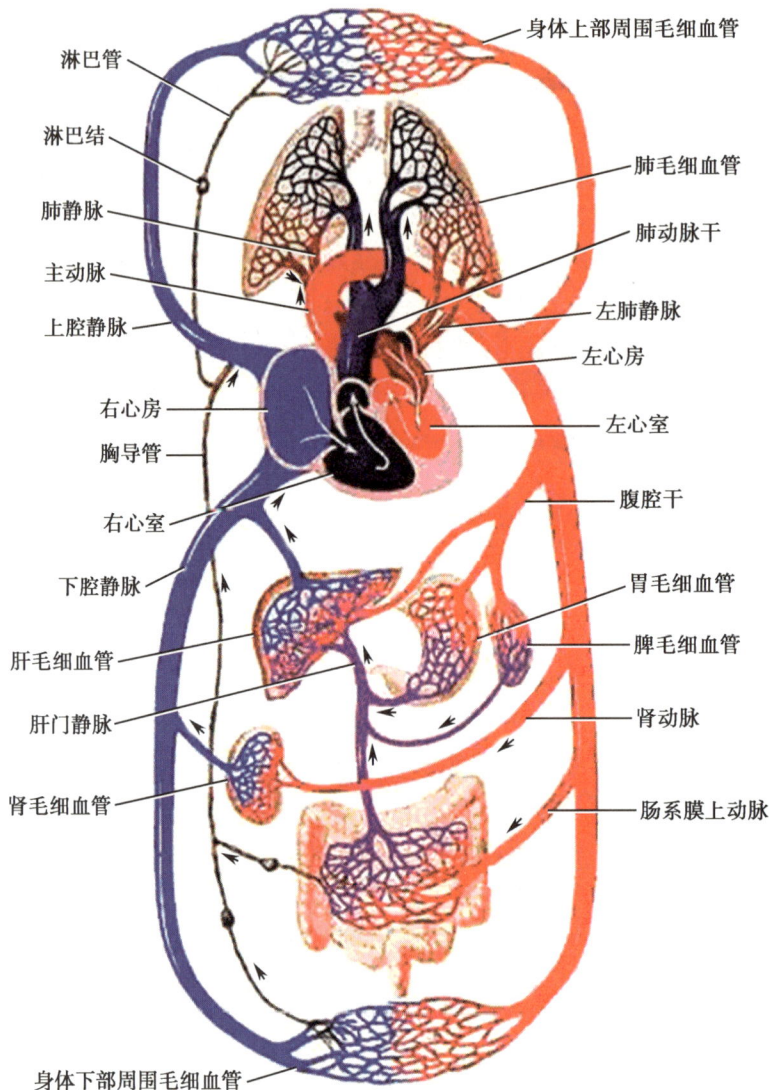

图 6-1 全身脉管系统模式图

脉管系统主要完成运输功能,即将经消化器官吸收的营养物质和从肺摄入的 O_2 输送到全身各器官的组织细胞,同时将组织细胞的代谢产物、CO_2 及多余的水等运送到肾、肺和皮肤等器官排出体外。内分泌系统分泌的激素也由脉管系统运送至相应的靶器官或靶细胞,实现机体的体液调节。脉管系统在维持机体内环境理化特性的相对稳定以及参与机体防御功能等方面均具有十分重要的作用。此外,脉管系统还具有内分泌功能。

二、血液循环

血液由心室射出,依次流经动脉、毛细血管和静脉,最后返回心房,这种血液在心血管系统中按照一定方向周而复始的流动过程称为血液循环。血液循环可分为体循环和肺循环(图6-2)两部分,二者同时进行。

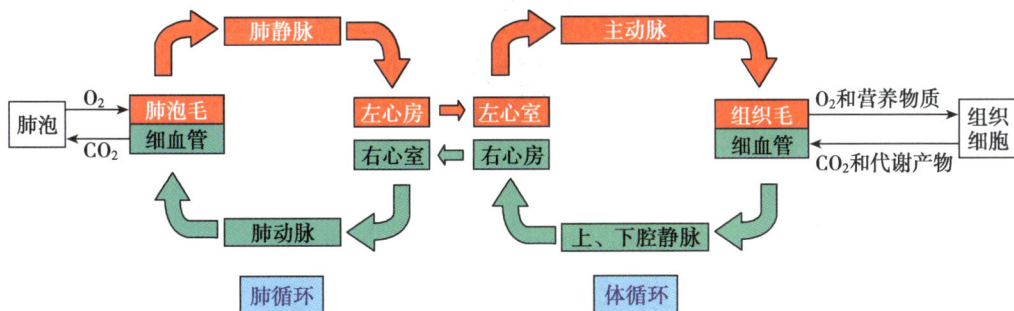

图6-2 血液循环示意图

1. 体循环(大循环) 当心室收缩时,含有丰富 O_2 和营养物质的动脉血由左心室射入主动脉,再经主动脉的各级分支流向全身毛细血管网,经毛细血管与组织、细胞进行物质交换,血液变成 O_2 含量较低而 CO_2 含量较高的静脉血,再经各级静脉回流,最后经上、下腔静脉及心冠状窦返回右心房。

2. 肺循环(小循环) 静脉血自右心室射出,血液经肺动脉干及其各级分支到达肺泡壁的毛细血管网,进行气体交换后,经肺内各级静脉,最后在肺门处汇合成肺静脉流回左心房。

第二节 脉管系统的解剖结构

一、心

(一) 心的位置和外形

1. 心的位置 心位于胸腔的中纵隔内,外裹以心包,约 2/3 位于身体正中线的左侧,1/3 位于正中线的右侧(图6-3)。

2. 心的外形 心形似倒置的、前后稍扁的圆锥体,有一尖、一底、两面、三缘和四条沟(图6-4和图6-5)。

心尖圆钝,朝向左前下方,其体表投影在左侧第 5 肋间隙锁骨中线内侧 1~2cm 处,在此可触及心尖的搏动。心底朝向右后上方,与出入心的大血管相连。心胸肋面(前面)朝向前上方;膈面(下面)近乎水平位,与膈相贴。心下缘较锐利,介于膈面与胸肋面之间;右缘垂直圆钝;左缘斜向左前下方。

心表面有 4 条沟。冠状沟紧邻心底,近似环形,是心房和心室的表面分界。前室间沟和后室间沟分别位于心的胸肋面和膈面,均自冠状沟向心尖稍右侧延伸,是左、右心室的表面分界。后房间沟是左、右心房在心表面的分界。

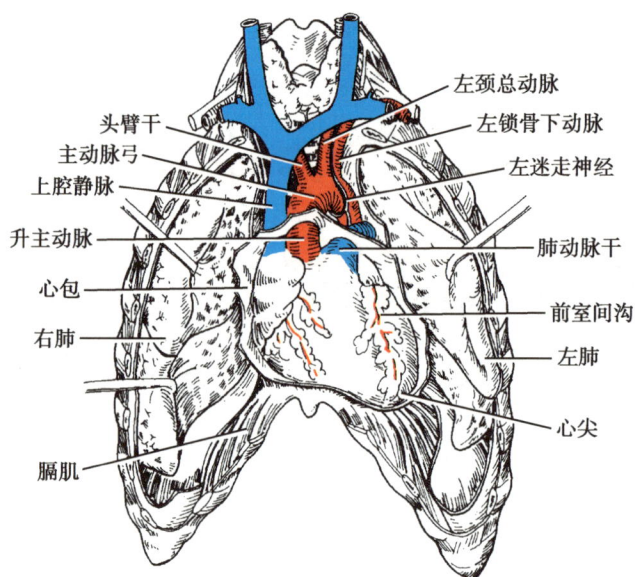

图 6-3 心的位置

（图中标注：头臂干、主动脉弓、上腔静脉、升主动脉、心包、右肺、膈肌、左颈总动脉、左锁骨下动脉、左迷走神经、肺动脉干、前室间沟、左肺、心尖）

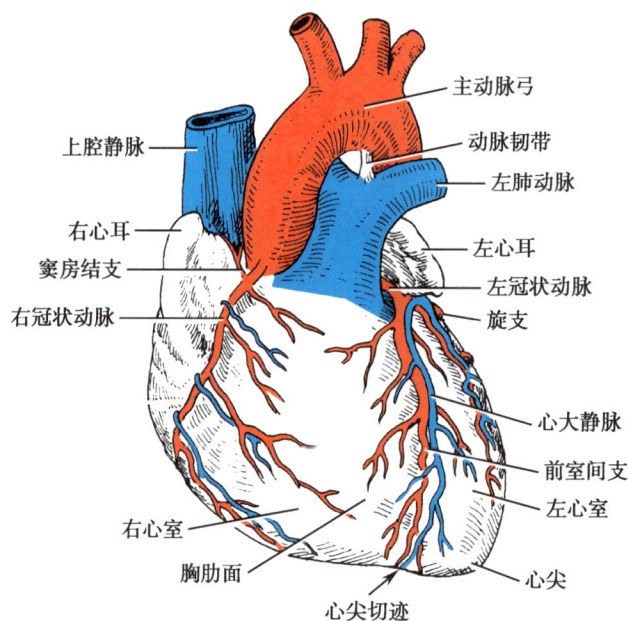

图 6-4 心的外形和血管（前面）

（图中标注：上腔静脉、右心耳、窦房结支、右冠状动脉、右心室、胸肋面、心尖切迹、主动脉弓、动脉韧带、左肺动脉、左心耳、左冠状动脉、旋支、心大静脉、前室间支、左心室、心尖）

（二）心腔的结构

心是中空的肌性器官，主要由心肌构成。心被房间隔和室间隔分为左、右两半，左、右半心又分为左心房、左心室和右心房、右心室 4 个腔。同侧心房和心室借房室口相通。心房接收静脉，心室发出动脉。在房室口和动脉口处均有瓣膜，保证血液在心腔内的定向流动。

1. **右心房** 壁薄腔大，构成心的右上部。右心房向左前方呈锥形的突起，称右心耳。右心房有3 个入口和 1 个出口。入口有上腔静脉口、下腔静脉口和冠状窦口，出口为右房室口。3 个入口分别导入来自上半身、下半身和心壁回流的静脉血；出口通右心室。右心房前部的内面有许多平行排

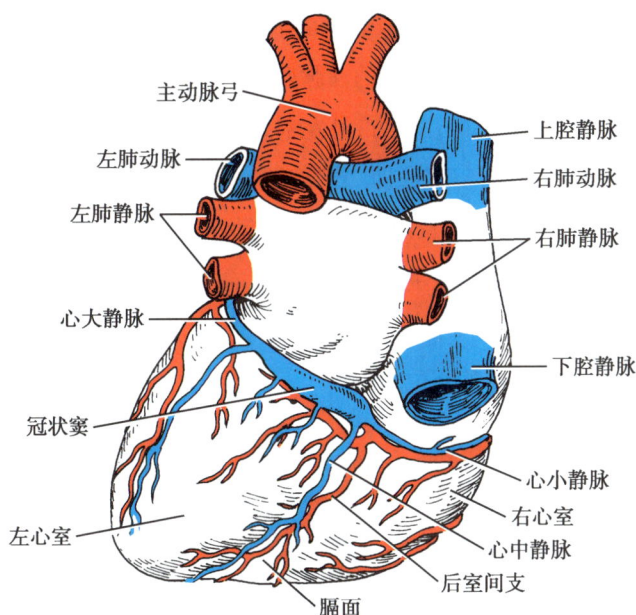

图 6-5 心的外形和血管(后下面)

列的梳状肌,心内血流淤滞时,易在此处形成血栓。在右心房房间隔的中下部有一浅窝,称卵圆窝,为胚胎时期卵圆孔闭锁后的遗迹,是房间隔缺损的好发部位(图 6-6)。

2. **右心室**　构成心胸肋面的大部分(图 6-7),有 1 个入口和 1 个出口。入口即右房室口,周缘附有 3 片三角形的瓣膜,称三尖瓣(右房室瓣)。瓣膜的游离缘借腱索连于乳头肌上。乳头肌是从心室壁突入室腔的锥体形肌隆起。当心室收缩时,三尖瓣被血液推动而互相对合,封闭右房室口。由于乳头肌和腱索的牵拉作用,瓣膜不致翻向右心房,因而可防止血液向右心房逆流。出口为肺动脉口,通肺动脉干。肺动脉口周缘有 3 片半月形的袋状瓣膜,称肺动脉瓣,其袋口朝向肺动脉干方向。当心室舒张时,血液流入袋内,瓣膜互相对合,封闭肺动脉口,防止肺动脉干的血液向右心室逆流。

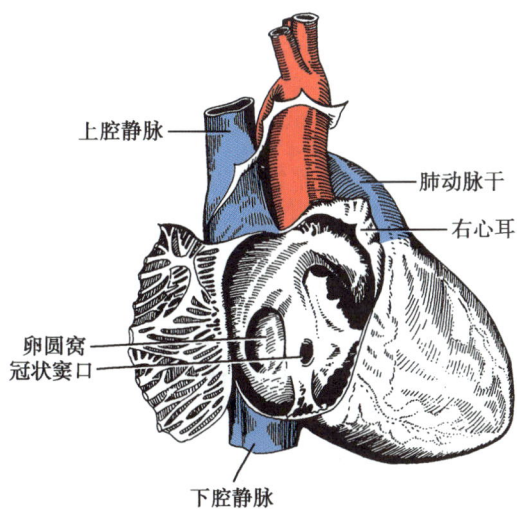

图 6-6　右心房

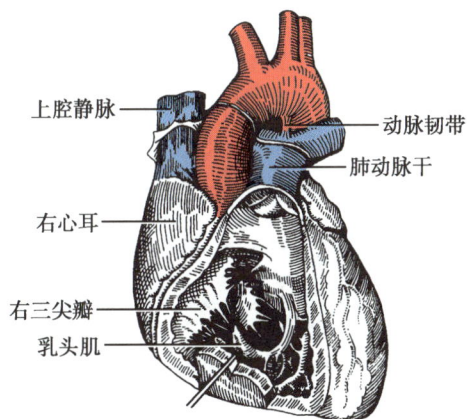

图 6-7　右心室

3. **左心房**　位于右心房的左后方,构成心底的大部,有 4 个入口和 1 个出口。入口为其后壁左、右各 1 对的肺静脉口,导入由肺静脉回流的动脉血;出口为左房室口,通向左心室(图 6-8)。

4. **左心室**　大部分位于右心室的左后方,其左前下部构成心尖。有 1 个入口和 1 个出口。入口是左房室口,周缘附有 2 片三角形瓣膜,即二尖瓣(左房室瓣);二尖瓣的游离缘借多条腱索连于乳头肌,可阻止左心室的血液向左心房反流。出口是主动脉口,通主动脉。主动脉口周围有与肺动脉瓣相似的瓣膜,称为主动脉瓣,可阻止主动脉内的血液向左心室反流(图 6-8)。

室间隔分隔左、右心室。其由心肌为主构成的大部区域,称肌部;在近心房处有一卵圆形无心肌区域,称膜部,为室间隔缺损的好发部位。

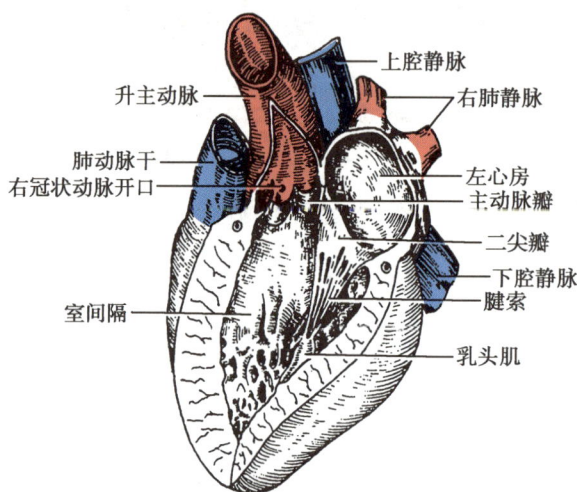

图 6-8　左心房和左心室

(三) 心的构造

心壁由心内膜、心肌层和心外膜构成。心内膜是被覆于心腔面的一层光滑的薄膜,与血管的内膜相延续。心的瓣膜由心内膜折叠而成。心肌层构成心壁的主体,心房肌较薄,心室肌较厚,左心室的肌层尤为发达,厚度约为右心室的 3 倍。心房肌与心室肌分别附着于房室口周围的纤维环上,两者互不连续,所以心房肌和心室肌不会同时收缩。心外膜为透明光滑的浆膜,贴附于心肌层和大血管根部的表面,实为浆膜心包的脏层。

(四) 心的传导系统

心的传导系统主要由特殊分化的心肌细胞构成,包括窦房结、房室结、房室束及其左、右束支和浦肯野(Purkinje)纤维网(图 6-9)。

1. **窦房结**　是心的正常起搏点,呈长椭圆形,位于上腔静脉与右心房交界处的心外膜深面。

2. **房室结**　位于冠状窦口与右房室口之间的心内膜深面,呈扁椭圆形。它将窦房结传来的冲动传向心室,因传导速度较慢,从而保证心房收缩后再开始心室的收缩。房室结在前下方续为房室束。

3. **房室束**　又称希氏束(His bundle),是冲动传向心室肌的唯一通路,起于房室结的前端,在室间隔膜部后下缘内下降,至肌部的上缘,分为左、右束支。

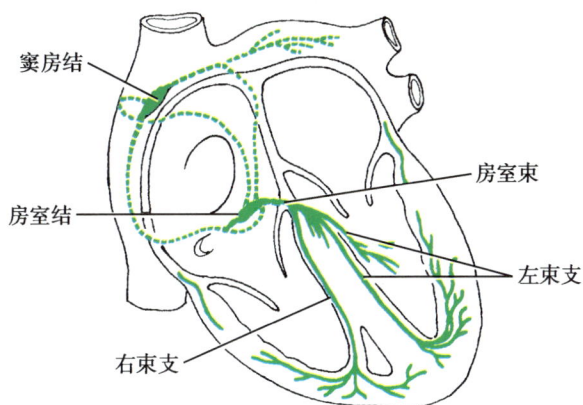

图 6-9　心传导系统模式图

4. 左、右束支

(1)左束支:起自房室束,在室间隔左侧心内膜深面下行,于室间隔上、中 1/3 交界处分为两支,分别至前、后乳头肌根部,分散为浦肯野纤维。

(2)右束支:起自房室束分叉处的末端,沿室间隔右侧心内膜深面下行,至右心室前乳头肌根部分散为浦肯野纤维。

5. 浦肯野纤维网

左、右束支的分支在心内膜深面交织成心内膜下浦肯野纤维网,其发出纤维分支以直角或钝角进入心室壁内,构成心肌内浦肯野纤维网,最后与心肌细胞相连。窦房结自身兴奋的频率最高,这种兴奋的冲动依次传至心房肌,结间束,房室结,房室束,左、右束支,浦肯野纤维和心室肌,从而引起心房、心室肌的交替收缩,产生心跳的节律。

(五) 心的血管

1. 心的动脉

营养心壁的动脉主干为左、右冠状动脉,它们发自升主动脉的根部(图 6-4)。左冠状动脉短而粗,分为沿前室间沟下行的前室间支和沿冠状沟左行的旋支,分支主要分布于左心室前壁、室间隔前 2/3、左心房等处。右冠状动脉沿冠状沟右行至心的膈面,转入后室间沟下行后称为后室间支,主要分布于右心房、右心室、左心室后壁的一部分、室间隔后 1/3、窦房结和房室结。当冠状动脉闭塞或狭窄时,心肌无法获得足够的血液供应,可导致心肌缺血甚至梗死。

2. 心的静脉

心壁静脉血绝大部分由位于冠状沟后部的冠状窦收集,经冠状窦口汇入右心房;极少部分直接流入附近心腔。冠状窦的主要属支有心大静脉、心中静脉和心小静脉(图 6-4 和图 6-5)。

边 学 边 练

心的外形是什么样的? 心腔有哪些口? 心的构造有哪些? 心的传导系统由哪些结构组成? 请参见实验项目:观察心血管系统。

（六）心包

心包是包裹心和出入心的大血管根部的圆锥形纤维浆膜囊，分内、外两层，外层为纤维心包，内层为浆膜心包。纤维心包是坚韧的纤维性结缔组织囊，向上包裹出入心的大血管根部，并与其外膜相延续，下方与膈肌的中心腱愈着。浆膜心包分为脏、壁两层。壁层衬贴于纤维心包的内面，与纤维心包紧密相贴；脏层包于心和大血管根部的表面，构成心壁的外膜。脏、壁两层在出入心的大血管根部互相移行，两层之间的潜在腔隙称心包腔，内含少量浆液，起润滑作用，同时心包还有防止心过度扩张、保持血容量相对恒定的作用（图 6-3）。

> **知识链接**
>
> ### 先天性心脏病
>
> 在胚胎发育早期（妊娠的 2~3 个月），如果心脏和大血管的发育出现异常，就会导致先天性心脏病，这些异常可能是心脏瓣膜或血管的畸形，或者是出生后本应闭合的通道未能完全关闭。先天性心脏病包括房间隔缺损、室间隔缺损、主动脉瓣狭窄、二尖瓣关闭不全等，这些是小儿最常见的心脏疾病。临床上，主要的症状包括心功能不全、呼吸困难、发绀、晕厥以及生长发育不良。除了个别的小型室间隔缺损可能在 5 岁前自愈外，绝大多数情况需要进行手术治疗。

二、血管

（一）血管的分类及结构

1. **血管的分类**　血管分布于身体各部，分为动脉、静脉和毛细血管三类。动脉和静脉又依管径大小分为大、中、小三级，但其间逐渐移行并无明显的界限。

动脉是导血离心的血管，起于心室，止于毛细血管。分为大动脉、中动脉和小动脉。小动脉接近毛细血管的部分称为微动脉。动脉在分支过程中越分越细，最后移行为毛细血管。

毛细血管是连接动、静脉之间的微细管道，彼此吻合成网。除软骨、角膜、晶状体、毛发、牙釉质和被覆上皮等处外，毛细血管几乎遍布全身各处。毛细血管数量多，管壁薄，通透性大，血流缓慢，是血液与组织液进行物质交换的场所。

静脉是导血回心的血管，起于毛细血管，止于心房。分为大静脉、中静脉和小静脉。小静脉与毛细血管相连的部分称微静脉。小静脉在向心回流过程中不断接受属支，逐渐汇合成中静脉、大静脉，最后注入心房。

2. **血管的微细结构**　除毛细血管壁主要由单层内皮细胞和基膜构成外，动脉和静脉均由内膜、中膜和外膜三层结构构成。其中动脉血管内膜由内皮、内皮下层和内弹性膜组成，中膜由平滑肌、弹性纤维和胶原纤维构成，外膜由结缔组织构成（图 6-10）。大动脉的中膜以弹性纤维为主，管壁有较大的弹性，故被称为弹性动脉；中动脉和小动脉的中膜以平滑肌为主，被称为肌性动脉。

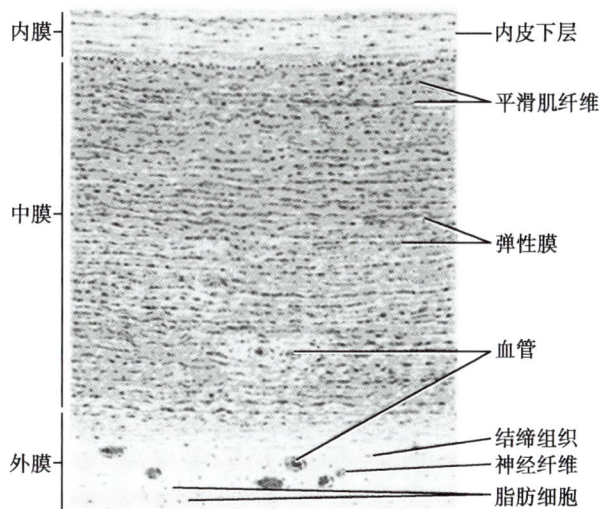

内膜 —— 内皮下层
　　　　　平滑肌纤维

中膜 —— 弹性膜

　　　　　血管

外膜 —— 结缔组织
　　　　　神经纤维
　　　　　脂肪细胞

图 6-10　大动脉的微细结构

（二）肺循环的血管

1. 肺动脉干　粗而短，起自右心室，在升主动脉前方向左后上方斜行，至主动脉弓的下方分为左、右肺动脉，两者分别经左、右肺门入左、右肺。在肺动脉分叉处与主动脉弓下缘之间连有一结缔组织索，称动脉韧带，是胚胎时期动脉导管闭锁后的遗迹（图 6-4）。

2. 肺静脉　每侧两条，即左上肺静脉、左下肺静脉和右上肺静脉、右下肺静脉。它们途经肺门，向内穿过纤维心包，注入左心房。

（三）体循环的血管

1. 体循环的动脉　体循环的动脉是将血液由心运送到全身各器官的血管，由主动脉及其各级分支组成（图 6-1）。

体循环的动脉主干是主动脉。它起于左心室，先向右上行，继而呈弓形弯向左后方至第 4 胸椎体下缘水平，沿脊柱的左前方下行，经膈肌的主动脉裂孔入腹腔，至第 4 腰椎体下缘平面分为左、右髂总动脉。以胸骨角平面为界，主动脉分为升主动脉、主动脉弓和降主动脉。

升主动脉为左心室主动脉口至胸骨角平面的主动脉部分，向上移行为主动脉弓，其根部发出左、右冠状动脉。

主动脉弓是主动脉自胸骨角平面上方向左后方弯曲的部分。在其凸侧自右向左依次向上发出头臂干、左颈总动脉和左锁骨下动脉三大分支。头臂干为一短干，向右上方斜行至右侧胸锁关节后方分为右颈总动脉和右锁骨下动脉。主动脉弓壁内有压力感受器，可感受血压的变化；主动脉弓的稍下方靠近动脉韧带处有 2~3 个粟粒状小体，称主动脉小球（或主动脉体），为化学感受器，具有感受血液中的 CO_2 浓度变化、参与调节呼吸的作用。

降主动脉是主动脉下降的部分，以膈肌的主动脉裂孔为界，分为胸主动脉和腹主动脉。

（1）头颈部动脉的主干——颈总动脉：左侧颈总动脉发自主动脉弓，右侧发自头臂干，两侧颈总动脉沿食管、气管和喉的外侧上行，到甲状软骨上缘高度分为颈内动脉和颈外动脉。

颈总动脉末端和颈内动脉起始处管腔稍膨大，称颈动脉窦，可感受血压的变化；颈总动脉分叉处的

ER 6-2

体循环的动脉（文档）

后方有一扁椭圆形的小体,称颈动脉小球(或颈动脉体),可感受血液中CO_2、O_2和H^+等浓度的变化。

颈内动脉在颈部无分支,其颅内分支主要分布于脑和眼等处;颈外动脉的主要分支分布于甲状腺、喉、颈部、面部及颅顶等处。当头面部大出血时,可将一侧颈总动脉压向第6颈椎横突前结节进行急救止血。

(2)上肢动脉的主干——锁骨下动脉:左侧锁骨下动脉发自主动脉弓,右侧发自头臂干。两者均经胸廓上口至颈根部,在第1肋外缘处移行为腋动脉,分支主要分布于肩部、背部、胸壁和乳房等处。腋动脉在大圆肌下缘处移行为肱动脉,分支分布于臂部和肘关节。肱动脉在肘关节前方,分为桡动脉和尺动脉两个终支,分支分布于前臂。桡动脉和尺动脉的末端吻合成掌浅弓和掌深弓,分支分布于手掌和手指。当上肢大出血时,可在锁骨中点上方将锁骨下动脉压向第1肋进行急救止血。

(3)胸部动脉的主干——胸主动脉:胸主动脉发出脏支和壁支分布于胸腔脏器和胸壁。

(4)腹部动脉的主干——腹主动脉:腹主动脉发出脏支(成对和不成对)和壁支分布于腹腔脏器和腹壁。

(5)盆部动脉的主干——髂内动脉:髂内动脉发出脏支和壁支分布于盆腔脏器、会阴和外生殖器等处及盆壁。盆部的另一主要动脉是髂外动脉,主要分支分布于髂嵴与腹壁等。

(6)下肢动脉的主干——股动脉:股动脉在腹股沟韧带中点下方与髂外动脉相接,分支分布于大腿和髋关节。股动脉向后内下方斜行至腘窝移行为腘动脉,分支分布于膝关节及邻近肌肉。腘动脉至腘窝下部分为胫前动脉和胫后动脉,分支分布于小腿和足。当下肢大出血时,可在腹股沟韧带中点向后压迫股动脉进行急救止血。

2. **体循环的静脉** 体循环的静脉包括上腔静脉系、下腔静脉系(图6-11)和心静脉系。

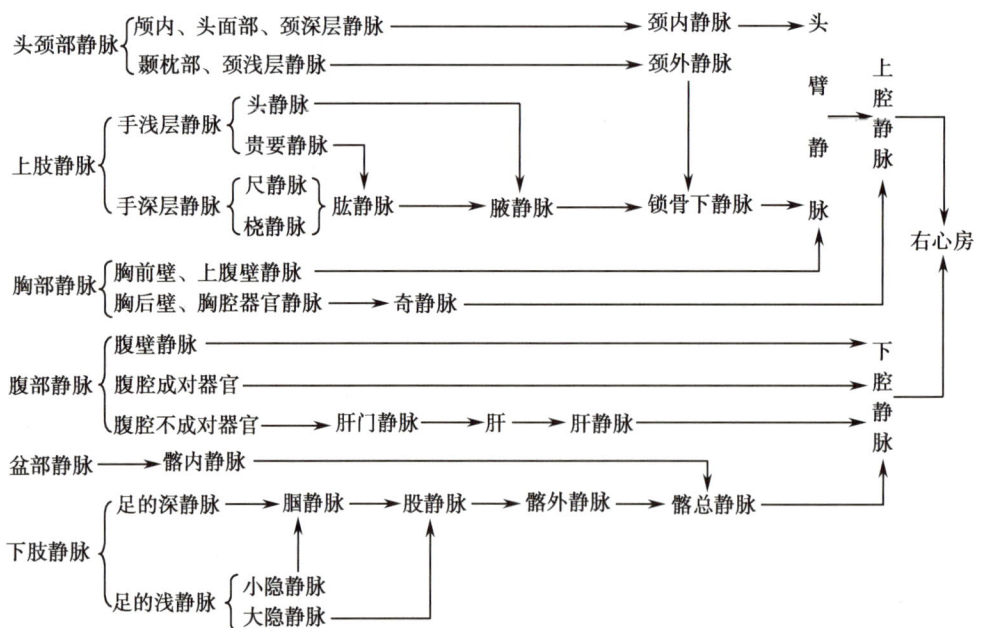

图 6-11　上、下腔静脉系回流

与动脉比较,体循环的静脉有以下特点:①数量较多,管径较粗,管腔较大,管壁薄而柔软,弹性小。②静脉之间往往吻合为静脉网和静脉丛等。③有静脉瓣,为静脉管腔内血管内膜形成的向心开放的半月形皱襞(图6-12),是保证血液回心和防止血液逆流的重要结构。

静脉分为浅、深两类,深静脉位于深筋膜深面,多与同名动脉伴行,又称伴行静脉;浅静脉位于皮下,又称皮下静脉,不与动脉伴行,临床上常经浅静脉穿刺,进行输液和输血等。

(1)上腔静脉系:由上腔静脉及其各级属支构成,收集头颈部、上肢、胸部(心除外)等上半身的静脉血。

(2)下腔静脉系:由下腔静脉及其各级属支构成,收集腹部、盆部及下肢的静脉血。肝门静脉是下腔静脉系的重要组成部分(图6-13)。肝门静脉系由肝门静脉及其属支组成,收集腹腔除肝以外的不成对脏器即胃、小肠、大肠(直肠下段及肛管除外)、胰、胆囊、脾及食管腹段的静脉血。肝门静脉经肝门入肝,在肝内反复分支,续于肝血窦。肝血窦相当于肝的毛细血管,经多级汇合后形成2~3条肝静脉,直接注入下腔静脉。

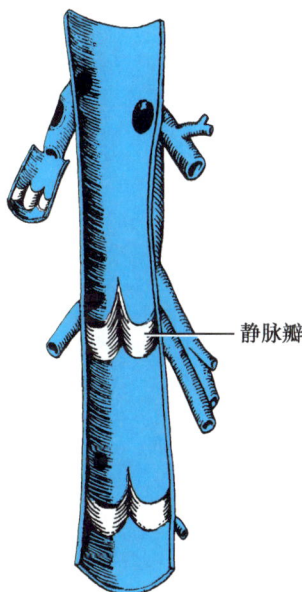

图6-12 静脉瓣

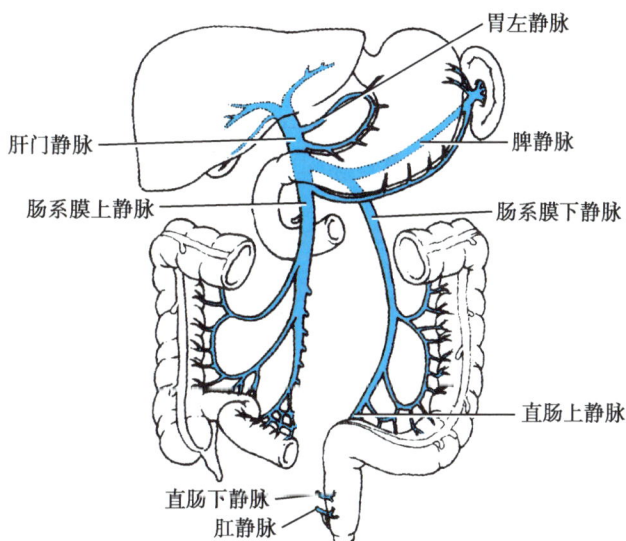

图6-13 肝门静脉及其属支

知识链接

肝门静脉系与上、下腔静脉系之间的吻合及其临床意义

肝门静脉借其属支与上、下腔静脉系之间存在三处吻合:①经食管静脉丛与上腔静脉系的吻合。②经直肠静脉丛与下腔静脉系的吻合。③经脐周围静脉网分别与上、下腔静脉系的吻合。正常情况下,三处吻合支较细小,血流量较少。由于肝门静脉没有静脉瓣,当肝门静脉回流受阻(如肝硬化)而压力升高时,血液可发生逆流,经3处吻合支注入上、下腔静脉系。随着血流量的增多,这些吻合支会变得粗大而弯曲,出现静脉曲张,如食管静脉丛、直肠静脉丛曲张等;一旦曲张的静脉破裂,则引起呕血或便血等症状。

三、淋巴系统

　　淋巴系统由淋巴管道、淋巴器官和淋巴组织组成(图 6-14)。

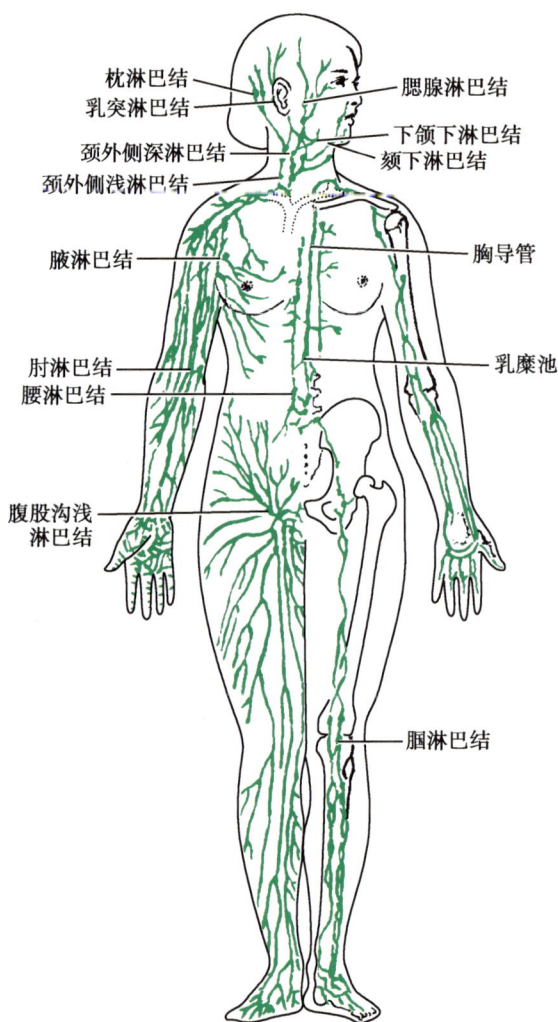

枕淋巴结
乳突淋巴结
颈外侧深淋巴结
颈外侧浅淋巴结
腋淋巴结
肘淋巴结
腰淋巴结
腹股沟浅
淋巴结
腮腺淋巴结
下颌下淋巴结
颏下淋巴结
胸导管
乳糜池
腘淋巴结

图 6-14　淋巴系统分布模式图

(一) 淋巴管道

　　淋巴管道包括毛细淋巴管、淋巴管、淋巴干和淋巴导管。

　　1. 毛细淋巴管　毛细淋巴管是淋巴管道的起始部(图 6-15),以膨大的盲端起始于组织间隙,彼此相互吻合成毛细淋巴管网,伴毛细血管广泛分布。组织液与细胞进行物质交换后,小部分水分以及大分子物质进入毛细淋巴管,形成淋巴液。毛细淋巴管管壁由很薄的内皮细胞构成,基膜不完整。内皮细胞间存在较大的间隙并处于扩张状态,故毛细淋巴管管壁通透性较大。一些大分子物质如蛋白质、肿瘤细胞、细菌、异物、细胞碎片等比较容易进入毛细淋巴管,故肿瘤细胞的淋巴转移是恶性肿瘤转移的主要途径之一。

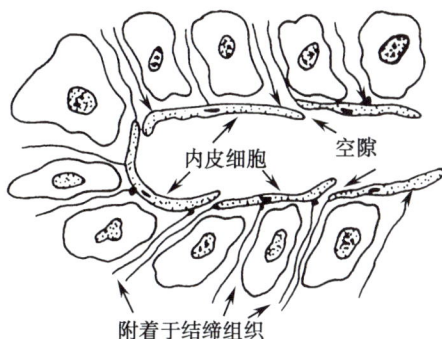

图 6-15　毛细淋巴管起始端结构示意图

ER 6-3

淋巴的产生和回流(视频)

2. **淋巴管**　淋巴管由毛细淋巴管汇集而成,结构与静脉相似,但瓣膜更多,这些瓣膜具有防止淋巴逆流的功能。淋巴管有浅、深两类,浅、深淋巴管之间有丰富的交通。淋巴管在向心行程中要经过一个或多个淋巴结。

3. **淋巴干**　淋巴干由最后一群淋巴结的输出淋巴管汇合而成,共有 9 条,即左、右颈干,左、右锁骨下干,左、右支气管纵隔干,左、右腰干和 1 条肠干(图 6-16)。

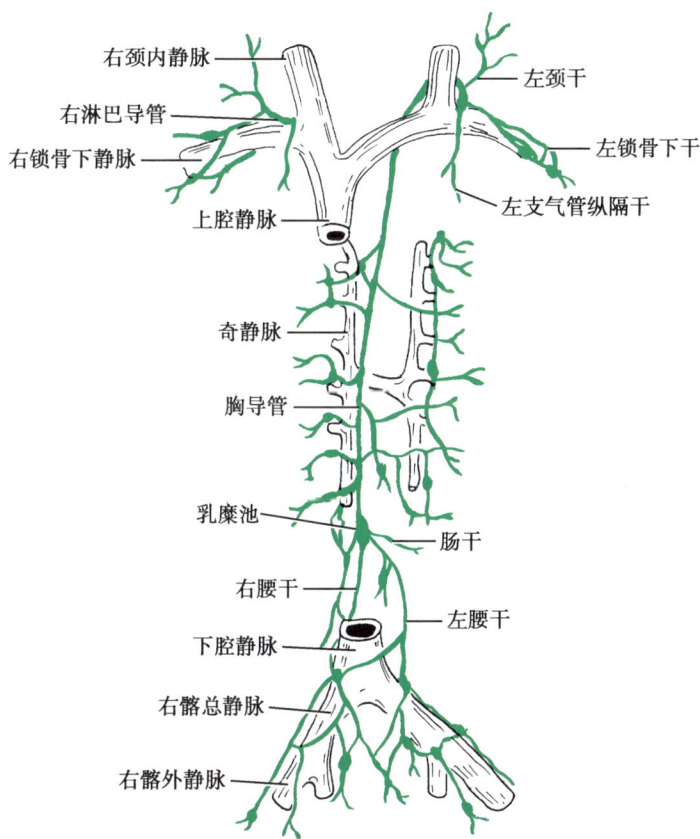

图 6-16　淋巴干和淋巴导管

4. **淋巴导管**　9 条淋巴干最终汇合成两条淋巴导管,即胸导管和右淋巴导管(图 6-16)。胸导管是最大的淋巴管道,由左、右腰干和肠干汇合而成,其起始部较膨大,位于第 1 腰椎前方,称乳糜池。胸导管在注入左静脉角处接受左颈干、左锁骨下干和左支气管纵隔干。胸导管收纳下肢、盆部、腹部、左胸部、左上肢和左头、颈部的淋巴，即全身 3/4 区域的淋巴。

右淋巴导管由右颈干、右锁骨下干和右支气管纵隔干汇合而成，收纳右胸部、右上肢与右头、颈部的淋巴，即全身 1/4 区域的淋巴，注入右静脉角。

(二) 淋巴组织

淋巴组织分为弥散淋巴组织和淋巴小结两类。除淋巴器官外，消化、呼吸、泌尿和生殖管道黏膜以及皮肤等处也含有丰富的淋巴组织，起防御屏障作用。

1. **弥散淋巴组织**　主要位于消化道和呼吸道的黏膜固有层。

2. **淋巴小结**　包括小肠黏膜固有层内的孤立淋巴滤泡和集合淋巴滤泡以及阑尾壁内的淋巴小结。

(三) 淋巴器官

淋巴器官包括淋巴结、脾、胸腺和扁桃体。下面简要介绍前三种。

1. **淋巴结**　为大小不一的圆形或椭圆形灰红色小体，常成群分布，数目不定。淋巴结的主要功能是产生淋巴细胞、过滤淋巴以及参与机体的免疫应答。淋巴结内的淋巴窦是淋巴管道的组成部分，对淋巴的引流起着重要作用。

引流某一器官或部位淋巴的第一级淋巴结称局部淋巴结。当某器官或部位发生病变时，致病因子如寄生虫、细菌、毒素或肿瘤细胞等可沿淋巴管进入相应的局部淋巴结，引起局部淋巴结肿大；如果局部淋巴结不能阻止其扩散，则病变可沿淋巴管道向远处蔓延。因此，了解局部淋巴结的位置、收纳淋巴范围和淋巴引流途径，对疾病的诊断和治疗具有重要意义。

2. **脾**　是人体最大的淋巴器官，位于左季肋区、第 9~11 肋的深面，长轴与第 10 肋一致(图 6-17)。正常情况下，在左肋弓下不能触及脾。脾的主要功能是造血、储血、滤血及参与免疫应答。

脾呈暗红色，质软而脆，左季肋区受暴力的冲击易致脾破裂。脾可分为内、外两面，前、后两端和上、下两缘。内面(脏面)凹陷，近中央处有脾门，是血管、神经等进出脾的部位；外面(膈面)平滑隆凸，紧贴膈肌。上缘前部有 2~3 个脾切迹，是临床上触诊脾的标志。

3. **胸腺**　胸腺位于胸骨柄后方，有时可向上突到颈根部。胸腺可分为大小不对称的左、右两叶，每叶多呈扁条状，质软。胸腺有明显的年龄变化，新生儿和幼儿的胸腺相对较大，性成熟后最大，以后逐渐萎缩，成人的胸腺被结缔组织替代。胸腺表面为结缔组织的被膜，实质主要由淋巴细胞和上皮性网状细胞构成。胸腺是中枢淋巴器官，其功能是培育、选择和向周围淋巴器官(淋巴结、脾和扁桃体)输送 T 淋巴细胞。胸腺还有内分泌功能(见第十三章)。

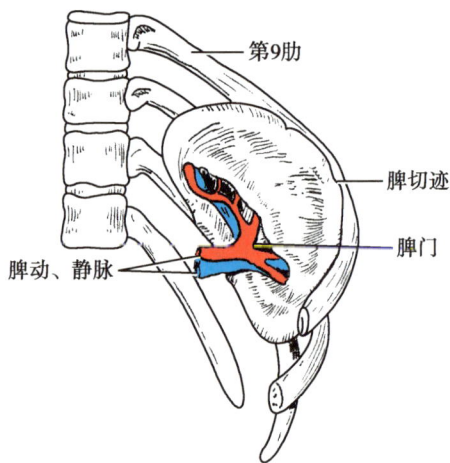

图 6-17　脾的形态和位置

第三节　心的生理

心脏通过节律性收缩和舒张实现其泵血功能。心肌细胞按照组织学特点可分为两类：一类是自律细胞，为心内传导组织细胞，包括窦房结、房室交界区、房室束、左右束支和浦肯野纤维细胞。这类细胞大多没有稳定的静息电位，能自动产生节律性兴奋，其主要功能是产生和传播兴奋，控制心脏活动的节律。另一类是非自律细胞，包括心房肌和心室肌细胞，它们具有稳定的静息电位，不能自动产生节律性兴奋。因其主要执行收缩功能，故又称为工作细胞。

一、心肌细胞的生物电现象及产生机制

(一) 工作细胞的跨膜电位及离子基础

以心室肌细胞为例，正常心室肌细胞的静息电位约为 –90mV，其形成机制与神经细胞、骨骼肌细胞相似，主要是由 K^+ 外流所形成的 K^+ 平衡电位。

心室肌细胞的动作电位可分为去极化和复极化两个过程或 5 个时相(图 6-18)，即 0 期、1 期、2 期、3 期和 4 期。其特点是去极过程(0 期)迅速，复极过程(1~3 期)复杂、持续时间长，动作电位的升支与降支明显不对称；动作电位完成复极后，膜电位稳定在静息电位水平，即 4 期(静息期)。

0 期(快速去极期)：心室肌细胞兴奋后，膜电位由静息时的 –90mV 快速(1~2 毫秒)上升至 +30mV，此期膜内电位的变化幅值达 120mV，因此 0 期又称为快速去极期。当刺激使心室肌细胞膜局部去极化达到阈电位水平(–70mV)时，大量钠通道开放，膜对 Na^+ 的通透性急剧升高，膜外的 Na^+ 快速大量内流，使膜内电位急剧上升到 +30mV 左右，形成动作电位的升支。决定 0 期去极化的钠通道激活快，失活也快，开放时间很短，称为快通道。

1 期(快速复极初期)：动作电位去极化达峰值后，膜内电位由 +30mV 迅速下降到 0mV 左右，复极快速而短暂，历时 10 毫秒。0 期和 1 期的快速膜电位变化形成锋电位。此期的形成是由于钠通道失活关闭，Na^+ 内流停止；与此同时钾通道激活，K^+ 外流使膜电位下降所致。

ER 6-4

心室肌细胞的跨膜电位及其形成机制(视频)

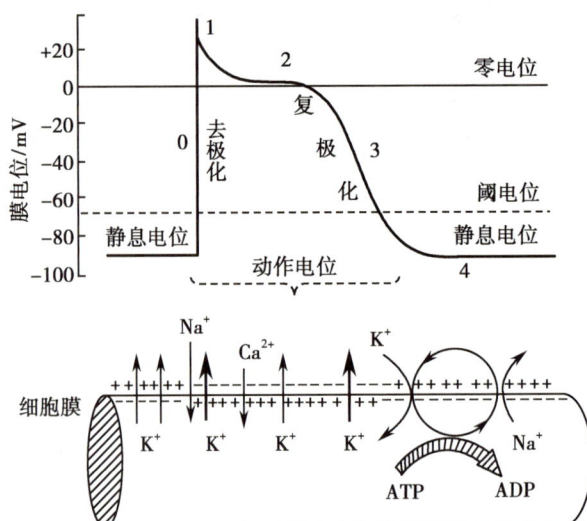

图 6-18 心室肌细胞的动作电位及主要离子流示意图

2 期(平台期或缓慢复极期):1 期复极化使膜内电位降到 0mV 左右后,复极化过程变得非常缓慢,历时 100~150 毫秒,膜电位基本停滞于 0mV 水平,形成平台。平台期的形成主要是由于 Ca^{2+} 缓慢内流与 K^+ 外流处于相对平衡的状态。钙通道的激活和失活均缓慢,因此又称为慢通道。该通道可被多种钙通道阻滞剂(如维拉帕米)所阻滞。

平台期是造成心室肌细胞动作电位持续时间长以及一次兴奋后有效不应期长的主要原因,也是心室肌细胞动作电位区别于神经细胞和骨骼肌细胞动作电位的主要特征。

3 期(快速复极末期):2 期复极末复极过程加速,膜内电位由 0mV 左右快速下降到 -90mV,历时 100~150 毫秒。3 期复极的原因主要是由于 Ca^{2+} 通道关闭、Ca^{2+} 内流终止,而 K^+ 外流进行性增加所致。

从 0 期除极开始到 3 期复极结束的时间称为动作电位时程。

4 期(静息期):3 期复极化完毕后,膜内电位恢复并稳定在 -90mV 即 4 期。由于此时膜内、外离子的分布尚未恢复到静息状态,因而钠泵和钙泵转运加强,排出在动作电位期间进入细胞内的 Na^+ 和 Ca^{2+},摄回流出细胞的 K^+,使细胞内、外离子的浓度梯度恢复静息状态时水平,以保证心肌细胞正常的兴奋性。

心室肌细胞的复极化过程历时较长(200~300 毫秒),速度缓慢。

> **知识链接**

强心苷类药物

强心苷类药物是临床上治疗心力衰竭的常用药物,其作用机制主要是通过抑制心肌细胞膜上强心苷受体 Na^+-K^+-ATP 酶活性,导致钠泵失灵,使细胞内 Na^+ 增加,继而降低 Na^+-Ca^{2+} 交换,Ca^{2+} 外流减少,细胞内的 Ca^{2+} 浓度升高,使心肌细胞兴奋 - 收缩耦联过程中可利用的 Ca^{2+} 增加,从而加强心肌收缩能力。可供使用的强心苷类药物有地高辛、洋地黄毒苷、毛花苷 C、毒毛花苷 K 等。

心房肌细胞的静息电位与动作电位和心室肌细胞的相似,但动作电位时程较短,约为150~200毫秒。

(二)自律细胞的跨膜电位及离子基础

自律细胞与工作细胞跨膜电位的最大区别在动作电位4期。自律细胞没有静息电位,在动作电位复极化达到最大舒张电位后,4期膜电位并不稳定,而是开始自动缓慢地去极化,当去极化达到阈电位后,就产生一次新的动作电位。自律细胞动作电位3期复极末的膜电位数值称为最大舒张电位。4期自动去极化是自律细胞产生自动节律性兴奋的基础。

1. **窦房结P细胞**　窦房结的P细胞是心肌兴奋的起搏点,其动作电位有以下主要特点:①最大舒张电位负值小,为-70mV,阈电位约为-40mV。②0期去极速度慢、幅值小(约70mV)、时间长。③无明显的1期和2期,0期去极后直接进入3期复极化过程。④4期自动去极且速度快,在单位时间内产生兴奋的频率较快。

P细胞动作电位仅有0、3、4期。Ca^{2+}内流是引起0期去极化的主要原因。此后,钙通道逐渐失活,而钾通道被激活,使Ca^{2+}内流减少而K^+外流增加,形成复极化3期。参与4期自动去极化的离子相对复杂,目前认为是K^+外流进行性减少,Na^+内流进行性增加以及Ca^{2+}内流,从而形成自动去极化的4期(图6-19)。

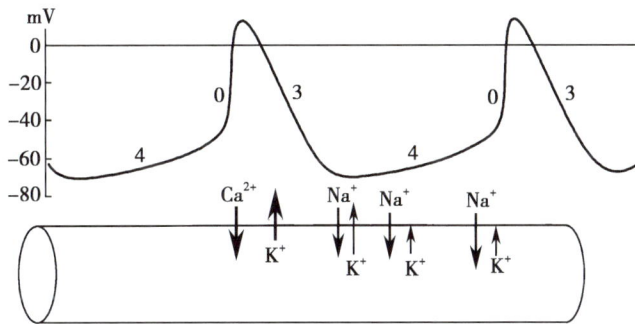

图6-19　窦房结P细胞的动作电位和离子流示意图
在4期,K^+外流进行性衰减,Na^+内流进行性增强。

2. **浦肯野细胞**　浦肯野细胞的最大舒张电位约为-90mV,其动作电位的0、1、2和3期的形态及离子机制与心室肌细胞相似,不同之处是其4期膜电位不稳定,具有自动去极化的能力,但其自动去极化的速度较窦房结P细胞慢。

(三)体表心电图

人体是一个容积导体,每一个心动周期中,心脏内兴奋的产生和传播时所发生的电变化可通过组织和体液传到体表。临床上将心电图机的测量电极放置到体表的相应位置,即可传导并记录电变化的波形,称为心电图(图6-20)。测量电极的连接方式不同,记录到的心电图图形不同。图6-20是标准Ⅱ导联记录的心电图波形及其数值。心电图的基本组成包括P波、QRS波群、T波以及各波间隔时间的线段,其中波幅表示电位的值,以毫伏(mV)为单位;波宽表示电变化的时间,以秒(s)为单位。

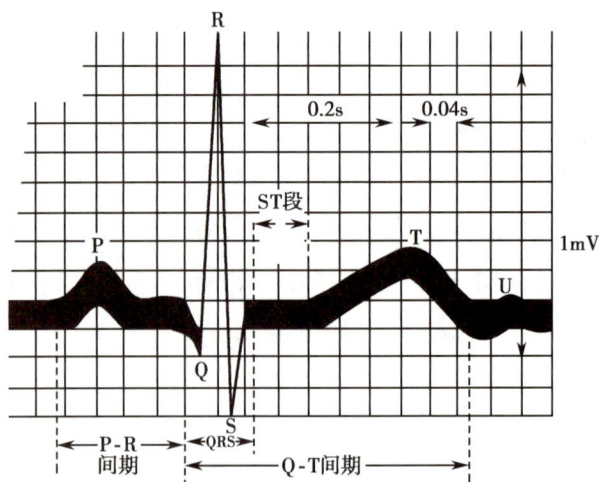

图 6-20　正常心电图模式图

1. P 波　反映左、右两心房去极化过程的电位变化。其波形小而圆钝，历时 0.08~0.11 秒，波幅不超讨 0.25mV。

2. QRS 波群　反映左、右两心室去极化过程的电位变化。典型的 QRS 波群包括 3 个紧密相连的电位波动：第 1 个向下的波为 Q 波，第 1 个向上的波为 R 波，R 波后面向下的波为 S 波。在不同的导联中，这 3 个波不一定都出现，且波幅变化较大。QRS 波群历时 0.06~0.10 秒。若时间延长，表示心室肥厚、扩张或传导阻滞。

3. T 波　反映左、右两心室复极化过程的电位变化。历时 0.05~0.25 秒，幅度为 0.1~0.8mV。在 R 波为主的导联中，T 波的方向应与 R 波一致，且波幅不应低于 R 波的 1/10。如小于 1/10 称为 T 波低平，接近于零电位称为 T 波平坦。

4. P-R 间期（P-Q 间期）　是指从 P 波起点到 QRS 波群起点之间的时程，正常值为 0.12~0.20 秒。P-R 间期反映的是由窦房结产生的兴奋（动作电位），经过心房、房室交界、房室束及其束支、浦肯野纤维网到达心室并引起心室开始兴奋所需的时间，其中很大一部分时间用于房室交界内的传导，故也称为房室传导时间。P-R 间期延长，表示房室传导阻滞。

5. Q-T 间期　是指从 QRS 波群起点到 T 波终点的时程，一般历时 0.36~0.40 秒。它反映从心室开始去极化到复极化结束所经历的时间。Q-T 间期延长，表示心室传导阻滞。

6. ST 段　是指从 QRS 波群终点到 T 波起点之间的线段。它反映心室各部分细胞都处于去极化状态，各部分之间没有电位差，处于基线水平。ST 段若偏离正常基线，升高或降低超过一定范围时，表示心肌细胞缺血或损伤。

在心电图上一般看不到心房复极过程的波形，这是因为心房的复极波与 P-R 间期、QRS 波群等重叠在一起。

二、心肌的生理特性

心肌的生理特性包括自律性、兴奋性、传导性和收缩性。其中自律性、兴奋性和传导性是以心肌细胞膜的生物电活动为基础的,属于心肌的电生理特性;收缩性是以心肌细胞收缩蛋白的功能活动为基础的,属于心肌的机械特性。

(一) 自律性

心肌细胞在没有外来刺激的条件下,能够自动发生节律性兴奋的特性称为自动节律性,简称自律性。衡量自律性高低的指标是单位时间内自动发生节律性兴奋的次数(次 /min),它决定心脏非自律细胞(心房肌、心室肌)的兴奋和收缩频率(心率),而心率的快慢也能反映心脏自律性的高低。心肌的自律性来源于心特殊传导系统的自律细胞。

1. 心脏的起搏点与节律 在心脏特殊传导系统中,自律细胞的自律性由高到低依次为窦房结、房室交界、房室束和浦肯野细胞,它们每分钟自动产生兴奋(动作电位)的次数分别约为100、50、40和25。

整个心脏的活动总是按当时自律性最高的组织所发出的节律性兴奋来进行的。在生理情况下,窦房结的自律性最高,控制着整个心脏的节律性搏动,故将窦房结称为心脏的正常起搏点。由窦房结起搏而形成的心跳节律称为窦性心律。正常的窦性心律为 60~100 次 /min;安静状态下窦性心律超过 100 次 /min,称为窦性心动过速;安静状态下窦性心律低于 60 次 /min,称为窦性心动过缓。

在生理情况下,窦房结以外的心脏自律组织的自律性都比窦房结低,不表现其自身的自律性,仅起传导兴奋的作用,故称为潜在起搏点。在某些病理情况下,如窦房结 P 细胞的自律性降低、兴奋传导受阻或潜在起搏点的自律性异常升高时,潜在起搏点的自律性就会表现出来,取代窦房结而控制部分或整个心脏的兴奋和收缩,称为异位起搏点。由异位起搏点起搏而形成的心跳节律称为异位节律。

2. 影响自律性的因素 自律细胞自动兴奋是 4 期膜自动去极化使膜电位从最人舒张电位到达阈电位水平而引起的,所以自律性高低受 4 期自动去极化速率、最大舒张电位与阈电位之间的差距的影响(图 6-21)。

(1)4 期自动去极化速率:4 期自动去极化速率是影响心肌自律性的最重要因素。4 期自动去极化速率快,从最大舒张电位去极化达到阈电位的时间短,单位时间内发生自动兴奋的次数增多,自律性增高;反之则自律性降低。

(2)最大舒张电位与阈电位之间的距离:最大舒张电位的绝对值变小或阈电位下移,都能使两者之间的差距减小,因而自动去极化到达阈电位所需的时间缩短,自律性增高;反之则自律性降低。

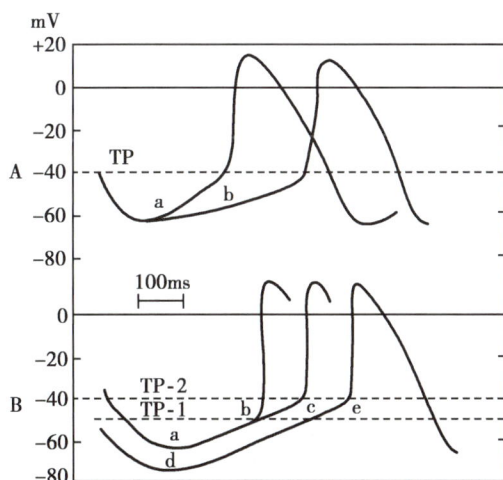

图 6-21 影响自律性的因素

A. 舒张去极化速率由 a 减小到 b 时,自律性降低;B. 最大舒张电位水平由 a 超极化到 d,或阈电位由 TP-1 升到 TP-2 时,自律性均降低;TP. 阈电位。

人工心脏起搏器

心脏电活动出现异常,可能导致心跳过缓,甚至完全停跳。对于这类患者,临床上可以通过植入人工心脏起搏器,使患者的心跳得到控制或改善。人工心脏起搏器能够代替窦房结发出有规律的电脉冲去起搏心脏,使心跳节律和频率恢复或接近正常,以保持基本正常的心输出量。人工心脏起搏器是由电池和电路组成的脉冲发生器,能定时发放一定频率的脉冲电流,通过起搏电极导线传输到心房或心室肌,使心房肌、心室肌依次有节律地兴奋和收缩。

(二) 兴奋性

心肌具有接受刺激产生兴奋的能力或特性,称为心肌的兴奋性。衡量心肌兴奋性高低的指标是阈值,其与兴奋性呈反变的关系。

1. 兴奋性的周期性变化 心肌在发生一次兴奋后,其兴奋性会出现一系列周期性的变化。以心室肌细胞为例,这种周期性变化可分为以下几个时期(图 6-22)。

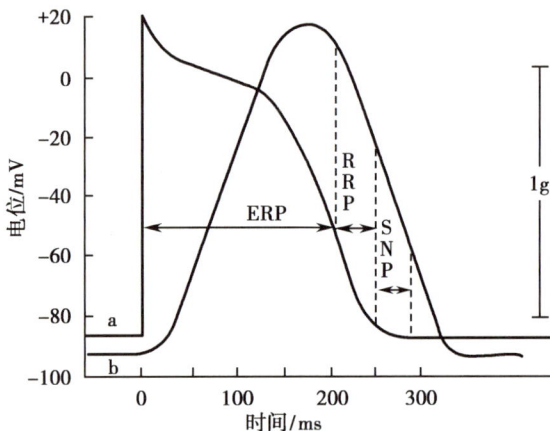

图 6-22 心室肌动作电位、兴奋性及其与机械收缩的关系
a. 动作电位;b. 机械收缩;ERP. 有效不应期;RRP. 相对不应期;SNP. 超常期。

(1)有效不应期:心肌细胞从 0 期去极化开始到 3 期复极化达 $-60mV$ 的这段时期,任何刺激都不能引起心肌细胞再次产生动作电位,这段时间称为有效不应期。此期由于钠通道完全失活或仅有少量开始复活,故心肌的兴奋性完全丧失或极低。

(2)相对不应期:从复极化 $-60mV$ 到 $-80mV$ 的这段时期,若给予阈上刺激可以使心肌细胞再次产生动作电位,这段时间称为相对不应期。此期因只有部分钠通道由失活转为备用状态,受刺激后,钠通道开放的数量较少,兴奋性有所恢复但仍低于正常,故阈上刺激才可引起动作电位。

(3)超常期:膜电位复极化从 $-80mV$ 到 $-90mV$ 的这段时期,用阈下刺激就能够引起心肌细胞产生动作电位,这段时间称为超常期。此期心肌细胞膜上几乎所有的钠通道均已恢复至备用状态,且膜电位和阈电位之间的差距较小,因而心肌的兴奋性高于正常。

在相对不应期和超常期,因部分钠通道未完全恢复到正常备用状态,所以此时产生的动作电位其 0 期去极化速率和幅度都低于正常,兴奋传导速度也较慢。当复极化完毕,膜电位恢复至静息水平时,心肌细胞的兴奋性也恢复正常。

2. 兴奋性周期性变化的意义　心肌兴奋性的周期性变化的最显著的特点是其有效不应期特别长,相当于整个收缩期和舒张早期(图 6-22)。在此期内,任何刺激都不能使心肌细胞再次产生新的动作电位与收缩,因而心肌不会产生强直收缩,使得收缩和舒张交替进行,保证心室的充盈和射血,实现其泵血功能。

3. 期前收缩和代偿间歇　正常情况下,心室肌收缩是由窦房结发出的节律兴奋下传而引起的。如果在心室有效不应期之后,下一次窦性兴奋到达之前,受到一次人工的或病理性的刺激,就可提前出现一次兴奋和收缩,称为期前兴奋和期前收缩。期前收缩由一次提前的动作电位引起,它也有有效不应期,若此时有正常的窦性兴奋传来,恰好落在期前兴奋的有效不应期内,就不能引起心室收缩,而出现一次"脱失"。因此,在一次期前收缩之后往往出现一段较长的舒张期,称为代偿间歇(图 6-23)。

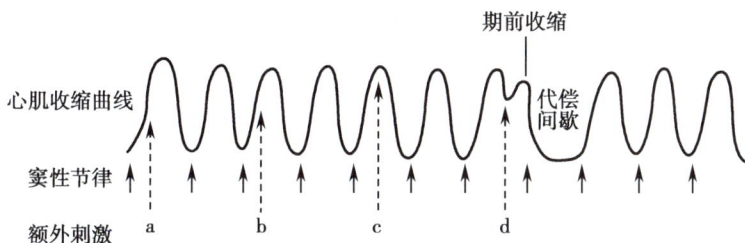

图 6-23　期前收缩和代偿间歇
额外刺激 a、b、c 落在有效不应期内,不引起反应;
额外刺激 d 落在相对不应期内,引起期前收缩和代偿性间歇。

(三) 传导性

心肌具有传导兴奋的能力或特性,称为传导性。兴奋的传导是以局部电流的形式来实现的。衡量心肌传导性高低的指标是兴奋的传导速度。

1. 兴奋在心脏内的传导过程　正常心脏的兴奋由窦房结产生后,一方面通过心房肌本身直接传导到右心房和左心房,另一方面通过心房肌组织组成的"优势传导通路"快速地将兴奋迅速传给房室交界,再经房室束、左右束支和浦肯野纤维网,最后传到左、右心室,完成兴奋在心室内的传导。

2. 心脏兴奋传导的特点　①兴奋在心房内和心室内传导较快(分别仅需 0.06 秒),使两侧心房或两侧心室同步收缩,有利于心脏充盈与射血。②具有房室延搁,即兴奋在房室交界传导很慢(0.02m/s),使兴奋在此延搁一段时间(约需 0.1 秒)的现象。房室延搁使心室的收缩发生于心房收缩完毕之后,因而不会引起房室收缩的重叠,有利于心室充盈和射血。

(四) 收缩性

心肌细胞能够产生收缩的特性称为收缩性。心肌的收缩原理与骨骼肌基本相同,但由于心肌的组织结构和电生理特性与骨骼肌不完全相同,因此心肌的收缩性具有其独特的特点。

1. 对细胞外液中的 Ca^{2+} 依赖性强　心肌的肌质网不如骨骼肌发达,Ca^{2+} 的贮存和释放量均较少,因而心脏的收缩对细胞外液中的 Ca^{2+} 有明显的依赖性。

2. "全或无"式的收缩 由于心肌细胞之间存在低电阻的闰盘结构,使左、右心房和左、右心室各自构成一个功能合胞体,故心肌细胞一旦发生兴奋,即可在细胞之间迅速传播,使两侧心房或心室的所有肌纤维几乎同步发生收缩,表现为"全或无"式的收缩。这种同步收缩的方式,有利于提高心脏泵血的效率。

3. 不发生强直收缩 如前所述,心肌每一次兴奋后的有效不应期相当于心肌的整个收缩期加舒张早期,心肌不可能在收缩期内再接受刺激而产生一次新的兴奋和收缩,因此心肌不会发生强直收缩,这使心脏始终保持收缩与舒张交替进行,从而保证心脏有序地充盈与射血。

三、心脏的泵血过程

案例分析

案例:患者,男,55 岁,因劳动后出现呼吸困难 2 小时而就诊。入院时,患者面色苍白、气促乏力、口唇青紫、多汗。既往有高血压病史。查体:血压 170/100mmHg,心率 120 次 /min,心界向左下明显扩大,两肺布满湿啰音及哮鸣音。诊断为:急性左心衰竭、肺水肿、高血压。

分析:左心接受来自肺循环的血液,若左心出现衰竭,心输出量减少,则可使血液淤积在肺循环,而导致肺部淤血水肿,患者可出现呼吸困难、气促乏力、两肺布满湿啰音及哮鸣音。患者既往有高血压病史,入院时血压 170/100mmHg(高血压的诊断标准:收缩压 ≥ 140mmHg 和 / 或舒张压 ≥ 90mmHg),因此诊断为高血压。

(一) 心动周期与心率

1. 心动周期和心率的概念 心脏一次收缩和舒张构成的一个机械活动周期称为心动周期(图 6-24)。心脏的泵血是以一个心动周期为单位进行的,无数个心动周期串联在一起,推动血液在心血管内连续地循环流动。由于心室在心脏泵血功能中起主要作用,所以心动周期通常指心室的活动周期。每分钟心脏搏动的次数称为心率。正常成人在安静状态下心率为 60~100 次 /min,平均为 75 次 /min。心率会因年龄、性别和生理状况不同而略有差异。

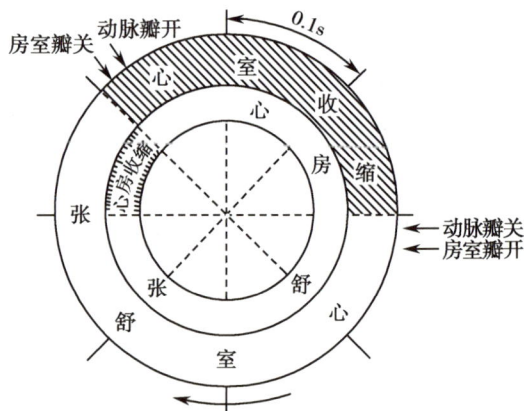

图 6-24 心动周期示意图

2. 心动周期与心率的关系 心动周期的时程与心率呈反变关系。以心率为 75 次 /min 计算,则每个心动周期历时 0.8 秒。在一个心动周期中,心房和心室的机械活动均可分为收缩期和舒张期,心房和心室的活动按一定的顺序和时程先后进行,而左、右两侧心房或心室的活动都是同步的。在一个心动周期中,心房收缩为 0.1 秒,舒张期为 0.7 秒;心室收缩期为 0.3 秒,舒张期为 0.5 秒。从心室舒张开始到下一个心动周期心房开始收缩之前的 0.4 秒,心房和心室都处于舒张状态,称为全心舒张期。心房和心室的舒张期都长于收缩期。因此,当心率加快时,心动周期缩短,收缩期和舒张期均缩短,但以舒张期缩短更为明显,这使心肌工作时间相对延长、休息时间相对缩短,不利于心脏持久活动,从而影响泵血功能。

(二)心的泵血过程

在心脏泵血过程中,心室起主要作用,左、右心室的活动基本一致。下面以左心室为例解释心脏泵血过程(图 6-25)。

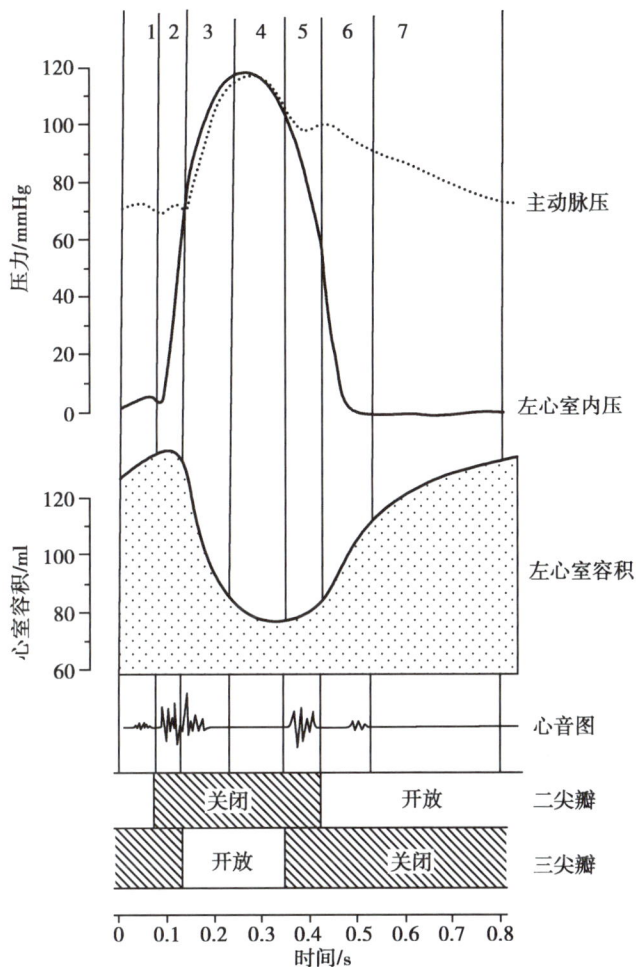

ER 6-5

左心室泵血过程(视频)

图 6-25 心动周期中左心室内压力、容积和瓣膜的变化
1. 心房收缩期;2. 等容收缩期;3. 快速射血期;4. 减慢射血期;
5. 等容舒张期;6. 快速充盈期;7. 减慢充盈期。

1. 心室收缩期

(1)等容收缩期:心室开始收缩时,室内压迅速升高。当室内压超过房内压时,推动房室瓣关闭并阻止血液倒流入心房,而此时室内压尚低于主动脉压,动脉瓣仍处于关闭状态,此时,房室瓣、动脉瓣均处于关闭状态,使心室成为一个封闭的腔,无血液进出心室,心室容积不变,故称为等容收缩期,历时约 0.05 秒。心室继续收缩,室内压进一步升高,室内压上升速率达到最大值。

(2)快速射血期:随着心室的进一步收缩,室内压升高超过主动脉压,动脉瓣开放,血液由心室迅速流入主动脉。此期心室内压上升达到最高，射血速度很快，射血量约占整个射血期总射血量的2/3，心室容积迅速减小。这一时期称为快速射血期，历时约0.1秒。

(3)减慢射血期：快速射血后，随着心室收缩强度减弱和心室内血液减少，导致射血速度减慢，这一时期称为减慢射血期，历时约0.15秒。此期末心室容积减至最小。

在减慢射血期内，室内压已略低于主动脉压，但由于血液受到心室肌收缩的推挤作用获得较大的动能，故其仍然可以依惯性作用逆压力差继续射入主动脉。

2. 心室舒张期

(1)等容舒张期：射血期后，心室开始舒张，室内压迅速下降，低于主动脉压，主动脉瓣关闭，此时房室瓣仍处于关闭状态，心室再次成为封闭的腔。这一时期，心室内压急剧下降而容积不变，称为等容舒张期，历时0.06~0.08秒。在心脏泵血过程中，等容舒张期是室内压下降速度最快的时期。

(2)快速充盈期：当心室进一步舒张，室内压进一步下降到低于房内压，房室瓣开放，使得心房的血液因心室的"抽吸"作用而快速流入心室，心室容积急剧增大，这一时期称为快速充盈期，历时约0.11秒。此期流入心室的血量约占总充盈血量的2/3，此期末室内压降至最低。

(3)减慢充盈期：随着心室充盈血量的增多，房室之间的压力差逐渐减小，血液流入心室的速度减慢，心室容积进一步增大，这一时期称为减慢充盈期，历时约0.22秒。

(4)心房收缩期：在心室舒张的最后0.1秒，心房开始收缩，即进入心房收缩期。心房收缩再将其内的血液部分挤入心室，使心室充盈量增加10%~30%。心室容积在此期末增至最大。

综上所述，心房-心室-动脉之间的压力差是心脏充盈和射血的主要动力，而心室肌的收缩与舒张则是造成这种压力差变化的根本原因；瓣膜开闭活动保证了血液的单向循环流动。

左、右心室的泵血过程基本相同，但肺动脉压仅为主动脉压的1/6，因此在一个心动周期中，右心室内压的变化幅度比左心室小得多。

(三) 心脏泵血功能的评价指标

1. 每搏输出量与射血分数 一侧心室每一次收缩射入动脉的血液量称为每搏输出量，简称搏出量。正常成人在安静状态下搏出量为60~80ml，平均为70ml。搏出量占心室舒张末期容积的百分比称为射血分数，正常成人为55%~65%。心室舒张末期容积的大小可反映心室充盈量(或回心血量)的多少，射血分数反映的是正常心室搏出量与充盈量之间存在着定比关系，即正常心脏的搏出量应当是占其充盈量的55%~65%。当充盈量增加时，搏出量要相应增加；而充盈量减少时，搏出量要相应减少。在心室功能减退、心室腔异常扩大时(充盈量增加)，其搏出量可能没有明显变化，但射血分数却明显下降。因此，射血分数的变化要比搏出量的变化能够更早地反映出心脏泵血功能的异常改变。

2. 每分输出量与心指数 一侧心室每分钟射入动脉的血液量称为每分输出量，简称心输出量，心输出量＝搏出量×心率。正常成人安静状态下，心输出量约为5.0L/min(4.5~6.0L/min)。

心输出量与机体的代谢水平相适应，不同个体的心输出量可因性别、年龄及其他生理状况不同而有较大差异。

以单位体表面积(m^2)计算的心输出量称为心指数，心指数＝心输出量/体表面积。我国中等身材成人的体表面积为 1.6~1.7m², 安静和空腹情况下心输出量为 4.5~6.0L/min, 因此静息心指数为 3.0~3.5L/(min·m²)。心指数是比较不同个体的心功能的常用指标。

3. 心脏做功量　心室射血入动脉需克服动脉血压所形成的阻力。在不同动脉压的情况下, 心脏射出相同的血量所做的功是不同的。心室收缩射血一次所做的功, 称为每搏功。每搏功乘以心率即为每分功, 计算左室每搏功和每分功的简式如下:

每搏功(J) = 搏出量(L) × (平均动脉压 – 平均左房压)(mmHg) × 9.807 × 13.6 × (1/1 000)

右心室搏出量与左心室相等, 但肺动脉平均压仅为主动脉平均压的 1/6 左右, 因此右心室做功量仅为左心室的 1/6。作为评定心泵血功能的指标, 心脏做功量要比单纯的心输出量更为全面。

4. 心力储备　心输出量随着人体代谢需要而增加的能力称为心力储备。正常成人安静时, 心输出量约为 5L/min, 剧烈运动时可达 25~35L/min, 为安静时的 5~7 倍, 说明健康人的心脏具有相当大的储备能力。心力储备来自心率储备和搏出量储备。

(1)心率储备:健康成人安静时心率平均为 75 次/min, 在剧烈运动时可达 160~180 次/min。在一定范围内, 动用心率储备, 心输出量可增加至静息状态时的 2~2.5 倍。

(2)搏出量储备:搏出量储备包括舒张期储备和收缩期储备。心室做最大舒张时, 心室舒张末期容积可从约 125ml 增加到 140ml 左右, 即舒张期储备为 15ml; 心室做最大收缩时, 心室收缩末期容积可从 55ml 减少至 15~20ml, 即收缩期储备为 35~40ml。可见, 收缩期储备是搏出量储备的主要成分。

(四) 影响心输出量的因素

心输出量 = 搏出量 × 心率。因此, 凡是影响搏出量和心率的因素都可影响心输出量, 而搏出量又取决于心室的前负荷、后负荷和心肌收缩能力。

1. 前负荷　是指心室收缩前所承受的负荷, 即心室舒张末期容积, 主要与静脉回心血量有关。在一定范围内, 静脉回心血量越多, 心室舒张末期充盈量越多, 心肌初长度越长, 心室收缩力越大, 搏出量越多; 反之, 静脉回心血量减少, 搏出量减少。这种通过改变心肌初长度而引起心肌收缩能力改变的调节称为异长调节。

2. 后负荷　是指心室收缩射血时遇到的阻力, 即动脉血压。在其他条件不变的情况下, 动脉血压升高时, 心室射血遇到的阻力增大, 使心室等容收缩期延长, 射血时间缩短, 搏出量减少。临床上高血压患者的动脉血压高于正常水平, 心室长期加强收缩, 将导致左心室肥厚、扩张, 甚至左心衰竭。因此, 对后负荷增加引起的心衰患者, 临床上可考虑用舒血管药物降低动脉血压(后负荷), 改善心功能。

3. 心肌收缩能力　是指心肌不依赖于前、后负荷而能改变其收缩功能的内在特性。心肌收缩能力与搏出量呈正变关系。影响心肌收缩能力的主要因素为兴奋 - 收缩耦联过程中活化的横桥数量和 ATP 酶的活性。这种心脏通过改变心肌收缩能力调节心脏泵血功能的机制称为等长调节。临床经常使用的一些强心药, 如肾上腺素、强心苷等就是通过增加心肌收缩能力而增加心输出量, 从而保证人体组织器官的血液供应。

4. 心率　心率在一定范围内变化时, 若搏出量不变, 心输出量随心率加快而增加。但当心率超过 160~180 次 /min 时,由于心肌耗能过多而收缩力降低,同时由于心室充盈期缩短明显,故搏出量反而减少。当心率低于 40 次 /min 时,尽管心舒期延长,但心室充盈已达最大值,搏出量达最大限度,而心率过慢,因此心输出量亦减少。

(五)心音

在心动周期中,心肌收缩、瓣膜开闭、血流撞击心室壁及大动脉壁引起的振动,通过心脏周围的组织传到胸壁,用听诊器在胸壁上听到的声音称为心音。一般情况下只能听到第一心音和第二心音,在某些健康儿童和青年人可以听到第三心音,用心音图可以记录到第四心音。第一心音主要是由于房室瓣突然关闭引起的室壁振动,以及心室射血撞击动脉壁引起的振动而产生的。其特点是音调较低,持续时间较长;在心尖搏动处听得最清楚。第一心音标志着心室收缩的开始。

第二心音主要是由于动脉瓣突然关闭引起的振动,以及血流撞击大动脉根部和心室内壁的振动而产生的。其特点是音调较高,持续时间较短;在心底部听得最清楚。第二心音标志着心室舒张的开始。

某些心脏疾病可产生杂音或其他异常心音,因此听取心音对于心脏疾病的辅助诊断有一定意义。

点滴积累

1. 心肌细胞具有收缩性、传导性、兴奋性和自律性等生理学特性。
2. 心室肌细胞的动作电位包括 5 个时相,即 0 期、1 期、2 期、3 期和 4 期。其中 2 期又称平台期,是心室肌细胞动作电位区别于其他细胞动作电位的主要特征。窦房结 P 细胞的动作电位包括 0 期、3 期和 4 期。其中,4 期膜电位不稳定,能够自动去极化。
3. 心脏泵血过程包括心室收缩期和心室舒张期。心室收缩期又分为等容收缩期、快速射血期、减慢射血期;心室舒张期分为等容舒张期、快速充盈期、减慢充盈期和心房收缩期。
4. 影响心输出量的因素主要有心室收缩的前负荷、后负荷、心肌收缩能力和心率。

第四节　血管生理

一、血流动力学的相关概念

(一)血流量

血流量为单位时间内流过血管某一截面的血量,又称容积速度。血流量(Q)与血管两端的压力差(ΔP)成正比,与该器官内的血流阻力(R)成反比,可通过下式计算得出:

$$Q = \Delta P / R$$

在整体情况下,供应不同器官血液的动脉压基本相等,故器官血流量的多少主要取决于该器官血流阻力的大小。

（二）血流阻力

血流阻力是血液在血管内流动时所遇到的阻力。血流阻力来自血液流动时血液与血管壁之间以及血液内部各种成分之间的摩擦力。血流阻力（R）与血管长度（L）和血液黏滞度（η）成正比，与血管半径（r）的4次方成反比，即

$$R = \frac{8\eta L}{\pi r^4}$$

在生理情况下，血流阻力主要由血管口径决定，并且与血管口径的4次方成反比。小动脉和微动脉管径小，管壁有丰富的平滑肌纤维，交感神经分布密度大，并且交感缩血管神经的活动对其管壁舒缩的影响非常明显，因此小动脉和微动脉被称为阻力血管。来自小动脉和微动脉的阻力称为外周阻力。

（三）血压

血管内流动的血液对单位面积血管壁的侧压力称为血压。按照国际标准计量单位规定，其单位为帕（Pa）或千帕（kPa），但长期以来人们习惯上用毫米汞柱（mmHg）来表示血压数值（1mmHg=0.133kPa）；静脉血压和心房压较低，又常以厘米水柱（cmH_2O）为单位（1cmH_2O=0.098kPa）。

二、动脉血压和脉搏

（一）动脉血压

1. 动脉血压的有关概念与正常值　动脉血压一般指主动脉压，即主动脉内流动的血液对单位面积血管壁的侧压力。由于血压在大动脉内降低很小，为了测量方便，通常以测量上臂的肱动脉血压代表主动脉压。

在一个心动周期中，动脉血压随心脏的舒缩活动而发生周期性变化。心室收缩时动脉血压上升所达到的最高值称为收缩压；心室舒张时动脉血压下降所达到的最低值称为舒张压。收缩压与舒张压之差称为脉搏压，简称脉压。一个心动周期中动脉血压的平均值称为平均动脉压。由于心动周期中舒张期较长，所以平均动脉压接近舒张压，大约等于舒张压加1/3的脉压。

在安静状态下，我国健康青年人的收缩压为100~120mmHg（13.3~16.0kPa），舒张压为60~80mmHg（8.0~10.6kPa），脉压为30~40mmHg（4.0~5.3kPa），平均动脉压接近100mmHg（13.3kPa）。临床上，动脉血压值习惯以收缩压/舒张压表示，如120/80mmHg，表示收缩压为120mmHg、舒张压为80mmHg。健康人在安静状态下的血压值是比较稳定的，但存在个体、年龄和性别差异。

> **边 学 边 练**
>
> 动脉血压是人体重要的生命体征之一。动脉血压的测量部位、方法及影响动脉血压的因素等，请参见实验项目：测量人体动脉血压和听诊心音和实验项目：观察家兔动脉血压的影响因素。

2. 动脉血压的形成 循环系统内的血液充盈、心室射血和外周阻力，以及大动脉的弹性贮器作用是形成动脉血压的基本条件。动脉血压是在足够的血液充盈血管的前提下，由心肌收缩射血的动力和外周阻力两者同时作用于血液而形成的对动脉管壁的侧压，大动脉管壁的弹性对动脉血压则起缓冲作用。

在一个心动周期中，心室收缩向主动脉射血 60~80ml，由于外周阻力的存在，只有 1/3 的搏出量流至外周，其余约 2/3 的搏出量则暂时储存于大动脉内，使动脉血压随之升高。同时，由于大动脉弹性扩张，一方面使血压不致升得过高，另一方面将心室收缩释放的部分能量以势能的形式贮存于弹性贮器血管壁上（图 6-26）。在射血中期，血液对单位面积动脉管壁产生的侧压力最高，此时的血压即为收缩压。

心室舒张，射血停止，弹性扩张的贮器血管发生弹性回缩，将在心缩期中贮存的部分势能重新变为动能，推动大动脉内剩余的 2/3 的搏出量继续流向外周，并对血管壁产生侧压力，同时使血压维持在一定水平，不至于过低（图 6-26）。随着血液不断流向外周，血压逐渐降低，在下一个心动周期的心室射血之前达到最低，此时的血压即为舒张压。

在动脉血压的形成过程中，大动脉的弹性贮器作用，一方面使心室的间断射血变为血管内的连续血流；另一方面又能缓冲动脉内血压的波动，使一个心动周期中动脉血压的波动幅度远小于心室内压的变动幅度。

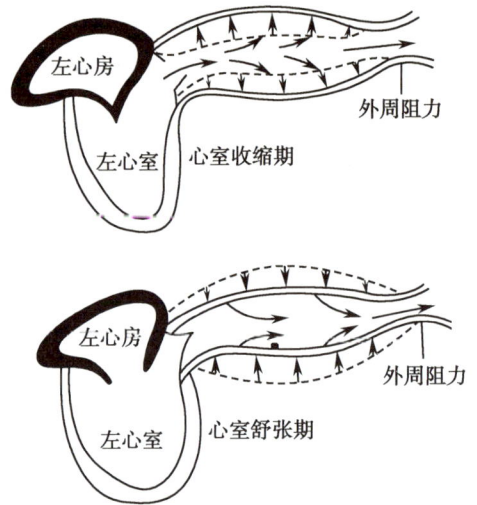

图 6-26 动脉血压形成示意图

3. 影响动脉血压的因素 凡能影响动脉血压形成的各种因素，均能影响动脉血压。以下分析是假定其他条件不变，单一因素变化时对动脉血压可能产生的影响。

（1）每搏输出量：在外周阻力和心率不变的情况下，当每搏输出量增大时，心缩期射入主动脉的血量增多，血液对血管壁的侧压力增大，故收缩压明显升高。由于动脉血压升高，血流速度随之加快，大动脉内增加的血量大部分可在心舒期流向外周，到心舒期末，存留在大动脉内的血量增加并不多，故舒张压升高较小，脉压增大。反之，当搏出量减少时，则主要使收缩压降低，脉压减小。因此，在一般情况下，收缩压的高低主要反映每搏输出量的多少。

（2）心率：当心率加快时，心舒期明显缩短，在心舒期流向外周的血液量减少，故心舒期末主动脉内存留的血量增多，舒张压升高。由于动脉血压升高可使血流速度加快，在心缩期内可有较多的血液流至外周，存留的血量增加并不多，因此收缩压的升高不如舒张压的升高显著，脉压减小。反之，当心率减慢时，舒张压降低的幅度比收缩压降低的幅度大，故脉压增大。

（3）外周阻力：当外周阻力增大时，心舒期内血液流向外周的速度减慢，心舒期末存留在主动脉内的血量增多，故舒张压升高。由于动脉血压升高使血流速度加快，心缩期内有较多的血液流至外周，因此收缩压的升高不如舒张压的升高明显，脉压减小。反之，当外周阻力减小时，舒张压的降低比收缩压的降低明显,故脉压增大。外周阻力的大小是影响舒张压的最主要因素。因此,在一般情况下,舒张压的高低主要反映外周阻力的大小。

(4)大动脉管壁的弹性:大动脉的弹性贮器作用对动脉血压有缓冲作用,使收缩压不至于过高、舒张压不至于过低。老年人由于动脉硬化使大动脉管壁弹性降低,缓冲血压的功能减弱,可出现收缩压升高而舒张压降低,脉压明显加大。此时,若伴有小动脉、微动脉硬化,外周阻力将增大,舒张压也会随之升高,但升高的幅度较收缩压升高的幅度小,故脉压仍增大。

(5)循环血量/血管容量比值:血压的高低与循环血量/血管容量比值成正比。如循环血量增多或血管收缩致血管容量减少均可使循环血量/血管容量比值升高,血压则随之升高。反之,如大失血引起的循环血量减少或血管扩张致血管容量增加均可使循环血量/血管容量比值降低,血压则随之降低。在临床工作中,对于高血压患者,可选择使用利尿药(如螺内酯、氢氯噻嗪等)来增加体内液体量的排出,减少患者的循环血量,或使用血管扩张药(如卡托普利、酚妥拉明等)使血管容量增加,从而使循环血量/血管容量比值降低,以此降低患者的血压。

表 6-1 将上述各种因素对血压的影响进行归纳。

表 6-1　影响动脉血压的因素

影响因素	变化情况	收缩压	舒张压	脉压
每搏输出量	↑	↑↑	↑	↑
	↓	↓↓	↓	↓
心率	↑	↑	↑↑	↓
	↓	↓	↓↓	↓
外周阻力	↑	↑	↑↑	↓
	↓	↓	↓↓	↑
大动脉管壁的弹性	↓	↑	↓	↑
循环血量/血管容量比值	↑	↑↑	↑	↑
	↓	↓↓	↓	↓

在整体情况下,各种因素可能同时发生改变并相互影响,血压的变化常常是多种因素相互作用的综合结果。

课 堂 活 动
学习了动脉血压的形成机理及影响因素,那么临床上高血压患者使用的抗高血压药都可从哪些方面降血压?

(二)动脉脉搏

在每个心动周期中,随着心脏的舒缩活动,动脉内的压力和容积发生周期性变化而导致动脉管壁发生周期性的搏动,称为动脉脉搏,简称脉搏。临床上检查脉搏时一般选择桡动脉。由于动脉脉搏与心输出量、动脉管壁的顺应性和外周阻力等因素密切相关,因此在某些情况下,脉搏可以反映心血管系统的功能状态。

三、静脉血压和静脉回心血量

静脉在安静时可容纳体循环血量的 60%~70%，起到储血库的作用，故有"容量血管"之称。同时通过其舒缩活动可有效地调节回心血量和心输出量，以适应人体不同情况的需要。

(一) 静脉血压

1. **外周静脉压** 各器官静脉的血压称为外周静脉压。通常以人体平卧时的肘静脉压为代表，正常值为 5~14cmH$_2$O。

2. **中心静脉压** 右心房和胸腔内大静脉的血压称为中心静脉压，其正常值为 4~12cmH$_2$O。中心静脉压可反映心脏射血能力和静脉回心血量之间的相互关系，其与心脏射血能力呈反变关系，与静脉回心血量呈正变关系。因此，中心静脉压是判断心血管功能的一个重要指标。

(二) 影响静脉回心血量的因素

单位时间内静脉回心血量的多少取决于外周静脉压与中心静脉压之差，以及静脉对血流的阻力。因此，凡能影响外周静脉压、中心静脉压和静脉阻力的因素，均能影响静脉回心血量。

1. **循环系统平均充盈压** 当血流停止时，循环系统各部位所测得的压力是相同的，这一压力值即循环系统平均充盈压。它是反映血管系统充盈程度的指标。循环系统平均充盈压与血管内血液充盈程度以及静脉回心血量成正比。当血量增加或容量血管收缩，循环系统平均充盈压升高，与右心房之间的压力差值增大，静脉回心血量增多。反之，则静脉回心血量减少。

2. **心肌收缩能力** 心肌收缩是推动血液循环的动力，因而静脉回心血量与心肌收缩能力呈正变关系。右心衰竭时，由于右心室收缩力降低，体循环的静脉回流减慢，患者可出现颈静脉怒张、肝淤血肿大、下肢水肿等体循环淤血的表现；左心衰竭时，左心房压和肺静脉压升高，可造成肺淤血和肺水肿。

3. **骨骼肌的挤压作用** 静脉内有向近心端方向开放的瓣膜，可防止血液逆流。肌肉收缩时，其中的静脉受挤压而压力升高，血液通过静脉瓣回心；肌肉舒张时，静脉扩张而压力降低，有利于血液从毛细血管流入静脉而使静脉充盈。故骨骼肌和静脉瓣共同对静脉血的回流起着"泵"的作用，称为肌肉泵。长期站立工作的人(如教师、售货员等)会由于不能及时充分发挥肌肉泵的作用而容易引起下肢静脉淤血，甚至形成下肢静脉曲张。

4. **体位改变** 由于静脉管壁薄、易于扩张和内压较低，使得静脉血压和静脉血流易受重力和体位影响。当人由平卧位突然变为直立位时，由于重力作用，心脏水平以下部位的静脉充盈扩张，可比卧位时多容纳大约 500ml 血液，导致静脉回心血液减少，心输出量减少，血压降低。这种变化在健康人由于神经和体液的迅速调节而不易觉察。但长期卧床的患者由于静脉管壁的紧张性较低，可扩张性较大，加之肌肉收缩力量弱，对静脉的挤压作用减小，故由平卧位突然站立起来时，可因大量血液积滞在下肢静脉内，回心血量过少，心输出量减少，导致动脉血压下降，脑组织血液供应不足而发生晕厥。

5. **呼吸运动** 呼吸运动对静脉回流起着"呼吸泵"的作用。吸气时，胸腔容积增大，胸膜腔负压值增加,使胸腔内的大静脉和右心房进一步扩张,压力进一步降低,有利于静脉血回流到右心房;呼气时,则使静脉回流到右心房的血量相应减少。

四、微循环

(一)微循环的概念及组成

微循环是指微动脉和微静脉之间的血液循环,其主要功能是完成血液与组织细胞之间的物质交换。此外,微循环还控制组织的血流量,影响动脉血压和静脉血流量,并通过组织液的生成,影响全身或局部体液的分布。

人体各器官、组织的结构和功能不同,微循环的组成也不同。典型的微循环包括微动脉、后微动脉、毛细血管前括约肌、真毛细血管、通血毛细血管、动静脉吻合支和微静脉等(图 6-27)。

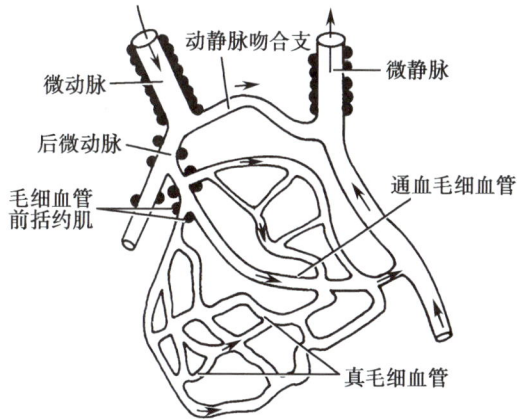

图 6-27 微循环组成模式图

(二)微循环的血流通路及功能

根据微循环的组成,可将微循环分为三条血流通路(表 6-2)。

表 6-2 微循环血流通路

血流通路	组成	主要分布	生理意义	开放情况
迂回通路	微动脉、后微动脉、毛细血管前括约肌、真毛细血管网、微静脉	广泛	物质交换的主要场所	交替开放
直捷通路	微动脉、后微动脉、通血毛细血管、微静脉	骨骼肌	保证血液快速回流	经常开放
动静脉短路	微动脉、动静脉吻合支、微静脉	皮肤	调节体温	经常关闭

1. **迂回通路** 血液由微动脉流经后微动脉、毛细血管前括约肌、真毛细血管网,最后汇入微静脉的通路称为迂回通路。这种通路多见于肠系膜、肝、肾中。其特点是长且迂曲,阻力大,血流缓慢,分布广,管壁薄,通透性好,因而是血液与组织液之间进行物质交换的主要场所,故又称营养通路,是微循环血流的最重要的功能通路。真毛细血管部分轮流交替开放,其开放的多少取决于所在器官、组织的代谢活动水平。

2. **直捷通路** 血液由微动脉经后微动脉、通血毛细血管进入微静脉的通路称为直捷通路。此通路在骨骼肌中多见。其特点是较短而直,血流阻力较小,血液流速较快,流域小,经常处于开放状态。其主要功能是使一部分血液经此通路快速回流心脏,即保证一定的回心血量;其次有少量物质交换功能。

3. **动静脉短路** 血液由微动脉经动静脉吻合支直接流入微静脉的通路称为动静脉短路。该通路多见于皮肤中。其特点是最短最直,血流阻力最小,血液流速最快,流域最小,经常处于关闭状态,无物质交换功能,故又称非营养性通路。动静脉短路的主要功能是参与体温调节。

五、组织液的生成与回流及淋巴循环

(一) 组织液的生成与回流

组织液来源于血浆,存在于组织细胞的间隙内。组织液成分与血浆成分基本相同,最主要的区别是组织液中的蛋白质浓度比血浆蛋白质浓度低。组织液是血浆从毛细血管动脉端滤过而形成的,其中绝大部分又从毛细血管静脉端回流到血液中。促使液体从毛细血管内向血管外滤过的力量为毛细血管血压和组织液胶体渗透压;促使组织液从血管外回流到毛细血管内的力量为血浆胶体渗透压和组织液静水压。促进液体滤过的力量与促进组织液回流的力量之差称为有效滤过压。有效滤过压是组织液生成和回流的动力,可用下式表示:

有效滤过压 =(毛细血管血压 + 组织液胶体渗透压)−(血浆胶体渗透压 + 组织液静水压)

当有效滤过压为正值时,液体从毛细血管滤出,组织液生成;当有效滤过压为负值时,液体被重吸收到毛细血管内,组织液回流(图 6-28)。组织液的生成与回流是一个逐渐移行的过程,由动脉端向静脉端滤过量逐渐减少,而回流量逐渐增加。由毛细血管动脉端生成的组织液,约 90% 通过毛细血管静脉端回流到血液中,其余约 10% 则进入毛细淋巴管成为淋巴液,经淋巴系统回流入血。

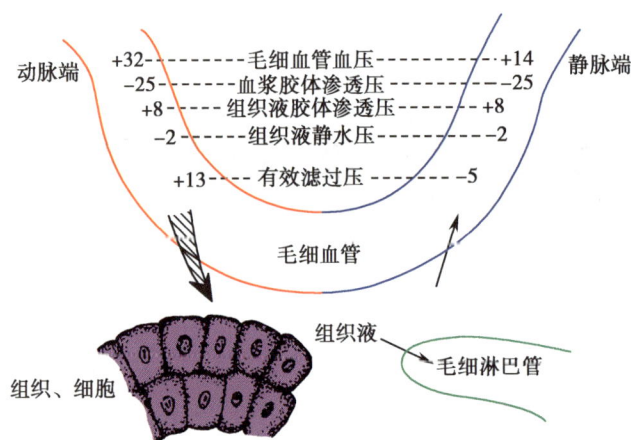

图 6-28　组织液生成与回流示意图(单位为 mmHg)

(二) 影响组织液生成与回流的因素

在生理情况下,组织液生成与回流保持着动态平衡,从而使体液的分布保持正常。如果这种动态平衡受到破坏,出现组织液生成过多或回流量减少,组织间隙中就有过多的液体积聚,形成水肿。

使组织液生成增多或回流减少而造成水肿的常见原因有:①毛细血管血压升高,如在心力衰竭、静脉栓塞或肿瘤压迫等情况下,使全身或局部静脉压升高,导致微静脉和毛细血管血压升高。②血浆胶体渗透压降低,如肝脏疾病、某些肾脏疾病或营养不良。③毛细血管壁通透性增高,血浆蛋白可从毛细血管壁滤出,使组织液胶体渗透压升高,如炎症、烧伤、冻伤及过敏反应等。④淋巴液回流受阻,如淋巴管和淋巴结的急、慢性炎症,丝虫虫体阻塞淋巴管等。

(三)淋巴液的生成与回流

组织液与细胞进行物质交换后,其中90%回流到毛细血管内并经毛细血管进入静脉,10%则进入毛细淋巴管成为淋巴液。

淋巴液沿各级淋巴管和淋巴结的淋巴窦向心流动,最后由右淋巴导管和胸导管注入静脉,因此可将淋巴系统视作组织液回流到血液中的重要辅助系统。

淋巴回流的生理意义:①为血浆回收蛋白质,淋巴回流是组织液中的蛋白质回到血液循环的唯一途径。②调节血浆与组织液之间的液体平衡。③运输脂肪及其他营养物质。④防御和免疫功能。

点滴积累

1. 动脉血压包括收缩压和舒张压。
2. 影响动脉血压的因素主要有:每搏输出量、心率、外周阻力、大动脉管壁的弹性和循环血量/血管容量比值。
3. 影响静脉回流的因素主要有循环系统平均充盈压、心肌收缩能力、骨骼肌的挤压作用、体位改变和呼吸运动。
4. 微循环由三条血流通路组成:迂回通路、直捷通路和动静脉短路,其主要功能依次是物质交换、保证回心血量和调节体温。
5. 组织液生成的部位是组织毛细血管;组织液生成与回流的动力是有效滤过压;影响组织液生成与回流的因素有毛细血管血压、血浆胶体渗透压、毛细血管壁通透性、淋巴回流等因素。

第五节　心血管活动的调节

当机体感受到内、外环境变化(刺激)时,心脏和血管的活动会在神经和体液因素的调节下发生相应的改变,血压也会随之发生变化(反应)。

一、神经调节

(一)心血管的主要神经支配

1. 心脏的神经支配　心脏受心交感神经和心迷走神经的双重支配。

(1)心交感神经:心交感神经兴奋,其节后纤维释放的神经递质为去甲肾上腺素(NE),可激活心肌细胞膜上的 β_1 受体结合,使自律细胞4期的内向电流(主要是 Na^+ 内流)加强,导致心率加快;去甲肾上腺素与心肌细胞膜上的 β_1 受体结合,还可以使心肌细胞膜上的钙通道开放, Ca^{2+} 内流增多并引发肌质网释放 Ca^{2+} 增多,使心房肌和心室肌的收缩能力加强; Ca^{2+} 内流量增多可使慢反应细胞0期动作电位的上升幅度增大,除极速度加快,经过房室交界传导的时间缩短,房室交界传导速度加快。

(2)心迷走神经：心迷走神经兴奋，其节后纤维末梢释放乙酰胆碱(ACh)，激活心肌细胞膜上的 M 型胆碱能受体，可使肌质网释放 Ca^{2+} 减少，乙酰胆碱还能抑制钙通道，使 Ca^{2+} 内流减少，其最终效应使心肌收缩能力减弱、心率减慢；Ca^{2+} 内流减少，使房室交界处慢反应细胞的动作电位幅度减小，导致房室传导速度减慢。

2. 血管的神经支配　支配血管的神经纤维分为缩血管神经纤维和舒血管神经纤维。

(1)缩血管神经纤维：都属交感神经纤维。交感缩血管神经兴奋，末梢释放去甲肾上腺素，与血管平滑肌上的 α 肾上腺素能受体结合，可导致血管平滑肌收缩，产生缩血管效应。不同部位的交感缩血管纤维分布的密度不同。皮肤血管中的缩血管纤维分布最密，骨骼肌和内脏的血管次之，冠状血管和脑血管中分布较少。在同一器官中，动脉中缩血管纤维的密度高于静脉，微动脉中密度最大，而毛细血管前括约肌中神经纤维分布极少。

(2)舒血管神经纤维：舒血管神经纤维有交感和副交感两种。交感舒血管神经节后纤维主要分布在骨骼肌血管，其末梢释放乙酰胆碱，与血管平滑肌细胞膜上 M 受体结合，引起骨骼肌血管舒张，骨骼肌血流量增加，在情绪激动、恐慌或剧烈运动时发挥作用。副交感舒血管神经纤维分布于少数器官（如脑膜、唾液腺、胃肠外分泌腺和外生殖器）的血管，其末梢释放乙酰胆碱，与血管平滑肌细胞膜上 M 受体结合，引起血管舒张和血流量增加，对整个血液循环的外周阻力影响小。

（二）心血管中枢

产生和调节心血管活动的神经细胞群为心血管中枢。整合心血管活动的基本中枢位于延髓。

1. 延髓心血管中枢　心迷走中枢位于延髓的迷走神经背核和疑核，两者发出迷走神经的节前纤维；心交感中枢和缩血管中枢位于延髓腹外侧部，分别发出神经纤维控制脊髓的心交感神经和交感缩血管神经的节前神经元；这些神经元在机体处于安静状态时都有紧张性活动，分别称为心迷走紧张、心交感紧张和交感缩血管紧张。

2. 延髓以上的心血管中枢　在延髓以上的脑干部分以及下丘脑、大脑和小脑中也都存在与心血管活动有关的神经元，它们在心血管活动调节中所起的作用较延髓心血管中枢更加高级，特别是表现为对心血管活动和机体其他功能之间的复杂整合，使机体的生理活动能协调地进行。

（三）心血管反射

颈动脉窦和主动脉弓压力感受反射（窦 - 弓反射，又称减压反射）是调节心血管活动、稳定快速波动的血压的重要神经反射。

1. 压力感受器　压力感受器反射（又称压力感受性反射）的感受器是位于颈动脉窦和主动脉弓血管外膜下的感觉神经末梢，对血管内搏动性压力变化所致的机械牵拉刺激敏感（图 6-29）。当动脉血压升高时，动脉管壁被牵张的程度增大，压力感受器发放的神经冲动增多。压力感受器的传入冲动频率与动脉管壁的扩张程度成正比。

2. 传入神经　颈动脉窦压力感受器的传入神经是窦神经，窦神经加入舌咽神经；主动脉弓压力感受器的传入神经纤维行走于迷走神经干内，随之进入延髓并在孤束核换元后，与心血管中枢发生广泛联系。

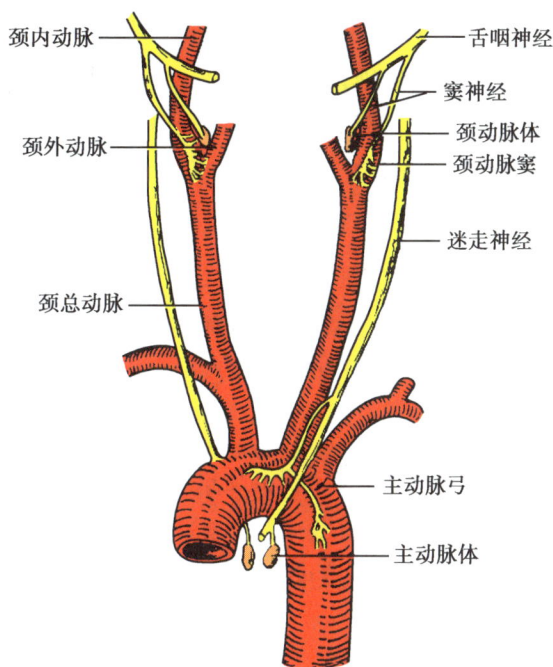

图 6-29　颈动脉窦、主动脉弓区的压力感受器和化学感受器

3. 反射过程　当动脉血压升高时,压力感受器的传入冲动增多,窦神经和主动脉神经发放的传入冲动也相应增多,通过中枢机制,使心迷走紧张加强,心交感紧张和交感缩血管紧张减弱,其效应为心率减慢,心肌收缩能力减弱,心输出量减少,外周阻力降低,故动脉血压下降。反之,当动脉血压降低时,压力感受器的传入冲动减少,使心迷走紧张减弱,心交感紧张和交感缩血管紧张加强,于是心率加快,心肌收缩能力增强,心输出量增加,外周阻力增高,血压回升。可见,窦 - 弓反射对动脉血压具有双向调节作用。

4. 生理意义　压力感受器反射是 种负反馈调节,其意义在于经常性监控动脉血压的波动。当机体的血压发生突然变化时,对动脉血压进行快速调节,从而保持动脉血压的相对恒定。

二、体液调节

(一) 肾上腺素和去甲肾上腺素

肾上腺素和去甲肾上腺素在化学结构上都属于儿茶酚胺。循环血液中的肾上腺素和去甲肾上腺素主要来自肾上腺髓质的分泌,其中肾上腺素约占 80%、去甲肾上腺素约占 20%。

1. 肾上腺素

(1)对心脏的影响:肾上腺素与心肌细胞膜上的 β_1 受体结合,使心脏活动增强,表现为心率加快、心肌收缩能力增强、心肌兴奋传导速度加快,使心输出量增多。

(2)对血管的影响:肾上腺素对血管的作用取决于血管平滑肌上 α 和 β 肾上腺素受体的分布。在皮肤、肾、胃肠道的血管平滑肌上 α 受体占优势,肾上腺素与血管平滑肌上的 α 受体结合,使这些器官的血管收缩;在骨骼肌、肝脏以及冠状动脉血管上 β_2 受体占优势,肾上腺素与血管平滑肌上

的 β_2 受体结合,使这些部位的血管舒张。小剂量的肾上腺素常表现出以 β_2 受体兴奋的效应为主,引起骨骼肌血管和肝脏血管舒张,这种舒血管作用超过肾上腺素对其他部位血管的收缩作用,结果使血管产生的总外周阻力下降;大剂量的肾上腺素常表现出以 α 受体的兴奋效应为主,引起体内血管广泛收缩,使总外周阻力升高。

2. 去甲肾上腺素

(1)对心脏的影响:去甲肾上腺素与心肌的 β_1 受体结合,使心脏活动增强,这种强心作用对离体心脏表现得较为明显(如离体蛙心灌流实验),但对在体心脏其强心作用不明显。

(2)对血管的影响:静脉注射去甲肾上腺素可引起全身血管广泛收缩,使外周阻力增加、血压升高,这是因为去甲肾上腺素可与 α 受体结合,也可与心肌上的 β_1 受体结合,但与 β_2 受体结合能力较弱。由于去甲肾上腺素有较强的收缩血管和升高血压的作用,而血压升高又会使压力感受器反射活动加强,并使心脏活动减弱,结果抵消了去甲肾上腺素与 β_1 受体结合产生的强心作用。因此,肾上腺素常作为强心剂,而去甲肾上腺素作为升压药在临床上使用。

(二)肾素 - 血管紧张素 - 醛固酮系统

交感神经兴奋、动脉血压降低使入球小动脉牵张感受器兴奋,这些都可使球旁细胞(近球细胞)兴奋。另外,肾血流量减少,原尿生成减少(肾小球滤过率下降),小管液中的 Na^+ 含量减少,可使致密斑兴奋,而引起球旁细胞兴奋。球旁细胞兴奋能分泌肾素,它是一种蛋白水解酶。肾素能使血浆中的血管紧张素原(α_2- 球蛋白)水解,生成血管紧张素 I(十肽);血浆和组织中(尤其是肺组织)含有丰富的血管紧张素转换酶,可使血管紧张素 I 降解,生成血管紧张素 II(八肽);血管紧张素 II 在血浆和组织中的血管紧张素酶 A(氨基肽酶)的作用下,生成血管紧张素 III(七肽);血管紧张素 II 和 III 可刺激肾上腺皮质球状带分泌醛固酮。由此可以看出,肾素、血管紧张素和醛固酮二者关系密切,故统称为肾素 - 血管紧张素 - 醛固酮系统(图 6-30),这一系统对动脉血压的长期调节有重要意义。

但对大多数组织、细胞来说,血管紧张素 I 不具有活性。

血管紧张素原(在肝合成的肾素底物)

↓ ← 肾素(由肾近球细胞分泌的一种酶)

血管紧张素 I(十肽)

↓ ← 血管紧张素转换酶(主要在肺血管)

血管紧张素 II(八肽)

↓ ← 血管紧张素酶 A

血管紧张素 III(七肽)

图 6-30 肾素 - 血管紧张素 - 醛固酮系统

血管紧张素中重要的是血管紧张素 II,其主要生理作用如下:①使全身小动脉、微动脉收缩,外周阻力增大,血压升高,也可使静脉收缩,回心血量增多。②作用于交感神经末梢上的血管紧张素受体,使交感神经末梢释放去甲肾上腺素增多。③强烈刺激肾上腺皮质球状带细胞合成和释放醛固酮,醛固酮可促进肾小管和集合管对 Na^+ 和水的重吸收,使细胞外液量增加。④可使交感缩血管紧张增强,同时引起渴觉,导致饮水行为。

血管紧张素 III 的缩血管效应仅为血管紧张素 II 的 10%~20%,主要作用是刺激肾上腺皮质球状带合成和分泌醛固酮,使远曲小管、集合管对水和 Na^+ 的重吸收增加,K^+ 的排出增多,使血容量增加。

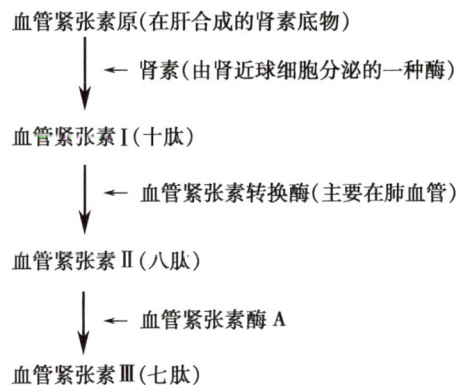

在正常生理情况下,循环血液中的血管紧张素Ⅱ浓度较低。在失血、失液导致循环血量明显减少时,可激活肾素-血管紧张素-醛固酮系统,产生大量血管紧张素和醛固酮,使血压代偿性升高。肾素-血管紧张素-醛固酮系统功能异常时,可发生某些心血管方面的疾病,如高血压等。

(三)血管升压素

血管升压素(VP)是由下丘脑视上核和室旁核的神经元合成的。血管升压素可促进远曲小管和肾集合管对水的重吸收,使尿量减少,故又称抗利尿激素(ADH)。血管升压素作用于血管平滑肌的相应受体,引起血管平滑肌收缩。血管升压素是已知的最强的缩血管物质之一。在生理情况下,血浆中的血管升压素浓度升高时首先出现抗利尿效应,只有当血管升压素的血浆浓度明显高于正常时,才引起缩血管效应,使血压升高。在禁水、失水、失血等情况下,血管升压素释放增加,对保留体内液体量和维持动脉血压都起着重要作用。

(四)心房钠尿肽

心房钠尿肽(ANP)是由心房肌细胞合成和释放的一类多肽,其作用有:①使肾脏的排钠和排水作用明显增加。②使血管舒张、外周阻力降低、搏出量减少、心率减慢、血压降低。③抑制肾素-血管紧张素-醛固酮系统。④抑制血管升压素的合成和释放。

点滴积累

1. 心血管活动的调节包括神经调节和体液调节。
2. 最重要的心血管反射是颈动脉窦和主动脉弓压力感受反射(窦-弓反射),其意义主要是稳定快速波动的血压。
3. 调节心血管活动的体液调节主要包括肾上腺素、去甲肾上腺素、肾素-血管紧张素-醛固酮系统、血管升压素、心房钠尿肽(ANP)等。其中,肾上腺素是临床上常用的强心药,而去甲肾上腺素则为升压药。

第六节 器官循环

体内器官的血流量除了与该器官的动、静脉之间的压力差和器官内的血流阻力有关外,还取决于器官的结构、功能及血管分布。本节主要叙述心、肺、脑的血液循环特点。

一、冠脉循环

(一)冠脉循环的解剖特点

1. 冠脉循环途径 营养心肌的血液供应源于左、右冠状动脉,冠脉的主干走行于心脏表面,小分支由心脏的表面垂直穿入心肌,在心内膜下层分支成网。这种分支穿行的方式,容易使冠脉血管在心肌收缩时受到压迫。

2. 心肌毛细血管网分布丰富 心肌毛细血管的密度高,数量与心肌纤维数的比例约为 1∶1。心肌的横截面上,每平方毫米面积内约有 2 500~3 000 根毛细血管,有利于心肌和冠脉血液之间进行充分的物质交换。

3. 冠状动脉的侧支互相吻合 正常情况下,侧支毛细血管细小,血流量少。若冠状动脉或主要分支突发阻塞,侧支循环常不易很快建立,因此易致心肌缺血坏死。若阻塞是缓慢形成的,侧支循环可逐步建立,起到代偿阻塞部位的心肌血液供应的作用。

(二)冠脉循环的生理特点

1. 血流量大 安静状态下,中等体重的人冠脉血流量为 225ml/min,占心输出量的 4%~5%,每百克心肌可分配 60~80ml/min。当心肌活动增强、冠脉达到最大舒张状态时,冠脉血流量可达到每百克心肌 300~400ml/min。

2. 冠脉血流量取决于舒张压的高低及心舒期的长短 左心室等容收缩期时,由于心肌收缩使血管强烈受压,导致左冠状动脉血流量急剧减少,甚至发生倒流;在快速射血期,主动脉压升高,冠状动脉血压随之升高,冠脉血流量增加;到减慢射血期,冠脉血流量有所下降。心肌舒张早期,解除对冠脉血管的压迫,血流阻力显著减少,冠脉血流量增加并达到最高峰,然后逐渐减少。在左心室深层,心肌收缩对冠脉血流的影响更显著。因此,动脉舒张压的高低和心舒期的长短对冠脉血流有重要影响。

3. 动静脉血氧含量差大 心肌耗氧量大。安静状态下,人 100ml 冠状动脉血中氧含量约 20ml,而 100ml 冠状窦静脉血中的氧含量约为 6ml,动静脉血氧含量差为 14ml,远高于其他组织器官,因此心脏是高耗氧器官。当机体进行剧烈运动时,心肌耗氧量增加,依靠扩张冠状动脉血管增加冠脉血流量,满足心肌对氧的需求。

知识链接

心绞痛与硝酸甘油

心绞痛是由于冠状动脉供血不足导致心肌急剧、短暂性缺血缺氧所引起的临床综合征,典型的症状表现为心前区或胸骨后阵发性绞痛或闷痛,是冠状动脉粥样硬化性心脏病的常见症状。其病理生理学基础主要是心肌组织耗氧与供氧的不平衡,导致心肌暂时的缺血缺氧。目前,抗心绞痛药物的主要作用途径有降低心肌耗氧量、扩张冠状动脉及其侧支和改善冠脉循环等。

硝酸甘油在临床上是防治心绞痛最常用的药物。硝酸甘油通过松弛血管平滑肌扩张动静脉,降低心肌耗氧量;扩张冠状动脉,增加缺血心肌的供血;降低心室内压,使冠脉血流重分布等,因此可用于各型心绞痛的预防和治疗。

二、肺循环

肺循环的生理特点如下。

1. **血流阻力小和血压低** 肺循环的血流阻力及动脉血压均低于体循环。肺动脉及分支管壁较薄，其中肺动脉管壁厚度约为主动脉的 1/3，并且分支短、管径较粗，可扩张性较高，因此对血流的阻力较小。虽然左、右心室的每分输出量相等，但由于肺循环血流阻力小，故肺动脉压低于主动脉压。

2. **肺的血容量变化大** 肺部的血容量约 450ml，占全身血量的 9%。由于肺组织和肺血管都具有较大的可扩张性，所以肺血容量会发生较大范围的变化。用力呼气时，血容量可减少至 200ml；深吸气时，肺血容量可增加至 1 000ml 左右。因此肺循环血管有人体内储血库的作用。当机体失血时，肺循环可将一部分血液输送至体循环，起到代偿作用。

3. **肺毛细血管有效滤过压低** 肺循环毛细血管压力约为 7mmHg，血浆胶体渗透压平均为 25mmHg，肺组织间液的胶体渗透压约为 14mmHg，静水压约为 –5mmHg，因而肺毛细血管有效胶体渗透压约为 1mmHg，仅有少量的液体进入组织间隙，故肺组织间隙液体极少。某些病理情况下，如左心衰竭时，因肺静脉压力升高，肺循环毛细血管血压随之升高，使进入肺组织间隙和肺泡的液体增多，形成肺水肿。

三、脑循环

脑循环的生理特点如下。

1. **脑组织血流量较大，代谢水平较高** 脑组织的重量仅占人体重的 2%，但是血流量约占心输出量的 15%。安静状态下，每百克脑组织血流量为 50~60ml/min，整个脑的血流量约为 750ml/min。同时，脑组织的代谢水平高，安静时，每百克脑组织耗氧 3~3.5ml/min，即整个脑组织耗氧量约占全身耗氧量的 20%，因此，脑组织对缺血缺氧极其敏感。如果脑供血停止数秒钟，机体就会出现意识丧失；如果停止供血 5~6 分钟，脑细胞将会出现不可逆的损伤。

2. **脑血流量变化小** 脑位于颅腔内，颅腔属骨性，容积是固定的。由于脑组织是不可压缩的，因此脑血管的收缩和舒张程度受到非常大的限制，血流量变化也比其他器官小。

> **点滴积累**
>
> 1. 心脏的血液供应主要依靠冠脉循环。
> 2. 肺循环是右心室和左心房之间的血液循环，其功能是使血液与肺泡气之间进行气体交换。
> 3. 脑是人体功能调节的最高级中枢。脑的血流来自颈内动脉和椎动脉，在脑底部形成基底动脉环，由此发出分支供应各部脑组织。

目标检测

1. 一胃肠炎患者口服小檗碱后，排出黄色尿液。简述小檗碱所含的黄色物质自口服至排出体外所经过的路径。

ER 6-7

习题

2. 简述淋巴管道的组成。为什么肿瘤细胞首先易从淋巴途径转移而不是血液途径转移?

3. 试述动脉血压形成的机制及影响动脉血压的因素。

4. 为什么人由较长时间的蹲坐位或平卧位突然变为立位时会感到头晕?

5. 简述冠脉循环的解剖与生理特点。

（郭新庆　高　玲　倪赛宏）

第七章　呼吸系统

学习目标

1. **掌握**　呼吸系统的组成；上、下呼吸道的概念；肺的位置、形态及肺的微细结构；呼吸的概念、基本过程、肺通气的动力、肺通气量和肺通气功能的评价。
2. **熟悉**　鼻腔的结构和鼻旁窦的名称；喉腔的形态和结构；胸膜的分部；气体交换的过程及影响因素、呼吸运动的中枢及化学性反射调节。
3. **了解**　外鼻的形态；纵隔的概念和分部；气体在血液中的运输、肺通气的阻力。

导学情景

情景描述：

　　患者，女，35岁，既往有哮喘病史。以咳嗽、胸闷、喘息、呼吸困难持续约30分钟为主要症状就诊。体格检查：面色苍白，呼吸急促，呼吸音减弱，胸部闻及哮鸣音。经相关检查确诊为哮喘急性发作。给予支气管舒张剂后，患者症状得到缓解。

学前导语：

　　哮喘引起呼吸困难是支气管痉挛、支气管黏液增多、气道炎症、气道高反应性以及气体交换障碍等多种因素相互作用的结果。支气管是气体进出肺的通道，肺是气体交换的场所。本章将通过对呼吸系统的相关解剖和生理功能知识的学习，为防治呼吸系统疾病提供科学基础，同时也有助于深入探究呼吸道给药的原理。

　　机体与环境之间进行气体交换的过程称为呼吸。呼吸的全过程包括外呼吸、气体在血液中的运输和内呼吸三个基本环节，这三个环节既相互衔接又同步进行(图 7-1)。外呼吸是指肺泡周围毛细血管内的血液与外界环境之间进行气体交换的过程，包括肺通气和肺换气两个过程。肺通气是指肺与外界环境之间进行气体交换的过程，肺换气是指肺泡与肺泡周围毛细血管内的血液之间进行气体交换的过程。气体在血液中的运输是连接内呼吸与外呼吸的重要环节。内呼吸是指组织毛细血管的血液与组织细胞之间进行气体交换的过程。通常所说的呼

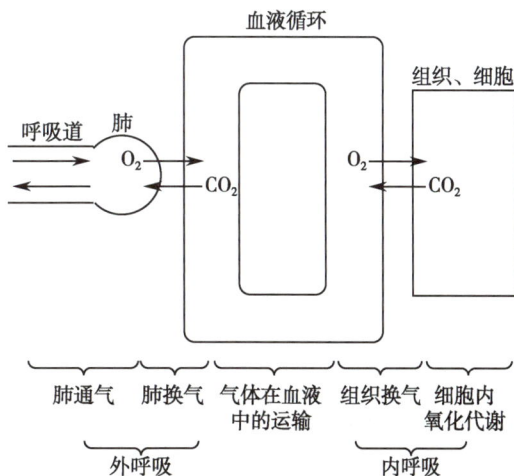

图 7-1　呼吸全过程示意图

吸一般是指外呼吸。

呼吸系统由呼吸道和肺两部分组成(图 7-2)。呼吸道包括上呼吸道和下呼吸道,临床上通常将鼻、咽、喉称为上呼吸道,将气管和气管的各级分支称为下呼吸道。肺是气体交换的场所。

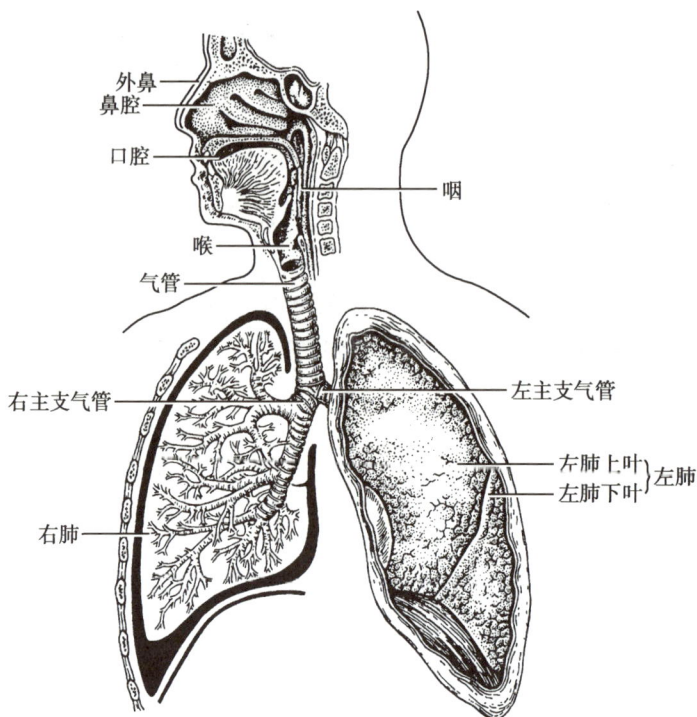

图 7-2 呼吸系统全貌

呼吸的生理意义是维持机体内环境中 O_2 和 CO_2 含量的相对恒定,以保证生命活动的正常进行。呼吸过程的任一环节发生障碍,均可引起组织缺 O_2 和 CO_2 蓄积,导致内环境紊乱,严重时将危及生命。

第一节 呼吸道、肺、胸膜与纵隔

一、呼吸道

呼吸道是气体进出肺的通道,包括鼻、咽、喉、气管、左右主支气管及其各级分支。

(一) 鼻

鼻既是呼吸道的起始部,又是嗅觉器官,由外鼻、鼻腔和鼻旁窦三部分组成。

1. 外鼻 以骨和软骨作支架,表面被覆皮肤。上端为鼻根,向下延伸为鼻背,末端为鼻尖,鼻尖两侧膨出部分为鼻翼。

2. **鼻腔**　以骨和软骨为支架,内衬黏膜和皮肤。鼻腔借鼻中隔分为左、右两腔,向前经鼻孔通外界,向后借鼻后孔通鼻咽。鼻腔的外侧壁凹凸不平,自上而下有三个鼻甲,依次为上鼻甲、中鼻甲和下鼻甲,各鼻甲下方的裂隙分别称上鼻道、中鼻道和下鼻道(图7-3)。

鼻腔黏膜按功能可分为嗅区和呼吸区两部分。上鼻甲内侧面及其相对的鼻中隔部分称嗅区,内有嗅细胞,能感受气味的刺激。嗅区以外的部分为呼吸区,对吸入的空气有加温、加湿和净化的作用。鼻中隔前下部的黏膜内毛细血管丰富且位置表浅,是鼻腔出血的好发部位。

3. **鼻旁窦**　是鼻腔周围同名颅骨内开口于鼻腔的含气骨腔,内衬黏膜,并与鼻黏膜相延续,故鼻腔的炎症可蔓延至鼻旁窦,引起鼻窦炎。鼻旁窦共有四对,即上颌窦、额窦、筛窦和蝶窦,可调节吸入空气的温度和湿度,同时对发音起共鸣作用。

(二) 咽

咽,既是呼吸通道,又是消化管道,为上宽下窄、前后略扁的肌性管道,位于第1~6颈椎前方,上起于颅底,下端在平第6颈椎下缘处延续为食管。咽前壁不完整,自上而下分别与鼻腔、口腔和喉腔相通,故咽可相应地分为鼻咽、口咽和喉咽三部分(图7-3)。

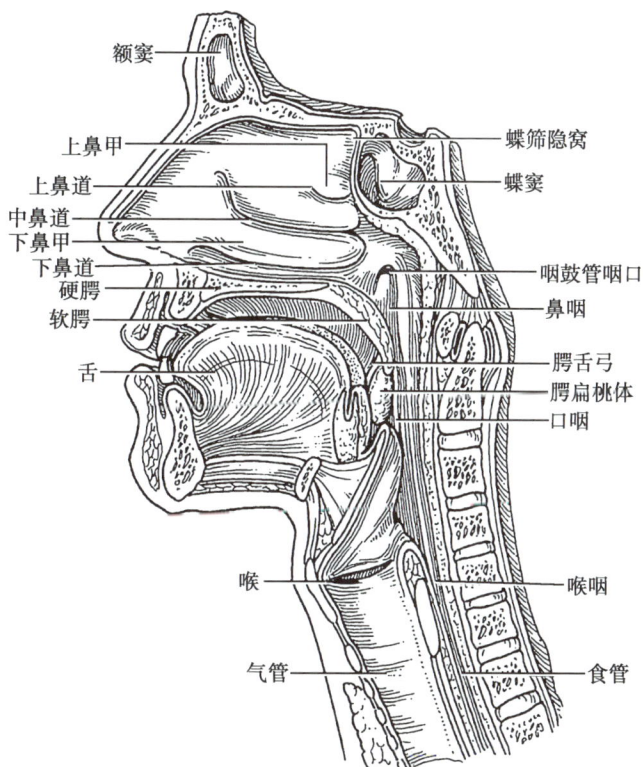

图 7-3　头、颈部正中矢状断面

1. **鼻咽**　位于鼻腔的后方,向前经鼻后孔与鼻腔相通。在鼻咽的侧壁上有咽鼓管咽口,鼻咽由此口经咽鼓管通中耳的鼓室,当咽部感染时,细菌可经此通道蔓延至中耳,引起中耳炎。

2. **口咽**　位于口腔的后方,向前经咽峡与口腔相通。

3. **喉咽**　为咽下部最狭窄的部分,向前借喉口与喉腔相通,向下延续为食管。

（三）喉

喉，既是呼吸通道，又是发音器官，以软骨为支架，借关节、韧带和喉肌相连（图 7-4）。喉位于颈前区的中部，上连舌骨，下接气管，成人的喉平对第 4~6 颈椎高度。

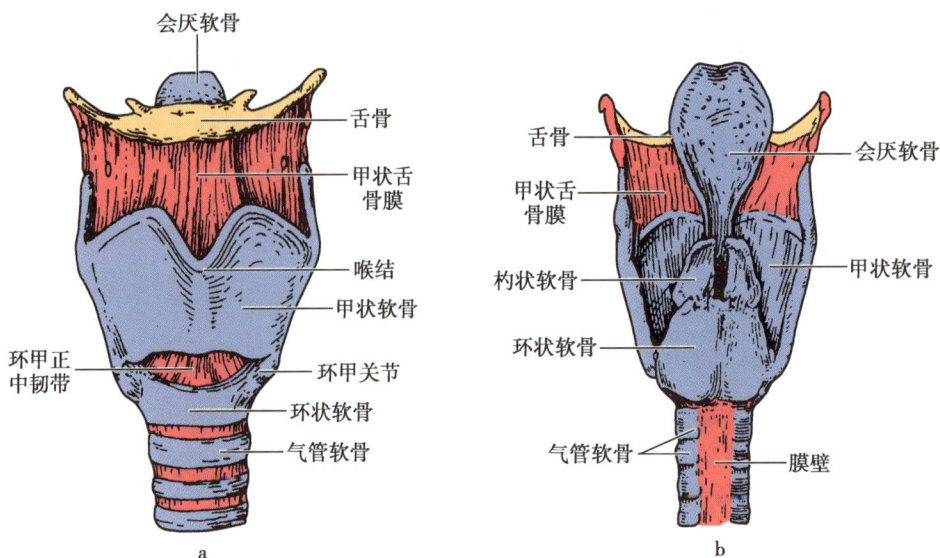

图 7-4 喉的软骨及连接
a. 前面；b. 后面。

1. **喉软骨** 喉软骨主要有不成对的甲状软骨、会厌软骨、环状软骨和成对的杓状软骨（图 7-4）。

（1）甲状软骨：最大，构成喉的前外侧壁，由左、右两块近似方形的软骨板在前方愈着而成，愈着处称为前角。前角上部向前突出称喉结，成年男子尤为明显。

（2）环状软骨：位于甲状软骨的下方，下接气管，是呼吸道中唯一完整的软骨环，对保持呼吸道的通畅起着重要作用。

（3）会厌软骨：形如树叶，被覆黏膜构成会厌。吞咽时喉上提，会厌封闭喉口，可防止食物误入喉腔。

（4）杓状软骨：位于环状软骨的后上方，呈三棱锥形。

2. **喉腔** 为喉的内腔。喉腔侧壁可见两对前后方向的黏膜皱襞，上方的一对称前庭襞，其间的裂隙称前庭裂，下方的一对称声襞，其间的裂隙称声门裂，声门裂是喉腔最狭窄的部位。声襞和其覆盖的声韧带、声带肌三者共同组成声带，与发音有关。

> **课堂活动**
> 古人云"食不言"，请从解剖学角度解释其原因。

（四）气管和主支气管

气管和主支气管是连接喉与肺之间的气体通道，均以 C 形软骨为支架，以保持其持续张开状态，软骨环的缺口朝后，由结缔组织和平滑肌形成的膜壁封闭（图 7-5）。

1. **气管** 位于食管前方，上接环状软骨下缘，经颈部正中下行入胸腔，在胸骨角平面分为左、右主支气管。

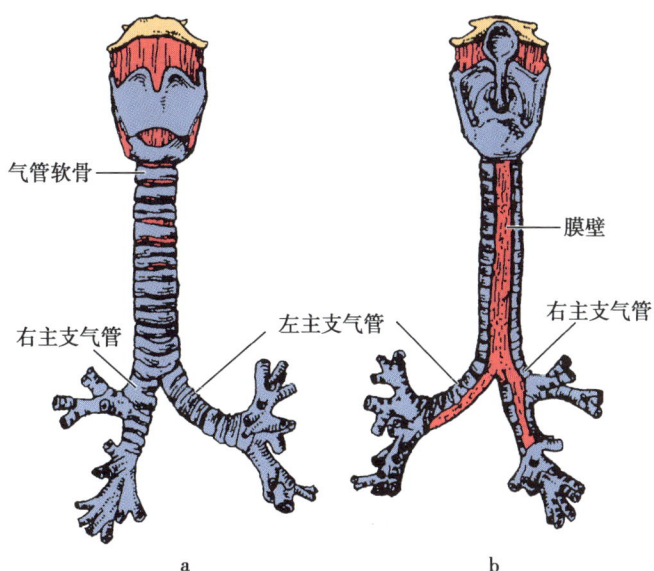

图 7-5　气管与主支气管

a. 前面；b. 后面。

2. 主支气管　左、右各一，经肺门入肺。左主支气管细长，长 4~5cm，走向较水平；右主支气管粗短，长 2~3cm，走向较陡直，故气管异物易坠入右主支气管。气管与主支气管的管壁由内向外依次由黏膜、黏膜下层和外膜构成。黏膜由假复层纤毛柱状上皮和固有层构成，上皮内含有大量杯状细胞，其分泌物可黏附吸入空气中的灰尘颗粒，经上皮纤毛有节律地向咽部摆动，将黏附物排出。

二、肺

（一）肺的位置和形态

肺位于胸腔内，纵隔的两侧，膈肌的上方，左、右各一。肺近似圆锥形，质地柔软，富有弹性，分为一尖、一底、两面和三缘。

一尖：肺尖圆钝，可通过胸廓上口伸入颈根部，达锁骨内侧 1/3 上方 2~3cm。

一底：肺底向上方凹陷，与膈肌相贴，又称膈面。

两面：肋面与纵隔面。肺的前面、外侧面和后面被肋包绕，合称为肋面。肺的内侧面邻纵隔，又称纵隔面。纵隔面中部的凹陷处是主支气管、肺的血管、神经和淋巴管出入的门户，称为肺门（图 7-6）。

三缘：前缘、后缘和下缘。左肺前缘下部的凹陷称心切迹。

左肺较狭长，右肺略宽短。每侧肺都有深入肺内的裂隙，是肺叶的分界，左肺被左肺斜裂分为上、下两叶，右肺被右肺水平裂和右肺斜裂分为上、中、下三叶。

> **边 学 边 练**
> 呼吸道的组成及结构特点是什么？肺的结构特点有哪些？请参见实验项目：观察内脏。

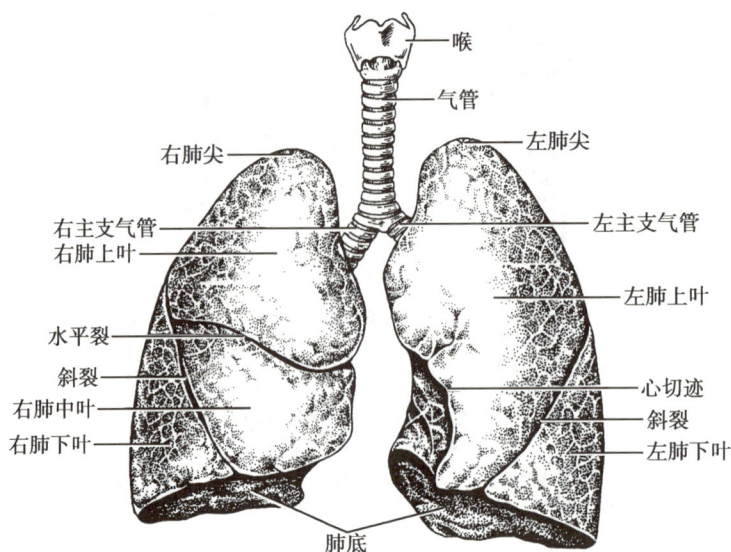

图 7-6　肺的形态

（二）肺的微细结构

肺组织由肺实质和肺间质组成。肺间质包括血管、神经和淋巴管等,肺实质即肺内的各级支气管及终端的大量肺泡。

左、右主支气管在肺门处入肺后,顺序分为肺叶支气管、肺段支气管、小支气管、细支气管、终末细支气管、呼吸性细支气管、肺泡管、肺泡囊和肺泡(图 7-7)。因支气管在肺内的反复分支呈树状,故称支气管树。每一个细支气管及其分支和所属的肺组织构成一个肺小叶。肺小叶呈圆锥形,尖端朝向肺门,底朝向肺的表面,在肺的表面透过脏胸膜可观察到许多多边形的小区,即肺小叶的底(图 7-6)。

肺实质根据其功能不同,分为导气部和呼吸部。

1. 导气部　自肺叶支气管到终末细支气管,仅有通气作用,称导气部。导气部支气管随着管径的逐渐变小,软骨逐渐消失,而平滑肌逐渐增多,平滑肌的收缩和舒张影响着支气管管径的大小。哮喘患者出现的呼吸困难,主要是由于细支气管平滑肌痉挛性收缩所致。

2. 呼吸部　呼吸性细支气管及以下的各段分支,管壁不完整,有肺泡开口,称呼吸部。肺泡是半球形的小囊,开口于呼吸性细支气管、肺泡管和肺泡囊,是气体交换的场所,构成肺的主要结构。肺泡壁由肺泡上皮和基膜组成,肺泡上皮包括Ⅰ型肺泡细胞和Ⅱ型肺泡细胞(图 7-8)。Ⅰ型肺泡细胞呈扁平状,覆盖肺泡约 95% 的表面积,是进行气体交换的部位。Ⅱ型肺泡细胞呈圆形或立方形,散在于Ⅰ型肺泡细胞之间,覆盖肺泡约 5% 的表面积。Ⅱ型肺泡细胞可分泌表面活性物质,起到降低

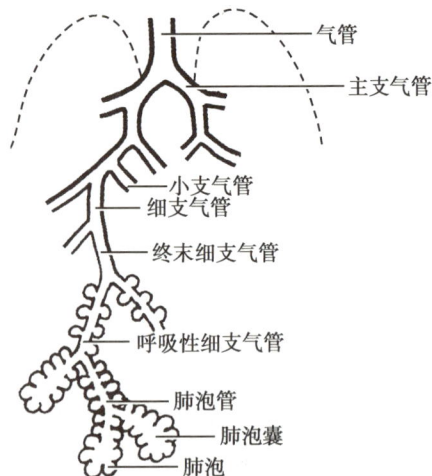

图 7-7　肺内结构模式图

肺泡表面张力、稳定肺泡的作用。Ⅱ型肺泡细胞还可增殖分化为Ⅰ型肺泡细胞,补充Ⅰ型肺泡细胞的损失。

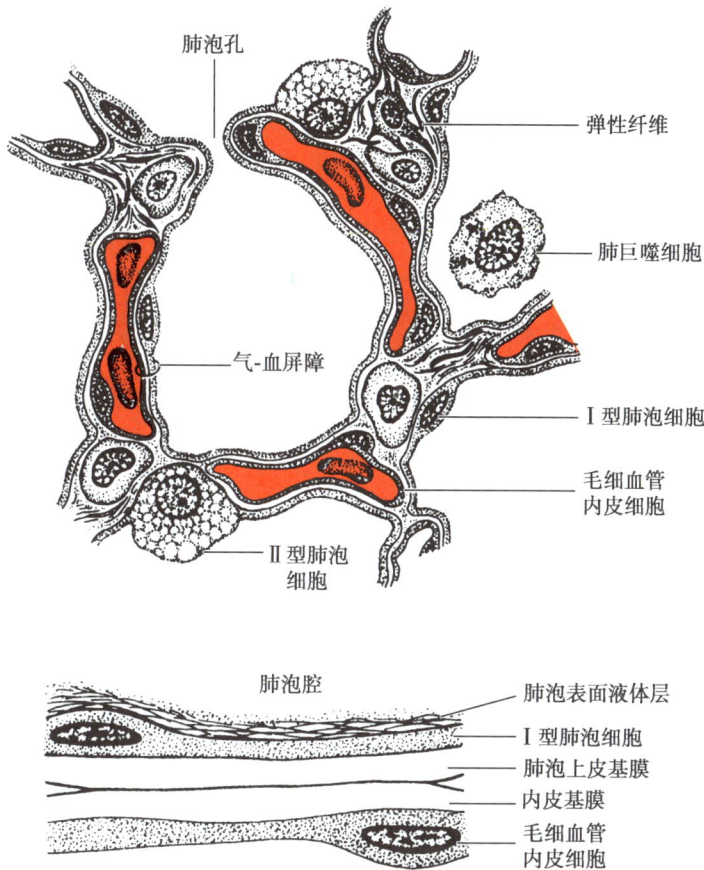

图 7-8　肺泡结构模式图

　　肺泡隔是相邻肺泡之间的薄层结缔组织,属于肺间质,内含丰富的毛细血管网、大量的弹性纤维以及成纤维细胞、肺巨噬细胞和肥大细胞等细胞。毛细血管网对于保证血液和肺泡中气体的广泛交换具有重要意义;弹性纤维有助于肺泡扩张之后的弹性回缩;肺巨噬细胞能吞噬吸入的粉尘、细菌等异物,又称尘细胞。

　　呼吸膜又称气 - 血屏障,是肺泡内气体和血液内气体进行交换时所通过的结构,包括含有表面活性物质的液体层、肺泡上皮细胞层、肺泡上皮基底膜层、间质层、毛细血管基膜层、毛细血管内皮细胞层。气 - 血屏障很薄,有利于气体交换的迅速进行。

知识链接

肺部吸入给药

　　肺部具有广泛的吸收表面积和丰富的毛细血管网,同时肺泡到毛细血管的转运距离极短。这使得肺部吸收的药物能够直接、迅速地进入血液循环。此外,肺部酶的活性相对于胃肠道较低,进一步提高了肺部给药的吸收效率。因此,肺部吸入给药在治疗某些疾病,尤其是呼吸系统疾病中,展现出独特的优势。它不仅能提供高效的局部治疗,还能通过肺部吸收实现全身治疗。

三、胸膜与纵隔

胸膜是一层薄而光滑的浆膜,可分为脏胸膜与壁胸膜两部分。脏胸膜紧贴于肺的表面,壁胸膜衬贴于胸壁内面、膈肌上面和纵隔两侧。脏、壁胸膜之间的两个潜在、密闭的腔隙称胸膜腔。胸膜腔内呈负压,仅有少量浆液起润滑作用(图7-9)。

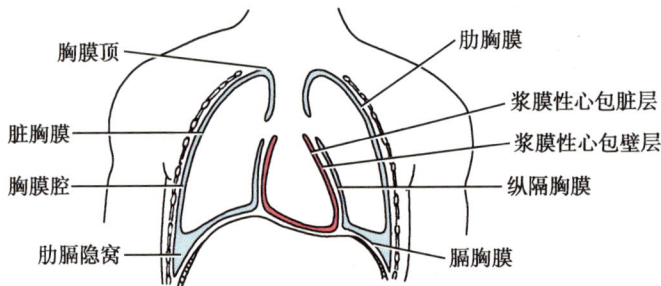

图 7-9　胸膜和胸膜腔示意图

纵隔是两侧纵隔胸膜之间所有器官和结构的总称,以胸骨角平面为界分为上纵隔和下纵隔。下纵隔以心包为界分为前纵隔、中纵隔和后纵隔。

点滴积累

1. 呼吸全过程包括外呼吸、气体在血液中的运输和内呼吸三个环节。
2. 呼吸系统由呼吸道和肺组成。
3. 呼吸膜是肺泡内气体和血液内气体进行交换所通过的结构。
4. 胸膜腔是脏、壁胸膜之间的密闭腔隙。

第二节　呼吸的过程

一、肺通气

肺通气是指气体经呼吸道进出肺的过程。实现肺通气的结构包括呼吸道、肺泡和胸廓。呼吸道是气体进出肺泡的通道,同时还具有对吸入的气体进行加温、加湿和过滤清洁的作用;肺泡是吸入的气体与肺泡周围毛细血管的血液之间进行气体交换的场所;胸廓节律性的扩大和缩小是实现肺通气的动力。气体能否进出肺取决于肺通气动力与肺通气阻力这两种力量的相互作用,只有当肺通气的动力克服了肺通气的阻力,才能实现肺通气的过程。

（一）肺通气的动力

实现肺通气的直接动力是肺内压与大气压之间的压力差。通常情况下，大气压为一常数，故气体能否进出肺取决于肺内压的变化，而肺内压的变化又取决于肺容积的变化。肺是一个弹性器官，本身不具有主动扩张和回缩的能力，肺容积的变化是肺被动地随胸廓的扩大与缩小而变化的；胸廓的扩大与缩小是由呼吸肌的收缩与舒张引起的，即由呼吸肌的收缩和舒张引起的呼吸运动是肺通气的原动力。

1. 呼吸运动　呼吸肌的收缩与舒张引起胸廓节律性的扩大或缩小称为呼吸运动，包括吸气运动和呼气运动。主要的吸气肌是膈肌和肋间外肌，主要的呼气肌是肋间内肌和腹肌，此外，还有吸气辅助肌，如斜角肌和胸锁乳突肌等。呼吸按呼吸频率和深度的不同可分为平静呼吸和用力呼吸，按参与呼吸的呼吸肌不同可分为胸式呼吸和腹式呼吸。

（1）平静呼吸和用力呼吸：正常人在安静的状态下，呼吸平稳而均匀，称为平静呼吸。正常成人在安静状态时，呼吸频率为12~18次/min。平静呼吸是膈肌和肋间外肌收缩和舒张引起的。吸气时，膈肌收缩，膈穹窿下移，胸廓上下径增大，肋间外肌收缩，肋骨上提，胸廓前后径和左右径增大，胸廓容积增大，肺容积随之增大，肺内压下降，当肺内压低于大气压时，外界气体顺着压力差流入肺内，实现吸气运动。呼气时，呼气肌不参与运动，膈肌和肋间外肌舒张，胸廓的上下径、前后径和左右径缩小，肺被动缩小，肺容积减小，肺内压升高，当肺内压高于大气压时，肺内气体顺着压力差流出，实现呼气运动（图7-10）。因而，平静呼吸的吸气过程是主动的，而呼气过程是被动的。

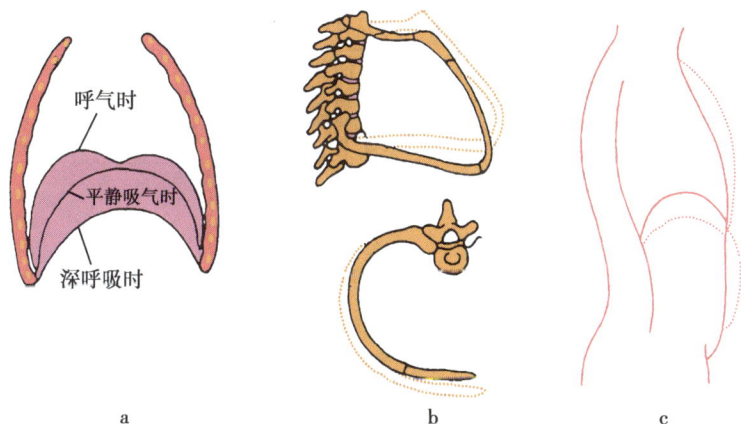

图7-10　呼吸时的膈肌、肋骨及胸腹运动
a.膈肌运动；b.肋骨运动；c.胸腹运动。
实线表示呼气时的位置；虚线表示吸气时的位置。

人体在劳动或运动时，呼吸加深加快，称为用力呼吸，又称深呼吸。用力吸气时，除了膈肌和肋间外肌的收缩外，还有吸气辅助肌的收缩，使胸廓和肺容积扩张的程度更大，肺内压更低，吸入气体量更多；用力呼气时，除吸气肌和吸气辅助肌的舒张外，呼气肌也参与收缩，使胸廓和肺容积进一步缩小，肺内压进一步增大，呼出气体量更多。所以，用力呼吸的吸气和呼气过程都是主动的。

（2）胸式呼吸和腹式呼吸：肋间外肌的舒缩主要引起胸壁的明显起伏，膈肌的舒缩主要引起腹壁的明显起伏。通常将以膈肌舒缩活动为主的呼吸运动称为腹式呼吸；以肋间外肌舒缩活动为主的呼吸运动称为胸式呼吸。一般情况下，正常成人的呼吸运动是混合式呼吸。当胸部或腹部活动受限时,可出现单一的呼吸形式。如胸膜炎或胸腔积液时,因胸部活动受限,主要表现为腹式呼吸;在妊娠后期、腹水、腹腔肿瘤时,因膈肌活动受限,主要表现为胸式呼吸。

2. 肺内压　肺泡内的压力称为肺内压。在呼吸运动过程中,肺内压随胸腔容积的变化呈周期性变化。吸气初,肺容积随着胸廓的扩大而增加,肺内压随之下降,当肺内压低于大气压时,外界气体进入肺,随着进入肺内气体增多,肺内压逐渐升高;吸气末,肺内压等于大气压,气流暂停。呼气初,肺容积随着胸廓的缩小而减小,肺内压逐渐升高,当肺内压高于大气压时,肺泡内的气体流出肺;随着肺泡内气体的逐渐减少,肺内压也逐渐降低,呼气末,肺内压等于大气压,气流再次暂停(图 7-11)。可见,肺内压在呼吸运动过程中是呈周期性变化的,而由此形成的肺内压和大气压之间的压力差则是推动气体进出肺的直接动力。

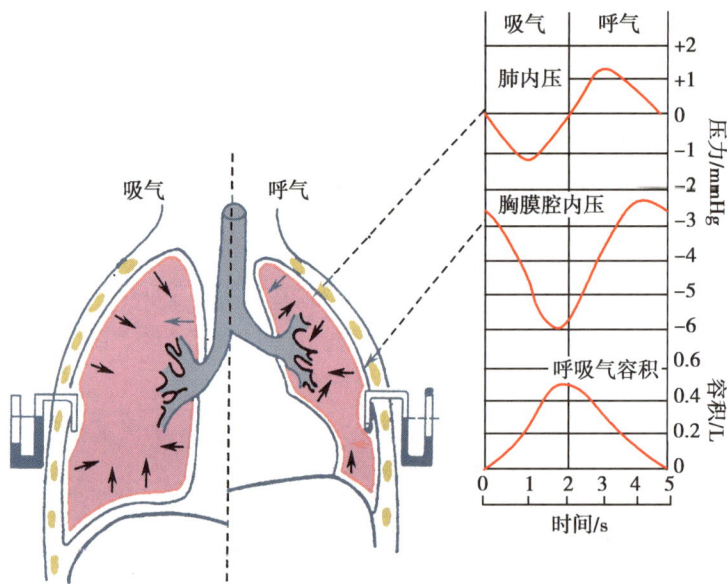

图 7-11　呼吸时肺内压、胸膜腔内压及呼吸气量的变化

知识链接

人工呼吸

人工呼吸是用人工方法来改变肺内压,造成肺内压与大气压之间的压力差,以实现肺通气的过程。人工呼吸分为两类:一类是正压法,通过加压送气到肺内,使肺内压高于大气压使肺和胸廓扩张,产生吸气;排出压力后,胸廓回位产生呼气,如用人工呼吸机和口对口人工呼吸。另一类是负压法,即人为地使胸廓扩张,使肺内压低于大气压从而产生吸气,如举臂压胸法。在施行人工呼吸时,首先要保持呼吸道通畅,否则,对肺通气而言,操作将是无效的。

ER 7-4

胸膜腔内压
（视频）

3. 胸膜腔内压　胸膜腔内的压力称为胸膜腔内压,简称胸内压。胸膜腔是脏层胸膜与壁层胸膜之间存在的密闭而潜在的腔隙,其内没有气体,仅有少量的浆液。胸膜腔内浆液的作用:一是在两层胸膜之间起润滑作用,以减少呼吸运动时两层胸膜之间的摩擦;二是由于液体分子的内聚力,使两层胸膜互相紧贴,从而保证肺能随胸廓容积的变化而扩大和缩小。

胸膜腔内压可采用直接法和间接法测定。直接法是将与检压计相连接的针头刺入胸膜腔内,直接测定胸膜腔内的压力(图 7-11)。间接法是用测定食管内的压力来间接反映胸膜腔内的压力。在平静呼吸时,无论吸气还是呼气,胸膜腔内压始终都低于大气压,故又称胸膜腔负压,简称胸内负压。

胸膜腔负压的形成与肺和胸廓自然容积不同有关。在人的生长发育过程中,由于胸廓的发育比肺快,胸廓的自然容积远大于肺的自然容积,而脏层和壁层胸膜又紧贴在一起,因此肺总是处于一定程度的被动扩张状态。此外,由于肺具有弹性,被扩张的肺所产生的弹性回缩力使肺趋于缩小,以恢复其自然容积。因此,胸膜腔内压的形成主要与作用于胸膜腔的两种相反力量有关:一是使肺泡扩张的肺内压;二是使肺泡缩小的肺回缩力,因此胸膜腔内压是这两种方向相反的作用力的代数和,即

$$胸膜腔内压 = 肺内压 - 肺回缩力$$

正常人在吸气末或呼气末,肺内压都等于大气压,此时

$$胸膜腔内压 = 大气压 - 肺回缩力$$

若大气压以 0 计,则

$$胸膜腔内压 = - 肺回缩力$$

可见胸膜腔负压主要是由肺回缩力决定的,其数值随呼吸运动而发生周期性波动。平静呼吸时,吸气末,胸膜腔内压比大气压低 5~10mmHg,呼气末,胸膜腔内压比大气压低 3~5mmHg,可见平静呼吸时,胸膜腔内压始终低于大气压,若大气压以 0 计,胸膜腔内压始终是负压。而在用力呼吸时,胸膜腔内压波动将大幅增加,例如当紧闭声门用力吸气时,胸膜腔内压可低于大气压 90mmHg,而紧闭声门用力呼气时,胸膜腔内压可高于大气压 110mmHg。

胸膜腔保持负压具有重要的生理意义:①胸膜腔负压的牵拉作用可使肺总是处于扩张状态而不萎陷,并使肺能随胸廓的扩大而扩张。②胸膜腔负压还作用于腔静脉和胸导管,使之扩张,有利于静脉血和淋巴液的回流。临床上,当胸膜受损时,空气进入胸膜腔而造成气胸,胸膜腔负压减小或消失,肺在回缩力的作用下回缩,造成肺不张。所以胸膜腔的密闭是胸膜腔负压形成的前提条件。

知识链接

气胸

在外伤或疾病导致胸壁或肺破裂时,胸膜腔与大气相通,空气将立即自外界或肺泡进入胸膜腔内,形成气胸。发生气胸时,肺将因本身的回缩力而萎陷,使肺通气功能下降,同时静脉血液和淋巴液回流也受阻。严重的气胸可因肺通气功能发生严重障碍而危及生命。治疗的关键是使胸膜腔密闭,并恢复胸膜腔内负压。

边学边练

肺通气是呼吸的重要环节之一,实现肺通气的结构包括呼吸道、肺泡和胸廓。肺通气功能正常与否可通过测量哪些指标评价? 请参见实验项目:测定肺通气功能。

(二) 肺通气的阻力

肺通气过程中所遇到的阻力称为肺通气的阻力,可分为弹性阻力和非弹性阻力。前者约占总通气阻力的 70%,后者占 30%。

1. 弹性阻力和顺应性　弹性组织在受外力作用发生变形时,产生的对抗变形的力称为弹性阻力。弹性阻力包括肺弹性阻力和胸廓弹性阻力,其中以肺弹性阻力为主。弹性阻力的大小可用顺应性来表示,即弹性组织在外力作用下可扩张的难易程度。弹性组织容易扩张,则顺应性大,表明弹性阻力小;反之,不易扩张,则顺应性小,其弹性阻力大。可见,顺应性与弹性阻力二者呈反变关系。

(1)肺弹性阻力:是指肺在被扩张时产生的弹性回缩力,其方向与肺扩张的方向相反,因而是吸气的阻力,呼气的动力。肺弹性阻力来自以下两个方面:一是肺组织本身的弹力纤维,二是肺泡表面张力。前者约占肺总弹性阻力的 1/3,后者约占 2/3。

当肺扩张时,肺的弹力纤维受到牵拉所产生的弹性回缩力。肺扩张越大,肺的弹性回缩力越大。

肺泡的表面张力是肺泡内表面液 - 气界面产生的能使液体表面积缩小的力。因液 - 气界面液体分子之间的引力大于液体与气体分子之间的引力,因而球形肺泡内表面每个液体分子所受的合力方向指向肺泡中央,是使肺泡回缩的力,是吸气的阻力。但正常情况下,肺泡并未萎缩,这是因为肺泡表面存在表面活性物质。

肺泡表面活性物质是由肺泡的 Ⅱ 型上皮细胞合成和分泌的,其主要成分是二棕榈酰卵磷脂,其主要作用是降低肺泡表面张力。肺泡表面活性物质具有重要的生理意义:①降低肺泡的表面张力,减小吸气阻力,有利于肺泡的扩张。②维持大小肺泡的稳定性。肺泡表面活性物质的密度与肺泡半径成反比,在小肺泡或呼气时,表面活性物质密度大,降低表面张力作用强,表面张力小,防止肺泡萎陷;在大肺泡或吸气时,表面活性物质密度小,降低表面张力作用弱,表面张力大,防止肺泡过度膨胀。③减少组织液的生成,防止肺水肿的发生。肺泡表面张力对肺毛细血管中血浆和肺组织间液具有"抽吸"作用,因此降低肺泡表面张力可避免液体渗入肺泡,防止肺水肿的发生。在妊娠6~7 个月,肺泡 Ⅱ 型细胞才开始合成与分泌肺泡表面活性物质,随后分泌量逐渐增多,分娩时达高峰。故早产儿常因肺泡 Ⅱ 型细胞发育尚未成熟,缺乏肺泡表面活性物质而导致肺泡表面张力增大,易发生肺不张,出现新生儿呼吸窘迫综合征,严重时可导致死亡。

(2)胸廓弹性阻力:为胸廓的弹性回缩力。当胸廓处于自然位置时,肺容量占肺总量的 67% 左右(如平静吸气末),此时胸廓无变形,胸廓的弹性回缩力为 0。若肺容量 <肺总容量的 67%(如平静呼气或深呼气),胸廓被牵引向内而缩小,胸廓的弹性回缩力向外,是吸气的动力,呼气的阻力;若肺容量 >肺总容量的 67%(如深吸气),胸廓被牵引向外而扩大,其弹性回缩力向内,是吸气的阻力,呼气的动力。所以胸廓弹性阻力的方向应视胸廓所处的位置而定,这与肺不同,肺的弹性回缩力总是吸气的阻力。

2. 非弹性阻力　包括气道阻力、惯性阻力和黏滞阻力。正常情况下,后两种阻力较小,可忽略不计。气道阻力是指气体流经呼吸道时气体分子之间和气体分子与气道壁之间的摩擦力,占非弹性阻力的 80%~90%,是非弹性阻力的主要成分。气道阻力受气流速度、气流形式和气道半径等因素的影响,其中气道半径是影响气道阻力最重要的因素。气道阻力(R)与气道半径(r)的 4 次方成反比,即 $R \propto 1/r^4$。气道阻力增加是临床上通气障碍的最常见的病因。

知识链接

支气管哮喘

支气管哮喘,是一种以肥大细胞、嗜酸性粒细胞和 T 淋巴细胞等多种细胞参与的慢性气道炎症所致的疾病。患者常出现反复发作的喘息、气促、胸闷、咳嗽等症状,常在夜间或凌晨发作或加重。这些症状常伴有广泛而多变的呼气流速受限,可自行或治疗后缓解。此外,患者的气道对多种刺激因子的反应性增加也是该疾病的特征之一。支气管哮喘已成为严重威胁人们健康的主要慢性疾病之一。

(三)肺通气功能的评价

肺容量和肺通气量能够比较客观地反映肺的通气功能,故常作为衡量肺通气功能的指标。

1. 肺容积和肺容量 在呼吸运动中,吸入和呼出的气体容积可用肺量计测量,肺容积和肺容量是评价肺通气功能的基础(图 7-12)。

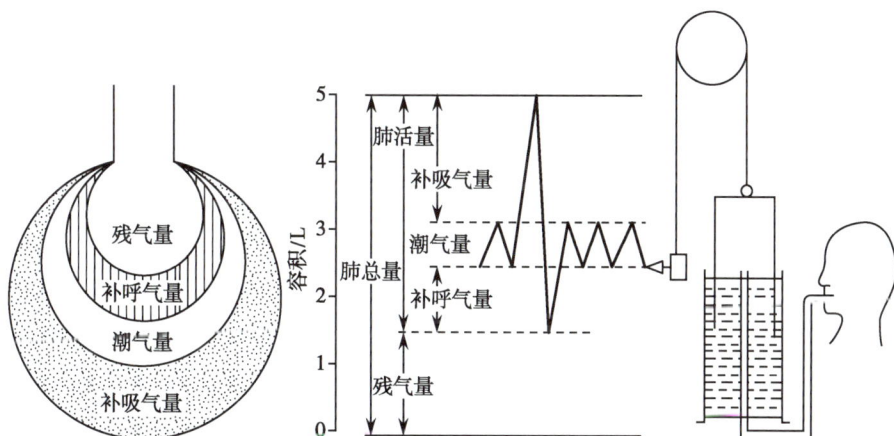

图 7-12 肺容积和肺容量示意图

(1)肺容积:是指不同状态下肺所能容纳的气体量,随呼吸运动而变化。通常包括潮气量、补吸气量、补呼气量和残气量,这四个呼吸气体量互不重叠,全部相加后等于肺总容量。

1)潮气量:每次呼吸时吸入或呼出肺的气体量称为潮气量。正常成人平静呼吸时,潮气量约为 400~600ml,平均为 500ml。

2)补吸气量:在平静吸气末,再尽力吸气所能增加的气体量称为补吸气量。正常成人补吸气量约为 1 500~2 000ml。它可反映吸气能力的储备。

3)补呼气量:在平静呼气末,再尽力呼气所能增加的气体量称补呼气量。正常成人补呼气量约为 900~1 200ml。它可反映呼气能力的储备。

4)残气量:在最大呼气末尚存留于肺内不能再呼出的气体量称为残气量。正常成人残气量约为1 000~1 500ml。残气量的存在可以避免肺泡在低肺容积条件下发生塌陷。支气管哮喘和肺气肿患者,残气量增加。

(2)肺容量:是指肺容积中两项或两项以上的联合气体量。

1)深吸气量:从平静呼气末做最大吸气时所能吸入的气体量称为深吸气量。深吸气量等于潮气量与补吸气量之和,是衡量最大通气潜力的一个重要指标。

2)功能残气量:平静呼气末尚留存于肺内的气体量称为功能残气量。功能残气量等于补呼气量与残气量之和,正常成人约为2 500ml。

3)肺活量:最大吸气后再做最大呼气,所能呼出的最大气体量称为肺活量。肺活量为潮气量、补吸气量和补呼气量三者之和,其大小有较大的个体差异。正常成年男性肺活量约为3 500ml,女性约为2 500ml。肺活量测定方法简单,重复性好,可反映肺一次通气的最大能力,是肺功能检测的常用指标。

4)用力呼气量:尽力最大吸气后再尽力尽快地呼气,在一定时间内所能呼出的气体量称为用力呼气量,又称时间肺活量。通常以第1、2、3秒末呼出气体量占肺活量的百分数来表示。正常成人第1、2和3秒末呼出气体量分别占肺活量的83%、96%和99%,其中第1秒末的用力呼气量意义最大,是临床上鉴别阻塞性肺疾病和限制性肺疾病最常用的指标。用力呼气量是一项较为理想的衡量肺通气功能的指标。

5)肺总量:肺所能容纳的最大气体量称为肺总量,肺总量等于肺活量与残气量之和。正常成年男性平均约为5 000ml,女性约为3 500ml。

2. 肺通气量和肺泡通气量

(1)肺通气量:每分钟吸入或呼出肺的气体量称为肺通气量,它等于潮气量和呼吸频率的乘积,即肺通气量 = 潮气量(L)× 呼吸频率(次/min)。

平静呼吸时,肺通气量约为6~9L/min。肺通气量随年龄、性别、身材和机体的功能状态不同而异。在尽力做深而快的呼吸时,每分钟吸入或呼出的最大气体量称为每分最大通气量,为单位时间内充分发挥最大通气能力所能达到的通气量,健康成人可达150L。它可反映通气功能的储备能力,是评估个人进行多大运动量的参考指标之一。

(2)肺泡通气量:在通气过程中,每次吸入的气体,有一部分留在鼻腔至终末细支气管之间的气道内,不能参与肺泡与血液之间的气体交换,故这部分气体容积称为解剖无效腔气量,正常成人约为150ml。进入肺泡的气体,有部分肺容积因肺内血流分布不均而未能发生气体交换,称为肺泡无效腔气量。解剖无效腔和肺泡无效腔称为生理无效腔。正常人肺泡无效腔容积不大,平卧时生理无效腔接近于解剖无效腔。因此,肺泡通气量是指每分钟吸入肺泡的新鲜气体量,即

$$肺泡通气量 =(潮气量 - 无效腔气量)× 呼吸频率$$

潮气量和呼吸频率的变化对肺通气量与肺泡通气量的影响是不同的。当潮气量减半而呼吸频率加倍,或潮气量加倍而呼吸频率减半时,肺通气量虽保持不变,但肺泡通气量发生明显变化(表7-1)。因此,从肺泡气更新效率的角度看,适度的深而慢的呼吸比浅而快的呼吸更有利于气体交换。

表 7-1　不同呼吸形式时的肺通气量

呼吸形式	呼吸频率 / (次 /min)	潮气量 /ml	每分通气量 / (ml/min)	肺泡通气量 / (ml/min)
平静呼吸	12	500	6 000	4 200
浅而快的呼吸	24	250	6 000	2 400
深而慢的呼吸	6	1 000	6 000	5 100

二、肺换气和组织换气

(一)气体交换的原理

气体交换的动力是气体的分压差。气体的分压是指在混合气体中,某种气体所占有的压力,即气体的分压=混合气体总压力 × 该气体在混合气体中所占的容积百分比。某种气体在两个区域之间的压力差称为分压差。气体分子在分压差的推动下由分压高的一侧向分压低的一侧扩散。所以气体的分压差是气体扩散的动力,气体的分压差越大,扩散的速度越快。

安静时,海平面空气、肺泡气、血液和组织细胞的 O_2 和 CO_2 分压值见表 7-2。

表 7-2　海平面空气、肺泡气、血液和组织内的 O_2 和 CO_2 分压值　　单位:mmHg(kPa)

项目	海平面空气	肺泡气	动脉血	静脉血	组织
$p(O_2)$	159(21.2)	104(13.9)	100(13.3)	40(5.3)	30(4.0)
$p(CO_2)$	0.3(0.04)	40(5.3)	40(5.3)	46(6.1)	50(6.7)

O_2 从外界环境进入肺泡,然后扩散入血液,最后到组织细胞;CO_2 则从组织细胞扩散进入血液,然后到肺泡,最后被排到外界空气。

(二)气体交换的过程

1. **肺换气**　是指肺泡与肺毛细血管内的血液之间进行气体交换的过程。如表 7-2 所示,肺泡气的 $p(O_2)$ 大于静脉血中的 $p(O_2)$,而肺泡气的 $p(CO_2)$ 小于静脉血中的 $p(CO_2)$。当静脉血流经肺泡周围毛细血管时,O_2 在分压差的作用下由肺泡扩散到肺泡周围的毛细血管;与此同时,CO_2 在分压差的作用下由静脉血扩散到肺泡(图 7-13)。毛细血管血液从静脉端向动脉端流动的过程中,血液中的 $p(O_2)$ 逐渐升高,而 $p(CO_2)$ 则逐渐降低,完成肺换气,结果使静脉血变成动脉血。

2. **组织换气**　是指组织毛细血管血液与组织细胞之间进行气体交换的过程。组织细胞在代谢过程中

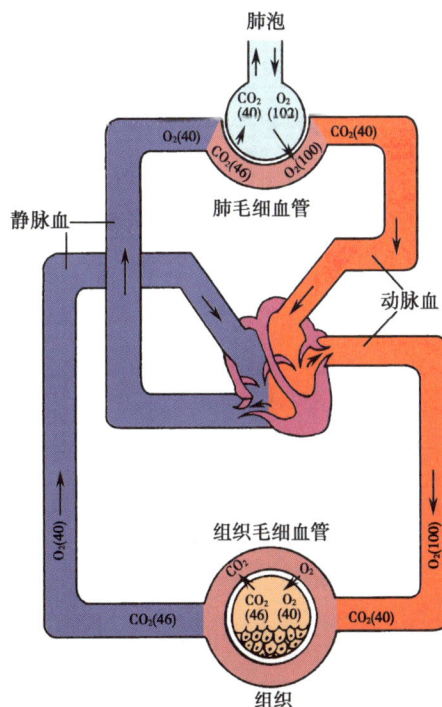

图 7-13　气体交换示意图
数字为气体分压,单位为 mmHg

不断消耗 O_2，产生 CO_2，因此组织细胞内的 $p(O_2)$ 远低于毛细血管中血液的 $p(O_2)$，而 $p(CO_2)$ 远高于毛细血管中血液的 $p(CO_2)$。当动脉血流经组织中毛细血管时，O_2 顺其分压差从动脉血向组织液和细胞扩散，CO_2 则由组织液和组织细胞向动脉血扩散（图 7-13）。毛细血管血液从动脉端向静脉端流动的过程中，血液中的 $p(O_2)$ 逐渐降低，而 $p(CO_2)$ 则逐渐升高，完成组织换气，结果使动脉血变成静脉血。

（三）影响肺换气的因素

1. 呼吸膜的厚度与面积　呼吸膜是指肺泡与血液之间进行气体交换所经过的组织结构，是肺换气的结构基础。呼吸膜由 6 层结构组成（图 7-14）：含有表面活性物质的液体层、肺泡上皮细胞层、肺泡上皮基底膜层、间质层、毛细血管基膜层、毛细血管内皮细胞层。呼吸膜总厚度不足 1μm，具有很好的通透性，气体易于扩散通过，气体扩散速率与呼吸膜的厚度（扩散距离）成反比，呼吸膜越厚，气体扩散所需要的时间越长，气体扩散速率越慢。气体的扩散速率与呼吸膜面积成正比。正常成人两肺呼吸膜的有效面积约 $70m^2$，安静状态下，用于气体扩散的呼吸膜面积约 $40m^2$，因此有相当大的面积储备。肺纤维化、肺水肿等可使呼吸膜厚度增加，肺不张、肺实变、肺气肿、肺叶切除等则可使呼吸膜面积减小，这些情况都会降低气体的扩散速率，减少气体扩散量，影响肺换气而导致缺氧。

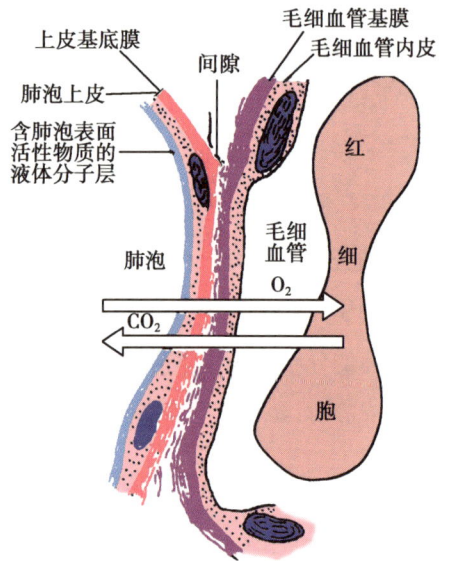

图 7-14　呼吸膜结构示意图

2. 通气 / 血流比值　每分钟肺泡通气量（V）与每分钟肺血流量（Q）之间的比值称为通气 / 血流比值（V/Q）。正常成人在安静状态下，每分钟肺泡通气量约为 4.2L/min，每分钟肺血流量相当于心输出量，约为 5.0L/min，V/Q 约为 0.84。此时，肺通气量与肺血流量最为匹配，气体交换效率最高。当 V/Q 比值增大或减小时都可以使气体交换效率下降，导致缺氧或 CO_2 潴留（图 7-15）。

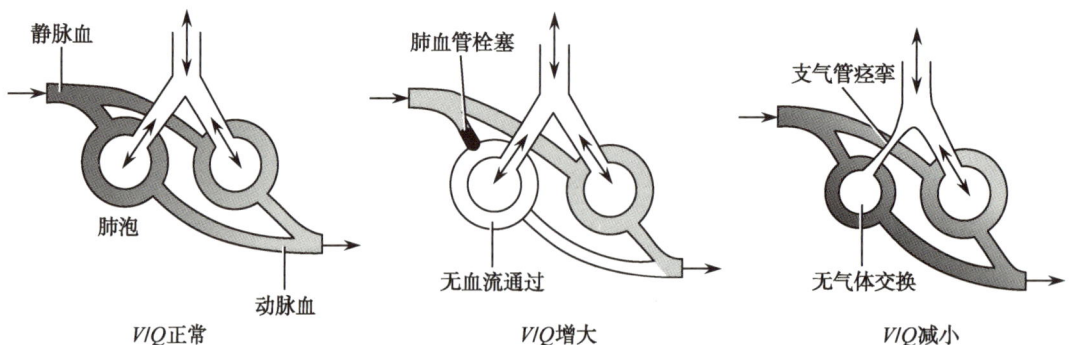

图 7-15　通气 / 血流比值变化示意图

三、气体在血液中的运输

气体在血液中的运输是指机体通过血液循环将 O_2 运至全身各组织细胞，并把组织细胞代谢产生的 CO_2 运至肺的过程。因此，气体在血液中的运输是实现肺换气和组织换气的中间环节。O_2 和 CO_2 均以物理溶解和化学结合两种形式进行运输，其中化学结合是 O_2 和 CO_2 的主要运输形式。物理溶解度虽低，但它是化学结合的前提。因为必须先有物理溶解，才能发生化学结合；而结合状态的气体也必须解离成溶解状态后，才能溶于血液。

(一) O_2 的运输

1. **物理溶解** 正常情况下，血液中物理溶解的 O_2 仅约占血液 O_2 总含量的 1.5%。物理溶解的量与 $p(O_2)$ 成正比。

2. **化学结合** 血液中的 O_2 扩散入红细胞后，主要是与红细胞内的血红蛋白(Hb)结合，形成氧合血红蛋白(HbO_2)，约占 O_2 总运输量的 98.5%，是 O_2 运输的主要形式。O_2 与 Hb 的结合是可逆的过程，此过程可表示为

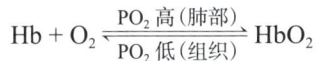

$$Hb + O_2 \xrightleftharpoons[PO_2\text{低(组织)}]{PO_2\text{高(肺部)}} HbO_2$$

Hb 与 O_2 的结合有以下特征：①该反应过程速度快、可逆，不需酶的催化，反应的方向取决于 $p(O_2)$ 的高低，当血液流经 $p(O_2)$ 高的肺部时，血红蛋白与 O_2 结合，形成氧合血红蛋白；当血液流经 $p(O_2)$ 低的组织时，氧合血红蛋白与 O_2 迅速解离，释放出 O_2 形成去氧血红蛋白。②血红蛋白分子中的 Fe^{2+} 在与 O_2 结合前后，始终保持二价，此反应是氧合作用而不是氧化反应。③1 分子 Hb 最多可以结合 4 分子的 O_2。

动脉血中因含氧合血红蛋白较多，故呈红色；静脉血中因含去氧血红蛋白较多，故呈暗紫色。当血液中去氧血红蛋白含量超过 50g/L 时，皮肤、黏膜、甲床等处呈青紫色，此现象称为发绀。发绀一般是缺氧的标志。但也有例外，如严重贫血患者，血液中的去氧血红蛋白很难达到 50g/L，虽有缺 O_2，但不一定出现发绀；CO 与血红蛋白的亲和力是 O_2 的 200 多倍，CO 中毒时，CO 与 Hb 形成大量碳氧血红蛋白(HbCO)，可使口唇黏膜呈樱桃色，因 HbCO 无携带 O_2 的能力，因此机体虽严重缺 O_2，但并不出现发绀。相反，在高原性红细胞增多症时，由于血红蛋白总量较多，血液中的去氧血红蛋白可达 50g/L 以上而出现发绀，但机体并不一定缺 O_2。

ER 7-5

氧的运输
(视频)

(二) CO_2 的运输

1. **物理溶解** 以物理溶解的方式运输的 CO_2 大约占 CO_2 总运输量的 5%。

2. **化学结合** 血液中 CO_2 的化学结合的形式主要有碳酸氢盐和氨基甲酰血红蛋白两种形式。

(1) 碳酸氢盐：约占 CO_2 总运输量的 88%，是 CO_2 运输的主要形式。当动脉血流经组织时，组织细胞代谢产生的 CO_2 经组织换气进入毛细血管，透过红细胞膜扩散入红细胞。在红细胞内碳酸酐酶的催化作用下，CO_2 与 H_2O 结合形成 H_2CO_3，H_2CO_3 又迅速解离，形成 H^+ 和 HCO_3^-，反应如下：

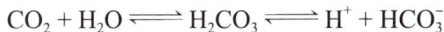

$$CO_2 + H_2O \rightleftharpoons H_2CO_3 \rightleftharpoons H^+ + HCO_3^-$$

因红细胞对 HCO_3^- 和 Cl^- 等具有较大的通透性,除小部分 HCO_3^- 在红细胞内与 K^+ 结合形成 $KHCO_3$ 外,大部分扩散入血浆,与血浆中的 Na^+ 结合生成 $NaHCO_3$;与此同时,血浆中的 Cl^- 由血浆扩散进入红细胞,以维持红细胞内、外的电荷平衡,这一现象称为氯转移(图 7-16)。以上反应是可逆的过程,在肺部 $p(CO_2)$ 比静脉血低,上述反应向相反的方向进行。

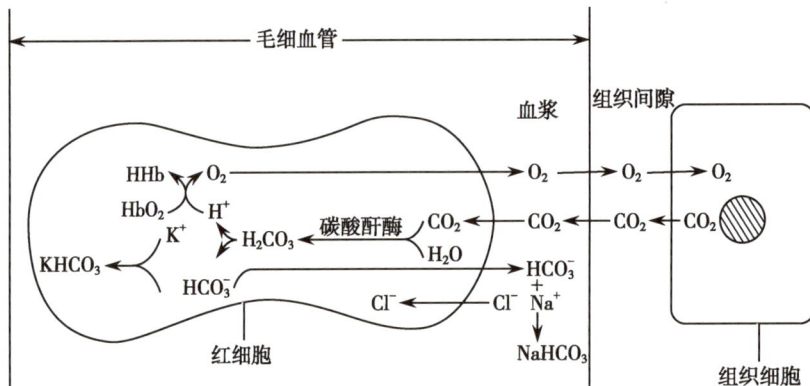

图 7-16　CO_2 在血液中的运输示意图

(2)氨基甲酰血红蛋白:进入红细胞的 CO_2 一部分与 Hb 的氨基结合生成氨基甲酰血红蛋白($HbCO_2$)。在肺部,该反应向相反的方向进行。这一反应迅速、可逆、不需酶的催化,其反应方向取决于 $p(CO_2)$,可用下式表示:

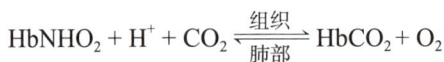

$$HbNHO_2 + H^+ + CO_2 \underset{肺部}{\overset{组织}{\rightleftharpoons}} HbCO_2 + O_2$$

点滴积累

1. 肺通气的直接动力是肺内压和大气压之间的压力差,原动力是呼吸运动;肺通气的阻力主要是弹性阻力。
2. 评价肺通气功能的常用指标是肺活量和时间肺活量。
3. 影响肺换气的主要因素有呼吸膜的面积、厚度以及通气/血流比值。
4. O_2 运输的主要形式是氧合血红蛋白;CO_2 运输的主要形式是碳酸氢盐。

第三节　呼吸运动的调节

呼吸运动是呼吸肌的节律性活动,其深度和频率随体内、外环境的变化而改变,从而使肺通气量与人体的代谢水平相适应,保持内环境中 O_2 和 CO_2 含量的相对稳定。呼吸节律的形成和这种适应性改变都是通过呼吸功能的调节来实现的。

一、呼吸中枢

中枢神经系统内产生和调节呼吸运动的神经细胞群称为呼吸中枢,它分布在大脑皮质、脑桥、延髓和脊髓等部位。大量的动物实验和临床资料证明,不同部位的呼吸中枢对呼吸的调节作用不同。正常的节律性呼吸是各级呼吸中枢相互协调和相互配合的结果。

(一)脊髓呼吸中枢的功能

支配呼吸肌的运动神经元位于脊髓第 3~5 颈段(支配膈肌)和胸段(支配肋间肌和腹肌)的灰质前角。动物实验表明,若在延髓和脊髓之间横断,则呼吸立即停止,说明节律性呼吸运动不是在脊髓产生的。脊髓的呼吸肌运动神经元是联系高位呼吸中枢和呼吸肌的中继站,以及整合某些呼吸反射的初级中枢。

(二)延髓呼吸中枢及其调节功能

用分段横切脑干的方法证明,如果在延髓和脑桥之间横断,保留延髓的动物呼吸并不停止,出现喘息样呼吸,但呼吸运动的节律很不规则,证明延髓是呼吸的基本中枢。在延髓,呼吸神经元主要集中在背内侧和腹外侧两组神经核团内,分别称为背侧呼吸组和腹侧呼吸组。背侧呼吸组主要含吸气神经元,下行神经纤维投射至脊髓膈运动神经元,支配膈肌收缩,产生吸气。腹侧呼吸组含有多种类型的呼吸神经元,下行神经纤维投射至脊髓胸段,支配肋间内肌和腹壁肌运动神经元,兴奋时引起主动呼气。

(三)脑桥对呼吸运动的调节

在脑桥上部存在呼吸调整中枢,它可抑制延髓吸气中枢的活动,促使吸气向呼气转化,防止吸气过长过深。动物实验证明,保留延髓和脑桥的正常联系,动物可维持正常的呼吸节律,说明脑桥也是维持节律性呼吸的重要部位。

(四)高级中枢对呼吸运动的调节

大脑皮质、边缘系统、下丘脑等对呼吸运动均有调节作用,大脑皮质可在一定限度内随意控制呼吸深度和频率,并能通过条件反射改变呼吸深度和频率。

二、呼吸反射

呼吸节律虽然产生于脑,但呼吸运动的频率、深度等还受来自呼吸器官本身以及血液循环等感受器传入冲动的反射性调节。这些反射可分为肺牵张反射、呼吸肌本体感受性反射、化学感受性反射和防御性呼吸反射。

(一)肺牵张反射

由肺扩张或肺萎陷引起的吸气活动抑制或吸气活动加强的反射称为肺牵张反射(或黑 - 伯反射)。肺牵张反射包括肺扩张反射和肺萎陷反射两种形式。

1. 肺扩张反射　是指肺扩张时抑制吸气活动的反射。感受器位于气管至细支气管的平滑肌中,属于牵张感受器。当吸气时,肺扩张牵拉呼吸道使肺牵张感受器兴奋,冲动经迷走神经传入延髓吸气切断机制,通过抑制延髓吸气活动发生器的活动,抑制吸气,促使吸气转为呼气。

肺扩张反射的生理意义是抑制吸气,促使吸气转为呼气,和脑桥共同调节呼吸的深度和频率。在动物实验中,切断一侧的迷走神经,呼吸变深变慢,两侧迷走神经都切断,呼吸更深更慢。

2. 肺萎陷反射 是肺强烈缩小时引起吸气活动增强的反射。感受器同样位于气道平滑肌内,传入神经也在迷走神经干中。肺萎陷反射在平静呼吸调节中意义不大,只有在较强的肺萎陷时才出现,但对阻止呼气过深和肺不张等可能起一定作用。还可能与气胸时发生的呼吸增强有关。

(二) 呼吸肌本体感受性反射

呼吸肌是骨骼肌,呼吸肌的肌梭是本体感受器。当呼吸肌的肌梭受到牵张刺激而兴奋时,可反射性地引起呼吸运动增强,这种反射属于本体感受性反射。该反射在维持正常呼吸运动中也有一定的调节作用,尤其在运动状态或气道阻力加大时,可反射性地加强呼吸肌的收缩力,克服气道阻力,以维持正常肺通气功能。

(三) 化学感受性反射

动脉血或脑脊液中的 O_2、CO_2 和 H^+ 可通过刺激化学感受器反射性地调节呼吸运动称为化学感受性反射。机体通过呼吸调节血液中的 O_2、CO_2 和 H^+ 水平,而动脉血中 O_2、CO_2 和 H^+ 水平的变化又通过化学感受器调节呼吸,以维持血液中 $p(O_2)$、$p(CO_2)$ 和 H^+ 浓度的相对稳定。

1. 化学感受器 按其所在部位不同可分为外周化学感受器和中枢化学感受器两种。

(1) 外周化学感受器:主要是指颈动脉体和主动脉体。外周化学感受器的敏感刺激是血液中 $p(O_2)$、$p(CO_2)$ 和 H^+ 浓度的变化。当血液中的 $p(O_2)$ 降低、$p(CO_2)$ 升高或 H^+ 浓度升高时,外周化学感受器产生兴奋,传入神经传至延髓呼吸中枢的冲动增加,反射性地引起呼吸运动加深加快。

(2) 中枢化学感受器:位于延髓腹外侧浅表部位。中枢化学感受器的生理性刺激是脑脊液和局部细胞外液中的 H^+ 浓度。当血液中 $p(CO_2)$ 升高时,血液中的 CO_2 能迅速通过血脑屏障进入脑脊液,在碳酸酐酶作用下,与脑脊液中的 H_2O 结合成 H_2CO_3,继而解离出 H^+ 和 HCO_3^-,H^+ 刺激中枢化学感受器,从而引起呼吸中枢兴奋。然而,血液中的 H^+ 不易通过血脑屏障,故中枢化学感受器不易感受血液 H^+ 的变化。中枢化学感受器也不感受缺 O_2 的刺激。

2. CO_2、低 O_2 和 H^+ 对呼吸的影响

(1) CO_2 对呼吸的影响:CO_2 对呼吸有很强的刺激作用,它是维持呼吸中枢兴奋所必需的生理性刺激,也是调节呼吸运动最重要的体液因素。人在过度通气后,由于呼出较多的 CO_2,使动脉血中的 $p(CO_2)$ 下降,减弱了对化学感受器的刺激,使呼吸中枢的兴奋减弱,可出现呼吸运动的下降或暂停,直到机体代谢产生的 CO_2 使动脉血液中的 $p(CO_2)$ 升高至正常水平,才会恢复正常呼吸。

适当增加吸入气中的 CO_2 浓度(不超过 4%),可使呼吸加深加快。但吸入气中的 CO_2 浓度过大(超过 7%),则可抑制呼吸中枢活动,引起头昏、头痛甚至昏迷等,出现 CO_2 麻醉症状。总之,血液中的 $p(CO_2)$ 在一定范围内升高可引起呼吸加深加快,但超过一定限度,则引起呼吸抑制。

CO_2 刺激呼吸是通过两条途径实现的:一是通过刺激中枢化学感受器兴奋呼吸中枢,二是刺激外周化学感受器反射性兴奋呼吸中枢。这两条途径中以前者为主,约占总效应的 80%。因为 CO_2

能自由通过血脑屏障进入脑脊液,CO_2 与 H_2O 结合生成 H_2CO_3,后者解离出的 H^+ 对中枢化学感受器起刺激作用。

(2)H^+ 对呼吸的影响:当动脉血中的 H^+ 增加时,可引起呼吸加深加快;反之,当 H^+ 降低时,则呼吸运动受到抑制。血液中的 H^+ 不易透过血脑屏障,限制了对中枢化学感受器的作用,因此,血液中的 H^+ 主要是通过刺激外周化学感受器实现的。

(3)低 O_2 对呼吸的影响:低 O_2 对呼吸运动的刺激作用主要是通过刺激外周化学感受器反射性地兴奋呼吸中枢,使呼吸运动加深加快,但低 O_2 对呼吸中枢的直接作用是抑制的,并且抑制作用随低 O_2 程度的加重而加强。通常在轻、中度低 O_2 时,来自外周化学感受器的传入冲动对呼吸中枢的兴奋作用大于低 O_2 对呼吸中枢的直接抑制作用,导致呼吸中枢兴奋,则呼吸运动加深加快,肺通气量增加。但在严重低 O_2 时,来自外周化学感受器的传入冲动对呼吸中枢的兴奋作用小于低 O_2 对呼吸中枢的直接抑制作用时,导致呼吸减慢减弱甚至停止。

只改变 CO_2、H^+ 和 O_2 三个因素中的一个因素,而其他两个因素保持不变时,它们各自对肺泡通气反应的影响都是很明显的。但在自然呼吸情况下,不可能只有一个因素改变而其他因素不变,往往一个因素发生变化时会引起另外一或两种因素相继改变或几种因素同时改变,此时的肺泡通气反应是它们综合影响的结果。所以要做全面的动态观察、分析,才能得到正确的结论。

(四)防御性反射

呼吸道的黏膜受到机械性或化学性刺激时,将引起一些对人体有保护作用的呼吸反射,称为防御性反射。

1. **咳嗽反射**　咳嗽反射的感受器位于喉、气管和支气管黏膜中。大支气管以上部位对机械性刺激比较敏感,二级支气管以下的部位对化学性刺激较敏感。传入纤维在迷走神经中上行进入延髓。咳嗽时,先有短促的深吸气,接着紧闭声门,呼气肌强烈收缩,使胸膜腔内压与肺内压都迅速上升。然后突然开放声门,由于压差大,使肺泡内的气体高速冲出,同时排出气道中的异物或分泌物。

2. **喷嚏反射**　喷嚏反射是鼻黏膜受刺激引起的防御性反射。传入神经为三叉神经,反射动作与咳嗽类似,不同的是腭垂下降,舌压向软腭,而不是声门关闭,气体主要从鼻腔急速喷出,以清除鼻腔中的刺激物。

点滴积累

1. 呼吸的基本中枢位于延髓。
2. 呼吸调整中枢位于脑桥。
3. 中枢化学感受器主要感受脑脊液中 H^+ 浓度的变化。
4. 维持呼吸中枢兴奋性的最重要的体液物质是一定浓度的 CO_2。
5. $p(CO_2)$ 兴奋呼吸中枢主要是通过刺激中枢化学感受器实现的。

目标检测

1. 一慢性哮喘患者采用吸入性糖皮质激素治疗,简述吸入性气雾剂药物自鼻腔吸入至吸收进入肺泡隔毛细血管所经过的途径。

2. 什么是通气/血流比值?其增大或减小会造成哪些后果?

3. 血中的 CO_2 增多、低 O_2 和 pH 降低对呼吸有何影响?其作用途径及机制是什么?

(郭新庆　马凤巧)

第八章　消化系统

ER 8-1

第八章
课件

学习目标

1. **掌握**　消化系统各器官的位置和功能；唾液、胃液、胰液、胆汁、小肠液、大肠液的成分及作用；三大营养物质在小肠的吸收过程和机制。
2. **熟悉**　消化系统各器官的形态结构；胃肠运动的主要形式；小肠作为吸收主要部位的原因。
3. **了解**　消化系统各器官的微细结构和腹膜；胃排空概念；消化活动的调节。

导学情景

情景描述：

　　某 35 岁的男性患者，在与朋友聚餐数小时后，因腹部剧痛难忍、恶心、呕吐和发热等症状前来就诊，根据典型的临床表现和实验室检查确诊为急性胰腺炎。

学前导语：

　　胰腺分泌的胰液是消化系统最重要的、消化能力最强的消化液。你知道是什么原因导致患者突发急性胰腺炎的吗？生理情况下，摄入人体的食物是经过哪些部位被消化吸收的？未被消化吸收的食物残渣又将如何排出体外？通过本章学习，你将会找到答案，并加深对消化系统疾病的预防、诊治方面知识的理解和认识。

　　人体在新陈代谢过程中，不仅要从外界环境中摄取氧气，还要摄入足够的营养物质，为新陈代谢提供物质和能量的来源。营养物质主要来自食物，包括糖类、蛋白质、脂肪、维生素、水和无机盐等。其中水、无机盐和维生素可以直接被吸收利用，而糖类、蛋白质和脂肪属于大分子物质，必须先在消化管内加工、分解为小分子物质，才能被机体吸收利用。食物在消化管内被分解成可吸收的小分子物质的过程称为消化。消化有两种方式，一种是机械性消化，即通过消化管的运动将食物磨碎并使之与消化液充分混合，同时将食糜不断向消化管远端推进的过程；另一种是化学性消化，即通过消化液中各种消化酶的化学作用，将食物中的大分子物质分解为可吸收的小分子物质的过程。消化后的小分子物质以及水、无机盐和维生素等通过消化管黏膜上皮细胞进入血液和淋巴液的过程称为吸收。消化与吸收是两个相辅相成、紧密联系的过程。

　　消化系统的主要功能是消化食物、吸收营养物质，排出食物残渣。此外，消化器官还能分泌多种胃肠激素，具有重要的内分泌功能和免疫功能。

第一节　概述

一、消化系统的组成

消化系统由消化管和消化腺两部分组成(图 8-1)。消化管是包括口腔、咽、食管、胃、小肠(十二指肠、空肠和回肠)和大肠(盲肠、阑尾、结肠、直肠和肛管)。临床上通常将从口腔到十二指肠的这部分消化管称为上消化道,空肠及以下的消化管称为下消化道。消化腺按体积的大小和位置不同,可分为大消化腺和小消化腺两种。大消化腺位于消化管壁之外,成为一个独立的器官,如大唾液腺、肝和胰等;小消化腺分布于消化管壁内,位于黏膜层或黏膜下层,如唇腺、颊腺、舌腺、食管腺、胃腺和肠腺等。

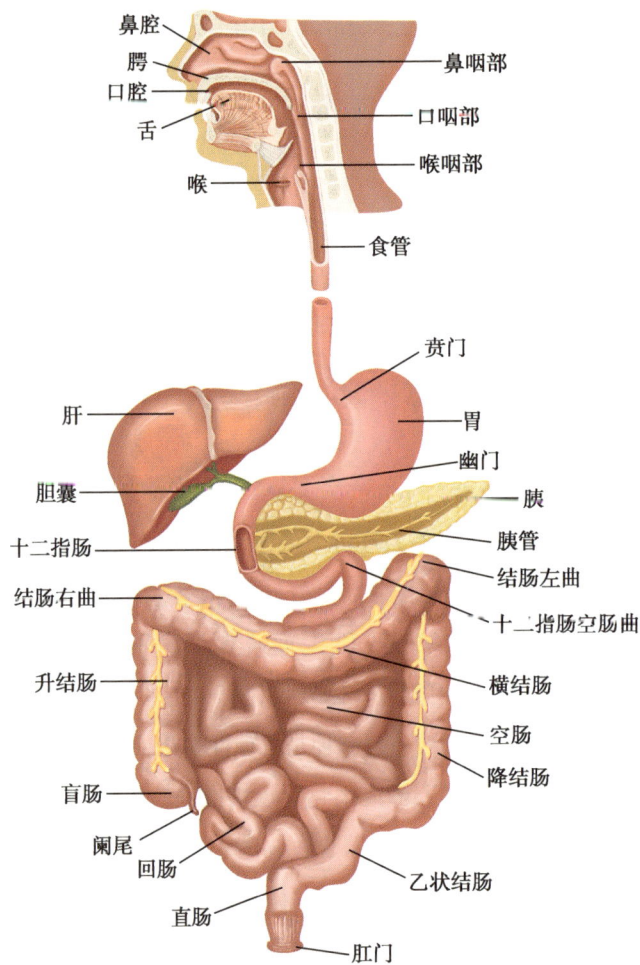

图 8-1　消化系统全貌

二、消化管壁的一般结构

除口腔外,消化管壁由内向外可分为黏膜层、黏膜下层、肌层和外膜层(图 8-2)。

(一) 黏膜层

黏膜层位于管壁的最内层,是消化管进行消化吸收的重要结构,黏膜自内向外由上皮、固有层和黏膜肌层组成。

1. **上皮** 衬于消化管的腔面,上皮的类型因其所在位置而不同。口腔、咽、食管和肛管齿状线以下为复层扁平上皮;胃、小肠、大肠和肛管齿状线以上为单层柱状上皮。

2. **固有层** 位于上皮深层,由结缔组织构成,内含小消化腺、血管、淋巴管和淋巴组织。

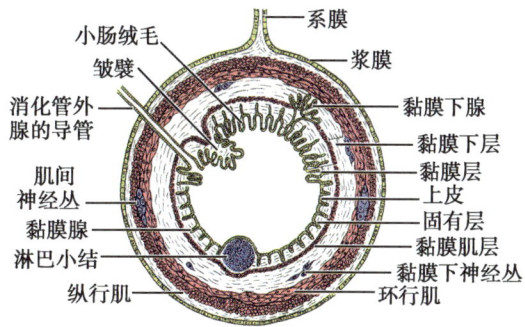

图 8-2 消化管的一般结构模式图

3. **黏膜肌层** 为薄层平滑肌。平滑肌的收缩和舒张可以改变黏膜的形态,促进腺分泌物的排出和血液、淋巴的运行,有助于食物消化和营养物质的吸收。

(二) 黏膜下层

黏膜下层由疏松结缔组织构成,内含较大的血管、淋巴管和黏膜下神经丛。

(三) 肌层

除口腔、咽、食管上段的肌肉和肛门外括约肌等为骨骼肌外,其余部分均为平滑肌。平滑肌的排列一般为内环行和外纵行两层。肌肉的收缩和舒张形成消化管的蠕动,使消化液与消化管内的食物充分混合,并不断将食物向远端推进。

(四) 外膜

位于消化管壁的最外层,为纤维膜或浆膜。

三、消化管平滑肌的一般生理特性

在整个消化管中,除口腔、咽、食管上段和肛门外括约肌为骨骼肌外,其余消化管的肌组织均为平滑肌。消化管平滑肌与其他肌肉一样,也具有兴奋性、传导性、收缩性和伸展性等,但由于结构、生物电活动和功能不同又有其自身的特性。

1. **自动节律性** 离体的消化管平滑肌在适宜的环境中能够自动产生节律性收缩,但与心肌相比,其频率慢且不规则。

2. **伸展性** 消化管平滑肌能适应实际需要而作较大的伸展。生理意义在于使中空的容量器官容纳较多的食物时也不发生明显的压力变化。

3. **兴奋性** 消化管平滑肌的兴奋性较骨骼肌和心肌低,收缩的潜伏期、收缩期和舒张期比骨骼肌长。该特性适合于食物在消化管内停留较长时间,以利于消化和吸收。

4. **紧张性** 消化管平滑肌经常保持微弱的持续收缩状态,称为紧张性。紧张性使胃、肠等消化器官维持一定的形状和位置,并使消化管腔内保持一定的基础压力,消化管平滑肌的各种收缩活动都是在紧张性收缩的基础上发生的。

5. 对某些理化刺激敏感　消化管平滑肌对电刺激、切割和烧灼刺激不敏感,但对牵张、温度和化学性刺激敏感。如微量的乙酰胆碱可使消化管平滑肌收缩,肾上腺素使之舒张;牵拉肠段或降低其温度可使肠段收缩,升高温度则可使舒张。消化管内的食物和消化液是平滑肌活动的自然化学性刺激物。

四、胸腹部的标志线及分区

(一) 胸部的标志线

1. **前正中线**　沿身体前面正中所作的垂线。

2. **锁骨中线**　通过锁骨中点所作的垂线。

3. **肩胛线**　通过肩胛骨下角所作的垂线。

4. **后正中线**　沿身体后面正中所作的垂线。

(二) 腹部的分区

在腹部前面,用两条横线和两条纵线将腹部分成九个区(图 8-3)。两条横线分别是通过两侧肋弓最低点的连线和通过两侧髂结节的连线;两条纵线为通过两侧腹股沟韧带中点所作的垂线。将腹部分成九个区,即左季肋区、腹上区、右季肋区、左腹外侧区、脐区、右腹外侧区、左髂区(左腹股沟区)、腹下区、右髂区(右腹股沟区)。

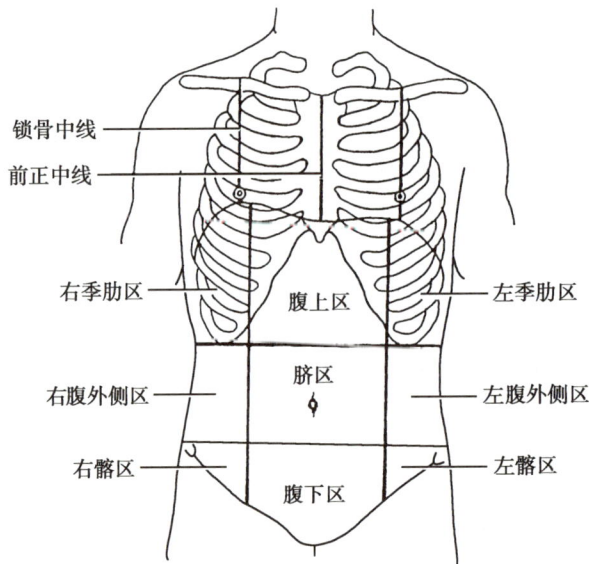

图 8-3　胸部标志线和腹部分区

临床工作中,又常以通过脐的水平线和前正中线,将腹部分为左上腹、右上腹、左下腹和右下腹四个区。

五、腹膜

腹膜是覆盖于腹、盆壁内面和腹、盆腔脏器表面的一层薄而光滑的浆膜,由间皮和少量结缔组织构成。按分布的部位不同,腹膜可分为壁腹膜和脏腹膜两部分。衬于腹、盆壁内表面的腹膜称为壁腹膜,覆盖在腹、盆腔各脏器表面的腹膜称为脏腹膜。壁腹膜和脏腹膜相互移行,围成的不规则潜在腔隙称腹膜腔。男性的腹膜腔为一封闭的腔隙,女性的腹膜腔借输卵管、子宫、阴道与外界相通。脏层和腹膜壁层的移行连接处还形成网膜、系膜、韧带等结构。

腹膜主要有以下作用:①分泌少量浆液,有润滑作用,可减少脏器之间的摩擦。②有一定的吸收功能,而且上部的吸收能力较下部强,因此腹膜炎或腹盆部术后的患者多采取半卧位,以减少腹膜对毒素的吸收。③有很强的修复和再生能力。④腹膜形成的韧带、系膜等结构对脏器有支持、固定和保护作用。

点滴积累

1. 消化系统由消化管和消化腺两部分组成。
2. 消化管壁由内向外一般可分为黏膜层、黏膜下层、肌层和外膜四层。
3. 消化管平滑肌的生理特性包括自动节律性、伸展性、兴奋性、紧张性等。
4. 腹部的分区有九分区法和四分区法。
5. 腹膜分为壁腹膜、脏腹膜,两者相互移行围成腹膜腔;男性的腹膜腔是封闭的腔隙;女性的腹膜腔借输卵管、子宫、阴道与外界相通。

第二节 消化管与消化腺

一、消化管

(一) 口腔

口腔是消化管的起始部,其前壁为上、下唇,两侧壁为颊,上壁为腭,下壁为封闭口腔底的软组织。口腔向前经口裂通向外界,向后经咽峡与咽相通(图 8-4)。

1. **腭** 构成口腔的顶,分隔鼻腔与口腔,分为前 2/3 的硬腭和后 1/3 的软腭。硬腭主要由骨腭被覆黏膜而成。软腭由骨骼肌和黏膜构成,软腭的后缘游离,中央有一向下的乳头状突起,称腭垂。两侧各有两条弯向下的弓状黏膜皱襞,前皱襞向下连于舌根,称腭舌弓;后皱襞向下延至咽侧壁,称腭咽弓。两弓间的凹陷称扁桃体窝,容纳腭扁桃体。腭垂、两侧的腭舌弓及舌根共同围成咽峡,是口腔和咽的分界。

2. **牙** 是人体最坚硬的器官,嵌于上、下颌骨的牙槽内,呈弓状排列,具有咀嚼食物和辅助发音等作用。

人的一生先后有乳牙和恒牙两套牙。乳牙共 20 颗,恒牙共 28~32 颗。乳牙从出生 6 个月左右开始萌出,6 岁左右开始逐渐脱落,并换上永久性的恒牙。乳牙和恒牙的名称及排列顺序见图 8-5 和图 8-6。

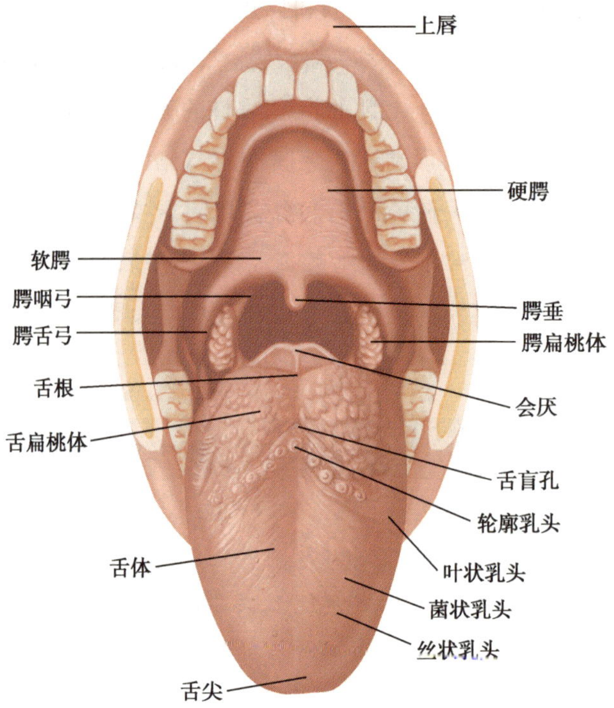

图 8-4　口腔前面观

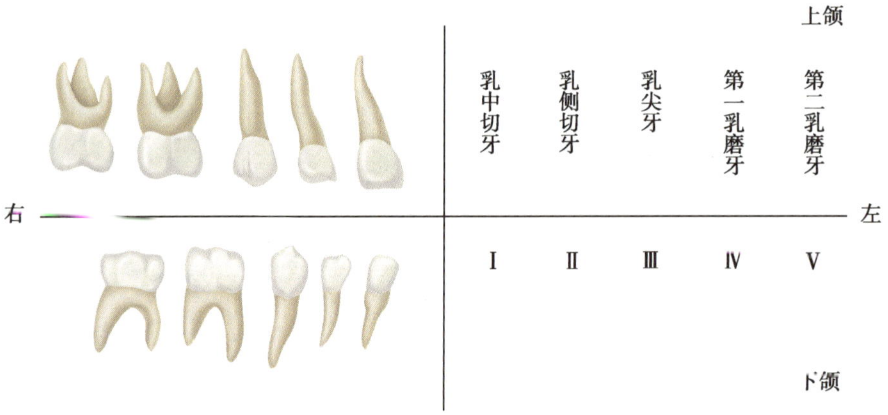

上唇
硬腭
软腭
腭咽弓
腭舌弓
腭垂
腭扁桃体
舌根
会厌
舌扁桃体
舌盲孔
轮廓乳头
叶状乳头
舌体
菌状乳头
丝状乳头
舌尖

图 8-5　乳牙的名称及符号

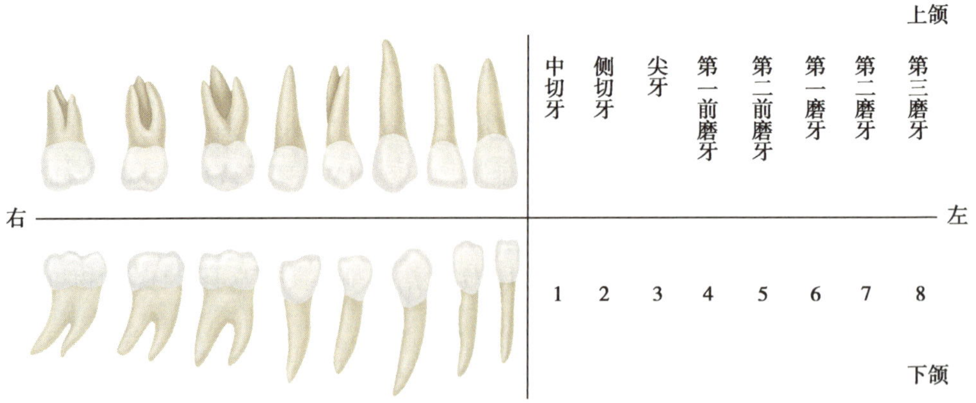

上颌
乳中切牙
乳侧切牙
乳尖牙
第一乳磨牙
第二乳磨牙
右
左
Ⅰ　Ⅱ　Ⅲ　Ⅳ　Ⅴ
下颌

图 8-6　恒牙的名称及符号

上颌
中切牙
侧切牙
尖牙
第一前磨牙
第二前磨牙
第一磨牙
第二磨牙
第三磨牙
右
左
1　2　3　4　5　6　7　8
下颌

3. 舌　位于口腔底部,由骨骼肌被覆黏膜形成,前 2/3 为舌体,其前端突出称舌尖,后 1/3 为舌根。舌的背面和侧缘有许多舌乳头,内有味蕾。舌具有协助咀嚼、搅拌、吞咽食物、感受味觉和辅助发音的功能。有些药物如硝酸甘油可在舌下含化后快速吸收。

(二) 咽

咽是消化和呼吸的共用通道(详见呼吸系统)。

(三) 食管

食管为前后略扁的肌性管道,上端续于咽,下端穿过膈肌的食管裂孔进入腹腔连于胃的贲门,全长约 25cm。食管后贴脊柱,前与气管、支气管、心脏等重要器官相邻(图 8-7)。

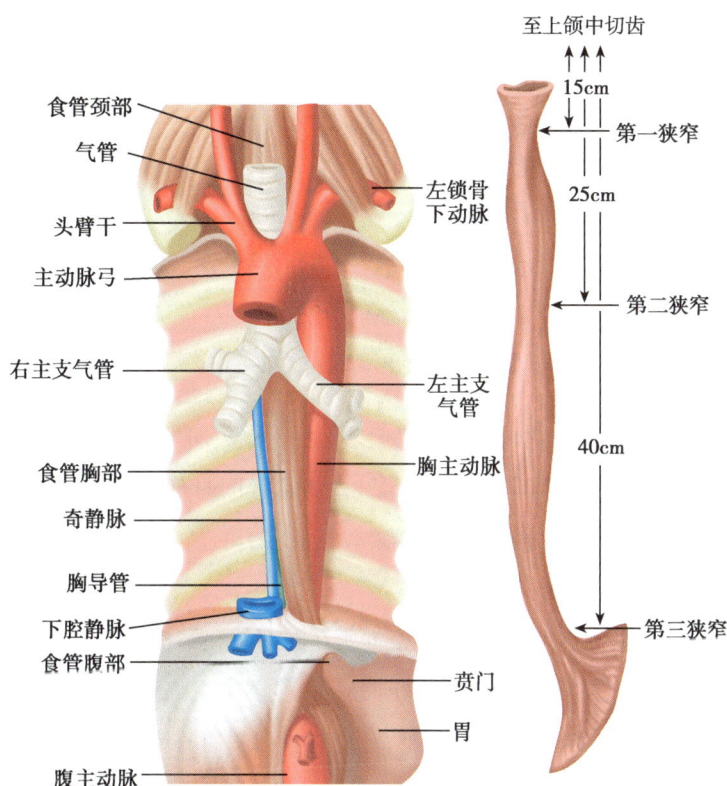

图 8-7　食管

食管全长有三个生理性狭窄:第一狭窄在食管起始处,第二狭窄在食管与左主支气管交叉处,第三狭窄在食管穿膈肌的食管裂孔处。这些狭窄是异物容易滞留的部位,也是肿瘤好发的部位。

(四) 胃

1. 胃的位置和形态　胃是消化管的膨大部分,上接食管,下连十二指肠。中度充盈时,胃大部分位于左季肋区,小部分位于腹上区。

胃有入、出两口,上、下两缘,前、后两壁,并分为四部(图 8-8)。胃的入口称贲门,与食管相接;出口称幽门,与十二指肠相连。胃的上缘短而凹,称胃小弯;胃小弯近幽门处有一凹陷,称角切迹,是胃体与幽门部在胃小弯的分界;胃的下缘长而凸,称胃大弯。胃在空虚时有明确的前后壁,充盈时不明显。胃可分为贲门部、胃底、胃体和幽门部四部。贲门部为贲门周围的部分;胃底是指贲门左上方膨出的部分；胃体为胃底与角切迹平面之间的部分；幽门部为角切迹平面与幽门之间的部分。胃小弯尤其是角切迹是胃溃疡的好发部位。

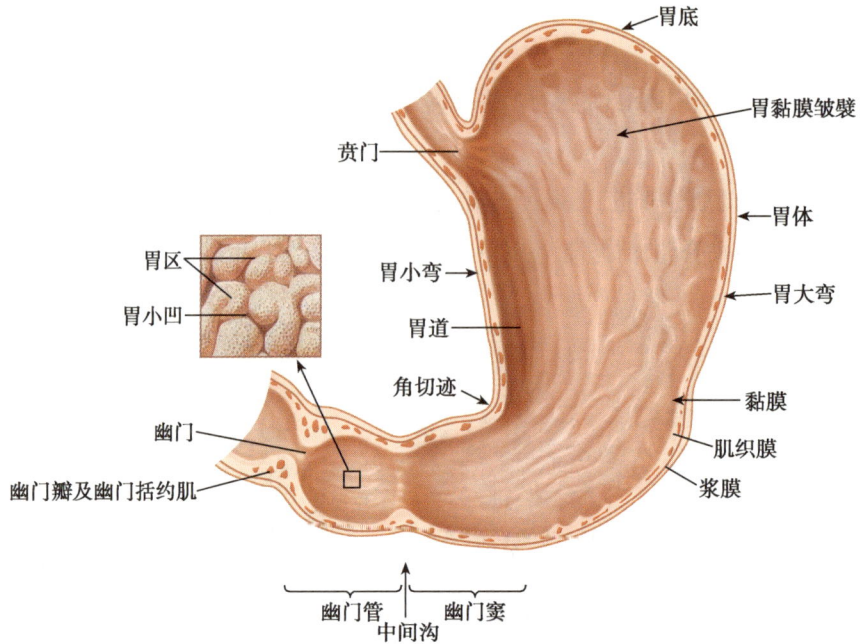

图 8-8　胃的形态及胃壁的结构

2. 胃壁的微细结构　胃壁由内向外分为黏膜层、黏膜下层、肌层和外膜四层。

（1）黏膜层：分为上皮、固有层和黏膜肌层三层。胃黏膜表面遍布许多不规则的小孔，称胃小凹。

1）上皮：为单层柱状上皮，可分泌含高浓度碳酸氢根离子的黏液，覆盖于上皮表面，形成一层凝胶保护层，对胃黏膜具有保护作用。

2）固有层：内有大量紧密排列的管状腺，根据所在的部位和结构不同可分为胃底腺、贲门腺和幽门腺。胃底腺分布于胃底和胃体，开口于胃小凹底部，主要由主细胞、壁细胞和颈黏液细胞组成。

主细胞又称胃酶细胞，细胞呈柱状，核圆形，分泌胃蛋白酶原。壁细胞又称泌酸细胞，呈圆形或锥体形，核圆形，分泌盐酸和内因子。颈黏液细胞分泌黏液。

黏膜肌层的介绍见本章第一节。

（2）黏膜下层：由疏松结缔组织构成，内有丰富的血管、淋巴管和神经丛。

（3）肌层：由三层平滑肌组成，自内向外依次为斜行肌、环行肌和纵行肌。其中环行肌层最发达，在幽门处增厚，形成幽门括约肌。

（4）外膜：为浆膜。

（五）小肠

小肠为消化管最长的部分，盘曲于腹腔内，成人全长 5~7m，是食物消化与吸收的主要场所，上续幽门，下接盲肠，自上而下分为十二指肠、空肠和回肠三部分。

1. 十二指肠　十二指肠是小肠的起始段，介于胃与空肠之间，成人长约 25cm，呈 "C" 形包绕胰头，可分为上部、降部、水平部和升部四部分（图 8-9）。

十二指肠上部近幽门的一段肠管称十二指肠球,是十二指肠溃疡及穿孔的好发部位。十二指肠降部的后内侧壁有一圆形的隆起,称为十二指肠大乳头,是胆总管和胰管的共同开口处(图 8-9)。

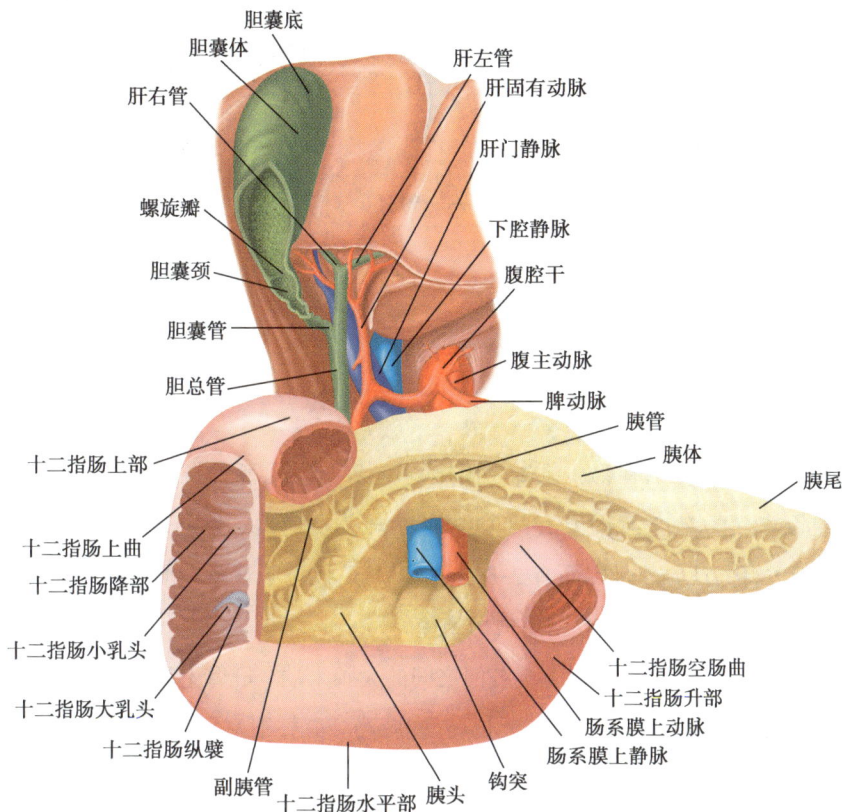

图 8-9　胆道、十二指肠和胰的前面观

2. 空肠和回肠　空肠和回肠之间无明显分界,一般而言,近侧 2/5 为空肠,占据腹腔的左上部;远侧 3/5 为回肠,位于腹腔的右下部,部分位于盆腔内。

3. 小肠壁的微细结构　空、回肠的黏膜和黏膜下层形成许多环行皱襞,襞上有大量的小肠绒毛,极大地增加了小肠的吸收面积。

(六) 大肠

大肠起自盲肠,终于肛门,全长约 1.5m,分盲肠、阑尾、结肠、直肠和肛管五部分。结肠和盲肠的表面有区别于小肠的三个特征性结构,即结肠带、结肠袋和肠脂垂。

1. 盲肠　长约 6~8cm,是大肠的起始部,位于右髂窝内,下端为盲端,向左与回肠相接,向上延续为升结肠。回肠末端突入盲肠腔内,形成两个半月形的黏膜皱襞,称回盲瓣(图 8-10),可防止大肠内容物逆流入小肠,并可阻止小肠内容物过快地流入大肠,以便于食物在小肠内充分消化吸收。

2. 阑尾　长约 6~8cm,为一条细长而弯曲的盲管,根部附于盲肠的后内侧壁,并开口于盲肠,尾端游离(图 8-10)。阑尾根部的体表投影通常在脐与右髂前上棘连线的中、外 1/3 交点处,称为麦氏点,阑尾炎症时此处常有压痛。

3. 结肠　按位置和形态,可分为升结肠、横结肠、降结肠和乙状结肠四部分,呈门字形围绕于空肠和回肠周围。

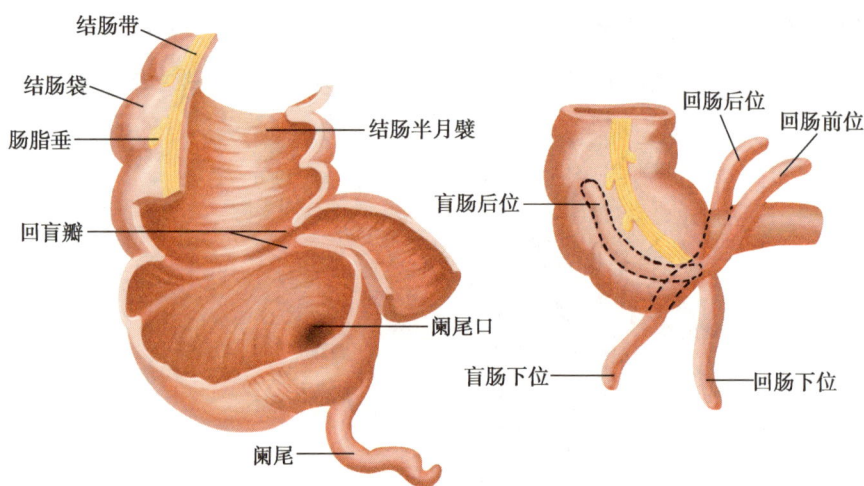

图 8-10　盲肠和阑尾

4. 直肠　长约 10~14cm,在第 3 骶椎平面接续乙状结肠,沿骶骨与尾骨前面下行,穿过盆膈移行为肛管。直肠并不直,在矢状面上有两个弯曲,上段为凸向后的骶曲,下段为凸向前的会阴曲。直肠下部肠腔膨大,称直肠壶腹,内面有 2~3 个直肠横襞,以位于直肠右前壁者最大且位置恒定,在直肠镜检或给药时应注意这些结构,以免损伤肠壁。

5. 肛管　长约 3~4cm,为盆膈以下至肛门之间的大肠末端。肛管上段的纵行黏膜皱襞称肛柱。在相邻肛柱下端之间有半月形的黏膜皱襞相连,称肛瓣。肛柱下端和肛瓣边缘共同围成的锯齿状环行线称齿状线(图 8-11),是皮肤与黏膜的分界线,也是临床上区分内、外痔的分界线。

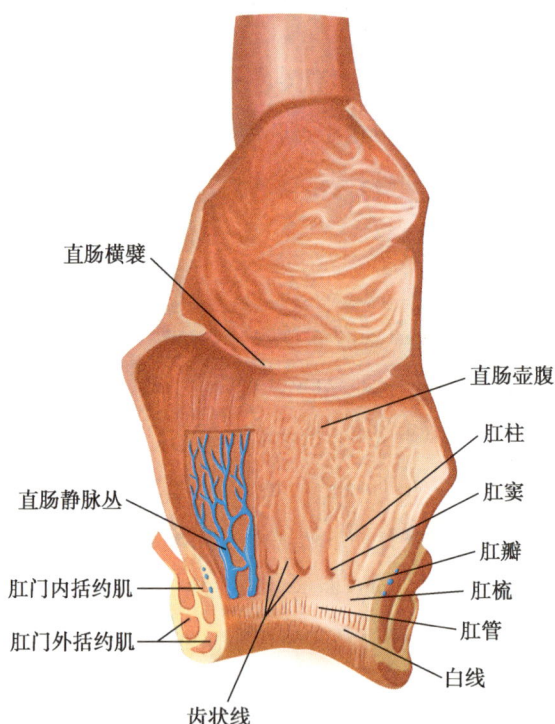

图 8-11　直肠和肛管的内面观

肛管壁的环行平滑肌增厚形成肛门内括约肌,肛门内括约肌为平滑肌,有协助排便的作用;在肛门内括约肌的外面有肛门外括约肌围绕,肛门外括约肌为骨骼肌,有控制排便的功能。

二、消化腺

(一) 大唾液腺

大唾液腺主要有腮腺、下颌下腺和舌下腺(图 8-12)。

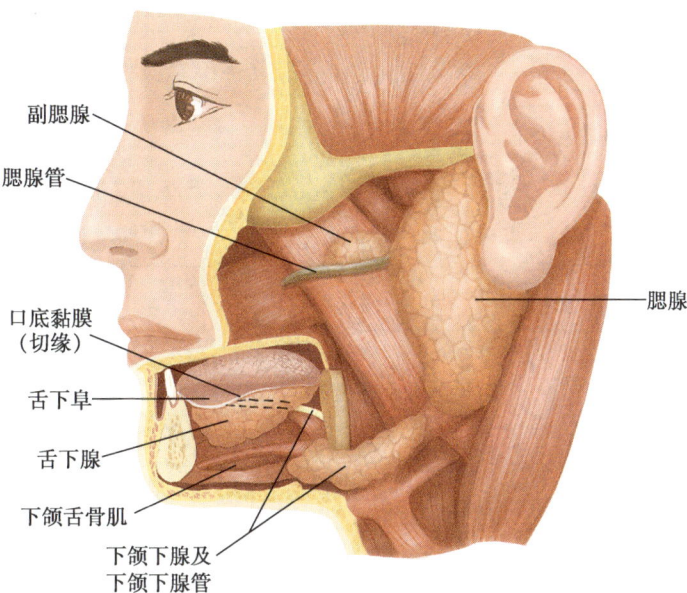

图 8-12 唾液腺

腮腺位于外耳道前下方,其导管开口于平对上颌第二磨牙的颊黏膜上。下颌下腺位于下颌骨体的内面。舌下腺位于口腔底舌下襞深面。下颌下腺和舌下腺的导管均开口于舌下阜。

(二) 肝

肝是人体最大的消化腺。具有分泌胆汁,参与蛋白质、脂类、糖类和维生素等物质的合成、转化与分解,参与激素、药物等物质的转化与解毒,以及在胚胎时期造血等功能。

1. 肝的位置和形态 肝大部分位于右季肋区和腹上区,小部分位于左季肋区。

肝呈不规则的楔形,质地软而脆,血供丰富,呈红褐色。肝上面膨隆并与膈肌相接触,称膈面(图 8-13),被呈矢状位的镰状韧带分为左、右两叶。膈面后部没有腹膜被覆的部分称裸区。下面凹凸不平,邻接腹腔器官,又称脏面。

肝脏面中部有略呈 H 形的三条沟,其中间的横沟称肝门,有肝管、肝固有动脉、肝门静脉、肝的神经及淋巴管等出入。右侧纵沟的前部容纳胆囊,称胆囊窝,后部有下腔静脉经过,称腔静脉沟,肝静脉在腔静脉沟的上端注入下腔静脉;左侧纵沟的前部称肝圆韧带裂,有肝圆韧带通过,由胎儿时期的脐静脉闭锁而成,后部称静脉韧带裂容纳静脉韧带。借 H 形的沟将肝分为四个叶:肝左叶、肝右叶、方叶和尾状叶(图 8-14)。

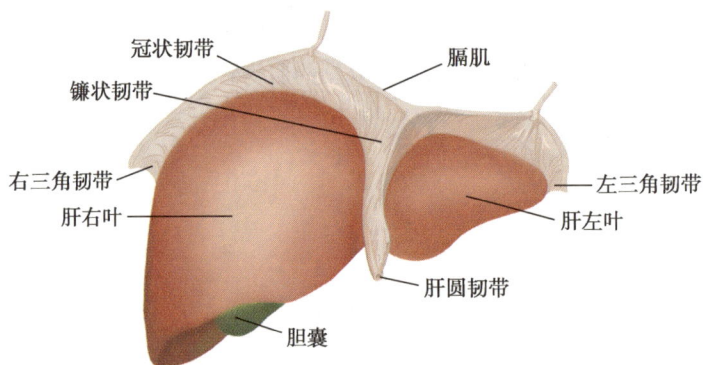

冠状韧带　　　膈肌
镰状韧带
右三角韧带　　　　　　左三角韧带
肝右叶　　　　　　　肝左叶
肝圆韧带
胆囊

图 8-13　肝(膈面)

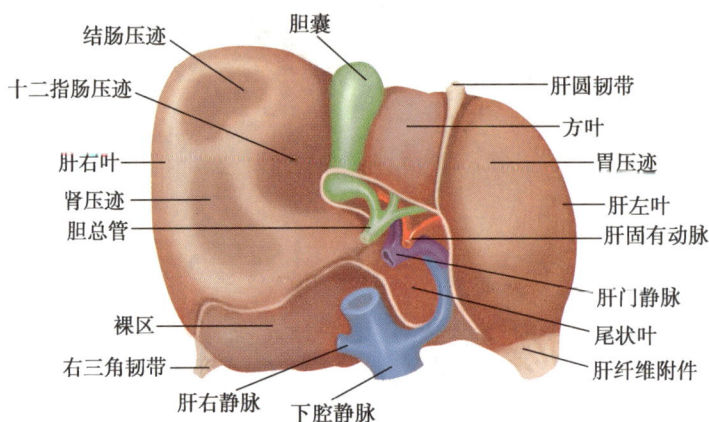

结肠压迹　　　胆囊
十二指肠压迹　　　　　肝圆韧带
肝右叶　　　　　　方叶
肾压迹　　　　　　胃压迹
胆总管　　　　　　肝左叶
　　　　　　　　肝固有动脉
　　　　　　　　肝门静脉
裸区　　　　　　尾状叶
右三角韧带　　　　　肝纤维附件
肝右静脉　　下腔静脉

图 8-14　肝(脏面)

2. 肝的微细结构　　肝表面包有一层致密的结缔组织被膜,被膜在肝门处随肝管、血管和神经等进入肝实质,将肝实质分割成 50 万 ~100 万个肝小叶(图 8-15)。肝小叶是肝的基本结构和功能单位,呈棱柱体,中央是一条沿其长轴走行的中央静脉,周围有呈放射状排列的肝板,肝板是由单排肝细胞组成的立体板状结构。在切片中,肝板的断面呈索状,称肝索。肝板之间有肝血窦。

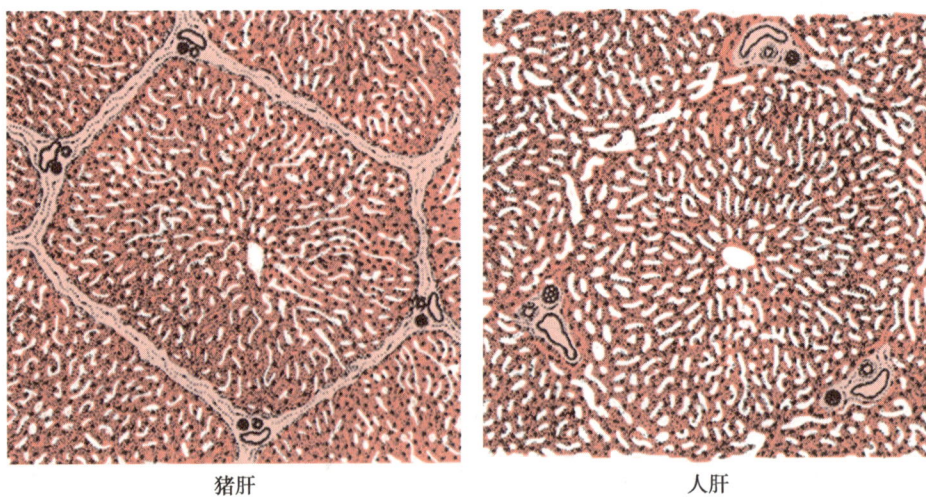

猪肝　　　　　　　　　人肝

图 8-15　肝小叶

胆小管：是相邻肝细胞的细胞膜局部凹陷并相互嵌合形成的微细管道。肝细胞分泌的胆汁直接排入胆小管。

肝门管区：为相邻几个肝小叶之间的结缔组织小区，其中可见三种伴行的管道，即小叶间动脉、小叶间静脉和小叶间胆管。

3. 肝外胆道 包括胆囊和输胆管道。

(1) 胆囊：位于肝脏面的胆囊窝内，呈梨形，容量为 40~60ml，有储存和浓缩胆汁的功能。胆囊分为底、体、颈、管四部分。胆囊底微露出于肝前缘，与腹前壁相贴，其体表投影在右锁骨中线与右肋弓交点处稍下方，胆囊炎时此处常有明显的压痛。

(2) 输胆管道：包括肝左、右管，肝总管和胆总管。肝左、右管出肝门后汇合成肝总管，肝总管再与胆囊管汇合成胆总管。胆总管下行斜穿十二指肠降部的后内侧壁，在壁内与胰管汇合形成略膨大的肝胰壶腹，开口于十二指肠大乳头 (图 8-9)。

知识链接

肝对药物活性的影响

口服药物经胃肠吸收后，通过肝门静脉入肝，肝脏中丰富的酶系统可对经过的药物产生强烈的代谢作用。多数药物经过肝内代谢，药理作用可被减弱或完全丧失，但也有少数药物需经肝的生物转化才能形成其活性成分，如环磷酰胺本身并无活性，需经肝的生物转化才能形成有效成分而发挥抗肿瘤作用。

(三) 胰

胰是人体第二大消化腺，位于胃的后方，横贴于腹后壁，相当于第 1~2 腰椎水平。胰呈长棱柱状，分为胰头、胰颈、胰体和胰尾四部分 (图 8-9)。

胰由外分泌部和内分泌部组成。胰的外分泌部能分泌胰液，经胰管排入十二指肠；胰液为最重要的消化液，包含胰淀粉酶、胰脂肪酶、胰蛋白酶原、糜蛋白酶原等。内分泌部即胰岛，是散在分布的内分泌细胞团，主要由四种细胞构成。α 细胞体积大，分泌胰高血糖素；β 细胞数量最多，分泌胰岛素；δ 细胞数量较少，分泌生长抑素；PP 细胞数量很少，分泌胰多肽。

边 学 边 练

消化器官包括消化管和消化腺，主要的消化管和消化腺其位置、结构和特点是什么？请参见实验项目：观察内脏。

点滴积累

1. 乳牙共 20 颗，恒牙共 28~32 颗。
2. 食管全长约 25cm，分为三部分，有三个狭窄。
3. 胃有入、出两口，上、下两缘，前、后两壁，分为贲门部、胃底、胃体和幽门部四部，主细胞分泌胃蛋白酶原，壁细胞分泌盐酸和内因子，颈黏液细胞分泌黏液。

4. 小肠全长 5~7m,分为十二指肠、空肠和回肠三部分;大肠全长约 1.5m,分为盲肠、阑尾、结肠、直肠和肛管五部分。

5. 口腔腺主要有腮腺、下颌下腺和舌下腺三对大唾液腺。

6. 肝是人体最大的消化腺,肝小叶是肝的基本结构和功能单位;胆囊分为底、体、颈、管四部分;胰是人体的第二大消化腺,由外分泌部和内分泌部组成,胰的外分泌部能分泌胰液,内分泌部即胰岛。

第三节　各段消化管的消化

一、口腔内消化

消化是从口腔开始的。食物在口腔内经过咀嚼、切割、磨碎,并与唾液混合,形成食团,通过吞咽经食管进入胃。

(一) 咀嚼和吞咽

咀嚼是由咀嚼肌群之间协调有序收缩所完成的复杂反射性动作。咀嚼的作用是切割和磨碎食物,使食物与唾液充分混合形成食团,便于吞咽。咀嚼还能反射性地引起胃液、胰液和胆汁的分泌,为下一步消化做好准备。

吞咽是使食团从口腔经咽和食管进入胃的过程,是一种复杂的反射性动作。食团由口腔被送入咽的过程是受大脑皮层控制的随意动作。食团到咽后,整个吞咽动作就成为自动的过程。食团进入食管后,引起食管蠕动,将食团推送入胃。

蠕动是整个消化管平滑肌按顺序收缩和舒张形成的一种向前推进的波形运动,它是各段消化管平滑肌共有的运动形式。

(二) 唾液及其作用

唾液为无色无味、近于中性(pH 6.6~7.1)的液体,成人每天分泌量为 1.0~1.5L,其中水分约占99%,有机物主要为黏蛋白、唾液淀粉酶及溶菌酶,无机物主要有钠、钾、钙、氨等。

唾液的主要作用是:①湿润和溶解食物,使食物便于吞咽并引起味觉。②清洁和保护口腔,唾液中的溶菌酶有杀菌作用。③唾液淀粉酶可将淀粉分解为麦芽糖,此酶的最适 pH 为 6.8。④唾液有排泄功能,将进入体内某些重金属(如汞、铅)、氰化物等随唾液排出。

二、胃内消化

胃具有暂时储存食物、分泌胃液和初步消化食物的功能。食物在胃内经过机械性和化学性消化后,把食团变为食糜,然后逐渐通过幽门向十二指肠输送。

（一）胃的运动

胃的运动功能主要有：①容纳大量的食物。②使食物与胃液充分混合。③以适合小肠消化和吸收的速度向小肠输送食糜，使消化过程得以继续进行。

1. 胃的运动形式

（1）紧张性收缩：是指胃壁平滑肌经常处于轻度而持续的收缩状态。其作用是：①使胃保持一定的位置、形态和内压。②有助于胃液渗入食物并促进食物进入十二指肠。③在此基础上进行胃蠕动。空胃收缩时可伴有饥饿感，故称其为饥饿收缩。

（2）容受性舒张：咀嚼和吞咽时，食物对咽、食管等处感受器的刺激可反射性地引起胃底和胃体的平滑肌舒张，称容受性舒张，为胃特有的运动形式。其作用是使胃能容受较多的食物而胃内压升高不多，有利于胃容纳和贮存食物，并保持胃内压相对稳定。

（3）蠕动：出现于食物入胃后约5分钟。蠕动波从胃体中部开始，逐渐向幽门推进（图8-16）。蠕动的主要作用是：①使食物进一步磨碎，并与胃液充分混合形成食糜，以利于化学性消化。②使胃内压力升高，推送食糜通过幽门进入十二指肠。

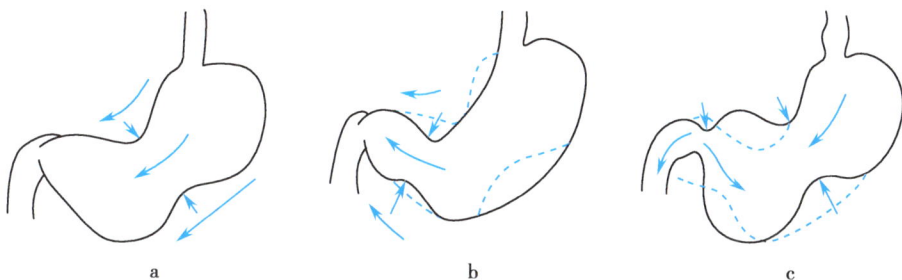

图 8-16　胃的蠕动示意图

a. 胃蠕动始于胃的中部，向幽门方向推进；b. 胃蠕动可将食糜推入十二指肠；c. 强有力的蠕动波可将部分食糜反向推回到近侧胃窦或胃体，使食糜在胃内进一步被磨碎。

2. 胃排空

食糜由胃排入十二指肠的过程称胃排空。一般在食物入胃5分钟后开始，间断进行。胃紧张性收缩和蠕动产生的胃内压是胃排空的动力。当胃内压高于十二指肠内压时，食糜排入十二指肠。每次蠕动波可将1~3ml食糜送入十二指肠。在三大营养物中，糖类排空最快，蛋白质次之，脂类排空最慢。液体食物排空要快于固体食物。胃排空是间断进行的，当酸性食物由胃排入十二指肠时，可刺激十二指肠壁的感受器通过传入神经而反射性地抑制胃的运动，使胃排空暂停，这一反射称为肠胃反射。混合食物完全排空通常需要4~6小时。

3. 呕吐

呕吐是一种复杂的反射活动，中枢位于延髓。机械、化学刺激作用于咽部、胃、肠管、胆总管、泌尿生殖器官等处的感受器，都能引起呕吐；视器和内耳前庭器官的感受器受到异常刺激也可引起呕吐；颅内压增高，可直接刺激该中枢，引起呕吐。在延髓呕吐中枢附近有特殊的化学感受区，某些中枢性催吐药如阿扑吗啡可通过刺激该化学感受区而兴奋呕吐中枢，引起呕吐，临床用于抢救食物或药物中毒患者。

呕吐是机体具有保护意义的防御性反射，可以将胃内的有害物质排出体外。但剧烈、频繁的呕吐会影响进食和正常的消化活动,使大量的消化液丢失,造成机体水、电解质和酸碱平衡紊乱。

(二) 胃液及其作用

胃液是由胃腺分泌的一种无色、酸性液体,pH 为 0.9~1.5,成人每日分泌量为 1.5~2.5L。胃液的主要成分有盐酸、胃蛋白酶原、黏液和内因子等。

1. 盐酸 胃内的盐酸也称胃酸,由胃底腺的壁细胞分泌。其主要生理作用有:①激活胃蛋白酶原成为胃蛋白酶,并为胃蛋白酶提供适宜的酸性环境。②使食物中的蛋白质变性易于消化。③抑制和杀灭进入胃内的细菌。④进入小肠可促进胰液、小肠液和胆汁的分泌。⑤有助于小肠对铁和钙的吸收。

胃酸分泌过少时会出现消化不良和胃内细菌的生长繁殖,但分泌过多则对胃和十二指肠黏膜有侵蚀作用,是消化性溃疡发病的原因之一。

> **知识链接**
>
> **抑制胃酸分泌药**
>
> 目前常用于抑制胃酸分泌的药物主要有两类:一类为组胺受体(H_2 受体)拮抗药,是通过阻断壁细胞上的 H_2 受体,抑制基础胃酸分泌和夜间胃酸分泌。常见的有西咪替丁、雷尼替丁等。另一类是 H^+-K^+-ATP 酶抑制药(质子泵抑制剂)。其抑酸作用强而持久,一次用药后大部分胃酸分泌被抑制 24 小时以上。常见有奥美拉唑、兰索拉唑、泮托拉唑等。

2. 胃蛋白酶原 由胃底腺的主细胞合成并分泌,不具有活性,在盐酸或已活化的胃蛋白酶作用下才能转变为有活性的胃蛋白酶,其主要作用是将食物中的蛋白质分解为胨、陈、少量的多肽和氨基酸。胃蛋白酶只有在酸性环境中才能发挥作用,其最适 pH 为 1.8~3.5。临床上常用的助消化药胃酶合剂即由胃蛋白酶和盐酸等配制而成。

3. 黏液 黏液由胃黏膜上皮细胞、胃底腺的颈黏液细胞、贲门腺和幽门腺分泌,其主要成分为糖蛋白。黏液呈胶冻状,紧密覆盖于胃黏膜的表面,有润滑作用,并减少粗糙食物对胃黏膜的机械性损伤。黏液和碳酸氢盐共同构成黏液-碳酸氢盐屏障,能有效地阻挡胃腔的 H^+ 向黏膜弥散,保护胃黏膜免受 H^+ 和胃蛋白酶的侵蚀。过量饮酒、长期大量服用乙酰水杨酸类药物或被幽门螺杆菌感染,均可破坏该屏障,损伤胃黏膜,从而引起胃炎或溃疡。临床应用类似黏液-碳酸氢盐屏障功能的药物可发挥抗溃疡作用。

4. 内因子 是由胃底腺壁细胞分泌的一种糖蛋白。该因子能与食物中的维生素 B_{12} 结合形成复合物,使维生素 B_{12} 免遭肠内水解酶的破坏,促进维生素 B_{12} 在回肠的吸收。内因子缺乏会影响维生素 B_{12} 的吸收,引起巨幼细胞贫血。

三、小肠内消化

小肠是最重要的消化部位,因为食物经过口腔和胃以后,其物理性质虽有较大的改变,但其化学性质的变化较小,仍不能为机体所吸收和利用。在小肠,食糜经过胰液、胆汁和小肠液的化学性消化以及小肠运动的机械性消化,消化过程基本完成。绝大部分消化产物被吸收入血,剩余的食物残渣由小肠进入大肠。食糜在小肠内的停留时间通常为 3~8 小时。

(一) 小肠的运动形式

1. 紧张性收缩 是小肠进行各种运动形式的基础,可使小肠保持一定的形状和位置,并维持一定的基础压力,有助于肠内容物的混合,使食糜能与小肠黏膜密切接触,以利于小肠的吸收。

2. 分节运动 是一种以小肠环行肌收缩和舒张为主的节律性运动,为小肠特有的运动形式。在食糜所在的一段肠管上,环行肌在许多点同时收缩,将食糜分割成许多节段。随后,原来收缩处舒张,而原来舒张处收缩,使原来的食糜节段分为两半,相邻的两半则合拢再形成一个新的节段,如此反复进行(图 8-17)。

分节运动的主要作用是:①使食糜与消化液充分混合,有利于化学性消化。②使食糜和肠黏膜紧密接触,有利于吸收。③挤压肠壁,有助于血液和淋巴的回流,及时运送吸收的营养物质。

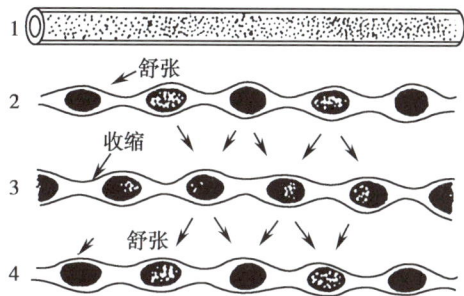

图 8-17 小肠分节运动模式图
1. 肠管表面观;2~4.肠管切面观,示不同阶段的食糜节段分割和合拢情况。

3. 蠕动 是小肠通过环行肌和纵行肌交替收缩引起的波形运动。蠕动将食糜自十二指肠向回肠末端推进,最后通过回盲口进入结肠。小肠蠕动的意义在于使经过分节运动消化吸收后的食糜向前推进一段,再开始新的分节运动或是将小肠内的食糜推送到大肠。

小肠的蠕动可发生于小肠的任何部位,并向肠的远端传播。食糜从幽门到回盲口需 3~5 小时。

此外,小肠还有一种进行速度很快而传播较远的蠕动,称蠕动冲。它可将食糜从十二指肠一直推送到小肠末端,甚至进入大肠。蠕动冲常在进食过程中可见,可能是由吞咽动作或食物进入十二指肠引起的。有些药物(泻药)的刺激可引起蠕动冲。

(二) 小肠内的化学性消化

1. 胰液及其作用 胰液由胰的外分泌部分泌,是无色、透明的碱性液体,pH 为 7.8~8.4,成人每天分泌量为 1.0~2.0L。胰液含有碳酸氢盐及多种消化酶,具有很强的消化作用。

(1)碳酸氢盐:由胰腺的小导管上皮细胞分泌,其主要作用包括两点。①中和进入十二指肠的胃酸,使肠黏膜免受强酸的侵蚀。②为小肠内的多种消化酶提供适宜的 pH 环境。

(2)胰蛋白酶原和糜蛋白酶原:两者均以酶原的形式存在,进入小肠后,胰蛋白酶原被小肠液中的肠激酶激活成胰蛋白酶,胰蛋白酶一旦形成,便以正反馈的形式进行自我激活,同时还可将糜蛋白酶原激活为糜蛋白酶。胰蛋白酶和糜蛋白酶都能将蛋白质分解为胨和胨,两者共同作用时,可将蛋白质分解为小分子的多肽和氨基酸。

(3)胰淀粉酶:能将淀粉分解为麦芽糖和葡萄糖,其最适 pH 为 6.7~7.0。

(4)胰脂肪酶:能将脂肪分解为甘油、脂肪酸、甘油单酯等,其最适 pH 为 7.5~8.5。胰脂肪酶是消化脂肪的主要消化酶,如果缺乏此酶,将引起脂肪消化不良,导致脂肪性腹泻。

胰液中含有三大营养物质的消化酶,是所有消化液中消化力最强和最重要的。临床和实验均证明,当胰液分泌缺乏时,即使其他消化液的分泌都正常,也会出现蛋白质和脂肪的消化和吸收障碍;脂肪吸收障碍又会影响脂溶性维生素的吸收,但糖的消化一般不受影响。

案例分析

案例:患者,女,42岁。在进食大量油腻食物后右上腹疼痛,并可向右肩背部放射。门诊检查腹部B超示:①慢性胆囊炎。②多发胆囊结石。临床诊断:慢性胆囊炎,多发胆囊结石。

分析:案例中"多发胆囊结石"属于胆石症,"慢性胆囊炎"是胆石症的并发症。胆石症是指发生在胆囊内的结石所引起的疾病,女性明显多于男性。胆汁中的胆盐、胆固醇和卵磷脂保持一定的比例是维持胆固醇呈溶解状态的必要条件。当胆固醇分泌过多或胆盐、卵磷脂合成减少时,胆固醇容易沉积而形成胆结石。

2. 胆汁及其作用　胆汁是浓稠、具有苦味的液体,成人每日分泌量为0.8~1.0L。肝胆汁呈金黄色,pH为7.4;胆囊胆汁因被浓缩而颜色变深,pH为6.8。胆汁的成分十分复杂,除水分和无机盐外,主要有胆盐、胆色素、胆固醇等有机成分。胆汁中没有消化酶,与消化有关的物质主要是胆盐。

胆汁的作用主要有:①促进脂肪的消化。胆盐能降低脂肪的表面张力,形成脂滴,增加胰脂肪酶的作用面积。②促进脂肪的吸收。胆盐与脂肪分解产物结合形成水溶性复合物。③促进脂溶性维生素的吸收。④利胆作用。胆汁排入十二指肠后,在回肠末端,绝大部分胆盐被吸收入血,通过肝门静脉重新运回到肝脏,促进胆汁的分泌,这一过程称为胆盐的肠肝循环。

> **课堂活动**
> 肠肝循环如何影响药物在体内的吸收和分布?

3. 小肠液及其作用　小肠液是一种弱碱性液体,pH约为7.6。成人每天分泌1.0~3.0L。小肠液的主要作用是:①稀释作用。大量的小肠液可稀释消化产物,降低小肠内容物的渗透压,有利于水和营养物质的吸收。②保护作用。使肠黏膜免受机械性损伤,中和进入十二指肠的胃酸,保护肠黏膜免受侵蚀。③消化作用。小肠液中的肠激酶可激活胰蛋白酶原为胰蛋白酶,有利于蛋白质的消化。

四、大肠内消化

大肠没有重要的消化功能。其主要功能是吸收水分和无机盐;对食物残渣进行加工,形成和暂时贮存粪便;吸收由大肠内细菌合成的维生素B和维生素K。

(一) 大肠的运动形式

1. 袋状往返运动　由环形平滑肌不规则收缩引起。其作用是使结肠袋内容物作短距离往返移位,但并不向前推进。

2. 分节或多袋推进运动 是一个或多个结肠袋同时收缩,把内容物缓慢推移到远端肠管的运动。这种运动常见于进食后。

3. 蠕动 是由一些稳定向前推进的收缩波组成,蠕动缓慢,有利于大肠对粪便的贮存。大肠还有一种行进快、行程远的集团蠕动,通常开始于横结肠,可将大肠部分内容物推送至降结肠或乙状结肠,甚至直肠。多见于进食后,食糜进入十二指肠,由十二指肠 - 结肠反射引起。

（二）大肠液及其作用

大肠液由大肠腺及黏膜的杯状细胞分泌,pH 为 8.3~8.4,正常成人每天分泌量为 0.6~0.8L。大肠液富含黏液和碳酸氢盐,具有保护大肠黏膜,润滑粪便的作用。

（三）大肠内细菌的活动

大肠内的细菌主要来自空气和食物。细菌中含有能分解食物残渣的酶;还能利用肠内较为简单的物质合成 B 族维生素和维生素 K,并被肠黏膜吸收。若长期使用肠道抗生素,肠道内的细菌被抑制或杀灭,可引起 B 族维生素和维生素 K 的缺乏。

（四）排便反射

食物残渣在大肠内停留时,部分水分和无机盐被大肠黏膜吸收,剩下的食物残渣经细菌的发酵和腐败作用,形成粪便。

排便是一种反射动作。直肠内通常没有粪便,当肠的蠕动将粪便推入直肠时,刺激直肠壁内的压力感受器,冲动经盆神经和腹下神经传至初级排便中枢(脊髓腰骶段),同时上传到大脑皮质,引起便意。大脑皮质能随意控制排便反射。若环境允许,大脑皮质发放下行冲动,通过盆神经引起降结肠、乙状结肠和直肠收缩,肛门内括约肌舒张,同时阴部神经传出冲动减少,肛门外括约肌舒张,粪便排出。若环境不许可,大脑皮质发放冲动抑制初级排便中枢,抑制排便。其过程如下:

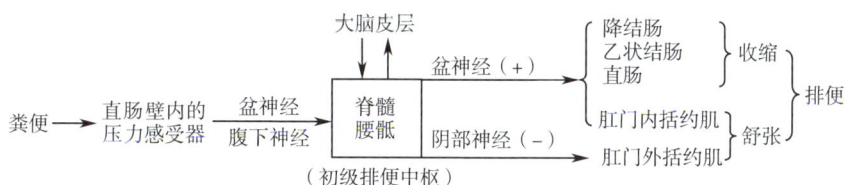

排便时,由于支配腹肌和膈肌的神经兴奋,腹肌和膈肌也发生收缩,使腹压增加,促进粪便的排出。

排便反射受大脑皮质的控制,若经常有意识地抑制排便,使压力感受器的敏感性降低,粪便在大肠内停留过久,水分被吸收而使粪便变得干硬,出现排便困难,这是导致便秘的原因之一。

应用刺激结肠推进性蠕动的药物如酚酞、比沙可啶等可促进排便。甘油或液体石蜡等润滑性泻药可润滑并软化粪便,促进粪便排出。硫酸镁等盐类泻药口服后在肠道难被吸收,使肠内容物为高渗状态,可抑制水分的吸收,增加肠容积,刺激肠蠕动,可用于外科术前或结肠镜检查前排空肠内容物。

当直肠黏膜由于炎症而敏感性增高时,肠内只有少量粪便、黏液就可以引起便意和排便反射,在排便后总有未尽的感觉,临床上称这种现象为"里急后重",常见于痢疾或肠炎时。

　　综上所述,排便反射受大脑皮质的控制。婴幼儿的大脑皮质尚未发育完全,不能有意识地控制排便反射。排便反射的反射弧任一环节受损,排便反射不能进行,如初级排便中枢与高级排便中枢的联系中断,排便反射因失去大脑皮质控制,则会出现大便失禁。

点滴积累

1. 胃液主要成分有盐酸、胃蛋白酶原、黏液和内因子。
2. 胰液是人体内最重要的消化液,含有消化三大营养物质的酶。
3. 小肠液主要作用是稀释消化产物,保护肠黏膜免受机械性损伤和胃酸的侵蚀。
4. 胃特有的运动形式是容受性舒张,小肠特有的运动形式是分节运动,大肠特有的运动形式是集团蠕动。

第四节　吸收

一、吸收的部位

　　消化管不同部位吸收能力差异很大,这主要取决于消化管各段的组织结构、食物在该部位停留的时间及被消化的程度。口腔和食管基本无吸收功能,但有些药物如硝酸甘油通过舌下给药,可经黏膜吸收。胃黏膜仅吸收少量的水分、乙醇。小肠是营养物质吸收的主要部位,绝大部分糖、脂肪和蛋白质的消化产物以及水、无机盐和维生素等在小肠被吸收。大肠主要吸收食物残渣中的水分和盐类。

　　小肠是吸收的主要部位,这是因为:①吸收面积大。成人的小肠长 4~5m,黏膜表面具有环行皱襞、绒毛和微绒毛等结构,使小肠的吸收面积增加约 600 倍,可达 200~250m²。②食物在小肠内已被消化为可吸收的小分子物质。③绒毛内有丰富的毛细血管、毛细淋巴管、平滑肌纤维和神经,平滑肌的舒缩使绒毛发生节律性伸缩和摆动,促进绒毛内血液和淋巴的回流,有利于吸收。④食物在小肠内的停留时间较长,约 3~8 小时,使营养物质有足够时间被吸收。

二、小肠内主要营养物质的吸收

(一) 糖的吸收

糖类以单糖的形式被小肠吸收,肠腔内的单糖主要是葡萄糖。葡萄糖的吸收方式是继发性主动转运,通过 Na^+-葡萄糖同向转运体进入细胞,再通过基底膜上的葡萄糖载体运出细胞,之后进入血液,消耗的能量来自钠泵的活动。

(二) 蛋白质的吸收

蛋白质吸收的主要形式是氨基酸。氨基酸的吸收过程与葡萄糖相似,也属继发性主动转运,通过 Na^+-氨基酸同向转运体进入细胞,再通过基底膜上的氨基酸载体运出细胞,之后进入血液,消耗的能量来自钠泵的活动。另外,一些二肽和三肽可完整地被小肠上皮细胞吸收,吸收后被胞质内的酶水解成氨基酸后再进入血液。

(三) 脂肪的吸收

脂肪的消化产物甘油、脂肪酸和甘油单酯与胆盐结合形成水溶性混合微胶粒,通过肠绒毛表面的静水层到达细胞膜表面,脂肪消化产物从混合微胶粒中释放出来,进入上皮细胞,胆盐则被留在肠腔,运送到回肠后被吸收。

脂肪的吸收有血液和淋巴两条途径。进入细胞内的长链脂肪酸在肠上皮细胞内被重新合成三酰甘油,与细胞内的载脂蛋白结合形成乳糜微粒,以出胞的方式出细胞,经组织间隙进入淋巴;中、短链脂肪酸和甘油直接扩散进入毛细血管(图 8-18)。

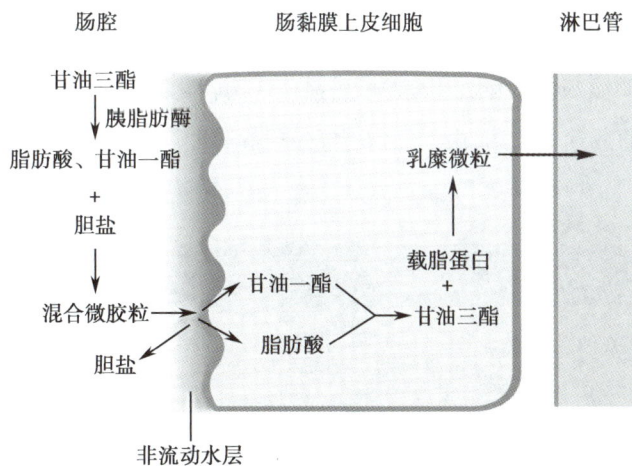

图 8-18　脂肪的吸收过程

(四) 水、无机盐和维生素的吸收

1. 水的吸收　成人每日摄入的水约 1.5L,消化腺分泌约 7.0L 液体,而随粪便排出的水分仅约

0.15L,所以胃肠每日吸收的水分高达 8L 左右。

消化管内的水分主要依靠渗透作用被吸收。即伴随着各种溶质,特别是 NaCl 的主动吸收后造成的渗透压差。在渗透压的作用下,水通过上皮细胞和细胞间紧密连接进入细胞间隙,使间隙内静水压增高,然后进入毛细血管。

2. 无机盐的吸收　只有在溶解状态下的无机盐类才能被吸收。小肠对不同盐类的吸收率不同,单价盐类如钠、钾和铵盐的吸收快,多价盐如镁、铁和钙的吸收则很慢。

Na^+、Ca^{2+} 和 Fe^{2+} 的吸收属于主动运转。Na^+ 的吸收在小肠吸收功能中有非常重要的意义。Cl^-、HCO_3^-、水、葡萄糖、氨基酸在小肠的吸收都与 Na^+ 的主动运转有关。肠内的酸性环境、脂肪、乳酸和维生素 D 等可促进 Ca^{2+} 的吸收。Fe^{2+} 比 Fe^{3+} 更容易被吸收,维生素 C、胃酸能促进铁的吸收。

3. 维生素的吸收　水溶性维生素主要以扩散的方式被吸收,但维生素 B_{12} 必须与内因子结合成复合物才能在回肠末段被吸收。脂溶性维生素 A、维生素 D、维生素 E、维生素 K 的吸收机制与脂肪相似,必须与胆盐结合形成水溶性复合物经扩散而被吸收。

三、药物的吸收

在临床上,口服药物要经过胃肠道吸收后再进入血液,胃、肠内的 pH 对药物的吸收有较大影响。大多数药物为弱酸性或弱碱性,弱酸性药物(阿司匹林、磺胺类等)在胃内吸收良好,而弱碱性药物(氨茶碱、奎尼丁等)在小肠碱性环境中吸收较快。另外,胃排空和肠蠕动的快慢也影响药物的吸收。小肠吸收药物的能力比胃大得多,这是因为肠道的吸收表面积大、血供丰富及药物在肠内的溶解较好等。

大多数药物在胃肠道内以单纯扩散的方式被吸收。从胃肠道吸收入门静脉系统的药物在到达全身血液循环前先通过肝脏,在肝脏代谢转化后经血液到达相应的组织器官发挥作用,最终经肾脏从尿中排出或经胆汁从粪便排出。如果肝脏对药物的代谢能力强或胆汁排泄量大,会使进入全身血液循环的有效药量明显减少,因此,凡是在肝脏易于代谢转化而被破坏的药物,口服效果差,以注射为好。而经舌下及直肠途径给药,由于药物不经过门静脉即进入全身血液循环,避免了药物被肝脏代谢而影响药效。

点滴积累

1. 小肠是营养物质吸收的最主要部位。
2. 葡萄糖和氨基酸的吸收方式是继发主动转运。
3. 脂肪消化产物的吸收途径以淋巴为主。
4. 大多数药物在胃肠道内以单纯扩散方式被吸收,弱酸性药物(阿司匹林、磺胺类等)在胃内吸收良好,而弱碱性药物(氨茶碱、奎尼丁等)在小肠碱性环境中吸收较快。

第五节　消化活动的调节

消化系统各器官之间的活动是密切配合的,可根据人体所处的状态而发生适应性的变化。此外,还与人体其他系统的活动密切相关,这些都是在神经和体液因素的调节下实现的。

一、神经调节

(一) 消化器官的神经支配及其作用

神经系统对消化器官功能的调节是通过外来神经(自主神经)和位于消化管壁内的壁内神经丛两个系统相互协调、统一而完成的。

消化管中口腔、咽、食管上段及肛门外括约肌为骨骼肌,受躯体运动神经支配,其他消化器官受交感神经和副交感神经的双重支配。

交感神经兴奋对消化功能起抑制作用,表现为胃肠活动减弱、括约肌收缩、腺体分泌减少。支配消化器官的副交感神经主要来自迷走神经,但舌下腺和下颌下腺受面神经的副交感纤维支配,腮腺受舌咽神经的副交感纤维支配,结肠左曲以下的肠管受盆神经支配。副交感神经兴奋对消化功能起促进作用,表现为胃肠活动增强、括约肌舒张、腺体分泌增加。壁内神经丛包括黏膜下神经丛和肌间神经丛,它们由许多互相形成突触联系的神经节细胞和神经纤维组成,同时受交感神经和副交感神经的支配。食物对消化管壁的机械刺激和化学刺激不通过神经中枢,而直接通过壁内神经丛引起消化管的运动和消化腺的分泌。

(二) 消化器官活动的反射性调节

调节消化器官活动的神经中枢位于延髓、下丘脑、边缘叶及大脑皮质等处。当刺激作用于消化器官内、外的某些感受器时,传入神经将冲动传至中枢,再通过传出神经到达消化管壁的平滑肌腺体,使腺体的活动发生改变。这些反射性调节包括条件反射与非条件反射。

1. **非条件反射**　非条件反射主要是由食物的化学或机械刺激直接作用于消化管管壁上的感受器而引起的。例如,食物在口腔内刺激舌、口腔黏膜的感受器,可反射性地引起唾液分泌;食物对胃肠的刺激,可反射性地引起胃肠的运动和消化液的分泌;食物在口腔内咀嚼和吞咽时,可反射性地引起胃的容受性舒张以及胃液、胰液、胆汁的分泌;当酸性食糜进入十二指肠后,通过肠-胃反射,抑制胃的运动,延缓胃的排空。通过这些非条件反射,消化器官各部分的活动相互影响,相互配合,以更好地完成消化和吸收功能。

2. **条件反射**　属于高级中枢对消化器官活动调节的方式。食物的性状、颜色、气味,与食物特性有关的语言和文字,进食的环境等通过视、听、嗅觉感受器反射地引起胃肠运动增强和消化液的分泌,属于条件反射性调节。"望梅止渴"就是条件反射性唾液分泌的典型例子。条件反射使消化器官的活动更加协调,并为食物的消化做好充分准备。

二、体液调节

在胃肠黏膜内有多种散在的内分泌细胞,它们能合成、分泌多种具有生物活性的化学物质,这些物质统称为胃肠激素。这类激素都属于肽类激素,又称胃肠肽,目前已发现三十多种。胃肠激素的作用主要有三个方面:①调节消化管的运动和消化腺的分泌。②影响其他激素的释放。③促进消化管组织代谢、生长的营养作用。其中最主要的四种胃肠激素的主要生理作用见表 8-1。

表 8-1　胃肠激素的主要生理作用

种类	分泌部位及细胞	引起释放的因素	主要生理作用
促胃液素	胃窦、十二指肠 G 细胞	迷走神经、蛋白质消化产物、扩张胃	促进胃酸和胃蛋白酶原分泌,使胃窦和幽门括约肌收缩,延缓胃排空,促进胃肠运动和胃肠上皮细胞生长。促进胆汁和胰液(以分泌胰酶为主)的分泌
促胰液素	小肠上部 S 细胞	盐酸、脂肪酸	促进胰液和胆汁中水和 HCO_3^- 的分泌、抑制胃液分泌和胃肠的运动,幽门括约肌收缩,抑制胃的排空,促进胰腺外分泌组织生长
缩胆囊素	小肠上部 I 细胞	蛋白质消化产物、脂肪酸	促进胰液(以分泌胰酶为主)和胆囊收缩、增强小肠和大肠运动,抑制胃排空,促进胰腺外分泌组织生长
抑胃肽	小肠上部 K 细胞	葡萄糖、脂肪酸、氨基酸	刺激胰岛素分泌,抑制胃酸和胃蛋白酶原分泌,抑制胃排空

> **点滴积累**
>
> 1. 支配消化器官的传出神经主要是迷走神经和交感神经。迷走神经兴奋,使消化管运动增强、消化腺分泌增多,消化能力增强;交感神经兴奋,则使消化能力减弱。
> 2. 非条件反射是食物直接刺激消化管壁的机械感受器和化学感受器引起的反射;条件反射属于高级中枢对消化器官活动调节的方式。
> 3. 胃肠激素的作用:①调节消化管的运动和消化腺的分泌。②影响其他激素的释放。③促进消化管组织代谢、生长的营养作用。

ER 8-2

习题

目标检测

1. 简述消化系统的组成。
2. 简述胆汁的产生部位和排放途径。
3. 简述胃液的主要成分及其生理作用。
4. 简述胰液的主要成分及其生理作用。
5. 为什么说小肠是营养物质吸收的主要部位?

ER 8-3

复习导图

(鲍耀波　石树霞)

第九章　能量代谢和体温

学习目标

1. **掌握**　影响能量代谢的因素；基础代谢率的概念及临床意义；体温的概念、正常值及生理波动。
2. **熟悉**　能量代谢、基础代谢的概念；机体产热和散热的主要器官和方式。
3. **了解**　机体能量的来源和去路；体温的调节。

导学情景

情景描述：

　　小王因感冒高热不退,用"冷敷""酒精擦拭"等物理降温方法均不见效,被舍友送往校医院就医,在医生指导下服用"布洛芬"后出汗退热、体温降至正常范围。

学前导语：

　　为什么正常人体温是相对恒定的? 为什么有些疾病(如感冒等)会导致人体发热? 产热和散热的主要器官和方式有哪些? 体温是如何进行调节的? 通过本章内容的学习,同学们会对上述问题有所认识,并为后续课程如药理学"解热镇痛药"等知识的学习提供帮助。

第一节　能量代谢

　　人体生命活动最基本的特征是新陈代谢。人体构筑、更新自身组织是通过物质代谢实现的,各项生命活动所需要的能量又是通过人体的物质代谢获得的。因此,能量代谢与物质代谢是相辅相成的。通常将人体在物质代谢过程中所伴随的能量的释放、转移、贮存和利用称为能量代谢。

一、机体能量的来源和利用

(一) 能量的来源

　　人体一切生命活动所需的能量,主要来源于食物中糖、脂肪和蛋白质三大营养物质所蕴含的化学能,它是人体活动的能量来源。

　　1. 糖　一般生理情况下,人体所需能量的 50%~70% 是由食物中的糖分解代谢提供的。氧供

充足时通过糖的有氧氧化获得能量；氧供不足时则通过糖的无氧酵解获得能量，这在人体处于缺氧状态时极为重要，因为这是人体的能源物质唯一不需氧的供能途径。例如，人体剧烈运动时，骨骼肌耗氧量剧增而处于相对缺氧状态，机体只能通过无氧酵解来获取部分能量。此外，神经系统消耗的能量几乎全部来自葡萄糖的有氧氧化，所以对缺氧非常敏感。

2. **脂肪**　脂肪是人体内重要的供能物质，又是能源物质贮存的主要形式。人体所需能量的30%~50%来自脂肪，体内脂肪的储存量约占体重的20%。正常体重者在短期饥饿的情况下，主要依靠脂肪供能，体内贮存的脂肪可供给饥饿者约两个月的能量。但由于脂肪酸经过氧化作用大量形成的乙酰辅酶A会转化成大量酮体，因此长期饥饿者易发生酮症酸中毒。

3. **蛋白质**　一般情况下，蛋白质是人体细胞的重要组成成分和形成某些生物活性的物质，不作为主要供能物质。只有在某些特殊情况下，如长期不能进食或消耗量极大时，体内的糖原和贮存的脂肪大量消耗，能量极度缺乏，人体才会依靠分解蛋白质所产生的氨基酸供能。

(二) 能量的去路

食物中的各种能源物质在体内氧化时所释放的能量有50%以上直接转化为热能，主要用于维持体温；其余不足50%的能量细胞不能直接利用，而是以高能磷酸键的形式贮存于腺苷三磷酸（ATP）中。组织细胞只能直接利用ATP中贮存的能量，因此ATP既是机体的重要贮能物质，又是直接的供能物质。当体内能量过剩时，ATP也能将能量转移，暂时贮存于磷酸肌酸（CP）的高能磷酸键中。CP是ATP的贮存库，它不能直接为机体的生命活动提供能量，但它可将贮存的能量转移给ATP，再由ATP供能。由于ATP有直接促进或改善组织代谢的作用，临床上常将ATP作为治疗昏迷、休克、脑血管疾病、心肌炎等疾病的急救辅助药物（图9-1）。

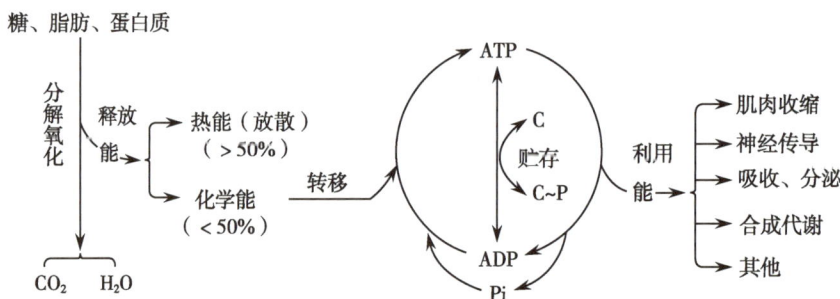

图 9-1　能量的释放、转移、贮存和利用示意图
C. 肌酸；Pi. 无机肌酸；C~P. 磷酸肌酸。

二、影响能量代谢的因素

人体的能量代谢受多种因素的影响，主要有肌肉活动、环境温度、精神活动及食物的特殊动力效应等。

(一) 肌肉活动

肌肉活动对能量代谢的影响最为显著。人体任何轻微的活动都可提高能量代谢率，机体耗氧量的增加与肌肉活动的强度呈正相关。人在剧烈运动或劳动时的耗氧量可达安静状态下的 10~20 倍,机体的产热量也随之增加。因此,通常能量代谢率可作为评价肌肉活动强度的指标。表 9-1 是各种活动时的能量代谢率。

表 9-1　各种活动时的能量代谢率

机体的状态	产热量 /［kJ/(m²·min)］	机体的状态	产热量 /［kJ/(m²·min)］
静卧	2.73	扫地	11.37
开会	3.40	打排球	17.50
擦窗	8.30	打篮球	24.22
洗衣	9.89	踢足球	24.98

(二) 环境温度

人在安静时的能量代谢以在 20~30℃ 的环境中最为稳定,水平较低。当环境温度低于 20℃ 时,由于寒冷刺激反射性地引起寒战以及肌肉紧张度增强,使能量代谢增加;在 10℃ 以下时,能量代谢增加更为显著。当环境温度超过 30℃ 时,体内的生物化学反应速度加快,呼吸、循环功能增强等因素使能量代谢增加。

(三) 精神活动

人体处于精神紧张状态,如烦恼、恐惧或情绪激动时,能量代谢可提高。这可能与精神紧张时肌紧张增强、交感 - 肾上腺髓质系统兴奋、参与代谢的激素分泌增多等因素使机体能量代谢增加有关。

(四) 食物的特殊动力效应

在进食后的一段时间内,人体即使处于安静状态,其产热量也比进食前有所增加。这种由食物引起人体"额外"增加产热量的现象称为食物的特殊动力效应。三大营养物质中,蛋白质的特殊动力作用最明显、持续时间最长,进食蛋白质可使产热量增加 30% 左右,糖或脂肪可使产热量增加 4%~6%,混合食物可使产热量增加约 10%。食物的特殊动力作用机制尚不十分清楚,可能与肝脏处理氨基酸或合成糖原等过程有关。

三、基础代谢

基础代谢是指人体在基础状态下的能量代谢。单位时间内的基础代谢称为基础代谢率 (BMR)。基础状态是指人体处于如下状态:①清晨、清醒、静卧。②空腹(禁食 12 小时以上)。③室温 20~25℃。④精神安宁。在基础状态下,体内的能量消耗只用于维持一些基本的生命活动,这时的能量代谢比较稳定。基础代谢率比一般安静时的代谢率低,但不是人体最低的。熟睡无梦时,基础代谢率更低。

研究表明,能量代谢率与体表面积成正比。为了比较不同个体间的能量代谢情况,通常以每小

时每平方米体表面积的产热量为单位,即 $kJ/(m^2 \cdot h)$。体表面积的计算公式如下:

$$体表面积(m^2) = 0.006\,1 \times 身高(cm) + 0.012\,8 \times 体重(kg) - 0.152\,9$$

另外,还可以在体表面积测算图(图 9-2)上直接读取体表面积,具体做法是将受试者的身高和体重数据作一连线,从连线与体表面积线的交点直接查出。

在实际临床工作中,通常用基础代谢率的相对值表示测定的结果,计算公式如下:

$$基础代谢率的相对值 = \frac{实际测得值 - 正常平均值}{正常平均值} \times 100\%$$

人体的基础代谢率随年龄、性别不同而有所差异。我国正常人的基础代谢率平均值见表 9-2。

在临床上,基础代谢率一般用实际测定数值与上述正常平均值比较,如相差在 ±15% 以内,都认为属于正常。当相差值超过 ±20% 时,才认为可能有病理变化。多种疾病都伴有基础代谢率的改变,其中甲状腺功能的改变对基础代谢率的影响最为显著。当甲状腺功能亢进时,基础代谢率可比正常值高 25%~80%;甲状腺功能减退时,基础代谢率可比正常值低 20%~40%。其他疾病如糖尿病、肾上腺皮质功能亢进、白血病等基础代谢率也会升高;肾上腺皮质功能减退、肾病综合征等基础代谢率会降低。此外,人体发热时基础代谢率会升高。一般说来,体温每升高 1℃,基础代谢率升高 13% 左右。因此,测定基础代谢率是临床诊断某些疾病的重要辅助手段,尤其对甲状腺疾病的诊断具有一定意义,但目前常用血液中的甲状腺激素(T_3、T_4)来直接检测甲状腺功能,故测定基础代谢率在甲状腺疾病的诊断上已经很少应用。

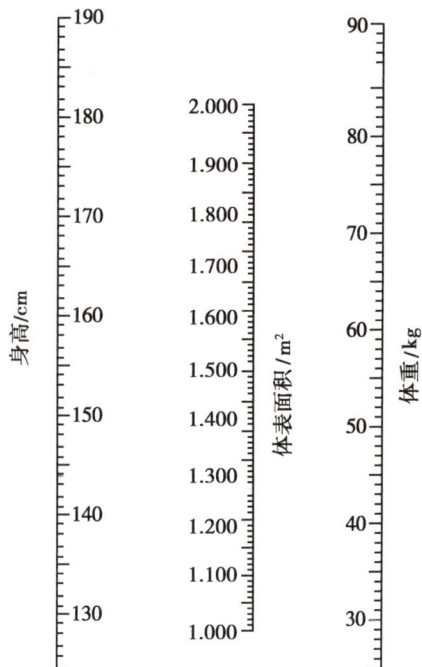

图 9-2 体表面积测算图

课 堂 活 动
甲状腺功能异常时,基础代谢率也会相应变化的原因是什么?

表 9-2 我国正常人的基础代谢率平均值 单位:$kJ/(m^2 \cdot h)$

年龄/岁	男性	女性	年龄/岁	男性	女性
11~15	195.5	172.5	31~40	158.6	146.9
16~17	193.4	181.7	41~50	154	142.4
18~19	166.2	154	51 以上	149	138.6
20~30	157.8	146.5			

第二节 体温

人体的温度分为体表温度和深部温度。人体表层的温度属于体表温度,包括皮肤、皮下组织和肌肉等部位的温度。生理学所说的体温是指人体深部的平均温度,也称体核温度。正常情况下,人体通过体温调节系统,使体温保持相对稳定。正常的体温既是新陈代谢的结果,又是保证人体正常新陈代谢和生命活动的重要条件。

在不同环境温度下,体核温度和体表温度也会发生变化(图 9-3)。寒冷环境中,表层部分区域扩大,核心部分区域相对缩小,以保存体热。同时,身体各部位的体表温度也不同,越向肢体远端温度越低。

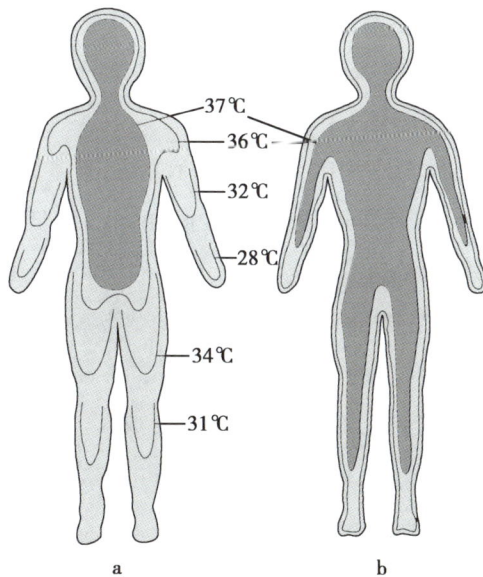

图 9-3 不同环境温度下人体体温分布示意图

a. 环境温度 20℃; b. 环境温度 35℃。

一、人体的正常体温及生理变动

(一) 体温的正常值

体内各器官的能量代谢水平不同,使各器官的温度存在差别,如肝脏温度最高,脑的温度其次,肾、胰、十二指肠等温度较低,直肠温度更低。但由于血液不断循环,使深部各器官的热量迅速交换,温度趋于一致,因此可见血液的温度代表人体深部的平均温度。

人体深部温度不易测量,故临床检查时通常测定直肠、口腔和腋窝温度来代表体温。直肠温度正常值为 36.5~37.7℃,较接近机体深部的温度;口腔温度正常值为 36.3~37.2℃,比直肠温度低;腋窝温度更低,正常值为 36.0~37.0℃。可见,无论是直肠温度、口腔温度还是腋窝温度,正常值均为 37℃左右,变化幅度一般不超过 1℃,这正是人体新陈代谢过程中酶促反应的适宜温度范围。

直肠温度测定时要求温度计插入直肠 6cm 以上才能比较接近核核温度,一般用于小儿患者及昏迷患者;测定口腔温度时需将温度计放在舌下,要注意呼吸、进食和喝水等因素对温度的影响;腋窝温度测定时要保持腋窝干燥,上臂要紧贴胸廓,测定时间需要持续 10 分钟。此外,在实验研究中可测量食管温度作为体温的指标,测量鼓膜温度作为脑组织温度的指标。

> **边 学 边 练**
> 体温是人体重要的生命体征之一。体温的正常值是多少?临床或家庭生活中,常用测量体温的部位及注意事项有哪些呢?请参见实验项目:测量人体体温。

(二) 体温的生理变动

人体的体温是相对稳定的,但在生理情况下,体温可因昼夜、性别、年龄、肌肉活动与精神活动等因素而有所变化。

1. 昼夜变化 在一昼夜之中,人体体温呈周期性波动,清晨 2—6 时体温最低,午后 1—6 时最高。波动的幅值一般不超过 1℃。体温的这种昼夜周期性波动称为昼夜节律或日周期。目前认为,体温的生物节律主要受下丘脑视交叉上核控制。

2. 性别差异 成年女性的体温平均比男性高 0.3℃左右,且基础体温(即基础状态下的体温)随月经周期发生规律性的波动:月经期和排卵前期较低,排卵日最低,排卵后体温升高 0.3~0.6℃,一直持续至下次月经前(图 9-4)。临床上测定成年女性月经周期中基础体温的变化可以帮助了解有无排卵及排卵日期。排卵后体温升高可能与黄体产生的孕激素的产热效应有关。

3. 年龄影响 体温的高低与体内的能量代谢有关,不同年龄人的能量代谢不同,体温也不同。一般来说,儿童和青少年的体温高于成人,而老年人略低于成人。新生儿特别是早产儿的体温调节中枢发育还不完善,调节体温的能力差,体温易受环境温度的影响而发生波动。当环境温度下降时体温代偿能力较差,应注意保暖。

4. 肌肉活动与精神活动 肌肉活动增强和精神情绪紧张时,能量代谢加强,产热量明显增加,可导致体温升高。所以,测量体温时应让受试者安静一段时间后再测量。测量小儿的体温时应防止哭闹,以避免因肌肉活动和精神情绪紧张导致的体温升高。

ER 9-3

体温昼夜节律曲线(图片)

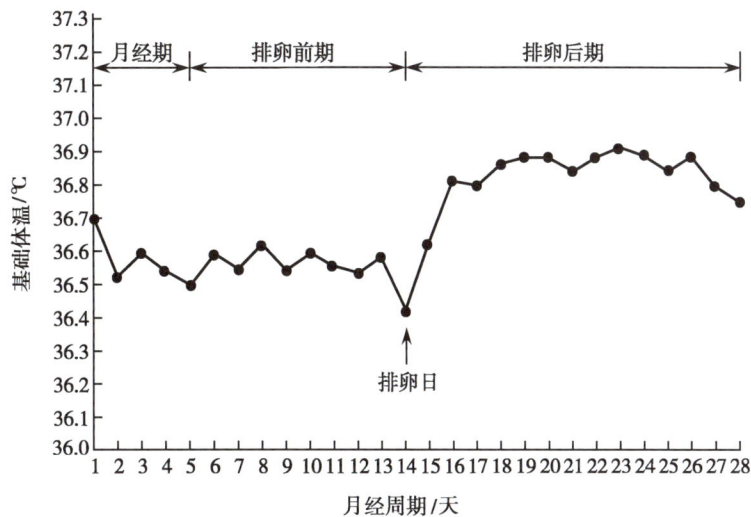

图 9-4 女性月经周期中基础体温的变化

此外,环境温度过高、进食及药物等均可对体温产生影响,在测量体温时应给予充分考虑。

二、体热平衡

在体温调节机制的调控下,人体的产热过程和散热过程处于动态平衡即体热平衡,使体温维持相对恒定。

(一)人体的产热

1. 主要产热器官 人体的热量来源于糖、脂肪、蛋白质等在各种组织细胞中进行的能量代谢,组织细胞的功能状态和代谢水平不同,所产生的热量也不同。人体安静时主要由内脏器官产热,其中肝脏的代谢最旺盛,产热量最大。劳动或运动时,骨骼肌是主要的产热器官。骨骼肌的产热量潜力很大,紧张度稍有增强,产热量即可明显提高(表 9-3)。

表 9-3 几种组织器官在不同状态下的产热量比较   单位:%

器官、组织	重量 / 体重	产热量 / 机体总产热量	
		安静状态	劳动或运动
脑	2.5	16	1
内脏	34.0	56	8
骨骼肌	56.0	18	90
其他	7.5	10	1

2. 机体产热的调节 一般环境温度下,机体有多种产热形式,如基础代谢、骨骼肌运动、食物的特殊动力效应等。在寒冷环境下,机体主要依靠战栗产热和加强非战栗产热两种形式增加产热量,以保证体温相对平衡。

(1)战栗产热:骨骼肌在肌紧张增强的基础上,发生不随意的节律性收缩,此时骨骼肌不做外功,收缩的能量全部转化为热能,因此产热显著增加,这样的产热方式称为战栗产热。

（2）非战栗产热：非战栗产热又称代谢性产热，是机体通过升高代谢率而增加产热的现象。体内褐色脂肪组织的非战栗产热量最大，主要分布在肩胛下区、颈部大血管周围、腹股沟等处。褐色脂肪细胞有密集的交感神经支配，寒冷刺激可促进交感 - 肾上腺髓质系统活动增强，分泌大量的髓质激素如肾上腺素和去甲肾上腺素，增强组织细胞对糖、脂肪的氧化分解，提高组织的基础代谢率，增加人体产热量。寒冷刺激还可使甲状腺激素分泌增加，也是促进代谢性产热的机制之一。

（二）人体的散热

1. 散热部位　人体散热的主要途径包括皮肤、呼吸道、消化道、泌尿器官等，其中最主要的途径是经皮肤散热。

2. 皮肤的散热方式　皮肤的主要散热方式有辐射散热、传导散热、对流散热和蒸发散热等。

（1）辐射散热：辐射散热指人体以热射线的形式将体热散发于体外较冷物体的一种散热方式。机体辐射散热量取决于皮肤温度和周围环境之间的温度差，以及有效辐射面积。皮肤的有效散热面积越大，皮肤与环境之间的温度差越大，辐射散热量越多；反之，皮肤的有效散热面积越小，皮肤与环境之间的温度差越小，辐射散热量越少。在 21℃ 的环境温度中，人体裸体状态时通过辐射散热的量占总散热量的 60%。

（2）传导散热：传导散热指人体的热量直接传给皮肤接触的较冷物体的一种散热方式。传导散热量取决于皮肤与接触物表面之间的温度差、接触面积和接触物的导热性能等因素。与接触物的温度差及接触面积越大，接触物的导热性能越好，传导散热量越大。棉毛织物、木材、脂肪的导热性能差，传导散热量少，故穿衣服可以保暖。水、冰的导热性能好，故临床上常利用冰袋、冰帽等降温。

（3）对流散热：对流散热指通过气体的流动交换热量的一种散热方式，是传导散热的一种特殊形式。人体的周围有一薄层空气，当人体散发的热量传给这一层空气时，空气升温密度变小而离开，周围较冷的空气移来，这样，体热将不断散发到体外空间。对流散热量除了取决于皮肤与周围环境的温度差、机体有效散热面积以外，还与气体的流速有关。例如电扇加快空气对流速度可增加散热。

（4）蒸发散热：蒸发散热指人体通过体表水分的蒸发来散热的一种方式。体表每蒸发 1g 水，可使机体散发热量 2.43kJ，因此蒸发是一种很有效的散热方式。蒸发散热受环境温度、风速、空气湿度等因素的影响。环境温度越高，风速越快，蒸发散热量越大；空气湿度越大，蒸发散热越少。对高热患者使用乙醇擦浴，就是利用蒸发散热来达到降温的目的。当环境温度低于皮肤温度时，人体可通过辐射、传导和对流等方式来散热；而当环境温度等于或高于皮肤温度时，蒸发就成为机体唯一有效的散热方式。

人体蒸发散热有不感蒸发和可感蒸发两种形式。

1）不感蒸发：不感蒸发也称不显汗，是指在不被机体察觉的情况下，水分从皮肤或黏膜（主要是呼吸道黏膜）渗出而被汽化的一种散热方式。这种蒸发不易被察觉，与汗腺活动无关，也不受生理性体温调节机制的控制，任何时候，即使环境温度低于皮肤温度时也持续进行。人体每日不感蒸发水分的量约为 1 000ml，其中经皮肤蒸发 600~800ml、经呼吸道黏膜蒸发 200~400ml。婴儿不感蒸发的速度较快，体温升高时易发生脱水。临床上给患者补液时，应该注意补充不感蒸发所丢失的液体量。

2）可感蒸发：可感蒸发即发汗，是指通过汗腺分泌的汗液蒸发而散热的方式。汗液蒸发时可带走大量的体热，防止体温骤升，与体温调节密切相关。汗腺的分泌量差异很大，在冬季或低温环境中，汗腺分泌量少甚至不分泌，一般计入不感蒸发；在高温环境或剧烈运动及劳动时，汗腺分泌量可达每小时 1.5L 甚至更多。

3. 散热的调控　人体主要通过皮肤血流量的调节和发汗来调控散热。

（1）皮肤血流量的调节：当皮肤温度高于环境温度时，主要通过辐射、传导和对流方式散热，散热量大小主要取决于皮肤与外界环境之间的温度差，而皮肤血流量的大小决定了皮肤温度的高低。在寒冷环境中，交感神经活动增强，皮肤小动脉收缩，血流量减少，皮肤温度下降，皮肤与环境之间的温差减小，散热量减少；而在炎热环境下，交感神经活动减弱，皮肤小动脉舒张，动静脉吻合支大量开放，血流量增加，皮肤温度升高，散热量增多。

（2）发汗的调节：当环境温度高于皮肤温度时，主要依靠发汗散热来调节体温。出汗量和出汗速度受环境温度、湿度及机体活动程度等因素影响。在一定范围内，发汗量随着气温的升高而增多，但当人在高温环境中停留时间过长，发汗速度会因汗腺疲劳而明显减慢。若环境中同时风速较低、湿度较大时，不易蒸发散热，易导致体温升高，甚至中暑。人在安静状态下，环境温度在 30℃ 左右开始发汗。劳动或运动时，由于体温升高，气温即使在 20℃ 以下也可发汗。人体的发汗可由体内、外的温热性刺激引起，称为温热性发汗，主要参与体温调节；也可由精神紧张或情绪激动引起，称为精神性发汗，在体温调节中的作用不大。汗液中水分占 99%，不到 1% 的固体成分主要是氯化钠，属于低渗液体，故大量出汗时可导致高渗性脱水。

ER 9-5

中暑（文档）

三、体温的调节

人体维持体温相对稳定，有赖于自主性体温调节和行为性体温调节的共同参与，使人体的产热和散热过程处于动态平衡之中。自主性体温调节是指人体在下丘脑体温调节中枢的控制下，通过增减皮肤血流量、发汗、寒战等反应，对产热和散热过程进行调节，从而维持体温的相对恒定。行为性体温调节是指人体有意识地通过行为来调节产热和散热活动的方式，如增减衣物等，是自主性体温调节的补充。以下主要讨论自主性体温调节。

（一）温度感受器

温度感受器是感受人体各部位温度变化的特殊结构。按照感受器分布的部位不同，可分为外周温度感受器和中枢温度感受器。

1. 外周温度感受器　分布于皮肤、黏膜、内脏和肌肉中的一些对温度敏感的游离神经末梢称为外周温度感受器，包括冷感受器和热感受器。它们都能感受相应部位的冷热变化，并将信息传入体温调节中枢。

2. 中枢温度感受器　分布于脊髓、延髓、脑干网状结构及下丘脑等中枢神经系统，对温度变化敏感的神经元称为中枢温度感受器，分为热敏神经元和冷敏神经元。它们能够感受人体深部组织的温度变化,从而参与体温调节。

在视前区 - 下丘脑前部(PO/AH)中,热敏神经元较多;在脑干网状结构和下丘脑弓状核中,冷敏神经元较多。

(二) 体温调节中枢

实验证明,体温调节的基本中枢位于下丘脑,PO/AH 是体温调节中枢整合的关键部位。PO/AH 的热敏神经元和冷敏神经元不但能感受人体深部组织温度变化的刺激,而且能对从其他途径传入的温度变化信息进行整合处理,并通过多种途径调控产热和散热,以维持体温稳定。主要包括以下途径:①通过交感神经系统调节皮肤血管舒缩反应和汗腺的分泌活动,改变人体的散热量。②由躯体神经来调节骨骼肌的活动,如战栗反应,改变产热量。③通过改变激素(如甲状腺激素、肾上腺髓质激素等)的分泌来调节人体的代谢率,影响产热量。

(三) 体温调节的调定点学说

体温调节的调定点学说认为,体温的调节类似于恒温器的调节,机体根据一个设定的温度值对产热和散热进行平衡调节,使体温相对稳定在所设定的温度值,这个设定的温度值称为体温调节的调定点。正常人的体温调定点值取决于 PO/AH 的温度敏感神经元感受温度的兴奋阈值,一般为 37℃。当体温超过 37℃时,热敏神经元兴奋、冷敏神经元被抑制,机体散热增加、产热减少,体温下降到调定点为止;反之,体温低于 37℃时,冷敏神经元兴奋、热敏神经元被抑制,机体产热增加、散热减少,直至体温回升到调定点。

调定点学说能较好地解释发热现象。当机体因各种原因(如细菌感染、恶性肿瘤、中暑等)引起体温调节中枢的调定点上移,体温升高超出正常范围的 0.5℃时称为发热。当患者的体温低于新的调定点(如 39℃)水平时,在体温调节中枢的作用下,机体的产热活动增强而散热活动减弱,使体温升高,直到 39℃,并在新的调定点维持动态平衡。因此,在体温升高的过程中常有畏寒和寒战等症状,此时应注意保暖。如果致热原不消除,人体就会处于持续发热的状态,此期应采用降温措施如物理降温、药物降温等。而对乙酰氨基酚、布洛芬等解热镇痛药可使体温调定点重新回到正常水平,因而能使发热患者的体温降低到正常。因此,在体温下降期的患者多表现为大汗、皮肤潮湿,应及时更换汗湿的衣物。

ER 9-6

发热过程中
体温调定点
变化(图片)

点滴积累

1. 体温是指机体深部的平均温度。临床测定体温的部位为直肠、口腔和腋窝。
2. 生理情况下,体温可随昼夜、性别、年龄、肌肉活动与精神活动等因素的不同而有所变化,但变化幅度一般不超过1℃。
3. 人体安静时的主要产热器官是内脏,运动时的主要产热器官是骨骼肌。
4. 人体最主要的散热器官是皮肤。人体通过皮肤散热的方式有辐射、传导、对流和蒸发四种。环境温度等于或高于皮肤温度时,蒸发是皮肤的唯一散热方式。

目标检测

1. 简述影响能量代谢的因素。

2. 何谓基础状态？简述基础代谢率的正常值和临床意义。

3. 简述体温的测量部位和正常值范围，以及体温的生理波动影响因素。

4. 人的体温是如何维持恒定的？

（杨艳梅）

ER 9-7

习题

ER 9-8

复习导图

第十章　泌尿系统

学习目标

1. **掌握**　泌尿系统的组成；肾的位置、形态与结构；尿生成的三个环节；影响肾小球滤过的因素；肾小球滤过率、肾糖阈、渗透性利尿的概念。
2. **熟悉**　输尿管、膀胱及尿道的形态；影响肾小管和集合管重吸收的因素。
3. **了解**　肾血液循环的特点、肾血流量的调节；尿的浓缩和稀释；尿液及其排放。

导学情景

情景描述：

　　患者，女，55岁，患糖尿病20年，近日因出现无尿、全身水肿等症状到医院就诊。经一系列检查后，确诊为糖尿病、肾功能衰竭。

学前导语：

　　肾是泌尿系统的重要组成之一，其主要功能是通过连续不断地生成尿液，以维持机体内环境稳态。肾功能衰竭可使尿液生成急剧减少，机体不能将多余的水排出而导致水肿。泌尿系统包括哪些结构？尿液是如何生成和排放的？尿液生成受哪些因素的调控？尿量的正常与否对人体有何影响？通过本章的学习，相信你能够理解和掌握肾的结构与功能、肾脏疾病和药物性肾损害等知识。

　　泌尿系统由肾、输尿管、膀胱和尿道四部分组成（图10-1）。肾的主要功能是产生尿液，将机体在新陈代谢过程中产生的代谢废物（尿素、尿酸等）及多余的水分通过血液循环运送到肾，在肾内连续不断地生成尿液，经输尿管输送至膀胱暂时储存，当膀胱内的尿液达到一定量时，在神经系统调节下，尿液经尿道排出体外。

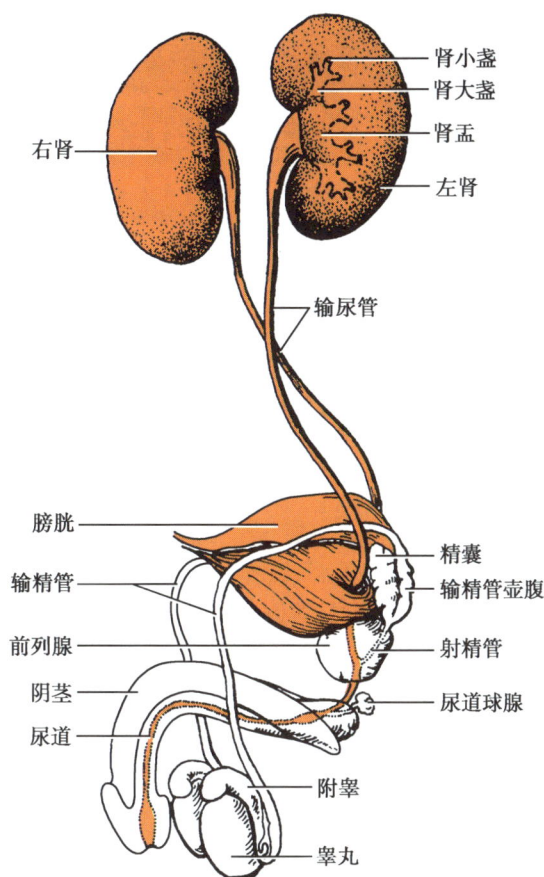

图 10-1　男性泌尿系统全貌

第一节　概述

　　排泄是指机体将代谢终产物、过剩的物质、进入体内的异物和药物通过血液循环运到排泄器官排出体外的过程。机体的主要排泄器官有呼吸器官、消化器官、皮肤和肾。

　　肾通过尿的生成和排出将体内的代谢终产物、过剩的物质以及进入机体的异物和药物排出体外；调节体内的水、电解质和酸碱平衡。肾的这些功能对于维持机体内环境的稳态起重要作用。由于肾排出代谢终产物的种类最多、数量最大，并可随机体的需要而改变尿的质和量，所以肾是人体最重要的排泄器官。肾也是一个内分泌器官，能合成和释放多种生物活性物质，如促红细胞生成素、前列腺素、肾素、1,25- 二羟维生素 D_3、激肽等。这些物质参与人体生理功能的调节：①肾素 - 血管紧张素 - 醛固酮系统和激肽 - 缓激肽 - 前列腺素系统可以调节血压。慢性肾病时，这些活性物质的分泌可出现异常，引起血压升高。②分泌促红细胞生成素，促进红骨髓造血。肾功能不全时，促红细胞生成素合成减少，可引起肾性贫血。③ 1,25- 二羟维生素 D_3 调节体内的钙磷代谢，促进骨骼发育并维持骨骼的正常结构与功能。

第二节　肾的形态结构和血液循环

一、肾的位置和形态

肾是成对的实质性器官,位于腹后壁脊柱两侧,左右各一,在腹膜后方,是腹膜外器官。左肾上端平第 11 胸椎下缘,下端约平第 2 腰椎下缘,后方中部有第 12 肋斜行跨过。右肾因上方有肝,故位置较左肾低半个椎体,后方上部有第 12 肋斜行跨过,肾门约平第 1 腰椎平面。竖脊肌的外侧缘与第 12 肋之间的夹角称肾区。临床上,肾病变时,叩击或触压此处可引起疼痛。

肾的位置一般女性略低于男性,儿童低于成人,新生儿更低,甚至可达髂嵴附近。

肾表面光滑,质地柔软,呈红褐色。肾形似蚕豆,分上下两端,前后两面,内外侧缘。内侧缘中部的凹陷部分称肾门,有肾盂、肾的血管、神经和淋巴管经此出入。进出肾门的结构被结缔组织包绕,称为肾蒂。肾门向肾内凹陷形成的腔隙称肾窦,窦内容纳肾小盏、肾大盏、肾盂、肾动脉的分支及肾静脉的属支等结构。

二、肾的结构

(一) 肾的剖面结构

肾的冠状切面上,可见肾实质分为肾皮质和肾髓质两部分(图 10-2)。肾皮质位于浅层,富含血管,呈红褐色;肾皮质伸入髓质之间的部分称肾柱。肾髓质位于肾皮质的深部,色淡,由许多小管道组成,它们形成了 15~20 个肾锥体。肾锥体切面呈三角形,尖端突入肾窦,称肾乳头,其顶端有许多乳头孔。肾乳头被漏斗状的肾小盏包绕,肾生成的尿液由乳头孔流入肾小盏,每侧肾有 7~8 个肾小盏。相邻 2~3 个肾小盏汇集成 1 个肾大盏,每侧肾有 2~3 个肾大盏;肾大盏再汇集成 1 个扁漏斗状的肾盂,肾盂出肾门后逐渐变细移行为输尿管。

(二) 肾的组织结构

肾实质由大量的肾单位和集合管组成(图 10-3),其间有少量的结缔组织、血管和神经等构成肾间质。

1. **肾单位**　是肾结构和功能的基本单位,可分为肾小体和肾小管两部分,每侧肾有 100 万个以上的肾单位。

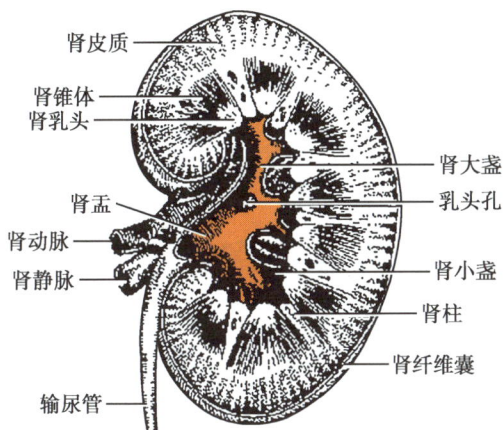

图 10-2　肾冠状切面

肾皮质
肾锥体
肾乳头
肾大盏
乳头孔
肾盂
肾动脉
肾静脉
肾小盏
肾柱
肾纤维囊
输尿管

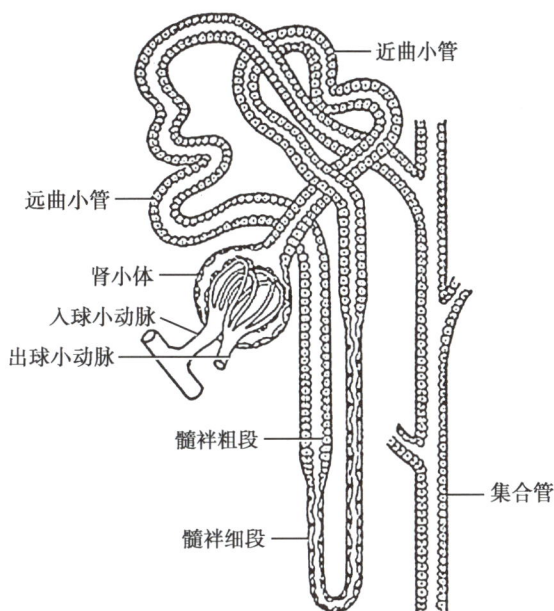

图 10-3　肾单位组成示意图

近曲小管
远曲小管
肾小体
入球小动脉
出球小动脉
髓袢粗段
髓袢细段
集合管

肾小体呈球状,由肾小球和肾小囊构成。肾小球是一团盘曲的毛细血管,是位于入球微动脉与出球微动脉之间盘曲的毛细血管团,其管壁由一层内皮细胞及基膜构成。肾小囊为肾小管起始端扩大并凹陷而成的杯状双层囊,两层间的腔隙为肾小囊腔。肾小囊的外层(壁层)与肾小管续接,内层(脏层)足细胞的足突与肾小球毛细血管内皮细胞及基膜构成滤过膜(图 10-4),血浆中除大分子以外的成分可经此滤入肾小囊腔成为原尿。

肾小管由近端小管、细段和远端小管构成。近端小管和远端小管分为曲部(近曲小管、远曲小管)和直部(近直小管、远直小管),均由单层立方上皮构成;细段由单层扁平上皮组成(图 10-5)。由近直小管、细段和远直小管组成的"U"形结构称为髓袢。

2. 集合管　由远端小管末端汇合而成,管壁为单层立方上皮(图 10-5)。在从皮质行向髓质的过程中,集合管陆续汇合成乳头管,开口于肾乳头。由肾乳头排入肾小盏的尿液称为终尿。集合管也具有重吸收的功能,使尿液进一步浓缩。

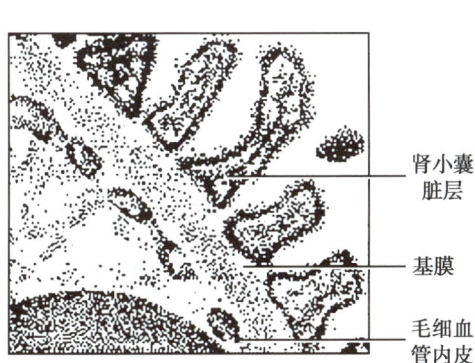

图 10-4　肾小球滤过膜结构示意图

肾小囊脏层
基膜
毛细血管内皮

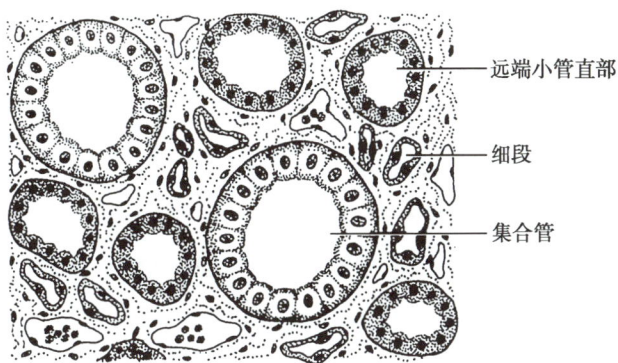

图 10-5　肾髓质的微细结构

远端小管直部
细段
集合管

3. 球旁器 又称球旁复合体,主要包括球旁细胞、致密斑和球外系膜细胞(图 10-6)。球旁细胞是入球微动脉的平滑肌细胞分化而成的上皮样细胞,内含分泌颗粒,能合成和分泌肾素。致密斑是由远曲小管靠近肾小体处的管壁上皮细胞变高变窄,且排列紧密而形成的椭圆形斑,可感受小管液中 Na^+ 浓度的变化,并将信息传至球旁细胞,以调节肾素的分泌。球外系膜细胞是分布在入球微动脉、出球微动脉和致密斑之间的一群细胞,具有收缩和吞噬功能。

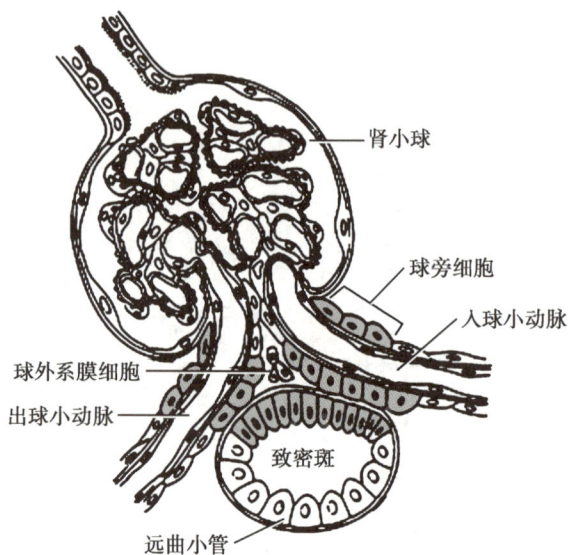

图 10-6 球旁器示意图

(三) 肾的被膜

肾的表面从内向外由纤维囊、脂肪囊和肾筋膜三层被膜包绕。纤维囊贴于肾实质表面,薄而坚韧,正常状态下易与肾实质剥离,但在某些病理情况下则与肾实质粘连而不易剥离。脂肪囊是位于纤维囊外周的脂肪层,对肾起弹性垫样保护作用。肾筋膜是固定肾的主要结构。此外,肾脂肪囊、肾血管、肾的邻近器官、腹膜和腹压等对肾均有固定作用。上述因素不健全时,可造成肾下垂或游走肾。

边 学 边 练

肾是人体最重要的排泄器官,能够连续不断地分泌尿液,以维持人体内环境稳态。有关肾的形态、位置和结构等,请参见实验项目:观察内脏。

三、肾的血液循环

(一) 肾的血液供应

肾动脉直接发自腹主动脉,入肾门后经多次分支成为入球微动脉,入球微动脉再分支形成肾小球毛细血管网,然后汇集成出球微动脉。出球微动脉在肾小管周围再次形成毛细血管网,缠绕于肾小管和集合管的周围,然后汇合成静脉,最后经肾静脉出肾门,汇入下腔静脉。

(二) 肾血液循环的特点

1. 肾血流量大且分布不均 正常成人安静时,两肾的血流量约为 1 200ml/min,相当于安静时心输出量的 1/5~1/4。其中约 94% 的血液分布在肾皮质,约 5% 分布在外髓部,约 1% 分布在内髓部。

2. 两套毛细血管的血压差异大

(1)肾小球毛细血管血压较高:由于皮质肾单位的入球微动脉比出球微动脉短而粗,使肾小球血液灌注量大于流出量,因此肾小球毛细血管压力高,有利于肾小球的滤过。

(2)肾小管周围毛细血管血压较低：出球微动脉细而长，阻力大，血压降低幅度大，导致肾小管周围毛细血管血压低；同时由于血液流经肾小球时大量水分滤出而蛋白质保留，因此肾小管周围毛细血管的血浆胶体渗透压升高，有利于肾小管的重吸收。

点滴积累

1. 肾位于腹后壁脊柱两侧，左右各一。肾形似蚕豆，内侧缘中部的凹陷部分称肾门，有肾盂、肾的血管、神经和淋巴管经此出入。
2. 肾的冠状切面上，肾实质分为肾皮质和肾髓质两部分。肾皮质伸入髓质之间的部分称肾柱。肾髓质由 15~20 个肾锥体组成。
3. 肾实质由肾单位和集合管组成，肾单位是肾结构和功能的基本单位，可分为肾小体和肾小管两部分。肾小体由肾小球和肾小囊构成。肾小管由近端小管、细段和远端小管构成。
4. 肾的表面从内向外由纤维囊、脂肪囊和肾筋膜三层被膜包绕。
5. 肾血液循环的特点：肾血流量大，分布不均；两套毛细血管的血压差异大。

第三节　肾的泌尿功能

一、尿的生成过程

尿的生成是通过肾单位和集合管共同完成的。尿生成的过程包括肾小球的滤过，肾小管和集合管的重吸收以及肾小管和集合管的分泌，这三个环节紧密配合，相互联系。

(一) 肾小球的滤过作用

肾小球的滤过是指当血液流经肾小球毛细血管时，除了大分子的血浆蛋白外，血浆中的水和小分子物质经滤过膜进入肾小囊腔形成原尿的过程。这是尿生成的第一步。微穿刺法实验证明，肾小球的滤过液中除蛋白质外，其余成分与血浆基本相同，证明原尿就是血浆的超滤液。

1. 肾小球滤过的结构基础——滤过膜　滤过膜由内层、中层和外层共三层结构组成：①内层是肾小球毛细血管的内皮细胞，有直径约为 70~90nm 的窗孔，能阻止血细胞通过。②中层是毛细血管的基膜，有直径约为 2~8nm 的网孔，是肾小球滤过的主要屏障。③外层是肾小囊的脏层。肾小囊脏层由足细胞组成，足细胞上有许多突起，突起间相互穿插交错，形成裂隙，覆有裂隙膜，有直径约 4~11nm 的裂孔，可限制大分子的蛋白质通过。上述三层结构形成滤过膜的机械屏障，而三层结构分泌的带负电荷的糖蛋白构成了滤过膜的电化学屏障。由于机械屏障和电化学屏障的存在，滤过膜具有选择通透性，除了蛋白质外，血浆中的水分、小分子物质可通过滤过膜进入肾小囊腔，形成原尿，所以原尿和血浆最本质的区别是原尿中不含蛋白质。正常人两肾的滤过面积可达到 1.5m^2。

生理情况下,滤过膜的通透性和面积都比较稳定。在某些病理情况下,如果滤过膜的通透性增加,会出现血尿或蛋白尿;如果肾小球滤过的面积减少,肾小球滤过率降低,出现少尿甚至无尿。

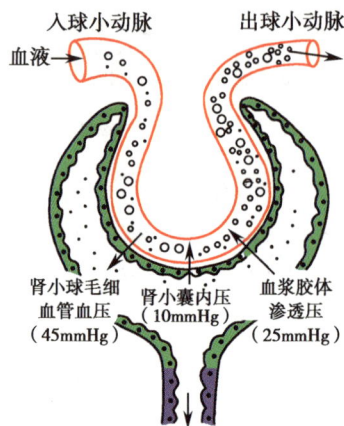

2. 肾小球滤过的动力——肾小球有效滤过压 肾小球有效滤过压是促进肾小球滤过的动力与对抗肾小球滤过的阻力之间的代数和,肾小球毛细血管血压是推动血浆成分滤出的力量,是肾小球滤过的动力,血浆胶体渗透压和肾小囊内压是阻碍血浆成分滤出的力量,是肾小球滤过的阻力。肾小球有效滤过压是三者的代数和(图10-7),可用下式表示:

图 10-7 肾小球有效滤过压示意图

肾小球有效滤过压 = 肾小球毛细血管压 –(血浆胶体渗透压 + 肾小囊内压)

在入球微动脉端和出球微动脉端,肾小球毛细血管血压基本不变,约为45mmHg,肾小囊与肾小管相通,肾小囊内压较恒定,约为10mmHg。因此,肾小球有效滤过压的高低主要取决于血浆胶体渗透压的大小。入球微动脉端的血浆胶体渗透压约为25mmHg,出球微动脉端为35mmHg,根据以上数值,计算出肾小球有效滤过压如下:

入球端 有效滤过压 =45–(25+10)=10mmHg

出球端 有效滤过压 =45–(35+10)=0

由此可见,肾小球的滤过是从肾小球毛细血管的入球端开始,随着水和小分子物质的滤出,血浆蛋白的浓度不断增大,血浆胶体渗透压逐渐上升,肾小球有效滤过压逐渐下降,到肾小球毛细血管的出球端,肾小球有效滤过压降为0,达到滤过平衡,肾小球滤过停止。

3. 肾小球滤过率和滤过分数 肾小球滤过率(GFR)是指单位时间(每分钟)内两肾生成的原尿量(或超滤液量)。正常成人在安静时肾小球滤过率约为125ml/min。血液在流经肾小球时,并非所有的血浆都滤过到肾小囊腔,仅有一部分滤出。肾小球滤过率与每分钟肾血浆流量的比值称为滤过分数。据测定,每分钟肾血浆流量约660ml/min,故滤过分数为(125/660)× 100% ≈ 19%,这就意味着,血液流经肾脏时,约有 1/5 的血浆经滤过膜滤出到肾小囊腔形成了原尿。肾小球滤过率和滤过分数是评价肾功能的重要指标。

4. 影响肾小球滤过的因素

(1)滤过膜的通透性和面积:正常情况下,肾小球滤过膜有一定的通透性。在病理情况下,如急性肾小球肾炎,滤过膜的通透性增加,血浆蛋白质甚至血细胞"漏出",出现蛋白尿甚至血尿。正常情况下,人两肾滤过总面积约$1.5m^2$,但在急性肾小球肾炎时,由于肾小球毛细血管管腔变窄或完全阻塞,使滤过面积减少,肾小球滤过率降低,出现少尿甚至无尿。

(2)肾小球有效滤过压:肾小球有效滤过压是肾小球毛细血管血压、肾小囊内压和血浆胶体渗透压的代数和,其中任一因素发生变化,都能影响肾小球有效滤过压,从而改变肾小球滤过率。

①正常情况下,当动脉血压在 80~180mmHg 范围内变动时,由于肾的自身调节,肾小球毛细血管血压维持稳定,肾小球滤过率基本保持不变,但当动脉血压低于 80mmHg 时,肾小球毛细血管血

压降低,肾小球有效滤过压降低,肾小球滤过率减少,出现少尿甚至无尿。②正常情况下,肾小囊内压较为稳定。当肾盂或输尿管结石、肿瘤压迫等原因引起输尿管阻塞时,肾小囊内压升高,肾小球有效滤过压降低,肾小球滤过率减少,出现少尿。③正常情况下血浆胶体渗透压变动不大。当血浆蛋白的浓度明显降低时,血浆胶体渗透压降低,有效滤过压增大,肾小球滤过率增加,出现多尿。如由静脉快速注入大量生理盐水时,肾小球滤过率将增加,其主要原因是血浆胶体渗透压降低。

(3) 肾血浆流量:肾血浆流量主要通过改变滤过平衡点来影响肾小球滤过率。当肾血浆流量增加时,血浆胶体渗透压上升的速度减慢,肾小球有效滤过压下降的速度随之减慢,滤过平衡点向出球微动脉端移动,使肾小球毛细血管的有效滤过长度增加,滤过面积增加,肾小球滤过率增加。相反,肾血浆流量减少时,血浆胶体渗透压上升的速度加快,滤过平衡点向入球微动脉端移动,肾小球毛细血管的有效滤过长度缩短,肾小球滤过率将减少。

(二) 肾小管和集合管的重吸收功能

1. 重吸收的概念 小管液中的物质经肾小管和集合管上皮细胞转运至管周毛细血管的过程称为肾小管和集合管的重吸收(图 10-8)。

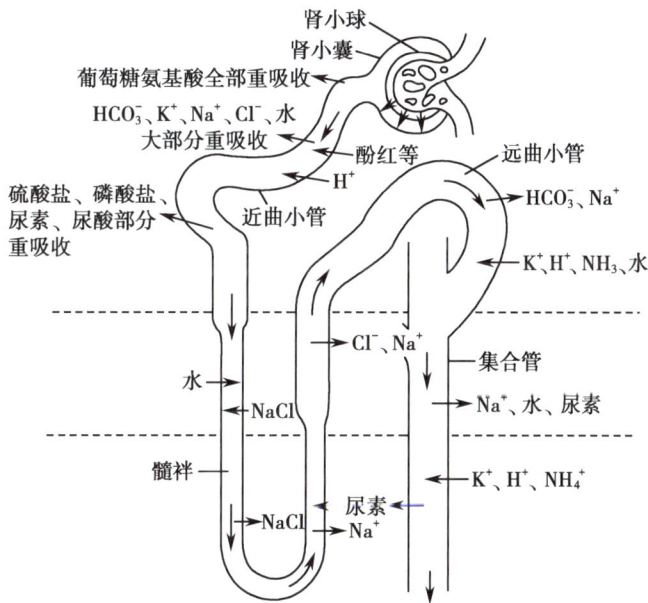

图 10-8 肾小管和集合管重吸收与分泌示意图

正常成人两肾每天生成原尿量达 180L,终尿量仅为 1~2L,表明原尿中约 99% 的水被肾小管和集合管重吸收了,只有约 1% 被排出体外。原尿中的葡萄糖和氨基酸全部被重吸收,Na^+、K^+、Cl^-、HCO_3^- 等大部分被重吸收,尿素小部分被重吸收,肌酐完全不被重吸收,故肾小管和集合管的重吸收具有选择性。

2. 重吸收的部位 肾小管各段和集合管都具有重吸收的功能,但近端小管重吸收物质的量最大、种类最多,因此,近端小管是重吸收的主要部位。正常情况下,小管液中 65%~70% 的 Na^+、Cl^-、K^+ 和水,80%~90% 的 HCO_3^- 以及全部葡萄糖和氨基酸等都在近端小管被重吸收;余下的水和盐类大部分在髓袢细段、远端小管和集合管进行重吸收,少量随尿排出。

3. 几种重要物质的重吸收

（1）Na^+、Cl^- 的重吸收：小管液中的 99% 以上 NaCl 被肾小管和集合管重吸收，仅有不到 1% 的 NaCl 从尿中排出。除髓袢降支细段外，其他各段对 NaCl 都有一定的重吸收能力。其中 65%~70% 的 NaCl 在近端小管被重吸收，髓袢重吸收的量约 20%，其余在远曲小管和集合管重吸收。

近端小管前半段对 Na^+ 的重吸收是主动的，在重吸收 Na^+ 的同时，伴随着葡萄糖、氨基酸的重吸收和 H^+ 的分泌，此段对 Cl^- 不通透。后半段，小管液中 Cl^- 浓度高于小管外，Cl^- 顺浓度差通过细胞间的紧密连接进入细胞间隙，形成小管内外的电位差，Na^+ 顺电位差通过细胞间的紧密连接被重吸收。因此，在近端小管后半段，NaCl 的重吸收是被动重吸收。

髓袢各段对 NaCl 的重吸收机制不同。髓袢降支细段对水通透，对 NaCl 不通透。随着小管液流经此段，NaCl 浓度逐渐升高，造成小管内外 NaCl 的浓度差。髓袢升支细段对水不通透，对 NaCl 通透，小管内的 NaCl 顺浓度差扩散至小管外，属于被动重吸收。在髓袢升支粗段的腔面膜上有 Na^+-K^+-$2Cl^-$ 同向转运体，将 1 个 Na^+、1 个 K^+、2 个 Cl^- 同向转运至膜内，Na^+ 顺电化学梯度进入膜内为 K^+ 和 Cl^- 的转运提供能量，故髓袢升支粗段对 NaCl 的重吸收是继发性主动转运。

远曲小管和集合管对 Na^+、Cl^- 和水的重吸收可根据机体水和盐平衡的状况进行调节，Na^+ 的重吸收主要受醛固酮的调节，水的重吸收则主要受抗利尿激素的调节。噻嗪类利尿药抑制远曲小管重吸收 NaCl，产生利尿作用。

知识链接

利尿药

利尿是临床上治疗多种与体液潴留相关疾病常用的治疗手段。利尿药是通过抑制肾小管和集合管对溶质的重吸收，使水的重吸收减少，尿量增多。如呋塞米和依他尼酸通过抑制髓袢升支粗段对 NaCl 的重吸收，使肾的浓缩与稀释功能降低。噻嗪类利尿药可抑制远曲小管对 NaCl 的重吸收。螺内酯竞争性结合醛固酮受体，抑制远端小管的 Na^+-K^+ 交换，使远端小管对 Na^+ 和水的重吸收减少。这些机制都是通过增加尿液的生成和排出，从而达到利尿的目的。

（2）水的重吸收：原尿中的水约 99% 被重吸收，仅 1% 被排出。因此，水的重吸收量对终尿量的影响很大。水的重吸收包括必需性重吸收和调节性重吸收两种。必需性重吸收发生在近端小管，此段对水的重吸收量占肾小球滤过率的 65%~70%，是在渗透压作用下完成的。近端小管在重吸收 Na^+、Cl^-、HCO_3^-、葡萄糖和氨基酸后，小管液渗透压降低，细胞间隙渗透压升高，水在渗透压差作用下进入细胞间隙，然后进入管周毛细血管而被重吸收。该段的重吸收是等渗性重吸收，水的重吸收比率固定，不参与机体对水的调节，与体内是否缺水无关，属于必需性重吸收。调节性重吸收发生在远端小管和集合管，此段对水的重吸收受抗利尿激素的调节，可根据机体内需水情况而增减，属于调节性重吸收。当机体缺水时，抗利尿激素分泌增多，对水的重吸收增多，尿量减少；相反，当体内水过剩时，抗利尿激素分泌减少，对水的重吸收减少，尿量增多。故远曲小管和集合管对水的重吸收在调节机体水平衡和血浆晶体渗透压方面具有重要意义。

（3）HCO_3^-的重吸收：肾小球滤出的HCO_3^-80%在近端小管重吸收。小管液中的HCO_3^-与近端小管分泌的H^+结合生成H_2CO_3，H_2CO_3在碳酸酐酶作用下迅速分解为H_2O和CO_2，CO_2以单纯扩散的方式进入细胞，在碳酸酐酶作用下与细胞内的H_2O结合生成H_2CO_3；由H_2CO_3解离出H^+和HCO_3^-，H^+通过Na^+-H^+交换分泌到肾小管腔，HCO_3^-则与Na^+生成$NaHCO_3$被转运回血液。HCO_3^-是体内重要的碱贮备，HCO_3^-的重吸收对调节机体的酸碱平衡起着重要作用。由此可见，近端小管对HCO_3^-的重吸收是以CO_2的形式进行，且与小管上皮细胞管腔膜的Na^+-H^+交换有密切关系(图10-9)。

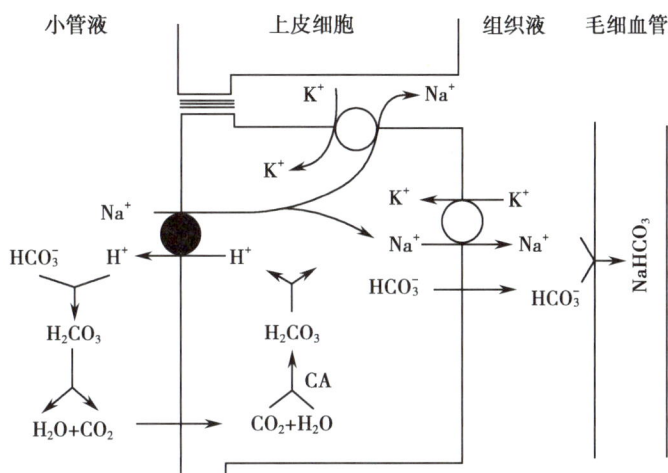

图 10-9　HCO_3^- 重吸收示意图

CA. 碳酸酐酶；●. 转运体；○. Na^+ 泵。

（4）葡萄糖和氨基酸的重吸收：肾小球滤过液中的葡萄糖浓度和血浆中的葡萄糖浓度相等，正常情况下，终尿中几乎不含葡萄糖，说明葡萄糖全部被重吸收。实验证明，葡萄糖重吸收的部位在近端小管，其余各段对葡萄糖无重吸收的能力。但近端小管对葡萄糖的重吸收有一定限度，当血糖浓度超过肾糖阈时，由于肾小管对葡萄糖的重吸收能力已达到极限，使肾小球滤出的葡萄糖在近端小管不能全部被重吸收，此时尿中开始出现葡萄糖，称为糖尿。把尿中刚开始出现葡萄糖时的血糖浓度，称为肾糖阈。肾糖阈的正常值是160~180mg/100ml（或8.88~9.99mmol/L）。

葡萄糖的重吸收属于继发性主动转运。当小管液流经近端小管时，小管液中的Na^+和葡萄糖与腔面膜上的Na^+-葡萄糖同向转运体结合，通过继发性主动转运被重吸收，进入膜内的Na^+在基底膜上Na^+-K^+泵的作用下被转运到膜外，葡萄糖通过基底膜上的葡萄糖载体转运至膜外。

氨基酸的重吸收和葡萄糖一样，也是全部在近端小管被重吸收，重吸收的方式是继发性主动转运，也需要Na^+的参与。

（5）K^+的重吸收：小管液中65%~70%的K^+在近端小管被重吸收，25%~30%在髓袢被重吸收。远曲小管和集合管既能重吸收K^+，也能分泌K^+，故终尿中的K^+主要是由远曲小管和集合管分泌的。K^+的重吸收是主动重吸收，其机制尚不清楚。

（6）其他物质的重吸收：部分尿酸在近端小管重吸收；大部分 Ca^{2+}、Mg^{2+} 在髓袢升支粗段被重吸收；小管液中微量的蛋白质在近端小管内通过入胞作用而被重吸收。

（三）肾小管和集合管的分泌作用

肾小管和集合管上皮细胞将自身代谢产物及血液中的某些物质经肾小管和集合管上皮细胞排入小管液中的过程，称为肾小管和集合管的分泌。肾小管和集合管分泌的物质主要有 H^+、K^+、NH_3 等，对调节体内酸碱平衡及电解质平衡具有重要意义。

1. H^+ 的分泌　近端小管、远曲小管和集合管上皮细胞均可分泌 H^+，H^+ 分泌的主要部位在近端小管。近端小管上皮细胞是通过 Na^+-H^+ 交换来分泌 H^+ 的。在 Na^+-H^+ 交换过程中，每分泌 1 个 H^+，可重吸收 1 个 Na^+ 和 1 个 HCO_3^-。远曲小管和集合管上皮细胞则通过氢泵分泌 H^+。

H^+ 分泌的生理意义在于：①排酸保碱。H^+ 的分泌可促进 HCO_3^- 的重吸收，具有排酸保碱的作用，对于维持体内酸碱平衡具有重要意义。②酸化尿液。在远曲小管，分泌的 H^+ 与 HPO_4^{2-} 结合生成 $H_2PO_4^-$，增加尿液中的酸度。③促进氨的分泌。

2. K^+ 的分泌　终尿中的 K^+ 主要是由远曲小管和集合管分泌的。K^+ 的分泌与 Na^+ 的重吸收密切相关。小管液中的 Na^+ 在主动重吸收的同时，K^+ 被分泌到小管液内，这种现象称为 Na^+-K^+ 交换。在远曲小管和集合管，由于 Na^+-K^+ 交换和 Na^+-H^+ 交换都依赖于 Na^+ 的重吸收，二者存在竞争性抑制。如机体酸中毒时，肾小管上皮细胞内碳酸酐酶活性增强，H^+ 生成增多，Na^+-H^+ 交换增强，Na^+-K^+ 交换减弱，肾脏排 K^+ 减少，形成高血钾。碱中毒时，Na^+-H^+ 交换减弱，Na^+-K^+ 交换增强，肾脏排 K^+ 增多，形成低血钾。

体内的 K^+ 主要由肾排泄。正常情况下，机体 K^+ 摄入量与排出量保持动态平衡，以维持血钾浓度的相对稳定。K^+ 代谢的特点是多吃多排，少吃少排，不吃也排。故在临床上，对于长期禁食的患者应适当补 K^+，以免引起低钾血症。

3. NH_3 的分泌　NH_3 的分泌主要发生在远曲小管和集合管。小管液中的 NH_3 主要是由肾小管上皮细胞内的谷氨酰胺脱氨产生的。NH_3 是脂溶性物质，通过单纯扩散进入小管液中，然后与 H^+ 结合形成 NH_4^+，NH_4^+ 再与强酸盐的负离子结合，生成铵盐而随尿排出。

小管液中的 NH_3 与 H^+ 结合成 NH_4^+，使小管液中的 NH_3 浓度下降，可加速 NH_3 的继续分泌；NH_4^+ 的生成又降低了小管液中 H^+ 的浓度，有利于 H^+ 的进一步分泌（图 10-10），而 H^+ 的分泌又可促进 Na^+ 和 HCO_3^- 的重吸收，因此 NH_3 的分泌既可促进 H^+ 的分泌，同时又可促进 Na^+ 和 HCO_3^- 的重吸收，有利于实现肾的排酸保碱功能。

4. 血浆中其他物质的分泌　体内的代谢产物如肌酐可被肾小球滤过，但只有少量被肾小管和集合管重吸收和分泌。因此，监测血肌酐水平是判定肾功能的一个重要指标，肾功能受损时，血肌酐含量可增多。青霉素、酚红和一些利尿药可与血浆蛋白结合，不能被肾小球滤过，但可在近端小管被主动分泌进入小管液中而被排出。进入体内的酚红，94% 由近端小管主动分泌进入小管液中并随尿排出。因此，监测尿中酚红的排泄量可作为判断近端小管排泄功能的粗略指标。

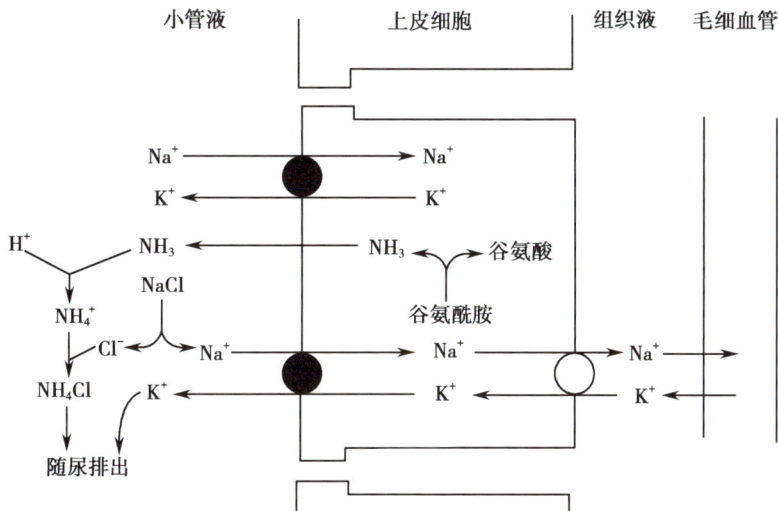

图 10-10 H⁺、NH₃ 和 K⁺ 分泌关系示意图

●. 转运体；○. 钠泵。

二、尿的浓缩和稀释

尿液的浓缩和稀释是尿液的渗透压和血浆渗透压相比较而言的。尿液的渗透压可随体内缺水或水过剩等不同情况而出现大幅变动。当体内缺水时,尿液的渗透压高于血浆渗透压,称为高渗尿,表示尿液被浓缩;而体内水过剩时,尿液的渗透压低于血浆渗透压,称为低渗尿,表示尿液被稀释。这表明肾脏具有浓缩和稀释尿液的功能,这一功能对维持体液的渗透压和机体的水平衡具有重要意义。

尿液浓缩和稀释的关键是肾髓质渗透压梯度以及血液中抗利尿激素的浓度。水重吸收的动力来自肾髓质渗透梯度,即肾髓质部的渗透压由外髓部向内髓部逐渐增加,有明显的渗透梯度。当小管液流经近端小管时,水伴随着溶质的重吸收而被重吸收,使小管液的渗透压与血浆渗透压相等。在髓袢降支细段,管壁仅对水通透,对 NaCl 不通透,小管液中的水在髓质高渗梯度作用下被"抽吸"出来,进入组织间液,小管液溶质浓度逐渐升高,折返处达到峰值。髓袢升支细段对水不通透,对 NaCl 和尿素通透,NaCl 被动重吸收至髓质组织间液,增加内髓部渗透压,髓质组织间液的尿素顺浓度差进入髓袢升支细段。髓袢升支粗段对 NaCl 通透,对水和尿素不通透,NaCl 在管壁顶端膜上 Na⁺-K⁺-2Cl⁻ 同向转运体的作用下主动重吸收,使外髓部组织间液的渗透压升高。远曲小管对 NaCl 主动重吸收,对水不通透,小管液的渗透浓度降低。皮质部和外髓部的集合管对 Na⁺ 通透,对尿素不通透,对水的通透性受抗利尿激素的调节,当抗利尿激素分泌增加时,集合管对水的通透性增加,对水的重吸收增加,小管液中的尿素浓度不断升高;集合管的内髓部对尿素通透性升高,尿素顺浓度差进入内髓组织间液,增加内髓部组织间液的渗透浓度。

综上所述,外髓部高渗梯度是由髓袢升支粗段对 NaCl 的主动重吸收形成的;内髓部高渗梯度的形成与髓袢升支细段对 NaCl 的重吸收和尿素的再循环有关。

水的重吸收受抗利尿激素的调节。当抗利尿激素缺乏时，远曲小管和集合管管壁对水的通透性很低，水的重吸收减少，小管液的渗透压进一步降低，形成低渗尿，即尿液被稀释。当体内缺水、血浆被浓缩，抗利尿激素释放增加时，管壁对水的通透性增加，小管液中的水大量被重吸收，形成高渗尿，即尿液被浓缩。

三、尿生成的调节

(一) 自身调节

1. 肾血流量的自身调节　在正常情况下，肾通过自身调节保持肾血流量的相对稳定，使肾小球滤过率和终尿量保持相对稳定。当动脉血压在80~180mmHg的范围内变动时，肾血流量保持相对稳定，称为肾血流量的自身调节

课　堂　活　动
请用所学生理学知识解释"糖尿病患者为什么会出现多尿现象"。

(图 10-11)。当血压超出这个范围时，肾血流量随肾脏灌注压的升高而升高或随肾脏灌注压的降低而减少。肾血流量自身调节的生理意义在于当心血管功能发生变化时，可保持肾小球滤过功能的相对稳定。

关于肾血流量自身调节的机制，目前较多的是用肌源学说来解释。认为动脉血压在80~180mmHg范围内波动，肾小动脉的平滑肌会因为血压的升高和降低而自动发生收缩和舒张，改变血流阻力，从而维持肾血流量的相对稳定。

2. 球 - 管平衡　近端小管对溶质(特别是Na^+)和水的重吸收随肾小球滤过率的变化而改变，肾小球滤过率增大，近端小管对Na^+和水的重吸收率增大；肾小球滤过率减少，近端小管对Na^+和水的重吸收率减少。实验证明，近端小管中Na^+和水的重吸收率总是占肾小球滤过率的65%~70%，这

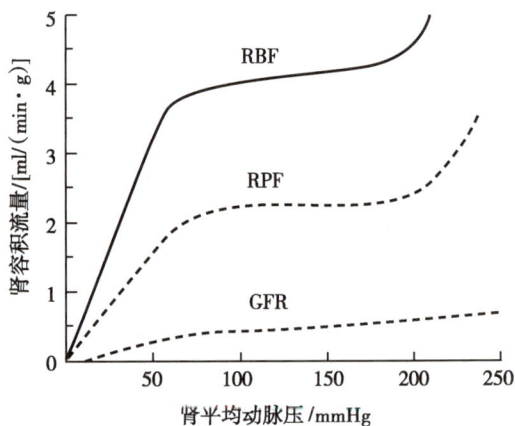

图 10-11　肾血流量和肾小球滤过率的自身调节
RBF. 肾血流量；RPF. 肾血浆流量；
GFR. 肾小球滤过率。

种定比重吸收的现象称为球 - 管平衡。球 - 管平衡的生理意义在于使尿钠排出量和尿量不会因肾小球滤过率的变化而发生大幅度的变化。

3. 小管液中的溶质浓度　肾小管内外的渗透压梯度是促进水重吸收的动力。当小管液中溶质浓度增大时，导致小管液的渗透压升高，使肾小管内外的渗透压梯度缩小，肾小管对水的重吸收减少，尿量增多。这种小管液中溶质浓度增大，小管液的渗透压升高，引起尿量增多的现象称为渗透性利尿。糖尿病患者或静脉注射高渗糖溶液，其血糖升高超过肾糖阈，肾小球滤出的葡萄糖在近端小管不能全部被重吸收，使小管液中的溶质浓度升高，渗透压升高，对水的重吸收减少，尿量增多。临床上快速静脉输入甘露醇，尿量增多。这是因为甘露醇能被肾小球滤过到肾小囊腔，但在流经肾小管时，不能被重吸收，使小管液中溶质浓度升高，渗透压升高，对水的重吸收减少，尿量增多。所

以，糖尿病、静脉注射高渗糖溶液和静脉快速输入甘露醇引起的多尿都属于渗透性利尿。

（二）神经调节

肾主要受交感神经支配。肾交感神经不仅支配肾血管，还支配肾小管上皮细胞和球旁细胞，其末梢释放的递质为去甲肾上腺素。肾交感神经兴奋时，对肾功能的作用主要有三个方面：①肾血管收缩，肾血流阻力增大，肾血流量减少。由于入球微动脉比出球微动脉收缩明显，肾小球毛细血管血压下降，肾小球滤过率减少，尿量减少。②促进近端小管（主要）和髓袢对 Na^+、Cl^- 和水的重吸收。③促使球旁细胞释放肾素，通过肾素 - 血管紧张素 - 醛固酮系统使醛固酮生成增多，促进远曲小管和集合管对 Na^+、Cl^- 和水的重吸收，尿量减少。

（三）体液调节

1. 抗利尿激素（ADH） 又称血管升压素，是由下丘脑视上核和室旁核的神经元合成，经下丘脑 - 垂体束运至神经垂体贮存，机体需要时释放入血。

（1）抗利尿激素的主要作用：提高远曲小管和集合管上皮细胞对水的通透性，对水的重吸收增加，尿量减少。当抗利尿激素分泌减少时，远曲小管和集合管对水的通透性降低，对水的重吸收减少，尿量明显增多。

（2）抗利尿激素分泌的调节：引起抗利尿激素分泌和释放的因素主要是血浆晶体渗透压和循环血量的改变。

1）血浆晶体渗透压的改变：血浆晶体渗透压是生理情况下调节抗利尿激素的重要因素。当血浆晶体渗透压升高时，例如大量出汗、严重呕吐和腹泻，可刺激下丘脑的渗透压感受器，使抗利尿激素合成和释放增加，使远曲小管和集合管对水的重吸收增多，尿量减少，使血浆渗透压恢复正常；反之，当大量饮用清水，血浆晶体渗透压下降，减弱对渗透压感受器的刺激，使抗利尿激素合成和释放减少，尿量增加。这种因大量饮用清水引起尿量增多的现象称为水利尿（图 10-12）。

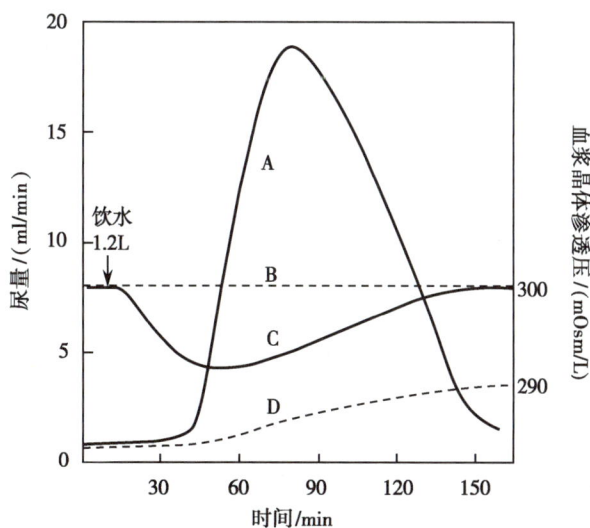

图 10-12　饮清水和饮生理盐水后尿量和血浆晶体渗透压的变化

实线表示饮用清水，虚线表示饮用生理盐水。

A、D 表示尿量；B、C 表示血浆晶体渗透压。

2）循环血量的改变：当循环血量减少时，对左心房和胸腔大静脉内的容量感受器刺激减弱，经迷走神经传至下丘脑的冲动减少，对抗利尿激素释放的抑制作用解除，抗利尿激素释放增加，对水的重吸收增多，尿量减少，有利于循环血量的恢复。反之，当循环血量增多时，可刺激容量感受器，抑制抗利尿激素的释放，对水的重吸收减少，尿量增多，恢复循环血量。

2. 醛固酮 醛固酮是由肾上腺皮质球状带细胞分泌的一种类固醇激素。

（1）醛固酮的生理作用：醛固酮能促进远曲小管和集合管上皮细胞对 Na^+ 的主动重吸收，促进 K^+ 的分泌，在重吸收 Na^+ 的同时，促进 Cl^- 和水的重吸收，故醛固酮具有保 Na^+、排 K^+ 和保水的作用。

（2）醛固酮分泌调节：醛固酮的分泌主要受肾素 - 血管紧张素 - 醛固酮系统和血钠、血钾的调节。

1）肾素 - 血管紧张素 - 醛固酮系统：肾素是由球旁细胞分泌。肾素的分泌受三种因素影响：①当肾动脉灌注压降低时，入球微动脉受到牵张刺激减弱，肾素分泌增多。②当肾脏血流量减少时，肾小球毛细血管压降低，肾小球滤过率减少，流经致密斑的小管液中 NaCl 量减少，致密斑感受器兴奋，肾素释放增加。③交感神经兴奋时，直接刺激球旁细胞分泌肾素。

肾素进入血液后，能将血管紧张素原水解成血管紧张素Ⅰ，血管紧张素Ⅰ在血管紧张素转换酶的作用下生成血管紧张素Ⅱ，血管紧张素Ⅱ具有较强的缩血管作用，血管紧张素Ⅱ在氨基肽酶的作用下生成血管紧张素Ⅲ，血管紧张素Ⅱ和血管紧张素Ⅲ均能刺激肾上腺皮质球状带合成分泌醛固酮。肾素、血管紧张素、醛固酮的作用相互密切关联，故称为肾素 - 血管紧张素 - 醛固酮系统（图 10-13）。

2）血中 K^+、Na^+ 的浓度：当血中 K^+ 浓度升高或血中 Na^+ 浓度降低时，均可直接刺激肾上腺皮质球状带，使醛固酮的分泌增多，保 Na^+、排 K^+ 和保 H_2O，使血中 K^+ 降低、Na^+ 升高；反之，当血中 K^+ 浓度降低或 Na^+ 浓度升高时，醛固酮分泌减少，使血中 Na^+ 降低、K^+ 升高。

3. 心房钠尿肽 心房钠尿肽是由心房肌细胞合成和释放的一种多肽激素，其主要作用是使血管平滑肌强烈舒张和促进肾排钠排水。

心房钠尿肽对肾的作用主要有以下三个方面：①使入球微动脉舒张，增加肾小球滤过率。②抑制集合管对 Na^+ 的重吸收。③抑制球旁细胞分泌肾素，使血管紧张素Ⅱ和醛固酮生成减少。

ER 10-2

肾素 - 血管紧张素 - 醛固酮系对尿生成的调节（视频）

> **边学边练**
> 神经因素和体液因素可以从哪些环节调节尿生成呢？请参见实验项目：观察尿生成的影响因素。

四、血浆清除率

（一）血浆清除率的概念

血浆清除率是指单位时间（每分钟）内两肾能将多少毫升血浆中的某种物质完全清除，或者说是指每分钟内尿液中排出的某种物质来自多少毫升的血浆。其计算公式为

$$C=(U \times V)/P$$

式中，C 为清除率（ml/min）；U 为尿中某物质的浓度（mg/ml）；V 为每分尿量（ml/min）；P 为血浆中某物质的浓度（mg/ml）。

（二）血浆清除率的意义

1. 测定肾小球滤过率　如果某一物质在肾小球能随血浆自由地滤过，而在肾小管中不被重吸收也不被分泌，即尿中排出的这一物质完全来自肾小球的滤过，则这一物质的清除率就可以代表肾小球滤过率。通过对多种物质的比较，发现菊粉和内生肌酐可作为测定肾小球滤过率的标准品，但因用菊粉测定虽准确可靠，但操作不便，故临床上常用内生肌酐来推测肾小球滤过率。

2. 测定肾血流量　如果血浆中某种物质在流经肾脏后，肾静脉中其浓度接近于 0，则表示血浆中该物质经肾小球滤过，肾小管和集合管转运后，从血浆中全部被清除，则该种物质的清除率可以代表肾血浆流量。对氨基马尿酸大致符合这一条件。

3. 判断肾小管的功能　正常肾对于葡萄糖和氨基酸的血浆清除率为 0，尿素为 70ml/min，对氨基马尿酸盐为 660ml/min。表明肾对人体需要的营养物质不予清除，只是清除了代谢产物或外来物质等。

点滴积累

1. 尿液的生成包括肾小球的滤过、肾小管和集合管的重吸收、肾小管和集合管的分泌三个环节。
2. 肾小球滤过的结构基础是滤过膜，滤过的动力是肾小球有效滤过压。评价肾小球滤过功能的指标有肾小球滤过率和滤过分数。
3. 影响肾小球滤过的因素包括滤过膜的通透性和面积、肾小球有效滤过压和肾血浆流量。
4. 重吸收的主要部位是近端小管。
5. 生理情况下，小管液中的葡萄糖在近端小管全部被重吸收；重吸收的机制是继发性主动转运，判断近端小管重吸收葡萄糖能力的指标是肾糖阈。
6. 尿生成的调节主要有自身调节、神经调节和体液调节。

第四节　尿的输送、贮存与排放

一、输尿管、膀胱和尿道的形态结构

（一）输尿管

输尿管是一对细长的肌性管道，起于肾盂，终于膀胱，长 25~30cm。输尿管全长有三处生理性狭窄，分别位于起始部、跨过髂血管处和斜穿膀胱壁处。当尿路结石下降时，易嵌顿于输尿管的狭窄处，造成输尿管损伤。

输尿管管壁从外到内依次为外膜、肌层和黏膜三层组织。其黏膜层与肾盂及膀胱黏膜相连续，在黏膜下层有丰富的网状淋巴管，是肾向下、膀胱向上感染的途径之一。

(二) 膀胱

1. 膀胱的位置和形态　膀胱是一个贮存尿液的肌性囊状器官，伸缩性很大。膀胱空虚时呈锥体形。顶端朝向前上，称膀胱尖。底部呈三角形朝向后下，称膀胱底。尖与底之间的大部分称膀胱体。膀胱的下部称膀胱颈，有尿道内口。膀胱充盈时呈卵圆形，成人的膀胱容量为 300~500ml，最大容量可达 800ml。成人膀胱位于小骨盆腔的前部，耻骨联合后方。男性膀胱与直肠、精囊、输尿管和前列腺邻接(图 10-13)，女性膀胱与子宫和阴道上部相邻(图 10-14)。

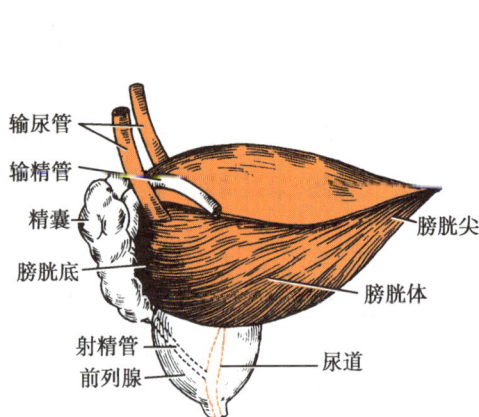

图 10-13　男性膀胱后面的毗邻　　　　图 10-14　女性膀胱后面的毗邻

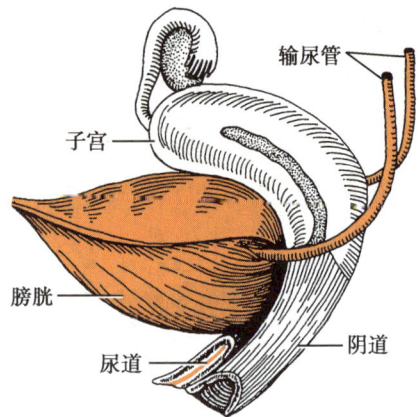

2. 膀胱壁的结构　膀胱壁的结构由内向外为黏膜、肌层和外膜。黏膜形成很多皱襞，在膀胱充盈时消失。在膀胱底部，两侧输尿管口与尿道内口之间的三角形区域，由于缺少黏膜下层，黏膜平滑无皱襞，称膀胱三角，是肿瘤和结核的好发部位。肌层为平滑肌，称膀胱逼尿肌。

(三) 尿道

尿道是从膀胱通向体外的管道。男性尿道兼有排尿和排精的功能(见第十四章)。女性尿道长 3~5cm，起于尿道内口，紧贴阴道前壁下行，开口于阴道前庭的尿道外口。尿道内口周围有平滑肌构成的尿道内括约肌环绕，尿道外口位于阴道口的前方，周围有骨骼肌形成的尿道阴道括约肌环绕。由于女性尿道短、宽、直，故易发生泌尿系逆行感染。

二、尿液及其排放

(一) 尿液

1. 尿量　尿量的多少与饮水量成正比，与机体的其他途径排水(如出汗)量成反比。正常成人每昼夜尿量为 1 000~2 000ml，平均 1 500ml。若每昼夜尿量持续超过 2 500ml，称为多尿；每昼夜尿量为 100~500ml，称为少尿；每昼夜尿量少于 100ml 称为无尿。多尿会使机体丧失大量水分，使细胞外液量减少；少尿或无尿则会使代谢产物在体内堆积。这些变化都会干扰内环境理化性质的相对稳定。正常成人每日产生的固体代谢产物,最少约需要 500ml 尿量才能将其溶解并排出体外。

2. 尿液的理化性质 正常新鲜尿液为透明、淡黄色的液体,其颜色深浅与尿量成反比关系,也常受药物影响,如服用呋喃唑酮后尿色呈深黄色、服用利福平后尿色则呈红棕色。病理情况下可出现血尿、乳糜尿等。

尿的比重在 1.015~1.025,最大变动范围为 1.002~1.035。若尿的比重长期在 1.010 以下,表示尿浓缩功能障碍,为肾功能不全的表现。尿 pH 的最大变动范围为 5.0~8.0,一般为5.0~7.0。

3. 尿液的成分 尿中水分占 95%~97%,其余是溶解于其中的固体物质。固体物以电解质和非蛋白含氮化合物为主。正常尿中糖、蛋白质的含量极微,临床常规方法不能测出。但在正常人高度紧张或一次进食大量的糖时,也可出现一过性糖尿。

(二)尿液的排放

肾生成尿液是连续不断的,但尿液的排放是间断进行的。尿液不断经肾盂、输尿管输送至膀胱贮存,当膀胱充盈达到一定容量时,将引起排尿反射,尿液经尿道排出体外。

1. 膀胱与尿道的神经支配 膀胱逼尿肌和尿道内括约肌受盆神经和腹下神经支配,它们分别属于副交感神经和交感神经。盆神经兴奋时可使膀胱逼尿肌收缩,尿道内括约肌舒张,促进排尿;腹下神经兴奋时可使膀胱逼尿肌舒张,尿道内括约肌收缩,阻止排尿。尿道外括约肌属于骨骼肌,由躯体神经的阴部神经支配,其活动受意识控制。发生排尿反射时,阴部神经受到抑制,故尿道外括约肌松弛。上述三种神经中还含有传入纤维,可传导膀胱与尿道的不同感觉。

2. 排尿反射 排尿反射的初级中枢在脊髓骶段。正常情况下,当膀胱内的尿量达到400~500ml 时,膀胱壁内的牵张感受器受到牵张刺激而兴奋,冲动沿盆神经的传入神经纤维传至初级排尿中枢(脊髓骶段),同时冲动上传到高级排尿中枢(大脑皮质),产生尿意。当环境允许排尿时,由高级排尿中枢发出冲动到初级排尿中枢,使初级排尿中枢活动增强,盆神经的传出神经纤维兴奋,引起膀胱逼尿肌收缩,尿道内括约肌舒张,尿液由膀胱流入尿道,当尿液流经后尿道时,刺激尿道感受器,冲动沿阴部神经的传入神经纤维再次传到初级排尿中枢,使初级排尿中枢兴奋加强,反射性引起阴部神经抑制,使尿道外括约肌舒张,尿液由尿道排出。排尿反射是一种正反馈的调节(图 10-15)。若环境条件不允许,大脑皮质发出抑制冲动传至初级排尿中枢,初级排尿中枢活动减弱,引起膀胱逼尿肌舒张,尿道内括约肌收缩,尿液暂时贮存在膀胱内。婴儿不能自主控制排尿是正常现象,由于大脑发育未臻完善,对初级排尿中枢的控制能力较弱,故小儿排尿次数多,且易发生夜间遗尿现象。超过 3 岁,小儿已达到自主控制排尿的年龄,如果此时仍不能自主控制排尿,熟睡时经常遗尿,俗称"尿床",则需要到临床检查是否有神经系统或泌尿系统等方面的疾病。

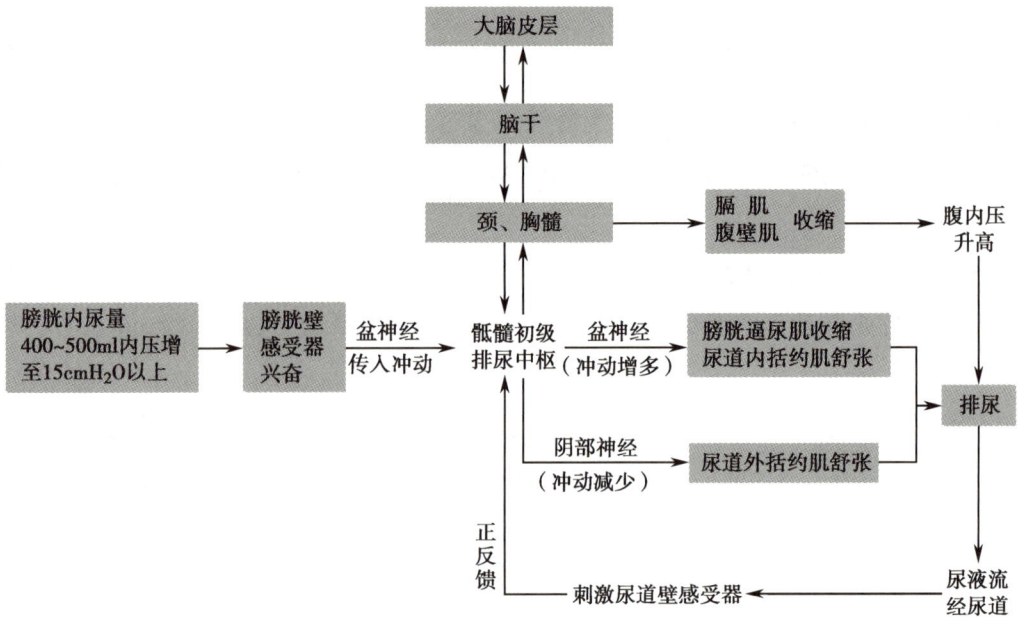

图 10-15　排尿反射过程示意图

（三）排尿异常

排尿反射是一个反射性的调节过程,受高位中枢大脑皮层的控制。当初级排尿中枢与高位中枢失去联系或排尿反射的反射弧任何一个部位受损时,均可出现排尿异常。临床上常见的有尿频、尿潴留和尿失禁。

1. **尿频**　是指排尿次数过多的现象。生理性尿频见于饮水过多、精神紧张或气候改变等。病理性尿频有两种情况:一是 24 小时尿液总量增多,如糖尿病、尿崩症等;二是排尿次数增多,但每次尿量减少,或仅有尿意而并无尿液排出,常见于膀胱炎症、膀胱结石、前列腺增生、尿道狭窄或妊娠子宫压迫膀胱等。

2. **尿失禁**　是指排尿反射不受意识控制的现象。当脊髓高位横断时,初级排尿中枢脊髓骶段与大脑皮质等高位中枢之间失去联系,排尿反射虽可发生,但不受意识控制。

3. **尿潴留**　是指膀胱内充满尿液而不能排出的现象。当初级排尿中枢受损或排尿反射的反射弧其他环节损伤时,排尿反射不能进行,出现尿潴留。

点滴积累

1. 输尿管有三处生理性狭窄,分别位于起始部、跨过髂血管处和斜穿膀胱壁处。
2. 膀胱位于小骨盆腔的前部,耻骨联合后方。膀胱空虚时呈锥体形。分尖、底、体、颈四部分。
3. 女性尿道短、宽、直,易发生泌尿系逆行感染。
4. 尿量的正常值是每昼夜 1 000~2 000ml,平均 1 500ml;每昼夜尿量多于 2 500ml 为多尿;每昼夜尿量 100~500ml 为少尿;每昼夜尿量小于 100ml 为无尿。
5. 初级排尿中枢位于脊髓骶段。
6. 临床上常见的排尿异常有尿潴留、尿失禁和尿频。

目标检测

1. 简述肾的形态和位置。
2. 简述输尿管的狭窄部位。
3. 简述膀胱的位置及形态。
4. 简述影响肾小球滤过的因素。
5. 为什么糖尿病患者的尿量增多?

ER 10-3

习题

ER 10-4

复习导图

(李新爱　马凤巧)

第十一章　感觉器官

学习目标

1. **掌握** 眼球壁的结构；眼球内容物的组成；视近物时眼的调节作用；位、听觉感受器的名称及功能；声波传入内耳的主要途径。
2. **熟悉** 感受器和感觉器官的概念；房水的产生和循环路径；眼的折光异常及其矫正；几种视觉现象；外耳道、鼓膜的形态结构特点；中耳的组成。
3. **了解** 感受器的一般生理特性；眼副器的名称；耳郭的外形；骨迷路、膜迷路的形态特点；皮肤的结构和附属结构。

导学情景

情景描述：

患者，男，26岁，近日右眼下方有一阴影且物体下方看不见。询问病史，几天前右眼曾遭撞击。视力检查：双眼视力 –6.00D，右眼矫正视力 0.1、左眼矫正视力 1.0。右眼外观无红肿，眼底检查：视神经盘颜色正常，黄斑中心光反射消失，视网膜上方隆起呈灰白色，血管爬行其上，下方视网膜呈豹纹状；左眼眼底正常。临床诊断为视网膜脱离。

学前导语：

感觉器官是人体与外界环境发生联系，感知周围事物变化的一类器官。人体有多种感觉器官，主要是眼、耳、皮肤等。其中视网膜是眼的感受器，就像一架照相机里的感光底片，专门负责感光成像。当视物时，物体的影像通过折光系统落在视网膜上。本章将学习眼、耳的基本结构和基本功能，为更好地理解眼、耳等感官疾病及用药服务提供帮助。

人类之所以能看到周围的景色、听到动听的音乐，都归功于人体的感觉器官。感觉器官是人体与外界环境发生联系，感知周围事物变化的一类器官。

第一节　概述

感觉是客观事物在人脑中的主观反映。感觉的产生过程首先是感受器接受刺激，再将各种刺激转变为相应的神经冲动，沿一定的神经传导通路到达大脑感觉中枢，经过脑的整合，产生相应的感觉。

一、感受器和感觉器官的概念

感受器是指机体专门感受内、外环境各种不同刺激的结构。感受器广泛分布于人体各部,其结构和功能各不相同。

根据分布的部位,感受器可分为内感受器和外感受器。内感受器感受机体内环境的变化,多分布于身体内部的器官或组织中,如肺牵张感受器,其特点是冲动传入中枢后,往往不能引起清晰的感觉,在维持内环境的相对稳定和机体功能的协调统一中起重要作用。外感受器感受外界的环境变化,多分布于体表,如声、光、疼痛等感受器,其特点是冲动传入中枢后,能产生清晰的主观感觉。

根据所感受刺激的性质不同,感受器又可分为机械感受器、化学感受器、光感受器和温度感受器等。

为更好地完成感觉功能,有些特殊的感受器还需有一些附属结构。特殊感受器连同附属结构构成的特殊感受装置称感觉器官。人体最重要的感觉器官有眼(视觉器官)、耳(位听器官)等。

二、感受器的一般生理特性

感受器的种类虽然很多,功能也各不相同,但都具有以下一些共同的生理特征:①适宜刺激,即一种感受器通常只对某种特定形式的刺激最敏感、最容易接受。②换能作用,即感受器能将各种不同形式的刺激能量转换为相应传入神经的动作电位。③编码作用,即感受器能将刺激所包含的各种信息转移到传入神经动作电位的序列之中,表现为传入神经产生的神经冲动频率不同以及兴奋的神经纤维数目不同。④适应现象,即当某一刺激持续作用于同一感受器时,其传入神经纤维上的动作电位频率逐渐下降的现象。

> **点滴积累**
>
> 1. 感觉产生是由感受器、神经传导通路和大脑感觉中枢三部分来完成的。
> 2. 感觉器官是由特殊感受器连同附属结构构成的特殊感受装置。
> 3. 感受器的一般生理特性:适宜刺激、换能作用、编码作用和适应现象。

第二节　眼

眼大部分位于眶腔内,由眼球和眼副器构成。眼的功能是接受光波的刺激,并将刺激转化为神经冲动,经视觉传导通路传到大脑皮质的视觉中枢,产生视觉。

一、眼球

眼球近似于球形，由眼球壁和眼球内容物构成，向后借视神经连于间脑（图 11-1）。

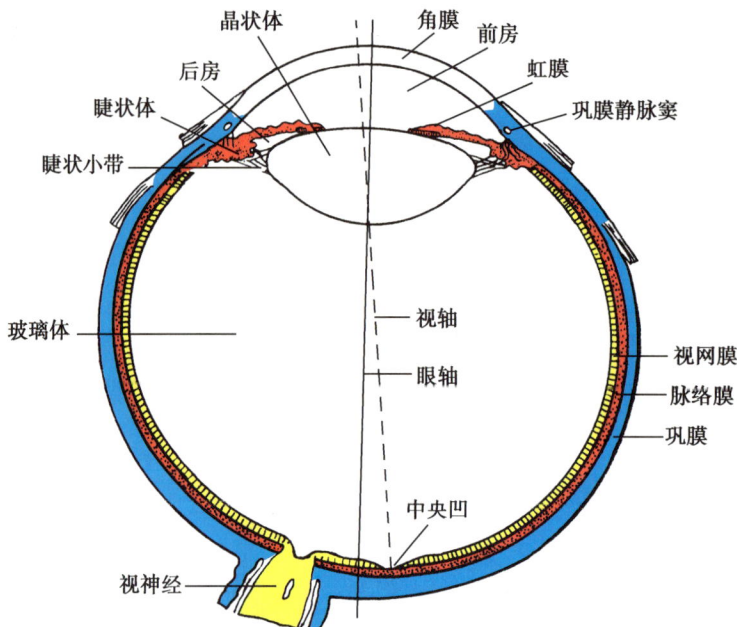

图 11-1 右眼球水平切面

(一) 眼球壁

眼球壁由外向内依次分为外膜、中膜和内膜三层。

1. **外膜** 又称纤维膜，由致密结缔组织构成，厚而坚韧，对眼球起支持和保护作用。自前向后分为角膜和巩膜两部分。

(1) 角膜：占纤维膜的前 1/6，无色透明。角膜的曲度较大，外凸内凹，具有折光作用。富有弹性，没有血管，但感觉神经末梢丰富，故病变时疼痛剧烈。

(2) 巩膜：占纤维膜的后 5/6，呈乳白色，厚而坚韧，有维持眼球形态和保护眼球内容物的作用。在巩膜与角膜交界处的巩膜实质内有一环形小管，称巩膜静脉窦。

2. **中膜** 又称血管膜，富含血管和色素细胞，呈棕黑色。由前向后分为虹膜、睫状体和脉络膜三部分。

(1) 虹膜：位于角膜后方，为圆盘状薄膜。中央有圆形的瞳孔，为光线入眼的通路。虹膜内有两种平滑肌：一种呈环状排列，称瞳孔括约肌，收缩时可缩小瞳孔；另一种呈放射状排列，称瞳孔开大肌，收缩时可开大瞳孔。虹膜的颜色取决于色素的多少，有种族差异。

(2) 睫状体：位于虹膜后方的肥厚部分。其前部有许多辐射状的突起，称睫状突。由睫状突发出许多睫状小带，与晶状体相连。睫状体内的平滑肌称睫状肌。睫状肌具有调节晶状体曲度和产生房水的作用。

（3）脉络膜：位于血管膜的后 2/3，为一层富含血管和色素的棕色薄膜，柔软光滑，具有营养眼球和吸收眼内散射光线的功能。

3. 内膜 又称视网膜，由前向后可分为盲部和视部两部分。视网膜盲部为视网膜贴附于睫状体和虹膜内面的部分，无感光作用；视网膜视部为视网膜贴附于脉络膜内面的部分，有感光作用。通常说的视网膜是指视网膜视部。

视网膜后部称眼底，有一白色的圆盘形隆起，是视神经穿出的部位，称视神经盘，此处无感光细胞，不能感光，称生理盲点（图 11-2）。在视神经盘的颞侧稍偏下方约 3.5mm 处有一黄色小区，称黄斑，其中央凹陷，称中央凹，是感光辨色最敏锐的部位（图 11-3）。

图 11-2　右眼盲点试验图

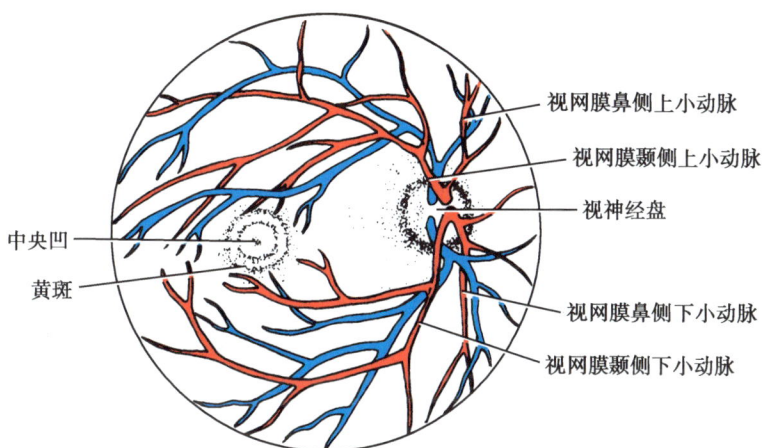

图 11-3　右眼眼底

视网膜视部分内、外两层。外层为色素上皮层，由单层色素上皮细胞构成；内层为神经层，由 3 层神经细胞组成（图 11-4），由外向内依次为感光细胞、双极细胞和节细胞。感光细胞包括视锥细胞和视杆细胞两种。视锥细胞主要分布于视网膜中央部，具有感受强光、辨色能力；视杆细胞主要分布于视网膜周边部，能感受弱光，无辨色能力。双极细胞在感光细胞和节细胞之间起联络作用。节细胞的轴突向视神经盘处汇集，穿过脉络膜和巩膜后构成视神经。

（二）眼球内容物

眼球内容物包括房水、晶状体和玻璃体（图 11-1）。

1. 房水 为充满于眼房内的无色透明液体。眼房是角膜和晶状体之间的空隙，被虹膜分隔成前房和后房，借瞳孔相通。房水由睫状体产生，进入眼后房，经瞳孔到眼前房，再经虹膜角膜角渗入巩膜静脉窦，最后汇入眼静脉，此过程称房水循环。房水的作用是营养角膜和晶状体，维持正常的眼内压和折光。

2. 晶状体 位于虹膜和玻璃体之间，无色透明，呈双凸透镜状，富有弹性，晶状体外的弹性膜称晶状体囊。在眼的折光系统中，晶状体是唯一可调节的折光装置。

3. 玻璃体　为填充于晶状体和视网膜之间的无色透明的胶状物质。玻璃体除具有折光作用外,还有支撑视网膜的作用。若支撑作用减弱,可导致视网膜脱离。

角膜、房水、晶状体和玻璃体均无色透明,具有折光功能,合称眼的折光系统。

二、眼副器

眼副器包括眼睑、结膜、泪器和眼球外肌等,对眼球有支持、保护和使眼球运动等功能。

(一) 眼睑

眼睑分为上睑和下睑,位于眼球的前方,对眼球起保护作用。上、下睑之间的裂隙称为睑裂。睑裂两端成锐角分别称内眦和外眦。眼睑的游离缘称睑缘,其上生有睫毛。在上、下睑缘近内侧端各有一个针尖样小孔,分别称上泪点、下泪点,是泪小管的开口。

眼睑自外向内由皮肤、皮下组织、肌层、睑板和结膜构成。其中皮下组织较疏松,容易发生水肿。

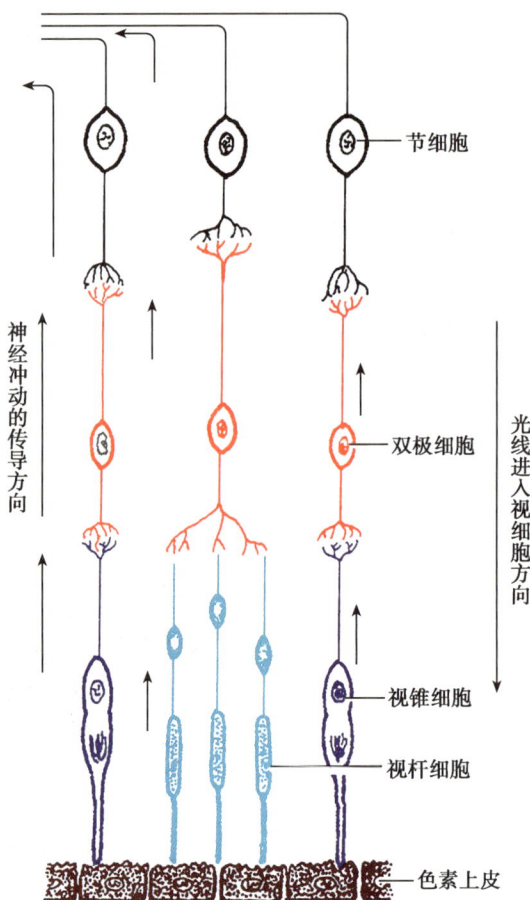

图 11-4　视网膜神经细胞示意图

(二) 结膜

结膜是一层薄而透明且富含血管的黏膜。按所在部位可分为睑结膜、球结膜和结膜穹窿三部分。睑结膜衬覆于上、下睑内面;球结膜覆盖于眼球前部巩膜表面;结膜穹窿位于睑结膜与球结膜相互移行处,分为结膜上穹和结膜下穹。当上、下睑闭合时,结膜围成囊状腔隙,称为结膜囊。

(三) 泪器

泪器由泪腺和泪道构成(图 11-5)。

泪腺位于眶腔内,眼球外上方,其排泄管开口于结膜上穹,分泌的泪液借眨眼活动涂布于眼球的表面,以湿润和清洁角膜。

泪道包括泪点、泪小管、泪囊和鼻泪管。泪小管是连接泪点与泪囊的小管;泪囊是一膜性囊,上端为盲端,下端与鼻泪管相连;鼻泪管开口于下鼻道的前部。

(四) 眼球外肌

眼球外肌是指位于眼球周围的骨骼肌,每侧共 7 块,包括上直、下直、内直、外直肌,上斜、下斜肌和上睑提肌(图 11-6)。

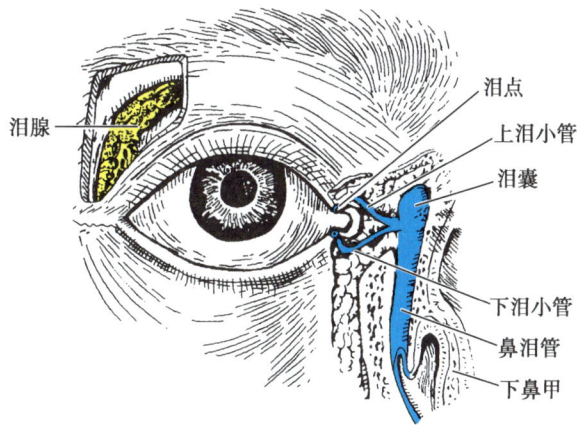

图 11-5　泪器

图中标注：泪腺、泪点、上泪小管、泪囊、下泪小管、鼻泪管、下鼻甲

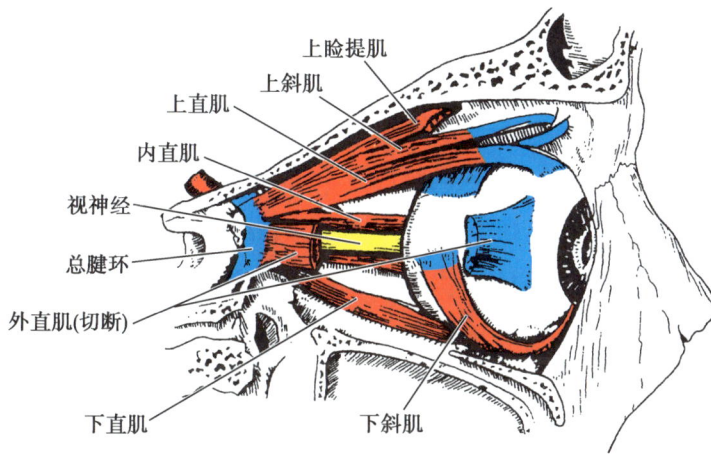

a

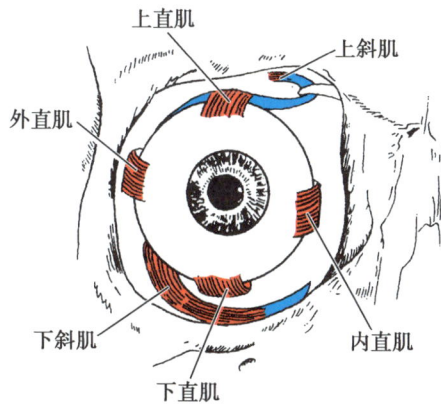

b

图 11-6　眼球外肌

a.外侧面；b.前面。

　　上睑提肌收缩可上提上睑,开大睑裂;其余 6 块眼球外肌协同收缩时能使眼球向不同方向转动。

三、眼的功能

研究表明,在人脑所获得的外界信息中,至少有 70% 以上来自视觉。人眼的适宜刺激是波长为 380~760nm 的电磁波。眼与视觉功能直接有关的结构包括折光系统和感光系统,它们的作用分别是折光成像和感光换能。

(一) 眼的折光成像

1. 眼的折光系统与成像 光线入眼后要经过多次折射,眼的折光系统包括角膜、房水、晶状体和玻璃体。该系统最主要的折射发生在角膜的前表面。由于晶状体的折光率较大,而且其曲度的大小可以调节,因此它在成像过程中起着重要作用。

眼的成像原理与凸透镜的成像原理相似。眼的四种折光体的折光系数各不相同,为了实际应用方便,通常用简化眼模型来说明折光系统的功能。简化眼是一种假想的人工模型,其光学参数与正常人眼折光系统的总光学参数等值。简化眼设定眼球由一个前后径为 20mm 的单球面折光体构成,眼内容物均匀,折光率为 1.33,外界光线入眼时,只在角膜表面发生一次折射。角膜的曲率半径为 5mm,即节点(n)到角膜前表面的距离为 5mm。节点到视网膜的距离为 15mm。这个模型和正常静息时的人眼一样,正好能使平行光线聚焦在视网膜上,形成一个清晰的倒立缩小的物像(图 11-7)。根据这些数据,可以计算出不同距离的物体在视网膜上成像的大小,计算公式为:

$$\frac{物体大小(AB)}{节点的距离(Bn)} = \frac{物像大小(ab)}{物像到节点的距离(bn)}$$

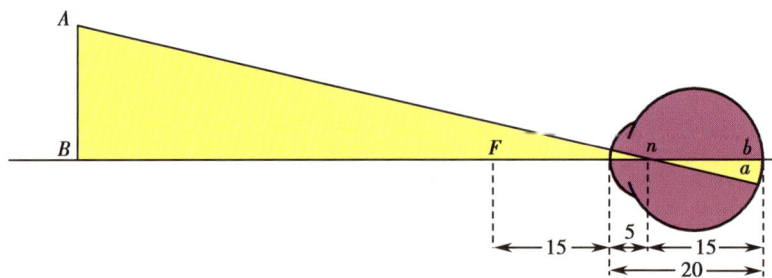

图 11-7　简化眼及其成像情况

n 为节点,△ AnB 和 △ anb 是两个相似的三角形;如果物距为已知,就可由物体大小算出物像大小,也可算出两个三角形对顶角(即视角)的大小。

2. 眼的调节 当眼看远处物体(6m 以外)时,物体发出的光线近乎平行,不需要作任何调节就能成像在视网膜上。但由于过远的物体光线太弱,或在视网膜上成像太小,人眼并不能看清远处的物体。当眼看近处物体(6m 以内)时,物体发出的光线为辐散的,经眼折射后成像在视网膜之后,因此物像是模糊的,必须经过调节才能使近物成像在视网膜上。眼的调节主要靠改变晶状体的折光力来实现。此外,瞳孔的调节和眼球会聚也起着重要作用。

(1)晶状体的调节:晶状体的调节是通过改变晶状体的形状来实现的。看近物的过程是一个反射活动,当模糊的物像传到视觉中枢时,反射性引起动眼神经中的副交感神经纤维兴奋,使睫状肌收缩,睫状体向前内方移动,睫状小带松弛,晶状体靠自身弹性回位变凸,折光力增强,使物像前移到视网膜上,形成清晰的物像(图11-8)。

晶状体的调节能力是有限度的,主要取决于其自身的弹性。眼在晶状体作最大调节后所能看清物体的最近距离称为近点。随着年龄的增加,晶状体的弹性会逐渐降低。老年人由于晶状体弹性降低,眼的调节能力减弱而出现视近物时视物不清的现象,称老视,俗称老花眼。矫正的方法是看近物时佩戴适度的凸透镜。

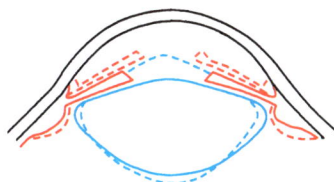

图 11-8　眼调节前后睫状体位置
和晶状体形状的改变

实线为安静时的情况;虚线为看
物经过调节后的情况。

(2)瞳孔的调节:正常人眼瞳孔的直径可变动范围为1.5~8.0mm。在生理状态下,瞳孔大小可随视物的距离和光线的强弱而改变。其调节方式有两种:一是看近物时,可反射性地引起瞳孔缩小,称为瞳孔近反射,它可使视网膜成像更为清晰;二是当眼受到强光照射时,可反射性地引起瞳孔缩小,称为瞳孔对光反射,它可使视网膜不因光线过强而受到损害,或不因光线过弱而影响视觉。由于瞳孔对光反射的中枢在中脑,因此临床上常用它来了解视网膜、视神经和中枢神经系统功能是否正常,并作为判断全身麻醉的深度和病情危重程度的重要指标。

(3)眼球会聚:当双眼凝视前方移近的物体时,两眼球同时向鼻侧聚拢的现象称为眼球会聚。其意义在于看近物时可使物像落在两眼视网膜的对称点上,避免产生复视。

3. 眼的折光异常　由于眼的折光能力异常或眼球的形态异常使平行光线不能聚焦在视网膜上,称折光异常(也称屈光不正),包括近视、远视和散光(图11-9)。

课 堂 活 动

1. 让同学注视远处某目标后,再移近,观察瞳孔有何变化。
2. 用手电筒照射同学的一侧瞳孔,观察其瞳孔是否缩小,同时对侧瞳孔有何变化。

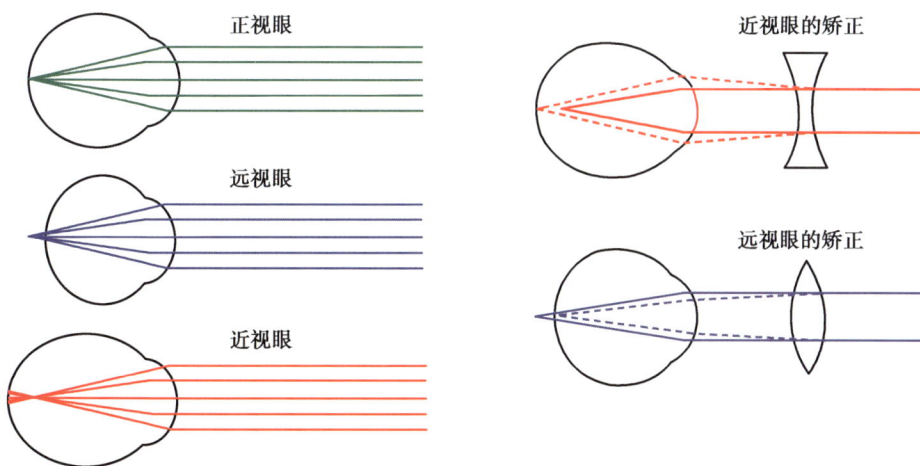

图 11-9　眼的折光异常及其矫正

（1）近视：近视是由于眼球的前后径过长或折光系统的折光力过强，使来自远处物体的平行光线聚焦在视网膜之前，以致视物模糊。矫正的办法是佩戴适合的凹透镜。

（2）远视：远视是由于眼球的前后径过短或折光系统的折光力过弱，使来自远处物体的平行光线聚焦在视网膜之后，引起视物模糊。远视眼看远物时需要进行调节，看近物时则需做更大程度的调节才能看清物体，故易发生眼调节疲劳。矫正的办法是佩戴适合的凸透镜。

（3）散光：散光是由于眼球的折光面（通常是角膜表面）不呈正球面，平行光线进入眼后，不能在视网膜上形成焦点，因而造成视物不清或物像变形。矫正的办法是佩戴适合的柱透镜。

（二）眼的感光换能

眼的感光换能是由视网膜完成的。视网膜上的感光细胞能感受光的刺激，并转变成传入神经纤维上的动作电位，经视觉传导通路传到大脑皮质视觉中枢，经中枢分析处理后才能形成视觉。

1. 眼的感光系统　眼的感光系统包括视锥系统和视杆系统。视锥系统由视锥细胞和与其相联系的双极细胞以及神经节细胞等组成，也称为昼光觉或明视觉系统。视锥系统的特点是光敏性较差，只能感受强光，但有分辨颜色的能力，对物体表面的细微结构有较高的分辨能力。

视杆系统由视杆细胞和与其相联系的双极细胞以及神经节细胞等组成，也称为晚光觉或暗光觉系统。视杆系统的特点是光敏性较高，能感受弱光刺激而引起暗视觉，但无分辨颜色的能力，对物体表面的细微结构的分辨能力较差。

2. 视网膜的光化学反应　视网膜感光细胞受到光刺激时，细胞内的感光色素即发生光化学反应，将光能转换成生物电信号。

（1）视杆细胞的光化学反应：视杆细胞内的感光色素是视紫红质，它是一种由视蛋白与视黄醛组成的结合蛋白质。在暗处，视蛋白与视黄醛结合成视紫红质，能感受弱光；当光照时，视紫红质迅速分解为视蛋白与视黄醛，使视杆细胞失去感光能力，此时人的视觉依靠视锥系统来完成。

视黄醛是由维生素A在酶的作用下氧化而成，故当维生素A摄入不足时，可使视紫红质合成减少，导致视杆细胞功能障碍而影响暗视觉，引起夜盲症。

（2）视锥细胞的光化学反应：视网膜上有三种不同的视锥细胞，分别含有对红、绿、蓝三种颜色敏感的感光色素，分别感受红、绿、蓝三种基本色。"三原色学说"认为不同的色觉是这三种视锥细胞接受刺激后，发生不同程度的兴奋，按不同比例关系传至视觉中枢，产生各种颜色的视觉。例如，红、绿、蓝三种视锥细胞兴奋程度的比例为4∶1∶0时，产生红色的视觉；三者的比例为2∶8∶1时，产生绿色的视觉。

若对全部颜色或某些颜色缺乏分辨能力，称为色盲，临床上常见的有红绿色盲，不能分辨红色和绿色，色盲绝大多数与遗传有关。若对某种颜色的分辨能力较差，称为色弱，常由后天因素引起。

（三）几种重要的视觉现象

1. 视力　又称视敏度，是指眼对物体表面的细微结构的分辨能力，即眼分辨物体上两点间最小距离的能力。通常以视角的大小作为衡量视力的标准。视角是指物体上的两个点发出的光线入眼后，在节点上相交所形成的夹角（图11-10）。视角与视敏度的关系为视敏度=1/视角。当视角为1分角（1/60°）时，按国际标准视力表表示为1.0，按对数视力表表示为5.0。正常视力为1.0~1.5。

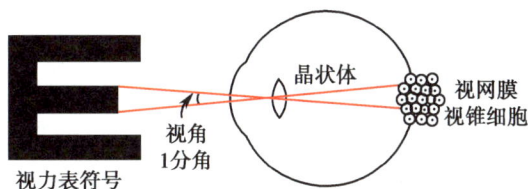

图 11-10　视力与视角示意图

2. **视野**　单眼固定注视正前方一点时,该眼所能看到的空间范围称为视野。在同一光照条件下,白色视野最大,其次为黄色、蓝色,再次为红色,绿色视野最小。另外,鼻侧与上方视野较小,颞侧与下方视野较大。临床上检查视野可帮助诊断视网膜和视觉传导通路等病变。

3. **暗适应与明适应**

(1)暗适应:当人从明亮的地方突然进入暗处,起初看不清任何物体,经过一定时间后,才能逐渐看清暗处的物体,这种现象称为暗适应。其机制是视杆细胞中的视紫红质在亮处时大量分解而存量很小,到暗处后不足以引起对暗光的感受。所以,进入暗环境的开始阶段什么也看不清,经一定时间后,视紫红质合成增加,暗视力逐渐恢复。

(2)明适应:当人从暗处突然来到亮处,最初只感到耀眼的光亮,看不清物体,需经一段时间后才能恢复视觉,这种现象称为明适应。其机制是视杆细胞在暗处蓄积的大量视紫红质,到亮处遇强光时迅速分解,因而产生耀眼的光感,待视紫红质大量分解后,视锥细胞才能在亮光下感光而恢复明视觉。

> **边 学 边 练**
> 用眼不当或某些眼部疾病或其他疾病可导致视力或视野发生改变。如何检测视力、视野是否正常?请参见实验项目:测定视力和视野。

点滴积累

1. 眼由眼球和眼副器构成,眼球包括眼球壁和眼球内容物两部分。
2. 眼球壁有三层,由外向内分别为外膜(纤维膜)、中膜(血管膜)和内膜(视网膜)。
3. 眼球内容物包括房水、晶状体和玻璃体。眼副器包括眼睑、结膜、泪器、眼球外肌。
4. 眼的折光系统包括角膜、房水、晶状体和玻璃体。
5. 眼视近物时的调节有晶状体的调节、瞳孔的调节和眼球会聚。其中,以晶状体的调节最为主要。
6. 眼的感光系统包括视锥系统和视杆系统。

第三节　耳

耳可分为外耳、中耳和内耳三部分(图 11-11)。外耳和中耳是收集和传导声波的装置,内耳是听觉感受器和位觉感受器所在的部位。

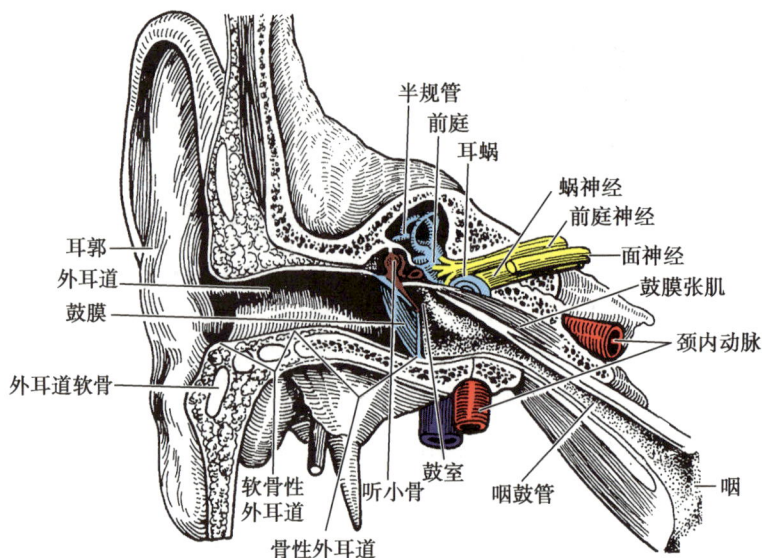

图 11-11　耳全貌模式图

一、外耳

外耳包括耳郭、外耳道和鼓膜三部分。

(一) 耳郭

位于头部两侧,由弹性软骨和结缔组织构成,外覆皮肤,皮下组织很少,有收集声波的作用。耳郭下 1/3 为耳垂,没有软骨,含脂肪组织,有丰富的神经和血管,可作为临床采血的部位。

(二) 外耳道

外耳道为一长 2.0~2.5cm 的弯曲管道,外 1/3 为软骨部,内 2/3 为骨部。外口称外耳门,底由鼓膜封闭,是声波传导的通道。外耳道皮肤内有耵聍腺,可分泌耵聍,对鼓膜有保护作用。外耳道皮肤与软骨膜、骨膜结合紧密,内含丰富的感觉神经末梢,炎症肿胀时疼痛剧烈。

(三) 鼓膜

鼓膜(图 11-12)位于外耳道与鼓室之间,为椭圆形的半透明薄膜,其向前下外方倾斜约 45° 角。鼓膜上 1/4 薄而松弛,称为松弛部;下 3/4 坚实紧张,称为紧张部。鼓膜的中心向内凹陷,称为鼓膜脐。鼓膜脐前下方有一三角形的反光区,称为光锥,中耳疾患时光锥可改变或消失。

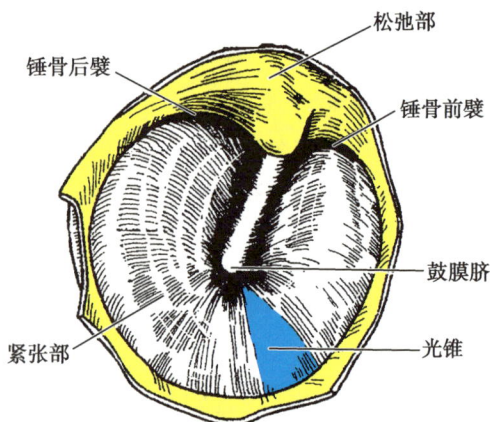

图 11-12　鼓膜(外面观)

二、中耳

中耳包括鼓室、咽鼓管、乳突窦和乳突小房等。

(一) 鼓室

鼓室位于外耳道和内耳之间,是颞骨岩部内的一个不规则含气小腔。向前经咽鼓管通咽,向后经乳突窦与乳突小房相通。

鼓室内有三块听小骨,由外侧向内侧依次为锤骨、砧骨和镫骨(图 11-13)。锤骨柄连于鼓膜内面,镫骨底封闭前庭窗。三块听小骨以关节连成听骨链,将声波振动从鼓膜传递到内耳。

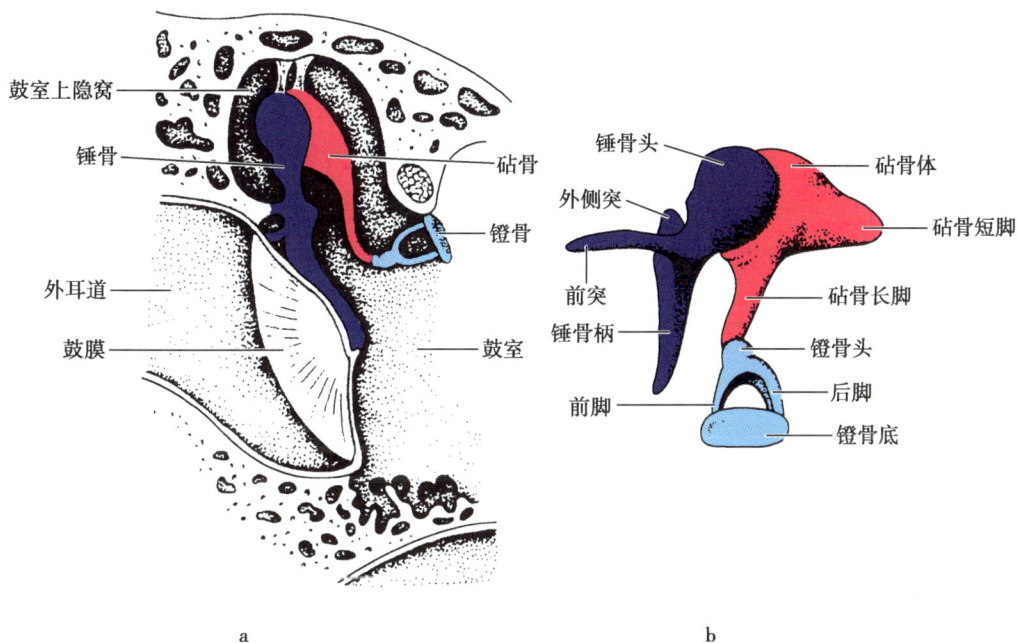

图 11-13 听小骨
a. 位置; b. 形态。

(二) 咽鼓管

咽鼓管是连通鼻咽部与鼓室之间的管道(图 11-11),其作用是调节鼓室内的气压,使其与外界大气压保持平衡,维持鼓膜的正常位置和振动性能。咽鼓管通常处于关闭状态,当吞咽或打哈欠时可暂时开放。

小儿咽鼓管宽而短,接近水平位,所以咽部感染易经咽鼓管侵入鼓室,引起中耳炎。

(三) 乳突窦和乳突小房

乳突窦为鼓室后方的较大腔隙,向前开口于鼓室,向后与乳突小房相通。乳突小房是位于颞骨乳突内的许多含气小腔,向前与鼓室相通。乳突小房内衬以黏膜,并与鼓室的黏膜相续,故中耳炎时可并发乳突炎。

耳毒性抗生素

可引起耳聋的抗生素称耳毒性抗生素,常见的有氨基糖苷类抗生素,如庆大霉素、链霉素、卡那霉素、新霉素等,它们能导致前庭功能障碍和耳蜗听神经损害。因此,在应用此类抗生素时,应避免与同样具有耳毒性的药物,如万古霉素、高效能利尿药等合用。据统计,每1 000人中有1~3人对此类抗生素的毒性特别敏感,小剂量应用即可中毒。

三、内耳

内耳位于颞骨岩部的骨质内,由一系列复杂的管道组成,故又称迷路,为听觉感受器和位置觉感受器所在的部位(图11-14~图11-16)。

迷路分为骨迷路和膜迷路两部分。骨迷路是颞骨岩部内的骨性管道,由前内向后外依次为耳蜗、前庭和骨半规管;膜迷路是套在骨迷路内的膜性小管和小囊,由前内向后外依次为蜗管、椭圆囊、球囊和膜半规管。膜迷路内充满内淋巴,膜迷路和骨迷路之间充满外淋巴,内、外淋巴互不相通。

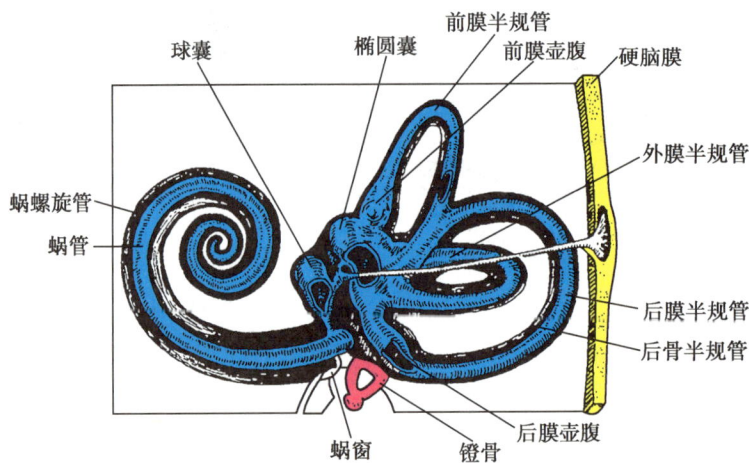

图11-14　内耳模式图

(一) 耳蜗和蜗管

1. 耳蜗和蜗管的结构　耳蜗形如蜗牛壳,由骨质的蜗螺旋管围绕骨质的锥形蜗轴旋转两圈半构成。蜗轴向蜗螺旋管伸出骨螺旋板,骨螺旋板外缘连接三棱形的蜗管,其上壁称蜗管前庭壁(前庭膜),下壁称蜗管鼓壁(螺旋膜,也称基底膜)。骨螺旋板和蜗管将耳蜗分为上方的前庭阶和下方的鼓阶(图11-17)。前庭阶和鼓阶内充满外淋巴,并在耳蜗顶部借蜗孔相通。在耳蜗底部,前庭阶终于前庭窗,鼓阶终于蜗窗。蜗管内充满内淋巴。

在基底膜上有螺旋器,为听觉感受器。螺旋器由毛细胞及支持细胞等组成,其上覆以盖膜(图11-17)。

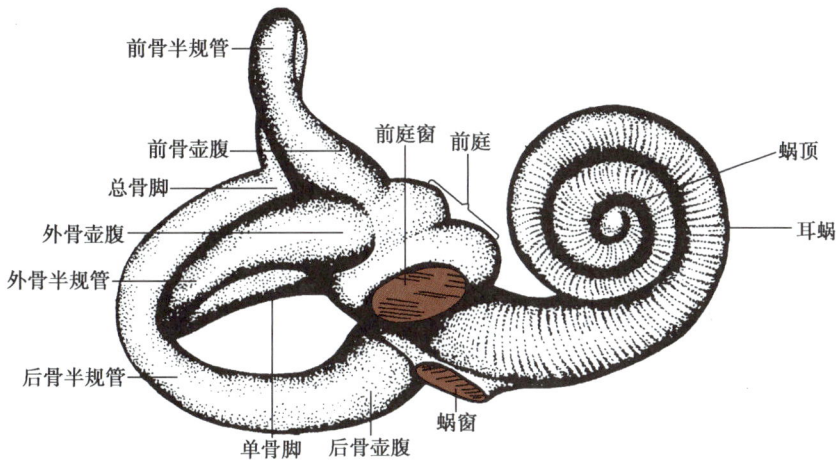

图 11-15　骨迷路

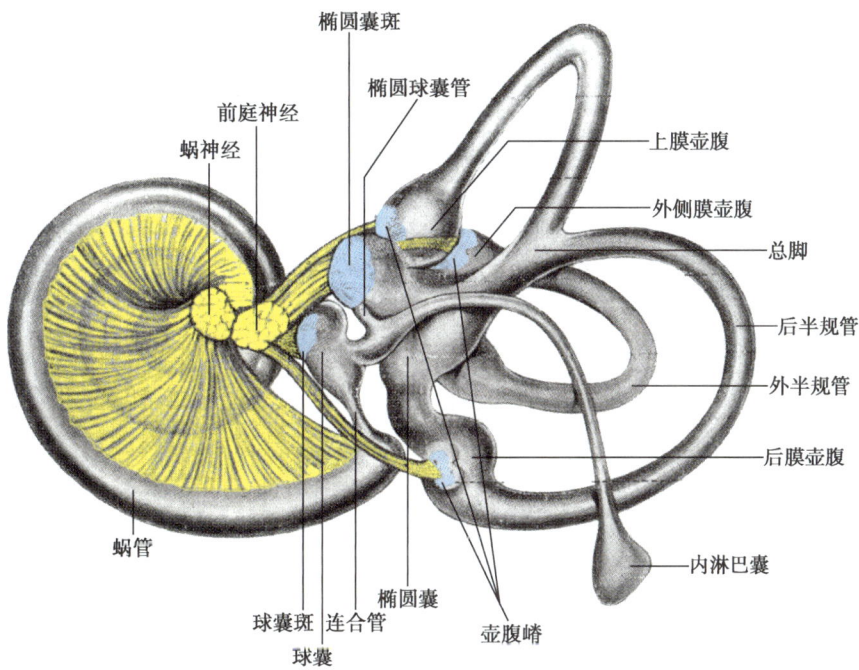

图 11-16　膜迷路

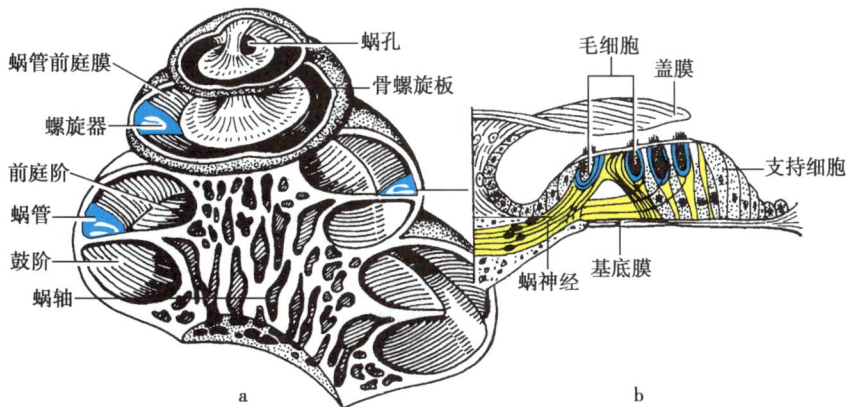

图 11-17　耳蜗及蜗管示意图

a. 耳蜗轴切面；b. 蜗管横切面。

2. 声波传入内耳的途径 声波通过空气传导与骨传导两条途径传入内耳 (图 11-18)。

(1)空气传导：是指声波经外耳道传到鼓膜，引起鼓膜振动，再通过听骨链经前庭窗传入内耳的过程。空气传导是引起听觉的主要途径。

当鼓膜穿孔或听骨链受损时，声波也可引起鼓室内的空气振动，再经蜗窗传入内耳，但这时的听力大为降低。

(2)骨传导：是指声波经颅骨（骨迷路）直接传入内耳的过程。声波振动可直接引起颅骨（骨迷路）振动，再引起蜗管内淋巴振动，将声波振动传入内耳。骨传导在正常听觉中的效率比空气传导的效率低得多。

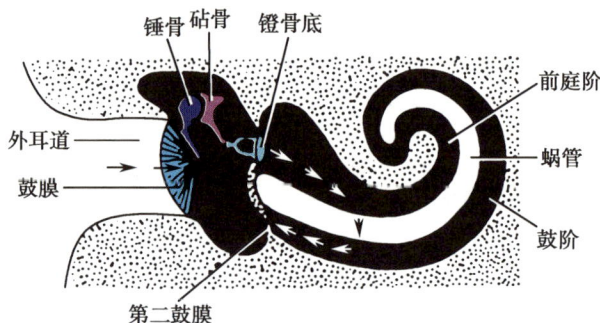

图 11-18　声波传导途径示意图

3. 螺旋器的感音换能作用 人耳的适宜刺激是振动频率为 20~20 000Hz 的声波。当声波振动通过听骨链到达前庭窗时，通过前庭阶外淋巴振动，引起基底膜上的螺旋器振动，使螺旋器毛细胞上的听毛与盖膜的相对位置发生变化，毛细胞因此受刺激而兴奋，将声波振动的机械能转变为生物电变化，进而引起听神经纤维发生动作电位，完成螺旋器的换能作用。听神经的神经冲动通过听觉传导通路传到大脑皮质听觉中枢，引起听觉。

(二) 前庭与椭圆囊和球囊

前庭是骨迷路的中间部分，为一略呈椭圆形的腔隙，内有膜性的椭圆囊和球囊。前庭的前部与耳蜗相通，后部与骨半规管相通。椭圆囊和球囊的囊壁内面有一斑块状隆起，分别称为椭圆囊斑和球囊斑，是位置觉感受器。

椭圆囊斑与球囊斑位于相互垂直的平面上，均能感受头部的空间位置和直线变速运动的刺激，信息传入中枢后，可产生头部空间位置的感觉和直线变速运动的感觉，同时引起姿势反射，以维持身体平衡。

(三) 骨半规管和膜半规管

骨半规管在前庭的后外方，为三个相互垂直的半环形小管，骨半规管内套有膜半规管，两者的形态一致。每个膜半规管与椭圆囊连接处都有一个膨大，称为膜壶腹。膜壶腹内有一隆起，称为壶腹嵴，也是位置觉感受器。

> **边 学 边 练**
> 感觉器官是人体与外界环境发生联系、感知周围事物变化的一类器官。人体有多种感觉器官，如眼、耳、皮肤等，这些感觉器官的结构特点和主要功能是什么？请参见实验项目：观察感觉器官。

壶腹嵴能感受头部空间位置和旋转变速运动的刺激。当身体围绕不同方向的轴做旋转运动时,相应膜壶腹中的毛细胞因管腔内淋巴的惯性运动受到冲击而兴奋,经前庭神经传入中枢,引起眼震颤和躯体、四肢骨骼肌紧张性的改变,以调整姿势,保持平衡;同时冲动上传到大脑皮质,引起旋转的感觉。

点滴积累

1. 耳可分为外耳、中耳和内耳三部分。

耳
- 外耳:耳郭、外耳道和鼓膜
- 中耳:鼓室、咽鼓管、乳突窦和乳突小房
- 内耳:
  - 骨迷路:耳蜗、前庭和骨半规管
  - 膜迷路:蜗管、椭圆囊、球囊和膜半规管

2. 基底膜上的螺旋器为听觉感受器,壶腹嵴、椭圆囊斑和球囊斑为位置觉感受器。

第四节　皮肤

皮肤覆盖全身体表,柔软而有弹性,是人体最大的器官,总面积达 1.2~2.0m²,借皮下组织与深部组织相连,具有保护、吸收、分泌、排泄、感觉、调节体温及参与物质代谢等作用。

一、皮肤的基本结构

皮肤由表皮和真皮构成(图 11-19)。

(一) 表皮

表皮为皮肤的浅层,由角化的复层扁平上皮构成,无血管分布,在手掌和足底最厚。表皮的最深层为基底层,为一层低柱状或立方形细胞,具有较强的分裂增殖能力,新生的细胞不断向浅层移动,依次转化为其他各层的细胞并角化,成为皮屑而脱落。基底层细胞之间有色素细胞,色素细胞的多少与肤色深浅有关。

(二) 真皮

真皮为皮肤的深层,由致密结缔组织构成,具有很大的韧性和弹性。真皮内含有丰富的血管、淋巴管、游离神经末梢和触、压觉感受器以及皮肤附属器等(图 11-19)。

真皮的深面是由疏松结缔组织和脂肪组织构成的皮下组织,即浅筋膜。浅筋膜将皮肤与深部组织连接起来,内有丰富的血管、淋巴管、浅淋巴结等。临床上皮下注射是将药物注入皮下组织,而皮内注射则是将药物注入真皮。

二、皮肤的附属结构

皮肤的附属结构包括毛发、皮脂腺、汗腺、指(趾)甲(图 11-19)。

皮脂腺分泌皮脂,对毛发和皮肤有润滑作用。汗腺分小汗腺和大汗腺两种。小汗腺遍及全身,以手掌和足底最多,分泌汗液,有湿润皮肤、调节体温的作用;大汗腺主要分布于腋窝、会阴等处,其分泌物黏稠,经细菌分解后产生特殊的臭味,称为腋部臭汗症。

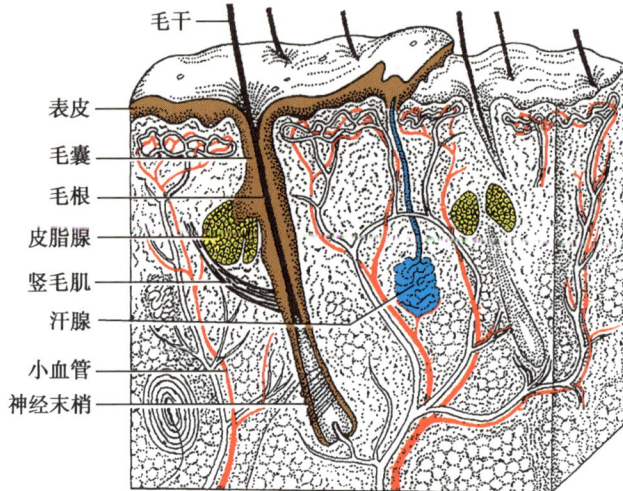

毛干
表皮
毛囊
毛根
皮脂腺
竖毛肌
汗腺
小血管
神经末梢

图 11-19　皮肤及其附属结构模式图

三、皮肤的感觉功能

一般认为皮肤感觉包括由机械性刺激引起的触觉、压觉,由温度刺激引起的温度觉(冷觉和热觉),以及由伤害性刺激引起的痛觉。

1. **触觉和压觉**　触觉是轻微的机械性刺激作用于皮肤引起的,压觉是较强的机械性刺激作用于皮肤引起的,两者的适宜刺激均是机械性刺激,统称为触-压觉。触-压觉感受器是游离神经末梢、毛囊感受器或环层小体等。鼻、唇、指尖等处的触-压觉感受器密度最高,故最为敏感。

2. **温度觉**　冷觉和热觉合称温度觉,分别由冷感受器和热感受器兴奋而引起,一般皮肤的冷感受器较热感受器多。

3. **痛觉**　痛觉由各种不同性质的伤害性刺激引起。皮肤的痛觉感受器都是游离神经末梢,当伤害性刺激作用于皮肤时,可出现两种类型的痛觉:快痛和慢痛。快痛是一种定位明确、感觉清晰的尖锐"刺痛",发生快,消失也快,一般不伴有明显的情绪变化。慢痛是一种定位不精确、感觉较模糊的"烧灼"痛,疼痛的发生和消退都比较缓慢,往往出现心率加快、血压升高、瞳孔扩大和汗腺分泌等表现,并伴有明显的情绪反应。

目标检测

1. 简述房水的产生与循环途径。
2. 眼的折光异常有哪几类?其产生原因各是什么?如何矫正?
3. 声波是如何传入内耳的?

(于 宁)

ER 11-2
习题

ER 11-3
复习导图

第十二章　神经系统

ER 12-1

第十二章
课件

学习目标

1. **掌握** 脊髓的位置、外形与功能；脑的分部、位置、外形与主要结构；分布到上肢与下肢的主要脊神经分支行走部位与支配肌群；第 V、Ⅶ、Ⅸ、Ⅹ 对脑神经位置与分布范围；自主神经的结构特点、递质、受体及其主要功能。

2. **熟悉** 神经系统的常用术语；突触与突触传递；大脑皮质主要的机能定位；血脑屏障的概念与作用。

3. **了解** 反射中枢的概念；小脑的形态及主要功能；膈神经、胸神经前支，运动性和感觉性脑神经；传导通路的组成与功能；脑和脊髓的被膜、血管与脑脊液循环。内脏痛的特点及牵涉痛的概念。

导学情景

情景描述：

大学新生小张入校后，向老师咨询：为何他的邻居老王，在一天中午与老朋友聚餐饮酒后，突然出现剧烈头痛、言语不清、右侧肢体运动受限？老王今年 68 岁，因自觉无大碍，未就医治疗。既往有高血压病史。

学前导语：

老王的疾病与患高血压有关，损害的结构常是神经系统的内囊。为何高血压患者酒后易出现内囊损害？这是因为酒精刺激可以引起血压升高，导致内囊部位血管破裂出血引起损伤。内囊损伤引起的剧烈头痛、言语不清和一侧肢体运动受限是由于内囊是负责传导运动、感觉和语言等功能的重要区域，其受损会导致这些功能异常。其他可能出现的神经损伤还包括感觉异常、视觉障碍等。要深入了解原因，需要理解神经系统的解剖学知识；同时，还要不断提高药学科研水平，研发更多更有效的治疗神经系统疾病的药物，有助于神经系统疾病的康复。

　　神经系统的形态和功能是经过漫长的进化而形成的，由数以亿万计的、相互联系的神经细胞组成。神经系统是人体内起主导作用的系统，人体内各器官、系统的功能活动，常通过神经系统的控制与调节而相互联系、相互影响，以保持人体各项机能正常，适应体内、外环境的变化。

第一节　概述

神经系统是人体结构和功能最复杂的系统,神经系统接受内、外环境的各种刺激,一方面调节和控制各器官、系统的功能,使人体成为一个有机的整体;另一方面适应不断变化的内、外环境,维持内、外环境的平衡。

一、神经系统的区分

神经系统按其所在位置,可分为中枢神经系统和周围神经系统(图 12-1)。中枢神经系统包括脑和脊髓,分别位于颅腔和椎管内。在周围神经系统中,根据与中枢神经连接部位的不同,分为与脑相连的脑神经(12 对)和与脊髓相连的脊神经(31 对);根据周围神经终末分布的部位,又分为躯体神经和内脏神经,躯体神经分布于骨骼肌和皮肤,内脏神经分布于内脏、心血管和腺体。

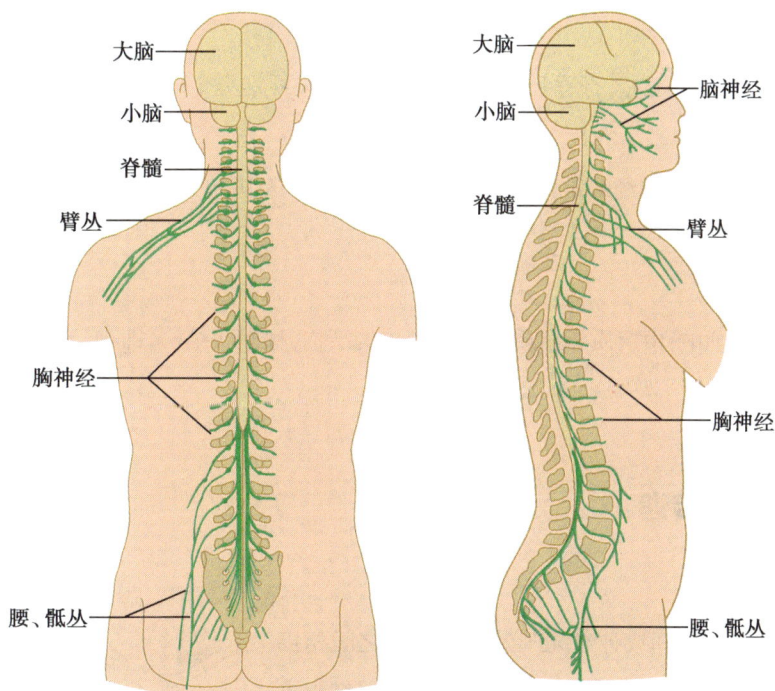

图 12-1　神经系统概况

阿尔茨海默病

阿尔茨海默病(Alzheimer disease,AD),是一种中枢神经系统变性病,主要表现为渐进性记忆障碍、认知功能障碍、人格改变及语言障碍等神经精神症状,严重影响社交、职业与生活能力。AD 的病因及发病机制尚未阐明,特征性病理改变为 β 淀粉样蛋白沉积形成的细胞外老年斑和大脑皮质、海马的神经元细胞内形成神经原纤维缠结,以及神经元丢失伴胶质细胞增生等。随着社会进入老龄化,阿尔茨海默病的发病率呈升高趋势。

二、神经系统的常用术语

(一) 灰质与皮质

在中枢神经系统中,神经元胞体及其树突聚集的部位,色泽灰暗,称灰质;在大脑和小脑表层形成的灰质层,称皮质。

(二) 白质与髓质

在中枢神经系统中,神经纤维聚集的部位,色泽白亮,称白质;大脑和小脑深部的白质,称髓质。

(三) 神经核与神经节

在中枢神经系统中,形态与功能相似的神经元胞体聚集而成的灰质团块,称神经核。在周围神经系统,神经元胞体聚集形成的结构,称神经节。

(四) 纤维束

在中枢神经系统中,起止、行程和功能基本相同的神经纤维集合成束,称纤维束。

(五) 神经

在周围神经系统中,神经纤维聚集成束,并被结缔组织被膜包裹形成粗细不等的索状结构,称神经。

(六) 网状结构

在中枢神经系统中,由灰质和白质混杂而形成的结构,称网状结构,即神经纤维交织成网状,神经元胞体散在其中。

三、突触与突触传递

(一) 突触的概念和分类

神经元与神经元之间或神经元与效应器细胞之间相接触并传递信息的结构,称突触。传出神经元与效应器细胞之间的突触,也称为接头。

根据神经元相互接触的部位不同,突触分为轴 - 体突触、轴 - 树突触、轴 - 轴突触(图 12-2)。根据传递冲动的方式不同,突触分为化学突触和电突触。以下介绍最常见的化学突触。

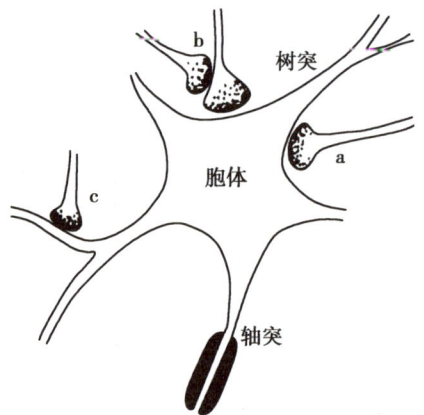

图 12-2　突触的类型
a. 轴 - 体突触;b. 轴 - 轴突触;
c. 轴 - 树突触。

(二) 化学突触的结构

化学突触由突触前膜、突触间隙和突触后膜三部分组成(图 12-3)。

1. **突触前膜**　为突触前神经元轴突末梢呈球状膨大的结构,内含大量的线粒体与突触小泡,突触小泡内含神经递质。该处的轴膜称突触前膜。

2. **突触后膜**　为与突触前膜相接触的另一个神经元的胞体或突起的膜,称突触后膜。后膜上有特异性受体及离子通道,受体能与相应的神经递质结合而产生不同的生理效应。

3. **突触间隙**　是突触前膜和突触后膜之间的狭窄间隙。

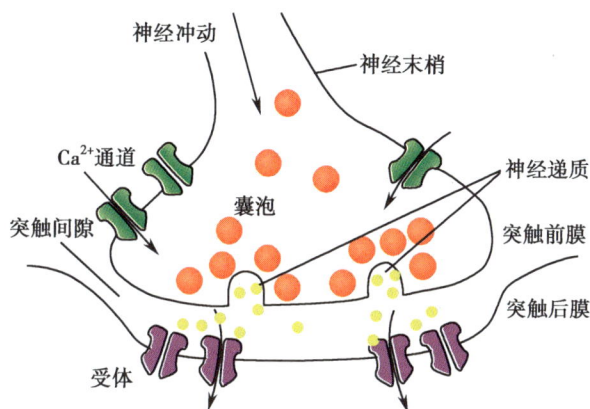

图 12-3　化学突触结构示意图

(三)突触传递

突触前神经元的信息传递到突触后神经元的过程,称为突触传递。经典的突触传递是一个电-化学-电的过程,即由突触前神经元的生物电变化,引起突触前膜释放化学递质,与突触后膜的受体结合,进而使突触后神经元发生生物电变化(突触后电位)的过程。

1. **传递过程**　当突触前神经元兴奋产生的神经冲动传到神经末梢时,使突触前膜发生去极化;当去极化达到一定水平时,引起突触前膜上钙通道开放,细胞外液中的 Ca^{2+} 进入突触前膜,促进突触小泡与突触前膜接触、融合和胞裂,通过出胞作用将突触小泡内的神经递质释放到突触间隙;递质经扩散到达突触后膜,与突触后膜上的特异性受体结合,引起突触后膜对某些离子通透性发生改变,使某些带电离子进出突触后膜,导致突触后膜发生一定程度的电位变化。这种发生在突触后膜上的电位变化称突触后电位。

2. **突触后电位**　根据突触后膜发生去极化还是超极化,可将突触后电位分为兴奋性突触后电位和抑制性突触后电位两种。

(1)兴奋性突触后电位:突触后膜在递质作用下发生的去极化电位变化,称兴奋性突触后电位(EPSP)。其形成机制是突触前膜释放兴奋性递质并作用于突触后膜上的特异性受体,提高突触后膜对 Na^+ 和 K^+ 的通透性,尤其是对 Na^+ 的通透性,使 Na^+ 内流大于 K^+ 外流,引起突触后膜发生局部去极化(图 12-4)。

(2)抑制性突触后电位:突触后膜在递质作用下发生的超极化电位变化,称抑制性突触后电位(IPSP)。其形成机制是突触前膜释放抑制性递质并作用于突触后膜的特异性受体,提高了突触后膜对 Cl^- 和 K^+ 的通透性,尤其是对 Cl^- 的通透性,使 Cl^- 内流与 K^+ 外流,结果导致突触后膜发生局部超极化(图 12-5)。

ER 12-2

突触传递的机制(视频)

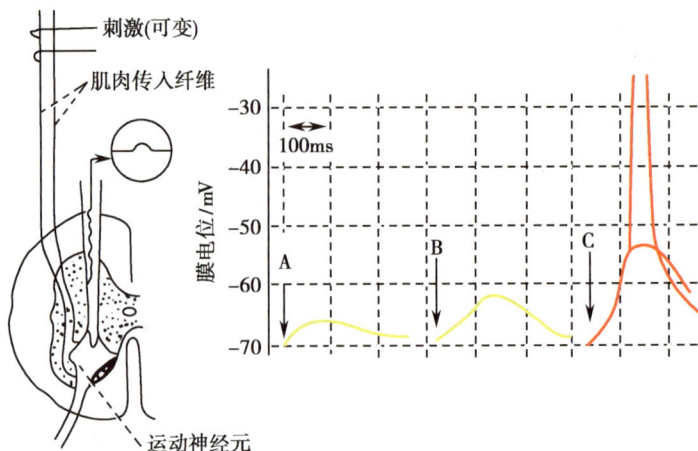

图 12-4 兴奋性突触后电位产生示意图

电刺激肌肉传入神经,在运动神经元做细胞内记录,从 A 到 C 为逐步加强,在 C 为触发动作电位。

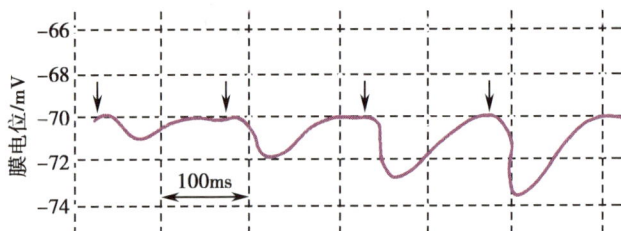

图 12-5 抑制性突触后电位产生示意图

记录方法同图 12-4,刺激拮抗肌传入神经,刺激逐步加强时,超极化电位也逐步增大。

EPSP 和 IPSP 都是局部电位,因而可以总和。EPSP 总和可使突触后神经元的膜电位接近阈电位水平而易于爆发动作电位,对突触后神经元产生兴奋效应;IPSP 总和则使突触后神经元的膜电位与阈电位的距离增大而不易爆发动作电位,对突触后神经元产生抑制效应。

3. 突触后神经元的兴奋与抑制 在中枢神经系统中,一个神经元常与其他多个神经末梢构成许多突触,产生的突触后电位既有 EPSP 也有 IPSP。因此,突触后神经元是兴奋还是抑制,取决于突触后神经元对同时产生的 EPSP 与 IPSP 的总和。当两者的代数和为去极化且达到阈电位水平时,突触后神经元爆发动作电位而兴奋;当代数和为超极化时,突触后神经元则表现为抑制。

四、反射中枢

(一) 反射中枢的概念

在中枢神经系统内调节某一反射活动的神经元群,称反射中枢。一般来说,反射中枢的范围与反射的复杂程度有关,简单反射的中枢范围较窄,如角膜反射中枢只局限于脑桥;而复杂反射活动的中枢范围广泛,如呼吸中枢分布于延髓、脑桥、下丘脑以及大脑皮质等部位。

（二）中枢神经元的联系方式

中枢神经系统之间的联系方式复杂多样，主要有辐散式、聚合式、链锁式与环式 4 种最基本的方式（图 12-6）。

1. 辐散式 是指一个神经元可以通过其轴突分支与多个神经元建立突触联系，能使与之相联系的多个神经元同时兴奋或抑制，从而扩大了神经元活动的影响范围（图 12-6a）。

2. 聚合式 是指多个神经元的轴突末梢与同一个神经元建立突触联系，能使来源于多个神经元的兴奋或抑制在同一神经元发生总和或整合，导致后者兴奋或抑制（图 12-6b）。

3. 链锁式和环式 在中间神经元之间，由于辐散式与聚合式联系同时存在而形成了链锁式联系或环式联系（图 12-6c、d）。神经冲动通过链锁式联系，在空间上可扩大作用范围；通过环式联系，可使兴奋因负反馈而使活动及时终止，或因正反馈而使兴奋增强和延续。

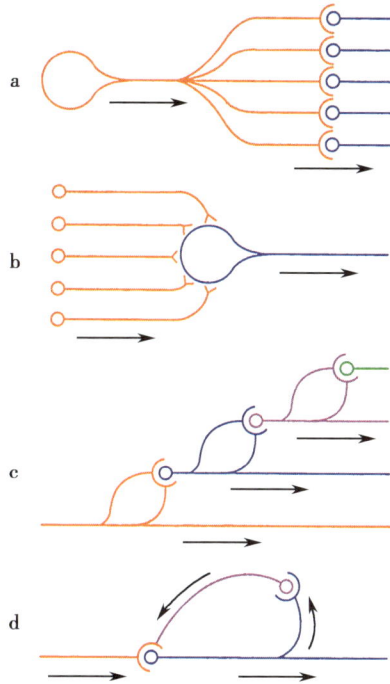

图 12-6 中枢神经元的联系方式示意图
a. 辐散式；b. 聚合式；c. 链锁式；d. 环式。

（三）中枢兴奋传递的特征

兴奋在反射弧中枢部分传播时，往往需要通过一次以上的突触接替，由于突触结构和神经递质参与等因素的影响，中枢兴奋传递有以下几个特征。

1. 单向传递 兴奋通过突触传递时，只能从突触前神经元传向突触后神经元。

2. 突触延搁 兴奋通过突触传递时往往较慢，耗时较长，这一现象称为突触延搁或中枢延搁。这是因为兴奋通过突触传递时，需经历突触前膜递质的释放、递质在突触间隙内扩散，以及递质对突触后膜的作用等多个环节。据测定，兴奋通过一个突触需时 0.3~0.5 毫秒，所以在反射活动中，通过的突触越多，中枢延搁时间越长。

3. 总和 突触后电位有局部电位的特征，因此可以总和。如果在同一纤维上有连续多个神经冲动相继传入，或者许多传入纤维的神经冲动同时传至同一神经元，则每个冲动产生的 EPSP 或 IPSP 就会叠加起来，产生总和。EPSP 总和达到阈电位水平，可使突触后神经元爆发动作电位；而 IPSP 的总和可使突触后神经元抑制。

4. 兴奋节律的改变 突触后神经元的兴奋节律与突触前神经元发放冲动的频率存在差异，突触后神经元常同时接受多个突触传递，且本身的功能状态也不同。因此，突触后神经元的冲动频率取决于各种因素的综合效应。

5. 后发放 在反射活动中，当传入刺激停止后，传出神经仍继续发放冲动，使反射活动持续一段时间，这种现象称为后发放。

6. 对内环境变化的敏感性和易疲劳性 突触易受内环境中理化因素的改变，如缺 O_2、CO_2 过多，麻醉剂以及某些药物等影响。此外，突触也是反射弧中最易发生疲劳的环节，主要原因可能与递质的耗竭有关。

第二节　脊髓

一、脊髓的位置和外形

(一) 脊髓位置

脊髓位于椎管内，上端在平枕骨大孔处与延髓相接，下端在成人约平第 1 腰椎体下缘，在新生儿则可达第 3 腰椎体水平(图 12-7)。

(二) 脊髓外形

脊髓呈前后略扁的圆柱状，上、下部的两个膨大分别为颈膨大、腰骶膨大；下端缩细呈圆锥状，称脊髓圆锥。在圆锥末端有一细丝为终丝，终丝与其周围的脊神经根共同构成马尾(图 12-1)。

脊髓表面有 6 条大致平行、纵行的沟或裂，自前向后依次为前正中裂、前外侧沟、后外侧沟和后正中沟，前、后外侧沟分别有脊神经前根和后根连结。后根上有一稍膨大的脊神经节(图 12-7)。

同侧脊神经前、后根在椎间孔处汇合组成 1 支脊神经。同水平的 1 对脊神经连结的部分脊髓，称 1 个脊髓节段。脊髓 31 对脊神经连结 31 个节段，包括颈髓 8 节、胸髓 12 节、腰髓 5 节、骶髓 5 节、尾髓 1 节(图 12-1)。

二、脊髓的内部结构

在脊髓的横切面，可见中央有一细小的纵行管道，称中央管，内含脑脊液。中央管周围的是呈 H 形分布的灰质，围绕在灰质外围的部分是白质(图 12-7)。

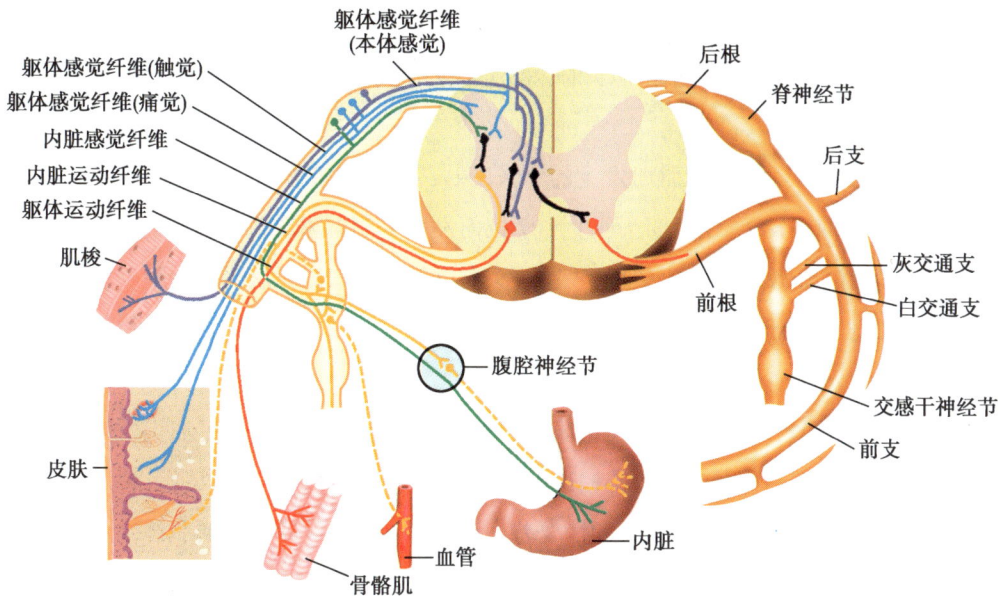

图 12-7　脊神经的组成、分布示意图

（一）脊髓的灰质

前部扩大为前角（柱），含运动神经元。后部缩细为后角（柱），含联络神经元。在胸髓和上部腰髓（T_1~L_3），前、后角之间向外突出成为侧角（柱），含交感神经元，为交感神经的低级中枢。在骶髓（S_2~S_4）相当于侧角的位置，含副交感神经元，是副交感神经的低级中枢。

（二）脊髓的白质

白质借脊髓纵沟（裂）自前向后依次可分为前索、外侧索和后索。在灰质后角的外周与白质之间，灰质与白质混合分布，构成网状结构。白质中的神经纤维包括上、下行纤维束和固有纤维束等。上行纤维束又称感觉传导束，包括薄束和楔束、脊髓小脑束、脊髓丘脑束；下行纤维束又称运动传导束，包括锥体系和锥体外系，前者包括皮质脊髓束和皮质核束，后者包括红核脊髓束、前庭脊髓束等。

三、脊髓的功能

脊髓主要有上、下行传导功能和反射功能。

（一）传导功能

脊髓是连接脑和躯干四肢等外周器官的桥梁，来自外周器官的感觉信息通过脊髓的传导束逐级传到脑的高级中枢；来自大脑皮质的运动信号也可逐级经脊髓到达相应的效应器，完成躯体和内脏的运动功能。

（二）反射功能

经过脊髓的反射中枢就可以完成的反射，称为脊髓反射。但在正常情况下，脊髓反射是在脑的控制下进行的。脊髓反射可分为躯体反射（如牵张反射）和内脏反射（如排尿反射、排便反射）。以下讨论骨骼肌牵张反射。

牵张反射是指骨骼肌受外力牵拉伸长时,反射性地引起该肌肉收缩的反射活动,有腱反射和肌紧张两种类型。

1. 腱反射 是指快速牵拉肌腱时发生的牵张反射,表现为被牵拉肌肉迅速而明显地缩短。例如快速叩击股四头肌肌腱,可使股四头肌受到牵拉而发生一次快速收缩,引起膝关节伸直,称膝跳反射。临床上常用的腱反射还有跟腱反射、肱二头肌反射和肱三头肌反射等。腱反射减弱或消失提示反射弧的损害或中断;而腱反射亢进则提示高位中枢有病变。临床上常通过检查腱反射来了解神经系统的功能或病变状态。

2. 肌紧张 是指缓慢持续牵拉肌腱时发生的牵张反射,表现为受牵拉的肌肉发生轻度而持续的收缩。肌紧张是维持躯体姿势最基本的反射活动,一定程度的肌紧张是其他各种复杂运动的基础,肌紧张过强或过弱都会使运动的协调性变差。肌紧张是不同运动单位的肌纤维进行交替性而非同步的收缩,故收缩力量并不大,只是抵抗肌肉被牵拉,不表现明显的动作,但收缩能持久进行而不易发生疲劳。

牵张反射的感受器是肌肉中的肌梭,当肌肉受到牵拉时,冲动经传入神经传入脊髓,使脊髓前角运动神经元兴奋,通过传出神经使该肌收缩。

点滴积累

1. 脊髓位于椎管内,上端在枕骨大孔处与延髓相连,下端在成人平第 1 腰椎体下缘,新生儿约平第 3 腰椎下缘。
2. 脊髓全长有两处膨大,表面有 6 条纵行的沟裂,两侧连有 31 对脊神经。
3. 脊髓的内部结构由位于中央的蝶形灰质和周围的白质构成。
4. 脊髓具有传导功能和反射功能。

第三节 脑

脑位于颅腔内,是神经系统的最高级中枢,可分为端脑、间脑、小脑、中脑、脑桥和延髓 6 部分,后 3 者又合称脑干(图 12-8)。

一、脑干

脑干位于颅后窝,上接间脑,下续脊髓,自下而上依次为延髓、脑桥和中脑,分别与第Ⅲ~Ⅻ脑神经连接。延髓、脑桥和小脑之间围成的腔隙为第四脑室,内有脉络丛,可生成脑脊液(图 12-8)。

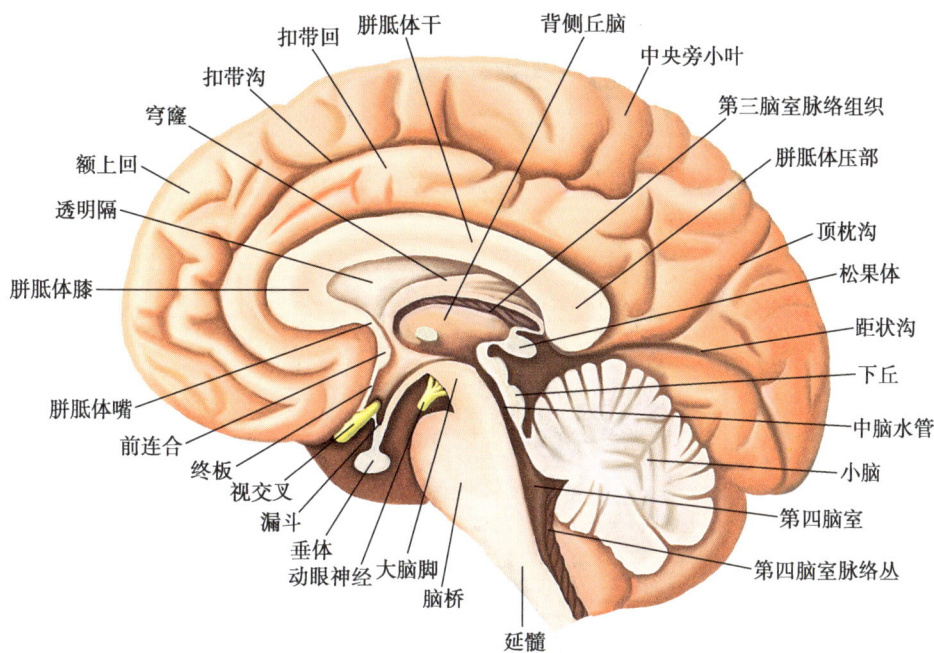

图 12-8 脑的正中矢状切面

（一）脑干的外形

1. 脑干的腹侧面 ①延髓形似倒置的圆锥状，下端在约平枕骨大孔处与脊髓相续，上端以延髓脑桥沟与脑桥分界。延髓下部表面有与脊髓相续的纵行沟、裂，在其前正中裂上端的两侧有纵行隆起的锥体，锥体下方的交叉结构为锥体交叉。②脑桥宽阔隆起处为基底部，其向外侧缩细为小脑中脚（脑桥臂）。正中线上的纵行浅沟称基底沟。③中脑两侧为一对粗大的柱状结构，称大脑脚。大脑脚之间的凹陷，称脚间窝。动眼神经自脚间窝下部穿出中脑。脑干外形（腹侧面）见图 12-9。

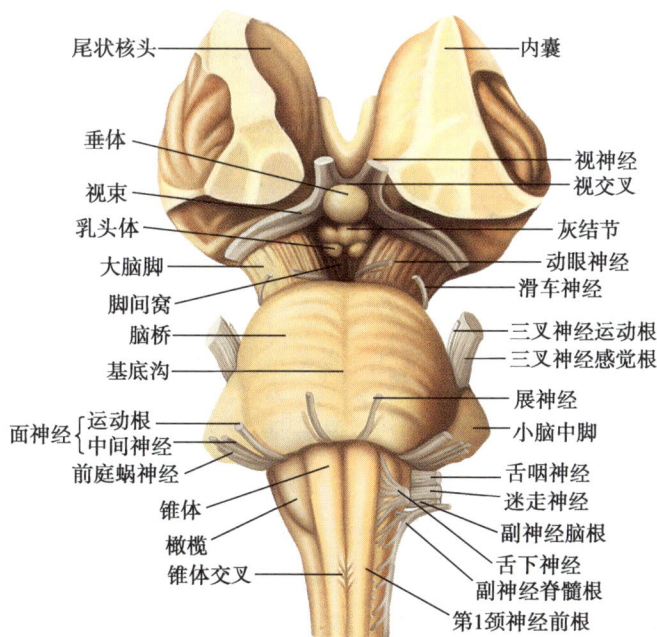

图 12-9 脑干外形（腹侧面）

2. 脑干的背侧面 ①延髓上部构成菱形窝下半部,下部有纵行的沟与脊髓对应。在后正中沟上端两侧,内侧膨大为薄束结节,外侧膨大为楔束结节,深面分别有薄束核和楔束核。②脑桥构成菱形窝上半部,菱形窝参与构成第四脑室的底。③中脑上、下两对圆形的隆起,分别称上丘和下丘,与视觉和听觉冲动传导有关。脑干外形(背侧面)见图12-10。

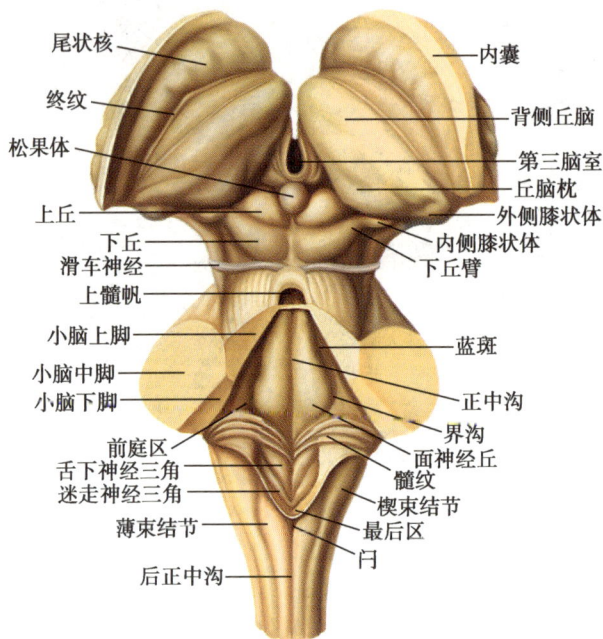

尾状核
终纹
松果体
上丘
下丘
滑车神经
上髓帆
小脑上脚
小脑中脚
小脑下脚
前庭区
舌下神经三角
迷走神经三角
薄束结节
后正中沟

内囊
背侧丘脑
第三脑室
丘脑枕
外侧膝状体
内侧膝状体
下丘臂
蓝斑
正中沟
界沟
面神经丘
髓纹
楔束结节
最后区
闩

图 12-10　脑干外形(背侧面)

(二)脑干的内部结构

1. 脑干的灰质　为团块状的灰质核团,包括直接与脑神经相连的脑神经核和不与脑神经连接的非脑神经核。

2. 脑干的白质　主要由上、下行纤维束等构成。上行纤维束包括内侧丘系、脊髓丘系和三叉丘系;下行纤维束有锥体束的皮质脊髓束和皮质核束等。这些纤维束传导机体感觉和运动信息到达脑或机体各部位。

3. 脑干的网状结构　在被盖内,纤维联系广泛,结构和功能较为复杂。

(三)脑干网状结构的功能

1. 对睡眠、觉醒和意识状态的影响　脑干网状结构通过上行网状激动系统和上行网状抑制系统参与对睡眠、觉醒和意识状态的调节。

上行网状激动系统包括经脑干网状结构的感觉传入、脑干网状结构一些核群向间脑的上行投射,以及间脑至大脑皮质广泛区域的投射(图12-11),是维持大脑皮质觉醒状态的功能系统。上行网状抑制系统是位于延髓及脑桥下部的一些网状结构,该区的上行纤维对脑干网状结构的上部具有抑制性作用。

> **边 学 边 练**
>
> 脊髓的外形是什么样的? 脑干可分为哪几个部分? 各部分有哪些主要结构? 请参见实验项目:观察神经系统。

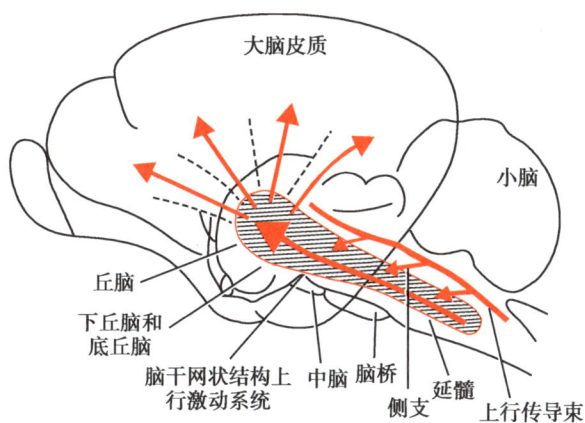

图 12-11　上行网状激动系统示意图

2. 对肌张力的调节

(1) 脑干网状结构抑制区和易化区:抑制区位于延髓网状结构的腹内侧部分,具有抑制肌紧张的作用;易化区包括延髓网状结构的背外侧部分、脑桥被盖、中脑中央灰质及被盖,也包括脑干以外的下丘脑和丘脑中线核群等部位(图 12-12),有加强肌紧张的作用。与抑制区相比,易化区的活动较强,在肌紧张平衡调节中略占优势。

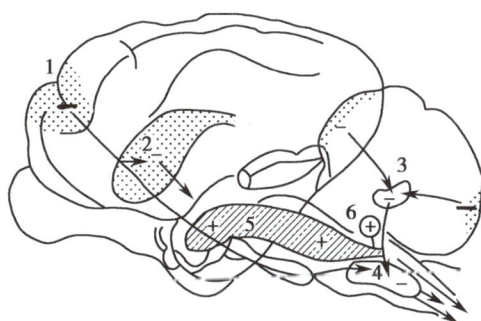

图 12-12　猫脑内与肌紧张调节有关的脑区及其下行路径示意图

下行抑制作用(−)路径:4 为网状结构抑制区,发放下行冲动抑制脊髓牵张反射,这一区接收大脑皮质(1)尾状核(2)和小脑(3)传来的冲动;下行易化作用(+)路径:5 为网状结构易化区,发放下行冲动加强脊髓牵张反射;6 为延髓前庭核,有加强脊髓牵张反射的作用。

(2) 影响脑干网状结构作用的高位中枢:除脑干外,大脑皮质运动区、纹状体、小脑前叶蚓部等区域也有抑制肌紧张的作用;而前庭核、小脑前叶两侧部等部位则有易化肌紧张的作用。这些区域的功能可能都是通过脑干网状结构内的抑制区和易化区来完成的。

(3) 去大脑僵直:在中脑上、下丘之间切断脑干,动物出现伸肌肌肉紧张亢进,表现为四肢伸直、头尾昂起、脊柱挺硬等角弓反张的现象,称为去大脑僵直(图 12-13)。

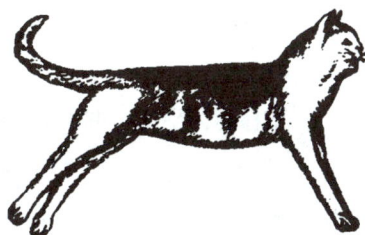

图 12-13　去大脑僵直示意图

去大脑僵直产生的原因是脑干网状结构抑制区失去了与

皮质运动区和纹状体的联系,使抑制区活动明显减弱,而易化区活动相对增强,造成牵张反射过度增强。

3. 对内脏活动的调节　在脑干网状结构中,存在着许多调节内脏活动的重要神经核团,构成呼吸中枢和心血管运动中枢等重要的生命中枢。例如延髓网状结构中有呼吸基本中枢、心血管基本中枢(包括心迷走中枢、心交感中枢和交感缩血管中枢)等。此外,唾液分泌、咳嗽、恶心、呕吐等内脏反射中枢也在延髓。故脑干损伤,会导致呼吸、循环障碍,甚至危及生命。

二、小脑

(一) 小脑的位置与外形

1. 位置　小脑位于颅后窝,前下方为脑干,上方与大脑相邻(图 12-8)。

2. 小脑的外形　小脑两侧膨大的部分称小脑半球,中间缩窄的部分称小脑蚓。小脑上面比较平坦,下面膨隆。小脑半球下面的较前方突出部,称小脑扁桃体(图 12-14)。小脑扁桃体下方紧邻延髓和枕骨大孔,当颅内压增高时,小脑扁桃体可被挤压向枕骨大孔,形成枕骨大孔疝或称小脑扁桃体疝,压迫延髓“生命中枢”危及生命。

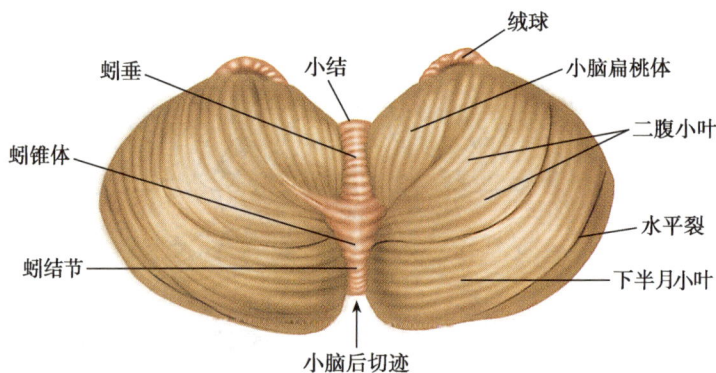

图 12-14　小脑的外形(下面)

(二) 小脑的内部结构

小脑表面的灰质为小脑皮质;小脑内部的白质为髓质。小脑核位于髓质内,最大的为齿状核。

(三) 小脑对躯体运动的调节功能

小脑是调节躯体运动的重要中枢,对维持躯体平衡、调节肌紧张、协调随意运动均起着重要作用。

1. 维持躯体平衡　主要是前庭小脑的功能。前庭小脑主要接收前庭器官传入的有关头部位置改变、直线或旋转变速运动的平衡感觉信息,传出冲动主要影响躯干和四肢近端肌肉的活动,具有控制躯体平衡的作用。小脑损伤患者可出现站立不稳,身体倾斜等平衡失调表现。

2. 调节肌紧张　主要是脊髓小脑的功能。小脑具有加强和减弱肌紧张的双重作用。人类在进化过程中,小脑抑制肌紧张的作用逐渐减弱,而易化作用逐渐加强。小脑损伤者常有肌紧张减弱、肌无力等表现。

3. 协调随意运动　主要是大脑小脑和脊髓小脑半球中间部的功能。大脑小脑的主要功能是参与随意运动的设计和程序的编制,而脊髓小脑则协助大脑皮质对随意运动进行适时的控制。小脑损伤者可出现动作方向和准确度异常,表现为行走摇晃,步态蹒跚。

三、间脑

间脑位于中脑和端脑之间,两侧和背面被大脑半球所掩盖,间脑主要由背侧丘脑、后丘脑和下丘脑等组成(图 12-15)。

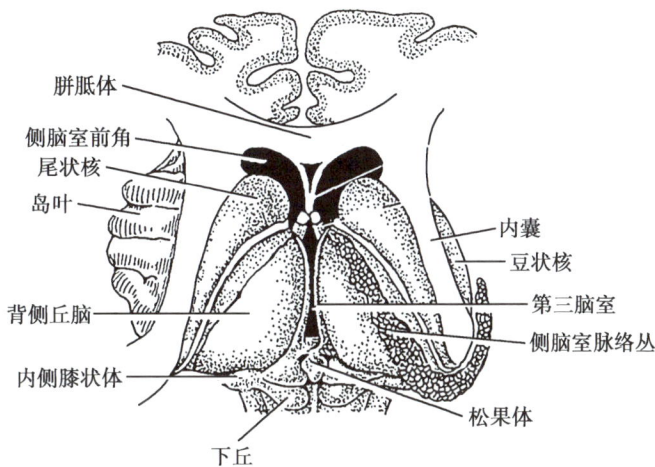

图 12-15　间脑背面

(一) 间脑的位置与毗邻

间脑位居中脑与端脑之间,上方为大脑半球,下方接中脑(图 12-8)。

两侧间脑之间有一矢状位的狭小腔隙,称为第三脑室。第三脑室后部经中脑导水管向下通第四脑室;前外侧有室间孔连通左、右侧脑室(图 12-8、图 12-10)。

(二) 间脑的组成

1. 背侧丘脑　又称丘脑,是间脑背侧的一对前后较长的卵圆形灰质核团,外邻内囊,内邻第三脑室。内部被 Y 形的白质内髓板分隔为 3 个核群:前核群、内侧核群和外侧核群。前核群与内脏活动有关;内侧核群是内脏和躯体感觉冲动的整合中枢;外侧核群后部的腹侧称腹后核,腹后核又区分为腹后核内侧核和腹后外侧核,是躯体感觉传导通路的中继核(图 12-16)。

2. 后丘脑　位于背侧丘脑的后下方,包括内侧膝状体和外侧膝状体,分别与听觉、视觉传导有关。

3. 下丘脑　位于背侧丘脑的前下方,由前向后包括视交叉、灰结节、漏斗和乳头体等。视交叉前连视神经,向后延续为视束;漏斗下端连有垂体。

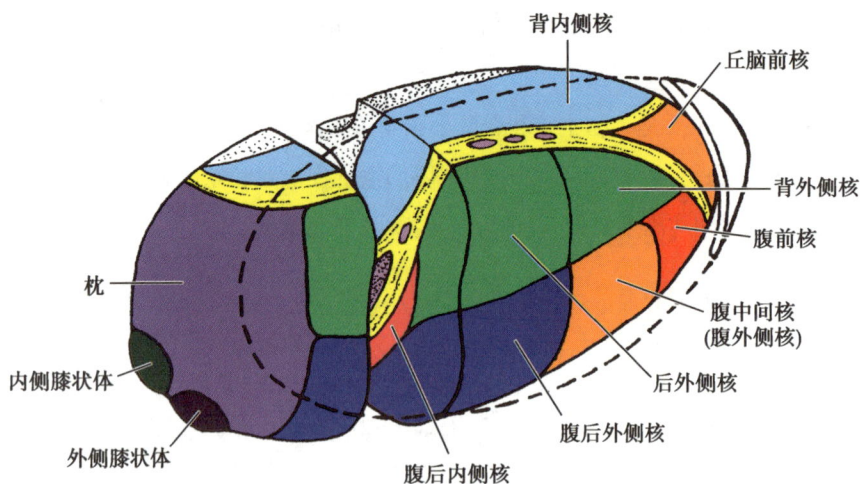

图 12-16 背侧丘脑核团模式图

下丘脑结构较复杂,内有多个核群,主要核团有视上核和室旁核,能分泌血管升压素和催产素(又称缩宫素),分别沿视上垂体束和室旁垂体束运送到神经垂体贮存,并在适宜刺激作用下释放入血(见第十三章第二节)。

下丘脑的主要功能有:①为神经内分泌中心,通过与垂体之间的联系,将神经调节与体液调节融为一体。②是皮质下调节内脏活动的高级中枢,参与调节心血管、呼吸、胃肠和生殖功能,以及体温、摄食、生殖、水盐平衡和内分泌活动。③通过与边缘系统的联系,参与情绪活动的调节。④与人类昼夜节律调节有关。

四、端脑

端脑是脑和神经系统的最高级部位,由左、右大脑半球连结而成。

(一)端脑的外形和分叶

端脑的表面凹凸不平,凹陷处称大脑沟,沟与沟之间的隆起部称大脑回。左、右大脑半球之间呈矢状位的裂隙,称大脑纵裂;大脑半球后部与小脑之间,有一近似水平位的裂隙,称大脑横裂;在大脑纵裂的底部,连接左、右大脑半球的宽厚白质纤维板,称胼胝体(图 12-8)。

1. 大脑半球的分叶沟和分叶　每侧大脑半球均有上外侧面、内侧面和下面 3 个面。上外侧面隆凸,与颅顶相邻;内侧面较为平坦,是两侧大脑半球相靠的面;下面凹凸不平,紧靠颅底。大脑半球表面 3 条分叶沟为外侧沟、中央沟和顶枕沟。外侧沟在大脑半球上外侧面向后上斜行;中央沟自大脑半球上缘中点附近,在上外侧面向前下斜行接近外侧沟;顶枕沟在内侧面自胼胝体后端附近向后上行,至大脑半球上缘后向上外侧面延伸。分叶沟将每侧大脑半球分为 5 个叶:大脑半球的外侧沟上方、中央沟以前的部分,称额叶;外侧沟以下的部分称颞叶;在内侧面顶枕沟以后的部分,称枕叶;外侧沟上方、中央沟后方、枕叶以前的部分,称顶叶;位于外侧沟深面、呈三角形岛状的部分,称岛叶(图 12-8、图 12-17)。

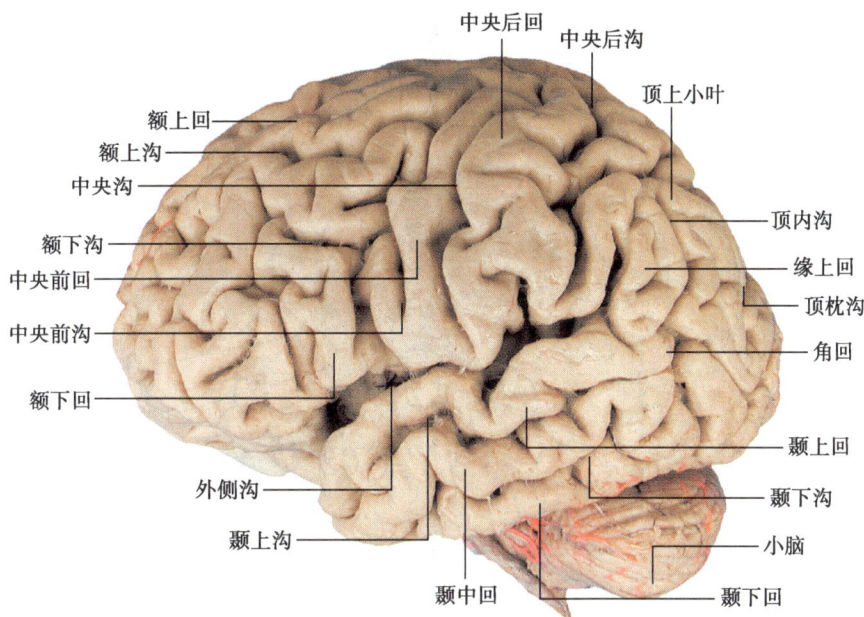

图 12-17　大脑半球上外侧面

2. 大脑半球各面主要的沟和回

（1）上外侧面：在中央沟前方与之大致平行的沟，称中央前沟；二者之间的大脑回，称中央前回。中央前沟前方横行向前的沟为额上沟和额下沟；此二沟将额叶其余部分分为额上、中、下回。在中央沟后方与之大致平行的沟，称中央后沟；二者之间的大脑回，称中央后回；包括围绕外侧沟末端的回称缘上回；围绕颞上沟末端的回称角回。在颞叶与外侧沟平行的有颞上沟和颞下沟，它们将颞叶分为颞上、中、下回。在外侧沟底的颞上回中部，有 2~3 条斜向前外的大脑回，称颞横回。上外侧面见图 12-17。

（2）内侧面：在半球的上缘中部，中央前、后回向内侧面延伸的部分，称为中央旁小叶。中部在前后方向略呈弓形的白质纤维板称胼胝体。在胼胝体后方呈弓形的沟，称距状沟。在胼胝体背侧相邻的大脑回为扣带回。内侧面见图 12-8。

（3）下面：额叶下有纵行的嗅束，其前端膨大称嗅球，均与嗅觉传导有关。

（二）端脑的内部结构

大脑半球表面的灰质层称大脑皮质，深部的白质称髓质，髓质内紧靠端脑基底部的灰质核团称基底核。大脑半球内的腔隙称侧脑室。

1. **大脑皮质**　大脑皮质是机体功能的最高级中枢，管理运动、感觉、语言、视觉、听觉、思维等诸多功能活动。

2. **大脑髓质**　由联系端脑内、外的神经纤维束构成，重要的有内囊等。

内囊是位于丘脑、尾状核和豆状核之间的上、下行白质纤维板。在脑的水平切面上，双侧内囊呈 "><" 形。内囊可分前肢、膝和后肢 3 部分。前肢（又称额部）位于豆状核与尾状核之间，后肢（又称枕部）位于豆状核与背侧丘脑之间，膝介于前、后肢之间的转角处（图 12-18）。

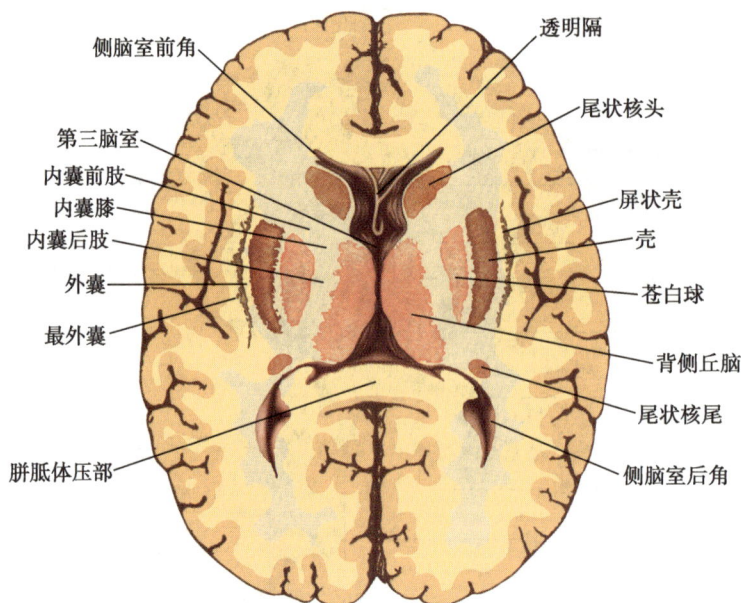

图 12-18　端脑的水平切面

内囊损伤时,患者可因穿行的纤维束受损,出现对侧偏身感觉障碍、对侧偏瘫和对侧视野同向性偏盲的"三偏"症状。

3. **基底核**　包括尾状核、豆状核、杏仁体和屏状核等,主要功能是参与调节肌张力和协调随意运动(图 12-10、图 12-18)。

(三) 大脑皮质功能定位

在大脑皮质的不同部位,有完成某些反射的相对集中区域,称大脑皮质的功能定位。以下简要介绍 5 个重要的功能定位区。

1. **第一躯体运动区**　位于中央前回和中央旁小叶的前部,是控制躯体运动的最重要的区域(图 12-19)。具有以下功能特征:①上下倒置,但头面部是正的。②左右交叉,即一侧运动区支配对侧肢体的运动。③区域分布大小与运动的精细、复杂的程度有关。即运动愈精细、复杂的部位,其区域所占面积愈大,如手的运动灵活、复杂,故手区最大,拇指代表区是大腿区的 10 倍。

2. **第一躯体感觉区**　位于中央后回和中央旁小叶的后部,接受对侧半身的浅感觉和本体感觉冲动(图 12-20)。身体各部感觉在第一躯体感觉区的投射特点是:①上下倒置,但头面部是正的。②左右交叉。③身体各部分投射区的大小取决于该部感觉的敏感程度。

3. **视觉区**　位于枕叶距状沟上、下方的皮质。一侧视觉区接受双眼同侧半视网膜的传入冲动,损伤一侧视区可引起双眼对侧视野偏盲。

4. **听觉区**　位于颞横回。每侧的听觉区接受双侧耳蜗听觉感受器的传入冲动。因此,一侧听觉中枢受损不致引起全聋。

边 学 边 练

在端脑的模型上,找出端脑的"二裂三沟五叶"。在端脑的模型上,辨认各面的主要沟、回和内囊。请参见实验项目:观察神经系统。

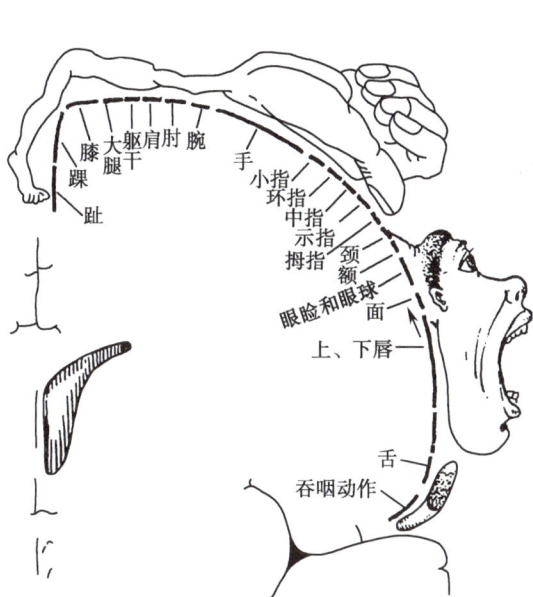

图 12-19　人体各部在第一躯体运动区的定位　　图 12-20　人体各部在第一躯体感觉区的定位

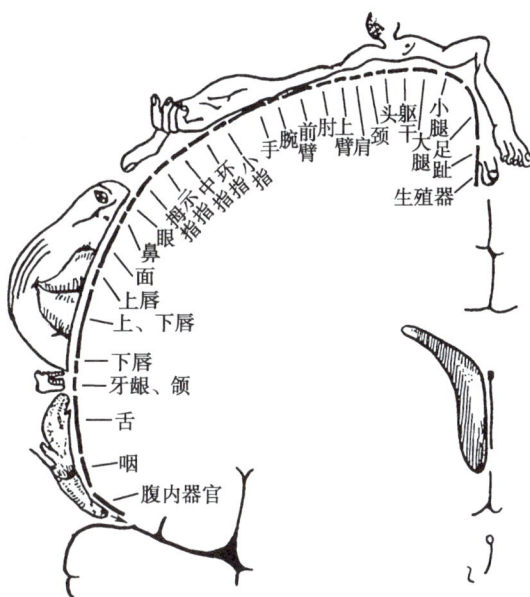

5. 语言代表区　包括听觉性语言中枢(听话中枢)、运动性语言中枢(说话中枢)、视觉性语言中枢(阅读中枢)和书写中枢(图 12-21),分别管理听、说、(阅)读、写的语言功能。如果这些区域损伤,将引起相应的语言功能障碍。

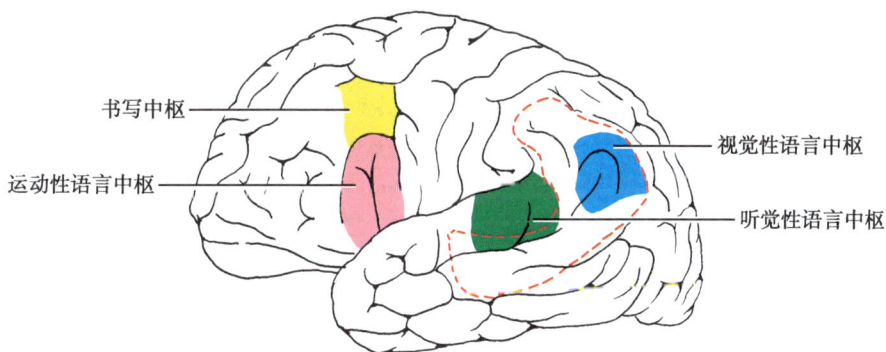

图 12-21　左侧大脑半球的语言中枢

在人类进化发展过程中,脑的高级功能逐渐向一侧大脑半球集中,该侧大脑半球称为优势半球。大部分人语言代表区的优势半球在左侧,称为语言优势半球。

五、脑和脊髓的被膜、血管及脑脊液和脑屏障

(一) 脑和脊髓的被膜

脑和脊髓的被膜由外向内依次为硬膜、蛛网膜和软膜,对脑和脊髓进行支持、保护。在脑和脊髓,硬膜厚而坚韧,分为硬脑膜和硬脊膜,软膜分为软脑膜和软脊膜(图 12-22 和图 12-23)。

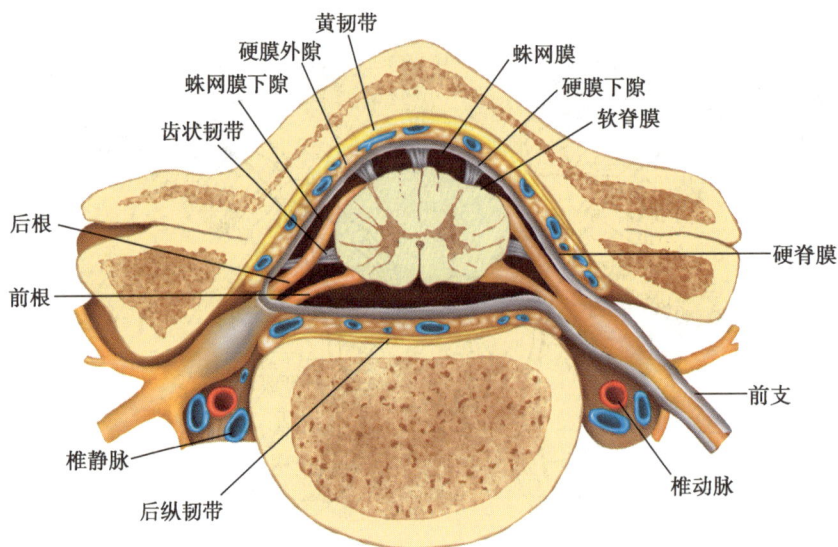

图 12-22　脊髓的被膜

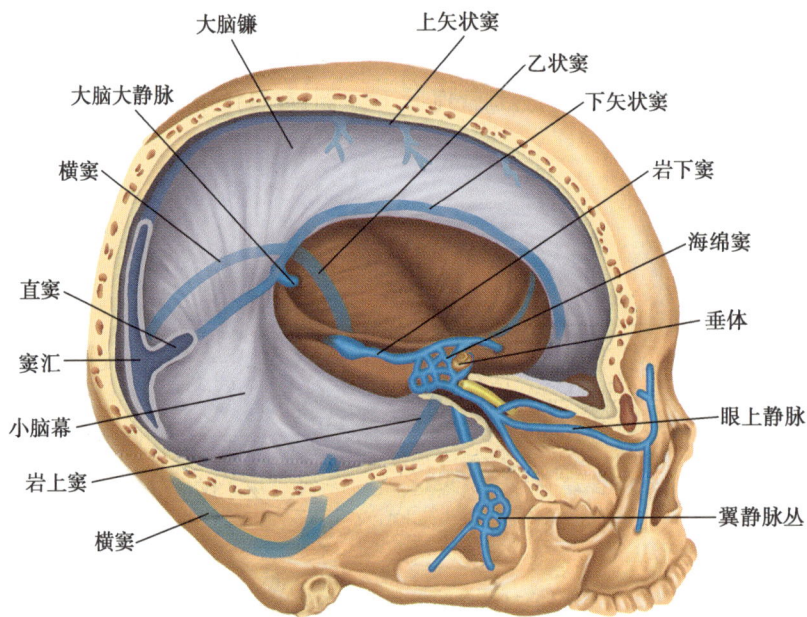

图 12-23　硬脑膜及硬脑膜窦

1. **硬膜**　硬脊膜与椎管内面的骨膜之间的间隙称硬膜外隙,内含脊神经根等。临床上硬膜外麻醉即将药物注入此间隙。硬脑膜在颅内形成板状的大脑镰、小脑幕;其内、外两层在某些部位分离形成管状的硬脑膜窦,内有静脉血流动,出颅后接颈内静脉。

2. **蛛网膜**　薄而透明,缺乏血管和神经。蛛网膜与软膜之间的腔隙,称蛛网膜下隙,其内充满脑脊液。蛛网膜下隙在某些部位的扩大部,称蛛网膜下池。临床上常在终池等处抽取脑脊液。

3. **软膜**　薄而富有血管和神经,包被在脑和脊髓的表面并伸入沟裂内。在脑室内,软脑膜及血管与该部的室管膜上皮共同构成脉络丛。

（二）脑和脊髓的血管

1. 脑的血管

（1）脑的动脉：源于颈内动脉和椎动脉。①颈内动脉：营养顶枕沟以前、大脑半球的前 2/3 和部分间脑。②椎动脉：营养大脑半球后 1/3 及部分间脑、脑干和小脑。大脑动脉的中央支营养基底核、内囊及间脑等，高血压及动脉硬化时易破裂出血。

（2）脑的静脉：脑静脉无瓣膜，不与动脉伴行，分为浅、深两组相互吻合，其内血液最终回流至颈内静脉。

2. 脊髓的血管

动脉来源于椎动脉等。椎动脉发出脊髓前、后动脉，沿途与肋间后动脉、腰动脉等分支吻合后，分支营养脊髓等。脊髓的静脉多而粗，最后注入椎内静脉丛。

（三）脑脊液

脑脊液是无色透明液体，对中枢神经系统起缓冲、保护、运输代谢产物和调节颅内压等作用。成人脑脊液总量平均约 150ml，含无机盐、葡萄糖等多种成分。

脑脊液循环途径为：

侧脑室（脉络丛）→室间孔→第三脑室（脉络丛）→中脑水管→第四脑室（脉络丛）→第四脑室正中孔、外侧孔→蛛网膜下隙→蛛网膜粒→硬脑膜窦→颈内静脉

若其循环受阻，可导致颅内压升高使脑组织移位，甚至出现脑疝而危及生命。

（四）脑屏障

中枢神经系统神经元的正常功能活动，需要其周围的微环境保持相对稳定，维持这种稳定性的结构称为脑屏障。它能选择性地允许某些物质通过，不允许另一些物质通过。脑屏障由 3 部分组成（图 12-24）。

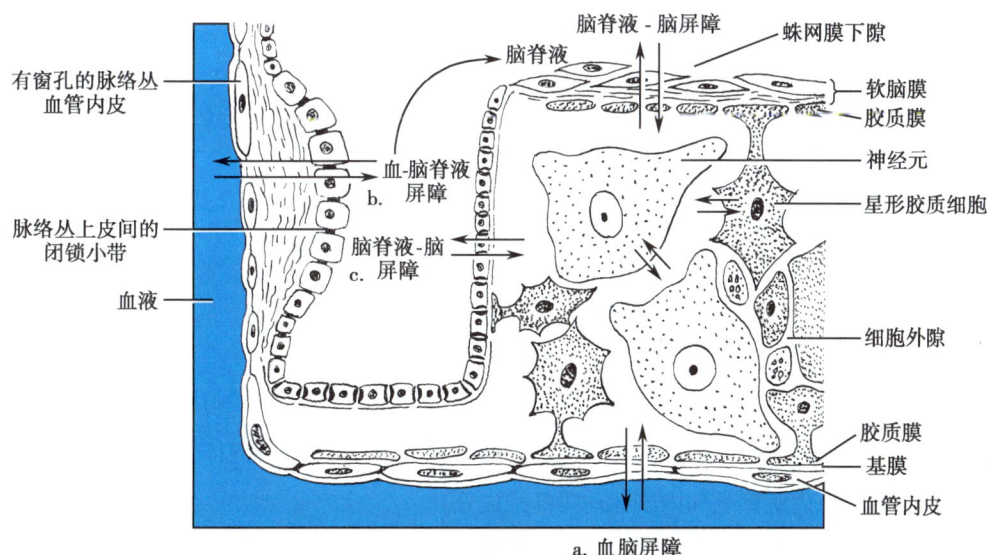

图 12-24　脑屏障结构和关系示意图

a. 血脑屏障；b. 血 - 脑脊液屏障；c. 脑脊液 - 脑屏障。

1. **血脑屏障**　位于血液与脑、脊髓的神经细胞之间,其结构基础是脑的毛细血管内皮、基膜和星形胶质细胞的血管周足。该结构能限制某些物质在血液与脑组织之间自由交换。在某些部位缺乏血脑屏障,如松果体、神经垂体等,蛋白质和大分子物质可自由通过。

2. **血-脑脊液屏障**　位于脑室脉络丛的毛细血管与脑脊液之间,其结构基础是由闭锁小带相连的脉络丛上皮细胞。该结构能限制某些物质在血液与脑脊液之间自由交换。

3. **脑脊液-脑屏障**　位于脑室和蛛网膜下隙的脑脊液与脑、脊髓的神经细胞之间,其结构基础是室管膜上皮、软脑膜和软膜下胶质膜。该结构的屏障作用较低,故脑脊液的化学成分与脑组织液的成分大致相同。

脑屏障使许多大分子物质和离子较难从血液进入脑、脊髓或脑脊液,但脂溶性物质如 O_2、CO_2 及某些药物则很容易通过血-脑脊液屏障,这对于维持神经细胞周围化学环境的稳定、限制血液中的有害物质进入脑内以及在治疗脑部疾病时选择用药具有重要意义。

点滴积累

1. 脑由端脑、间脑、脑干(中脑、脑桥、延髓)及小脑组成。
2. 脑干网状结构中存在着呼吸中枢、心血管运动中枢等重要的生命中枢,并具有影响睡眠、觉醒和意识状态,调节肌张力及调节内脏活动的功能。
3. 小脑的主要功能是调节肌紧张、维持姿势、协调随意运动。
4. 间脑的结构和功能复杂,下丘脑是神经调节和体液调节的重要枢纽,是皮质下调节内脏活动的高级中枢,与昼夜节律有关。
5. 端脑是最高级中枢,表面有数量较多的沟与回,其中外侧沟、中央沟和顶枕沟将其分为额叶、顶叶、枕叶、颞叶和岛叶,躯体运动区和躯体感觉区等是重要的管理中枢。内囊位于端脑内部,是感觉和运动信息传递的重要部位。
6. 脑和脊髓由外向内依次为硬膜、蛛网膜和软膜。脑的动脉源于颈内动脉和椎动脉。血脑屏障使药物选择性通过而影响用药效果。

第四节　周围神经

周围神经系统中,脊神经与脊髓相连,主要分布于躯干和四肢;脑神经与脑相连,主要分布于头颈部;内脏神经纤维随脊神经和脑神经行走,主要分布于心血管、内脏和腺体。脊神经、脑神经可含躯体感觉、躯体运动、内脏感觉和内脏运动等纤维成分。

一、脊神经

脊神经组成后很快分出前支、后支(图 12-7)。后支较细,分布于项、背和腰骶部皮肤与深层骨髂肌;前支较粗,组成颈丛、臂丛、腰丛和骶丛4个神经丛,主要分布于躯干前外侧部和四肢的肌肉及皮肤(表 12-1)。

表 12-1　脊神经各丛及分支分布基本情况表

神经丛	主要分支	主干部位	主要分布范围	损伤主要表现
颈丛	膈神经	心包两侧	肌支支配膈肌。 感觉纤维分布于胸膜、心包以及膈肌下面的部分腹膜,右膈神经还分布于肝、胆囊等	膈肌瘫痪
臂丛	腋神经	肱骨外科颈	肌支支配三角肌等。 皮支分布于肩部等处皮肤	"方肩"畸形
	肌皮神经	肱二头肌深面	肌支支配肱二头肌、肱肌和喙肱肌。 皮支分布于臂前部、前臂外侧皮肤	屈肘困难
	正中神经	肱二头肌内侧	肌支支配肱桡肌、尺侧腕屈肌、指深屈肌尺侧半以外的前臂前群肌,和手部除拇收肌以外的鱼际肌群。 皮支分布于手掌桡侧半、桡侧 3 个半指的掌面皮肤及中节和远节指背皮肤	"猿手"畸形
	尺神经	肱二头肌内侧	肌支支配前臂尺侧腕屈肌、指深屈肌尺侧半和手部小鱼际肌、拇收肌等。 皮支分布于手背尺侧半和小指、环指尺侧半指背皮肤,以及环指桡侧半及中指尺侧半的近节指背面皮肤、小鱼际部与小指掌面和环指尺侧半掌面皮肤	"爪形手"畸形
	桡神经	桡神经沟	肌支支配臂及前臂后群肌。 皮支分布于臂和前臂背面、手背桡侧半皮肤和桡侧两个半手指近节背面等处皮肤	"垂腕"畸形
腰丛	股神经	腰大肌与髂肌间	肌支支配股前群肌。 皮支分布于大腿前面、小腿内侧面及足内侧缘的皮肤	屈髋无力、膝跳反射消失
	闭孔神经	盆壁内侧面	肌支支配大腿内侧群肌。 皮支分布于大腿内侧皮肤	大腿内收困难
骶丛	臀上神经	梨状肌上孔	肌支支配臀中、小肌	
	臀下神经	梨状肌下孔	肌支支配臀大肌	
	坐骨神经	股后中线	肌支支配股二头肌、半腱肌和半膜肌	
	胫神经	小腿后群肌深面	肌支支配小腿后群肌、足底肌	"钩状足"畸形
	腓浅神经	小腿外侧群肌深面	肌支支配小腿外侧群肌	联合损伤呈"马蹄内翻足"畸形,行走呈"跨阈步态"
	腓深神经	小腿前群肌深面	肌支支配小腿前群肌、足背肌	

胸神经前支不成丛,包括 11 对肋间神经和 1 对肋下神经,呈节段性分布,肌支主要分布于肋间肌和腹前外侧壁肌群,皮支主要分布于胸、腹部皮肤,以及胸、腹膜的壁层(表 12-2)。

表 12-2　胸神经前支分布水平情况表

胸神经前支序数	分布平面标志
T_2	胸骨角平面
T_4	乳头平面
T_6	剑突平面
T_8	肋弓最低点平面
T_{10}	脐平面
T_{12}	脐与耻骨联合连线中点平面

二、脑神经

脑神经共 12 对,依次以罗马数字 I～XII表示。其中 I、II、VIII是感觉神经,III、IV、VI、XI、XII是运动神经,V、VII、IX、X是混合神经(图 12-25)(表 12-3)。

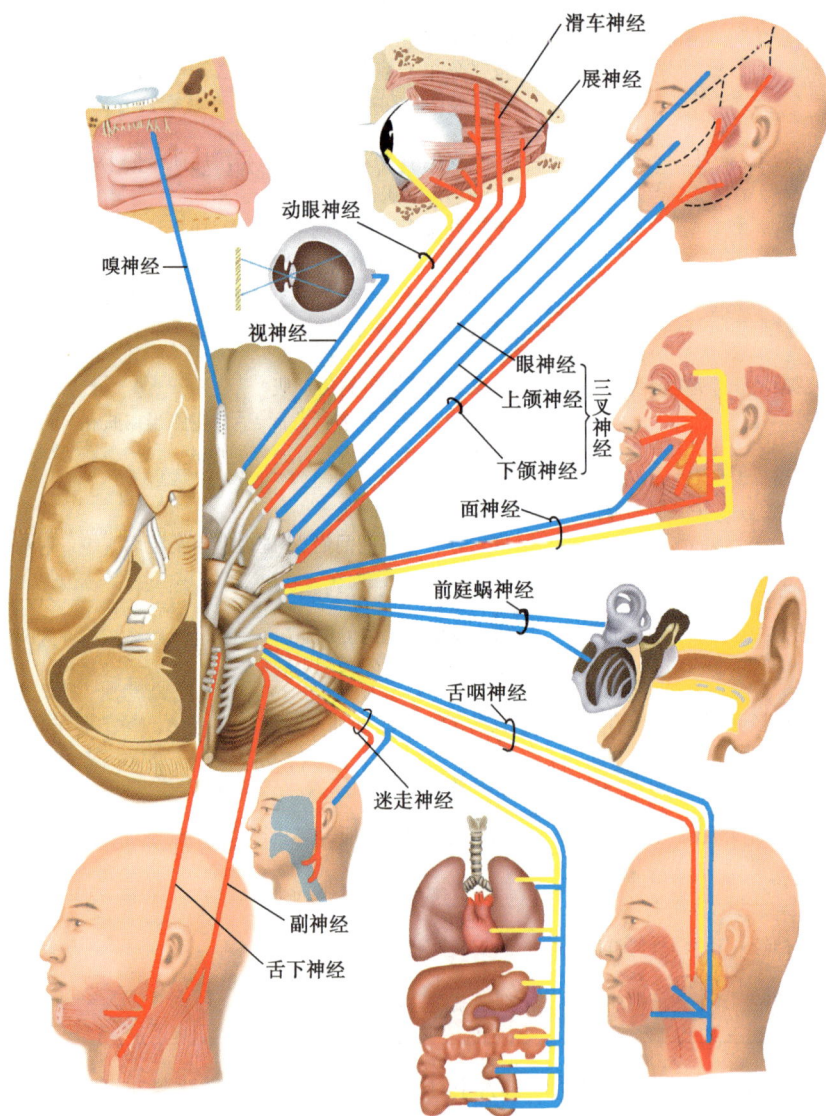

图 12-25　脑神经概况

表 12-3 　脑神经分布概况

脑神经序号	脑神经名称	连脑部位	主要分布部位	损伤表现
I	嗅神经	端脑	鼻腔嗅黏膜	嗅觉障碍
II	视神经	间脑	眼视网膜	视觉障碍
III	动眼神经	中脑	眼外肌(上、下、内直肌,下斜肌,上睑提肌)	眼运动障碍,瞳孔扩缩障碍
IV	滑车神经	中脑	眼外肌(上斜肌)	外下斜视障碍
V	三叉神经	脑桥	颜面部皮肤与黏膜、舌前 2/3 黏膜等	面部与舌前 2/3 浅感觉障碍
VI	展神经	脑桥	眼外肌(外直肌)	外斜视障碍
VII	面神经	脑桥	面肌,舌下腺、下颌下腺和泪腺,舌前 2/3 味蕾	面瘫,舌味觉障碍,唾液泪液分泌减少,耳皮肤感觉障碍
VIII	前庭蜗神经	脑桥	内耳	头部平衡和听觉障碍
IX	舌咽神经	延髓	腮腺,舌后 1/3 黏膜与味蕾,咽肌,耳后皮肤,颈动脉窦和颈动脉小球	唾液分泌减少,耳外皮肤感觉、舌黏膜感觉与味觉障碍,咽肌瘫痪,呼吸与血压调节障碍
X	迷走神经	延髓	耳郭与外耳道皮肤,喉肌与喉黏膜,胸、腹部内脏	喉肌瘫痪,耳皮肤和喉腔黏膜感觉障碍,胸、腹内脏感觉与运动异常
XI	副神经	延髓	胸锁乳突肌、斜方肌	肌瘫痪
XII	舌下神经	延髓	舌内肌和舌外肌	伸舌和舌变形障碍

三、内脏神经

内脏神经主要分布于平滑肌、心肌和腺体。按其纤维性质和功能可分为内脏运动神经和内脏感觉神经。

(一)内脏运动神经

内脏运动神经调节内脏和心血管的运动以及腺体的分泌,通常不受意识控制,是不随意的,故又称自主神经。根据形态、功能和生理学特点,自主神经分为交感神经和副交感神经两部分(图 12-26)(表 12-4)。

表 12-4 　交感神经与副交感神经的比较

	交感神经	副交感神经
低级中枢	脊髓胸 1～腰 3 节段的侧角	脑干第 III、VII、IX、X 对副交感神经核、第 2～4 骶髓节段的骶副交感核
神经节	椎旁节和椎前节	器官旁节和器官内节
节前、节后纤维	节前纤维短,节后纤维长	节前纤维长,节后纤维短
分布范围	全身血管、内脏平滑肌,心肌,腺体,竖毛肌,瞳孔开大肌,肾上腺髓质等	内脏、部分血管平滑肌,心肌,腺体,瞳孔括约肌和睫状肌等

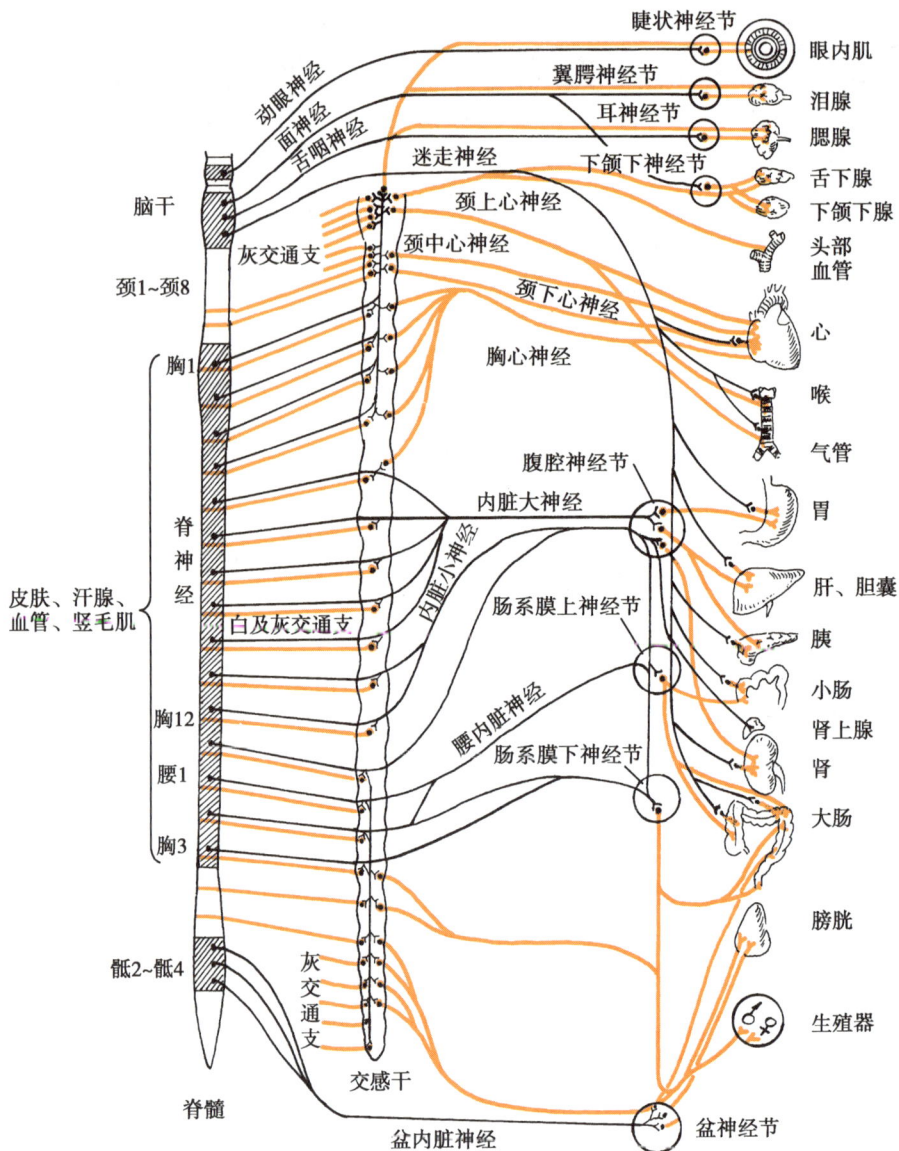

图 12-26　自主神经概况示意图

黑色. 节前纤维；黄色. 节后纤维。

1. 自主神经的结构和功能活动特征

（1）自主神经的结构特征

1）低级中枢：交感神经的低级中枢位于脊髓的胸 1~腰 3 节段灰质侧角内，副交感神经的低级中枢位于脑干的副交感神经核和第 2~4 骶髓节段的骶副交感核内。

2）节前纤维和节后纤维：自主神经由低级中枢发出的纤维，要在神经节换元后才到达效应器。从低级中枢到效应器，包括节前和节后两级神经元。

节前神经元的轴突组成节前纤维，节后神经元的轴突组成节后纤维。交感神经节离效应器较远，故节前纤维较短而节后纤维较长；副交感神经节离效应器较近或在效应器内，故节前纤维较长而节后纤维较短。此外，在神经节内，1 条交感节前纤维往往与多个节后神经元发生突触联系，而 1

条副交感节前纤维仅与少数节后神经元发生突触联系。

3)分布范围：交感神经分布更广泛，几乎全身所有内脏器官都受其支配；副交感神经分布较局限。例如，皮肤和肌肉的血管、汗腺、竖毛肌、肾上腺髓质等，只接受交感神经的单一支配。其中肾上腺髓质接受交感神经节前纤维的单一支配。

（2）自主神经的功能活动特征

1)双重神经支配：人体多数器官接受交感神经和副交感神经系统的双重支配，交感神经和副交感神经对同一器官的作用往往是相互拮抗的。如心交感神经加强心脏活动，而心迷走神经则抑制心脏活动；迷走神经促进消化管运动和消化腺分泌，而交感神经则起抑制作用。但对少数器官，交感神经和副交感神经的作用却是协同的，如两者都可促进唾液腺的分泌，不同的是交感神经兴奋可使其分泌少而黏稠的唾液，副交感神经兴奋可使其分泌多而稀薄的唾液。

2)紧张性作用：交感神经和副交感神经持续发放低频率的神经冲动，使所支配效应器经常维持一定的活动状态，称为自主神经的紧张性作用。一般认为，自主神经的紧张性来源于中枢的紧张性活动，而中枢的紧张性则由神经反射和体液等多种因素引起。

3)与效应器所处功能状态有关：自主神经的作用与效应器本身的功能状态有关。例如刺激交感神经可使动物的未孕子宫运动抑制，而使有孕子宫运动增强；刺激迷走神经可使处于收缩状态的胃幽门舒张，使处于舒张状态的胃幽门收缩。

2. 自主神经的主要功能　自主神经在体内分布和作用广泛，其功能在于调节心肌、平滑肌和腺体的活动。现将其主要功能列表总结如下（表 12-5）。

表 12-5　自主神经的主要功能

器官	交感神经	副交感神经
循环器官	心率加快、心肌收缩能力加强，腹腔内脏、皮肤、唾液腺、外生殖器的血管收缩，骨骼肌血管收缩（肾上腺素能受体）或舒张（胆碱能受体）	心率减慢、心房收缩力减弱，少数器官（如外生殖器）血管舒张
呼吸器官	支气管平滑肌舒张	支气管平滑肌收缩 呼吸道黏膜腺体分泌
消化器官	抑制胃肠运动，促进括约肌收缩，使唾液腺分泌黏稠的唾液	促进胃肠运动、胆囊收缩，促进括约肌舒张、唾液腺分泌稀薄唾液，使胃液、胰液、胆汁分泌增加
泌尿生殖器官	尿道括约肌收缩、逼尿肌舒张，有孕子宫收缩、无孕子宫舒张	尿道括约肌舒张 逼尿肌收缩
眼	瞳孔开大肌收缩，瞳孔开大；睫状肌松弛	瞳孔括约肌收缩，瞳孔缩小；睫状肌收缩、泪腺分泌
皮肤	汗腺分泌，竖毛肌收缩	
内分泌和代谢	促进肾上腺髓质激素分泌，促进肝糖原分解	促进胰岛素分泌

交感神经活动比较广泛，当内、外环境发生急骤变化时，例如，在剧烈运动、窒息、失血或寒冷等情况下，交感神经活动明显增强，同时肾上腺髓质分泌增强。由于机体突然受到强烈的有害刺激，使交

感 - 肾上腺髓质系统活动增强的适应性的反应称为应急反应。这一反应包括:心率加速、皮肤及腹腔内脏血管收缩、红细胞增多、贮血库释放血液以增加循环血量,保证重要器官的血液供应;呼吸加快,支气管平滑肌舒张,肺通气量增加;肝糖原分解加速,使血糖升高;肾上腺髓质激素分泌增加等。因此,交感神经的意义主要是有利于机体动员潜在力量,提高适应能力,以应付环境的急骤变化。

副交感神经的作用相对比较局限,它在机体安静时活动较强,其意义主要在于促进消化、积蓄能量,加强排泄和生殖功能,使机体尽快休整恢复,保证机体安静时基本生命活动的正常进行。

3. 自主神经的递质、纤维分类及其受体　自主神经的信息传递是通过节前纤维、节后纤维及其所释放的外周递质与节后神经元或效应器上相应的受体起作用实现的。

(1)自主神经的递质及其纤维分类:自主神经末梢释放的递质主要有乙酰胆碱(ACh)和去甲肾上腺素(NA)。根据自主神经末梢释放的递质种类的不同,将自主神经分为两大类:以乙酰胆碱为递质的神经纤维称为胆碱能纤维;以去甲肾上腺素为递质的神经纤维称为肾上腺素能纤维。

胆碱能纤维包括全部自主神经节前纤维、绝大多数副交感神经节后纤维和极少数交感神经节后纤维,如支配汗腺的交感节后纤维和支配骨骼肌血管的交感舒血管纤维等。此外,支配骨骼肌的躯体运动纤维也是胆碱能纤维。肾上腺素能纤维包括大部分交感节后纤维(图12-27)。

(2)自主神经的受体:肾上腺素特异性结合并产生生理效应的受体称为肾上腺素能受体,它们能分别与相应的递质相结合发挥生理效应;某些药物也能与受体结合,产生与递质相同或相反作用,分别称受体激动剂或受体拮抗剂。

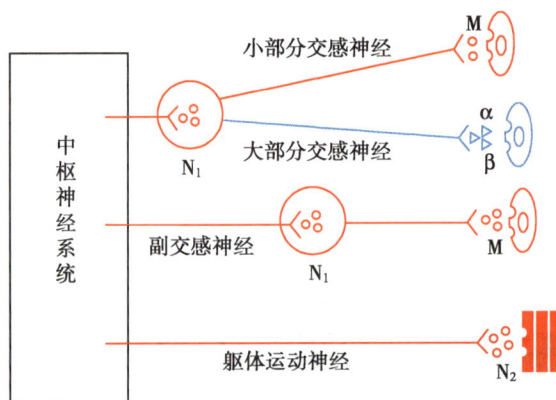

图 12-27　外周神经纤维的分类及释放的递质示意图
○. 乙酰胆碱;△. 去甲肾上腺素。

1)胆碱能受体:根据其分布和作用不同,可分为毒蕈碱受体和烟碱受体两类(表12-6)。

毒蕈碱受体(M受体)分布于胆碱能纤维所支配的效应器细胞膜上。ACh与M受体结合后产生M样作用,表现为心脏活动抑制,骨骼肌血管舒张,支气管和消化管平滑肌、膀胱逼尿肌收缩,瞳孔缩小,消化腺和汗腺分泌增加等。阿托品是M受体拮抗剂,它能与M受体结合从而阻断M样作用,如临床使用阿托品解除胃肠平滑肌痉挛。

烟碱受体(N受体)分为N_1和N_2两种亚型,N_1受体分布于神经节突触后膜上,N_2受体分布于神经 - 骨骼肌接头终板膜上。N受体与ACh结合产生N样作用,表现为神经节细胞和骨骼肌兴奋。筒箭毒碱是N受体拮抗剂,能使肌肉松弛,如临床上作为肌松药,多用于腹部外科手术,以获得肌肉的弛缓。

2)肾上腺素能受体:根据作用不同,可分为α肾上腺素能受体和β肾上腺素能受体两类(表12-6)。

α受体分为α_1和α_2受体。α_1受体主要分布于血管、子宫平滑肌、瞳孔等处。肾上腺素、去甲

肾上腺素与 α_1 受体结合后产生平滑肌兴奋性效应,如血管、子宫、瞳孔开大肌收缩等,但对小肠为抑制性效应,使小肠平滑肌舒张。α_2 受体主要存在于突触前膜,产生的效应是抑制 NA 的释放。酚妥拉明是 α 受体拮抗剂。

β 受体分为 β_1 和 β_2 两种。β_1 受体分布于心脏组织中,如窦房结、房室传导系统、心肌等,具有兴奋效应,能使心率加快、传导加快、心肌收缩能力增强,促进脂肪的分解代谢。β_2 受体分布于支气管、胃、肠、子宫及许多血管平滑肌细胞上,具有抑制效应,表现为使这些平滑肌舒张。普萘洛尔是 β 受体阻滞剂,阿替洛尔主要阻断 β_1 受体,丁氧胺(心得乐)则主要阻断 β_2 受体。临床上,要根据病情需要选择合适的药物。

表 12-6　自主神经递质的受体分布及其效应

效应器		肾上腺素能系统		胆碱能系统	
		受体	效应	受体	效应
心脏	窦房结	β_1	心率加快	M	心率减慢
	房室传导系统	β_1	传导加快	M	传导减慢
	心肌	β_1	心肌收缩能力增强	M	心肌收缩能力减弱
血管	冠状血管	α	收缩	M	舒张
		β_2	舒张(为主)		
	皮肤黏膜血管	α	收缩	M	舒张
	骨骼肌血管	α	收缩	M	舒张[1]
		β_2	舒张(为主)		
	脑血管	α	收缩	M	舒张
	腹腔内脏血管	α	收缩(为主)		
支气管	平滑肌	β_2	舒张	M	收缩
	腺体	α	抑制分泌	M	促进分泌
		β_2	促进分泌		
胃肠	胃平滑肌	β_2	舒张	M	收缩
	小肠平滑肌	α	舒张	M	收缩
		β_2	舒张		
	括约肌	α	收缩	M	舒张
	腺体	α	抑制分泌	M	促进分泌
	胆囊和胆道	β_2	舒张	M	收缩
唾液腺		α	分泌少量黏稠的唾液	M	分泌大量稀薄的唾液
膀胱	逼尿肌	β_2	舒张	M	收缩
	括约肌	α	收缩	M	舒张
输尿管	平滑肌	α	收缩	M	收缩
子宫	平滑肌	α	收缩(有孕)	M	可变[2]
		β_2	舒张(无孕)		
皮肤	汗腺	α	促进精神性发汗	M	促进温热性发汗[1]
	竖毛肌		收缩		
眼	瞳孔括约肌			M	收缩(缩瞳)
	瞳孔开大肌	α	收缩(扩瞳)		
	睫状肌	β_2	舒张(视远物)	M	M 收缩(视近物)
代谢	糖酵解	β_2	加强		
	脂肪分解	β	加强		

注:①为交感节后胆碱能纤维支配;②因月经周期及循环血中雌激素、孕激素水平及其他因素而发生变化。

4. 各级中枢对内脏活动的调节

(1)脊髓：是某些内脏反射活动的初级中枢，一些最基本的内脏反射在脊髓的水平就可以完成。例如排尿反射、排便反射、发汗反射和勃起反射及血管张力反射等。但这种反射调节功能是初级的，不能很好地适应正常生理功能，在正常情况下需要在脑的控制下进行。

(2)脑干：许多生命活动（如心血管活动、呼吸运动）的基本反射中枢都位于延髓。因此，延髓有"基本生命中枢"之称。此外，唾液分泌、咳嗽、恶心、呕吐等内脏反射的中枢部位也在延髓。中脑有瞳孔对光反射中枢，脑桥有呼吸调整中枢、角膜反射中枢等。

(3)下丘脑：下丘脑是较高级的内脏活动调节中枢，参与多种内脏活动的调节（见本章第三节）。

(4)大脑皮质：大脑皮质对内脏活动的调节，目前了解不多。与内脏活动关系密切的皮质结构是边缘系统和新皮质的某些区域。

（二）内脏感觉神经

内脏器官除有交感和副交感神经支配外，也有内脏感觉神经分布。内脏感受器接受内脏器官的各种刺激，经内脏感觉神经传入中枢。

1. 内脏感觉神经分布的特点　内脏感觉神经元的胞体位于脑神经节和脊神经节内，其周围突随第Ⅶ、Ⅸ、Ⅹ对脑神经和骶部副交感神经分布于内脏器官；中枢突一部分进入脑干，止于孤束核；另一部分随交感神经及盆内脏神经进入脊髓，终于脊髓灰质后角。

内脏感觉神经的主要特点：①阈值较高，正常内脏活动一般不引起主观上明确的感觉，较强烈的内脏活动才能引起感觉。②传入途径比较分散，同一脏器的感觉冲动可经不同途径传入中枢不同部位，而同一中枢部位又可以接受不同脏器的传入冲动。因此，内脏痛往往是弥散的，定位不准确。

2. 内脏感觉　由于内脏中的温度觉和触 - 压觉感受器较少，无本体感受器，但有痛觉感受器，以及内脏感觉神经阈值较高及传入途径比较分散的特点。因此内脏感觉的主要表现是痛觉。

(1)内脏痛：内脏痛是临床上常见的症状。引起内脏痛的有效刺激是脏器的突然扩张、机械性牵拉、缺血、内脏平滑肌痉挛以及在病理损伤时释放的化学物质。

内脏痛的特点有：①定位不准确，这是内脏痛的最主要特点。②发生缓慢，持续时间较长。③对扩张性刺激或牵拉性刺激十分敏感，而对切割、烧灼等刺激不敏感（如胃、肠、胆囊等中空内脏器官）。④常伴有明显的情绪活动和一些自主神经反应，例如恶心、呕吐和心血管及呼吸活动的改变。⑤可发生牵涉痛。

内脏疾病除了引起患病脏器本身的疼痛外，还能引起邻近体腔壁骨骼肌的痉挛和疼痛；此外，胸膜或腹膜受到炎症、牵拉或摩擦等刺激时也会产生疼痛。这种现象称为体腔壁痛，通常也归于内脏痛。

(2)牵涉痛：某些内脏疾病往往引起体表区域感觉疼痛或痛觉过敏的现象，称为牵涉痛。部分常见疾病的牵涉痛部位见表 12-7。

表 12-7　部分常见疾病的牵涉痛部位

疾病	牵涉痛部位
心绞痛、心肌梗死	左臂内侧、左前臂内侧,甚至右臂或颈部
胆囊疾病	右肩胛区
阑尾炎	脐周或上腹部
胃溃疡或胰腺炎	左上腹和肩胛区
肾结石	腹股沟区

点滴积累

1. 脊神经共 31 对,颈神经 8 对、胸神经 12 对、腰神经 5 对、骶神经 5 对和尾神经 1 对。分布于躯干、四肢、内脏、心血管和腺体,传导感觉、调控运动。
2. 脑神经共 12 对,快记歌诀:Ⅰ嗅Ⅱ视Ⅲ动眼,Ⅳ滑Ⅴ叉Ⅵ外展,Ⅶ面Ⅷ听Ⅸ舌咽,迷、副、舌下顺序连。
3. 内脏运动神经又称自主神经,包括交感神经和副交感神经,其功能是调节心肌、平滑肌和腺体的活动,两者的作用往往相拮抗。
4. 自主神经的递质主要有乙酰胆碱和去甲肾上腺素。
5. 内脏感觉主要是痛觉,且弥散而定位不准确,常伴有牵涉痛。

第五节　神经系统的主要传导通路

神经系统在信息的传递过程中,形成感觉(上行)传导通路和运动(下行)传导通路两大类传导通路(表 12-8、图 12-28~图 12-31)。

表 12-8　机体传导通路概况

通路性质	通路名称	投射部位	神经元组成数量	换元部位	交叉部位	传导信息
感觉性（上行）	躯干四肢本体感觉和精细触觉传导通路	躯体感觉区上 2/3	3	脑干的薄束核和楔束核、间脑的背侧丘脑	延髓的内侧丘系交叉	躯干四肢肌、腱、关节意识性本体感觉和皮肤精细触觉
	躯干四肢痛温觉、粗触觉和压觉(浅感觉)传导通路	躯体感觉区上 2/3	3	脊髓的灰质后角、间脑的背侧丘脑	脊髓的脊髓丘系交叉	躯干四肢痛温觉、粗触觉和压觉(浅感觉)
	头面部痛温觉、粗触觉和压觉(浅感觉)传导通路	躯体感觉区下 1/3	3	脑干的三叉神经感觉核群、间脑的背侧丘脑	脑干的三叉丘系交叉	头面部痛温觉、粗触觉和压觉(浅感觉)
	视觉传导通路	距状沟两侧大脑回	3	眼视网膜、间脑的外侧膝状体	间脑的视交叉	视觉

通路性质	通路名称	投射部位	神经元组成数量	换元部位	交叉部位	传导信息
运动性（下行）	皮质脊髓束（锥体系）	躯体运动区上 2/3	2	脊髓灰质前角	脑干的锥体交叉	躯干四肢运动冲动
	皮质核束（锥体系）	躯体运动区下 1/3	2	脑干的脑神经运动核	脑干	头面部运动冲动
	锥体外系	—	数量众多	广泛	—	调节肌张力、协调肌肉活动、维持体态姿势和习惯性动作等

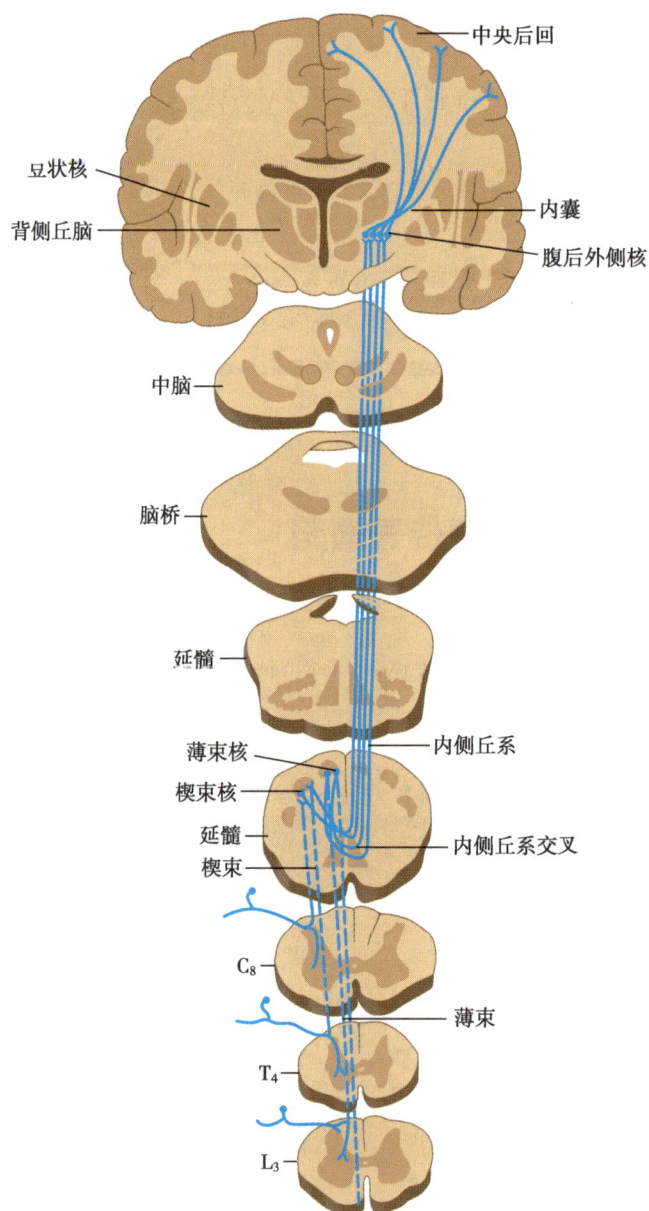

图 12-28　躯干和四肢意识性本体感觉传导通路

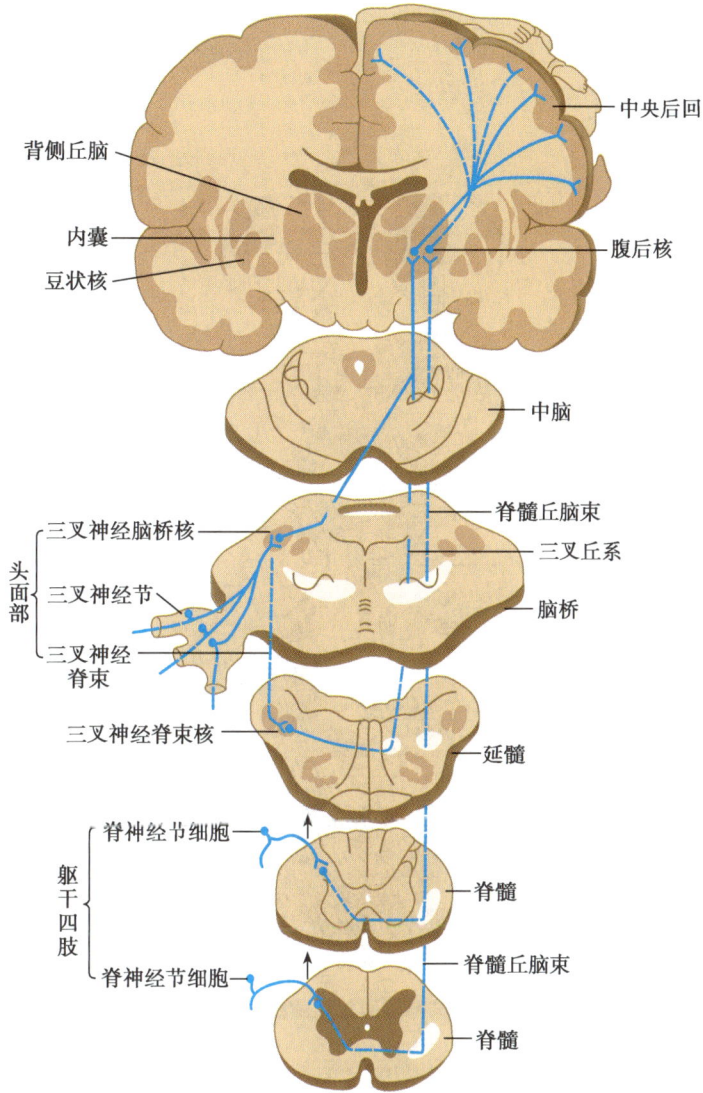

中央后回

背侧丘脑

内囊

豆状核

腹后核

中脑

脊髓丘脑束

三叉神经脑桥核

三叉丘系

头面部

三叉神经节

脑桥

三叉神经脊束

三叉神经脊束核

延髓

脊神经节细胞

躯干四肢

脊髓

脊神经节细胞

脊髓丘脑束

脊髓

图 12-29　头面部、躯干和四肢浅感觉传导通路

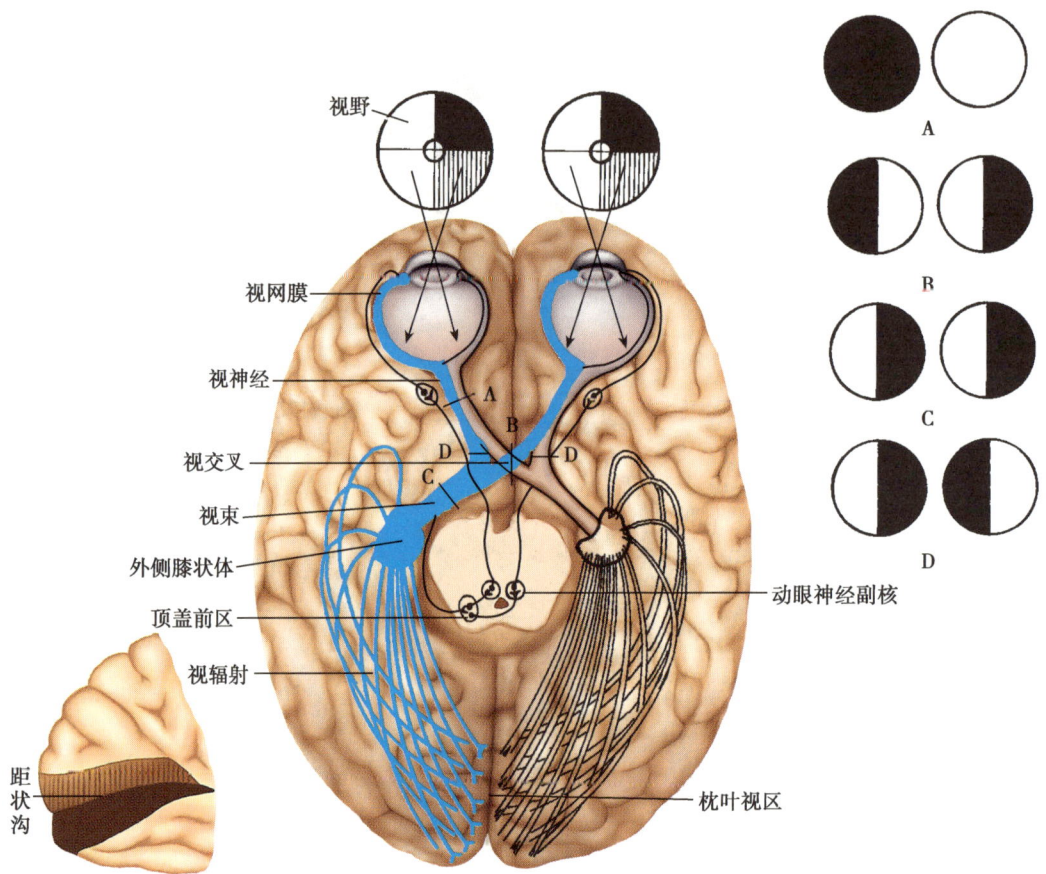

视野

视网膜

视神经

视交叉

视束

外侧膝状体

顶盖前区

视辐射

距状沟

动眼神经副核

枕叶视区

A

B

C

D

图 12-30　视觉传导通路和瞳孔对光反射通路

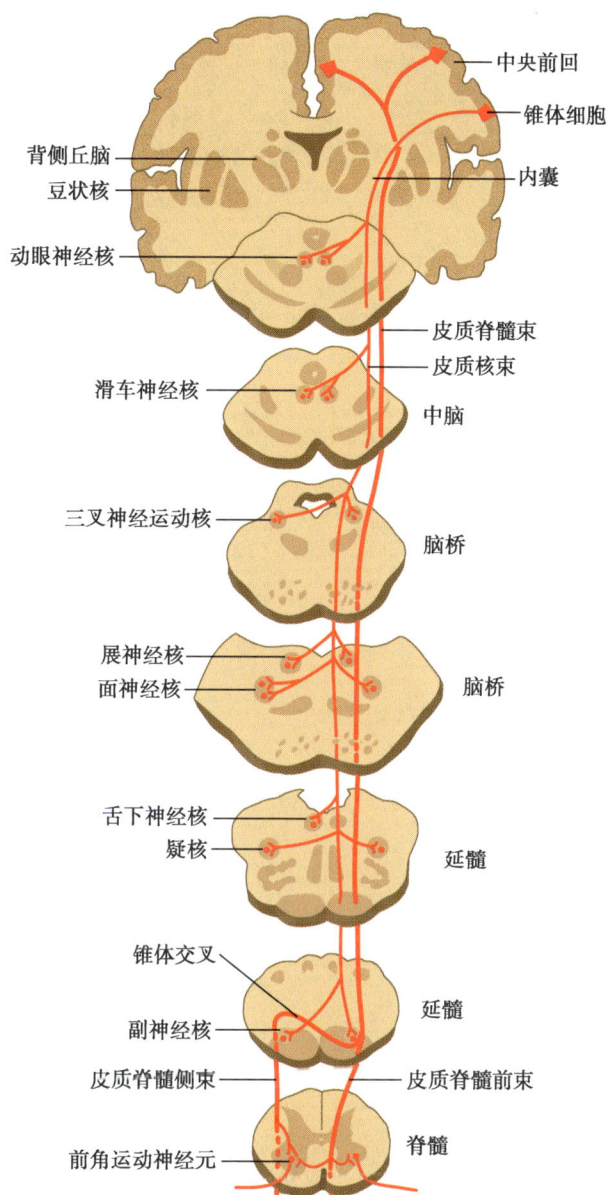

图 12-31　皮质脊髓束与皮质核束

中央前回
锥体细胞
内囊
皮质脊髓束
皮质核束
中脑
脑桥
脑桥
延髓
延髓
皮质脊髓前束
脊髓

背侧丘脑
豆状核
动眼神经核
滑车神经核
三叉神经运动核
展神经核
面神经核
舌下神经核
疑核
锥体交叉
副神经核
皮质脊髓侧束
前角运动神经元

点滴积累

1. 机体感觉传导通路包括躯干四肢的浅、深感觉传导通路和头面部的深感觉传导通路。通路由 3 级神经元组成，经过 2 次换元，构成 1 个交叉。

2. 运动传导通路主要为锥体系，包括到达头面部的皮质核束和到达躯干四肢的皮质脊髓束。通路由 2 级神经元组成，经过 1 次换元，构成 1 个交叉，损伤时有核上瘫和核下瘫之分。

目标检测

1. 脊髓位于何处？外形有哪些结构？

2. 端脑有哪些分叶沟和分叶？

3. 大脑皮层的躯体运动区有哪些特征？

4. 交感神经系统兴奋时机体各系统的功能活动会出现哪些变化？

5. 试述自主神经的受体及其兴奋效应。

（张晓丽　吴炳锐）

第十三章 内分泌系统

学习目标

1. **掌握** 激素作用的一般特征;腺垂体激素和神经垂体激素的生理作用;甲状腺激素的生理作用; 糖皮质激素的生理作用;胰岛素的生理作用。

2. **熟悉** 激素作用的作用机制;下丘脑 - 腺垂体 - 肾上腺皮质轴的调节作用;甲状旁腺激素和降钙 素的生理作用;肾上腺髓质激素的生理作用;胰高血糖素的生理作用。

3. **了解** 激素的分类;前列腺素、褪黑素、胸腺激素和瘦素的生理作用。

导学情景

情景描述:

患者,女,42 岁,既往体健。3 个月前因精神刺激后出现心悸(心率 110~120 次 /min),颈部增粗, 多食易饥,饭量增大,体重明显下降,情绪易激动。就医后诊断为甲状腺功能亢进。

学前导语:

内分泌系统主要是通过分泌激素发挥对机体的调节作用。内分泌系统可因多种原因引起生理 功能的改变,表现为功能亢进、功能减退或功能异常。该患者所患甲状腺功能亢进,是由于多种原因 引起甲状腺分泌过多甲状腺激素所产生的临床症状。本章将学习内分泌系统的组成、激素的分类及 特点、激素作用的一般特征和主要内分泌腺的功能及分泌调节等方面的知识,为更好地理解内分泌 系统疾病及用药奠定基础。

内分泌系统是机体重要的功能调节系统,通过分泌各种激素全面调控与个体生存密切相关的 基础功能活动,它与神经系统和免疫系统相互协同,共同调节和维持机体的内环境稳态。内分泌系 统的主要生理作用包括:①维持内环境稳态;②调节新陈代谢;③促进生长发育;④调控生殖和衰 老过程。

第一节 概述

一、内分泌、内分泌系统与激素

内分泌是相对于外分泌而言的一种分泌形式,其特点是内分泌细胞产生的激素不经导管排出而直接进入体液(主要是血液)进而发挥作用。内分泌系统由三部分组成:①内分泌腺,主要有垂体、甲状腺、甲状旁腺、肾上腺、松果体等。②内分泌组织,散在于各器官组织的内分泌细胞团,如分布在性腺、胸腺、胰、消化管、心、肝、肾、肺等组织的内分泌细胞团。③神经内分泌细胞,如下丘脑某些神经核团的神经细胞,兼有内分泌功能(图 13-1)。

内分泌系统通过激素发挥调节作用。激素是由内分泌腺或器官组织的内分泌细胞所合成与分泌,以体液为媒介,在细胞之间传递调节信息的高效能生物活性物质。

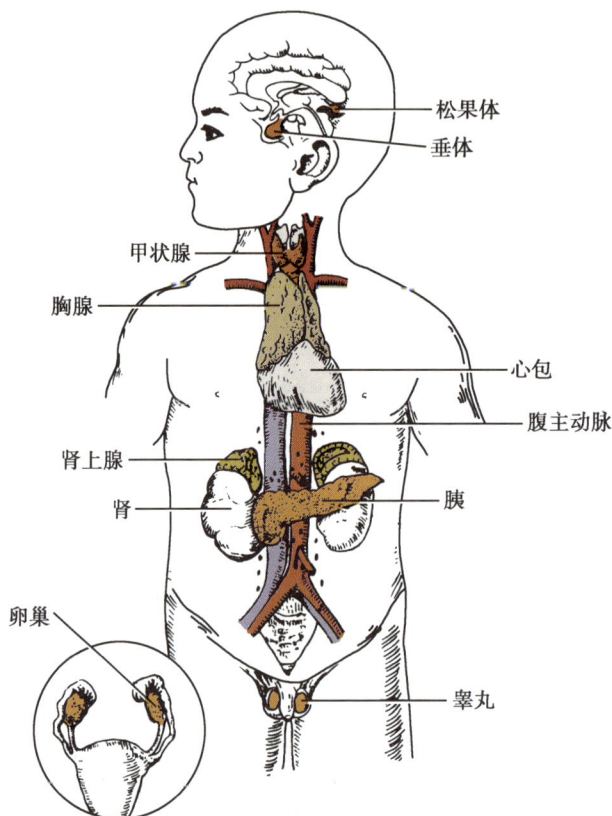

图 13-1　人体主要的内分泌腺

内分泌系统与神经和免疫系统相互作用,构成复杂的神经 - 内分泌 - 免疫调节网络,共同调节和维持人体的内环境稳态,使人体能更好地适应内、外环境的变化,以确保机体生命活动的运行。

二、激素的分类及信息传递方式

(一) 激素的分类

激素的种类繁多,来源复杂,按其化学性质可分为三类。

1. 含氮激素　此类激素分子结构中含有氮元素,包括蛋白质激素(如胰岛素、甲状旁腺激素、腺垂体分泌的各种激素等)、肽类激素(如下丘脑调节肽、神经垂体激素、降钙素、胃肠激素、胰高血糖素等)、胺类激素(如儿茶酚胺类激素、甲状腺激素等)。

2. **类固醇激素** 此类激素常以胆固醇为原料合成,化学结构也与胆固醇相似。主要包括肾上腺皮质激素(如糖皮质激素、醛固酮等)和性激素(如雌激素、孕激素、雄激素等)。

3. **脂肪酸衍生物** 此类激素的前体是细胞膜的磷脂,如前列腺素。

体内多数激素属于含氮激素,容易被胃肠道消化酶破坏(甲状腺激素例外),故不宜口服,一般需以注射方式给药。而类固醇激素不易被消化酶破坏,可口服给药。

(二)激素信息传递的方式

激素在细胞之间传递信息的方式有多种:①远距分泌,指激素借助血液的运输到达远距离的靶细胞而发挥作用,大多数激素通过这种方式传递信息,如生长激素、甲状腺激素等。②旁分泌,指激素通过细胞间液的扩散而作用于邻近的靶细胞。③神经分泌,指激素由神经细胞合成后通过轴浆运输到达神经末梢释放,弥散作用于邻近细胞,或直接进入血液循环发挥作用;④自分泌及内在分泌,指激素通过局部弥散返回作用于产生该激素的内分泌细胞,或者直接在合成激素的细胞内发挥作用(图 13-2)。

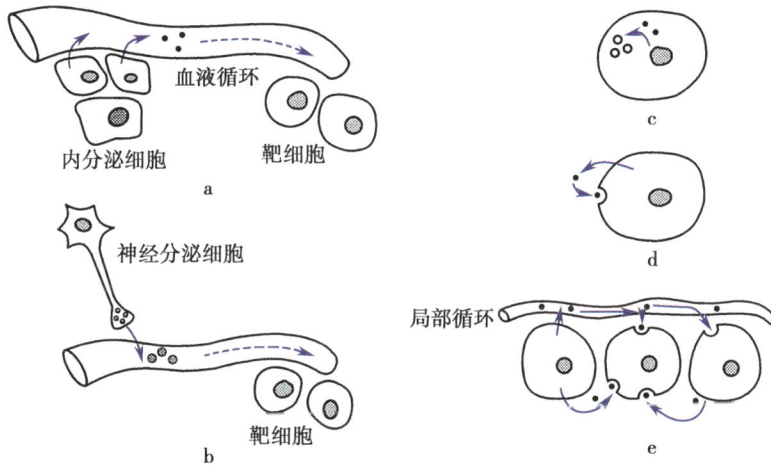

图 13-2 激素在细胞间传递信息的主要方式
a. 远距分泌;b. 神经分泌;c. 内在分泌;d. 自分泌;e. 旁分泌。

三、激素作用的一般特征

各种激素由于化学性质的不同,其作用机制也不一样,但是它们在发挥调节作用的过程中,仍具有以下共同特征。

1. **特异作用** 激素随血流分布到全身各处,与组织细胞广泛接触,但它只选择性地作用于某些器官、组织和细胞。激素这种选择性作用的特性,称为激素的特异作用。被激素作用的器官、组织和细胞分别称为靶器官、靶组织和靶细胞。激素特异性作用的本质是因为靶细胞膜或胞质内存在能与激素发生特异性结合的受体。

2. **信使作用** 激素作为细胞间的信息传递者,不构成细胞的成分,不添加新功能,也不提供额外能量,只是将各种信息从内分泌细胞传递给靶细胞,以调节靶细胞原有的生理生化过程。

3. 高效作用 激素在血液中的含量甚微,但激素与受体结合后,通过引发细胞内一系列信号转导程序,经逐级放大,可形成效能极高的生物放大效应。故某种激素的分泌稍有不足或偏多,便可引起该激素调节功能的明显异常,临床上称为该内分泌腺的功能减退或功能亢进。

4. 相互作用 每种激素都有各自的作用,但在调节某一特定的生理活动时,各种激素总是彼此关联、互相影响的。主要表现为:①协同作用,即多种激素联合作用时的总效应大于各激素单独作用所产生效应的总和,如生长激素、肾上腺素、胰高血糖素、糖皮质激素等,通过作用于代谢的不同环节,均可升高血糖,在升血糖效应上有协同作用。②拮抗作用,如胰岛素能降低血糖,肾上腺素有升高血糖作用,两者同时作用时会使效应减弱或抵消。③允许作用,指某种激素本身对某器官或细胞没有直接作用,但它的存在却是另一种激素产生效应的必要条件,如皮质醇本身并不能收缩血管,但有它的存在,去甲肾上腺素才能充分发挥缩血管的作用。④竞争作用,化学结构相似的激素可竞争同一受体位点,其竞争能力的大小取决于该激素与受体的亲和力以及激素的浓度,如孕激素与醛固酮受体的亲和力小,但当孕激素浓度升高时则与醛固酮竞争同一受体而减弱醛固酮的生理作用。

四、激素的作用机制

(一) 细胞膜受体介导的激素作用机制

该机制建立在"第二信使学说"基础上,其主要内容是:①携带调节信息的激素作为第一信使,先与靶细胞膜上的特异性受体结合,形成激素-受体复合物。②激素-受体复合物激活细胞膜内腺苷酸环化酶。③在 Mg^{2+} 存在的条件下,腺苷酸环化酶催化 ATP 转变为 cAMP。④ cAMP 作为第二信使,逐级活化细胞质中蛋白激酶等功能蛋白质,最终引起靶细胞内特有的生理效应(图 13-3)。

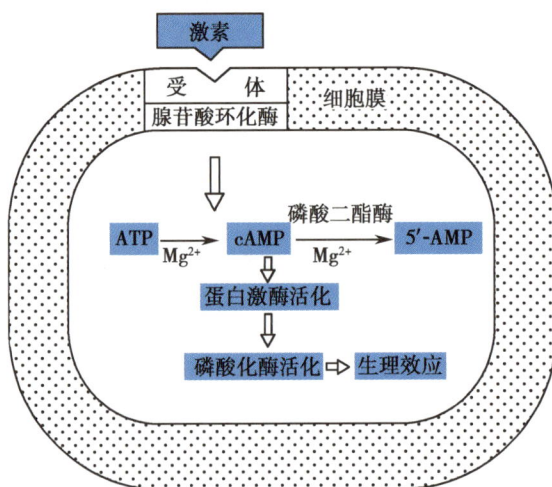

图 13-3 细胞膜受体介导的激素作用机制示意图

（二）细胞内受体介导的激素作用机制

该机制建立在"基因表达学说"基础上。有些激素如类固醇激素、甲状腺激素等可直接进入细胞,与胞质受体结合形成激素 - 胞质受体复合物,再进入细胞核,形成激素 - 核受体复合物,通过调控 DNA 的转录和表达,促进或抑制 mRNA 的形成,进一步诱导或减少某种蛋白质(主要是酶)的合成,从而引起相应的生理效应(图 13-4)。

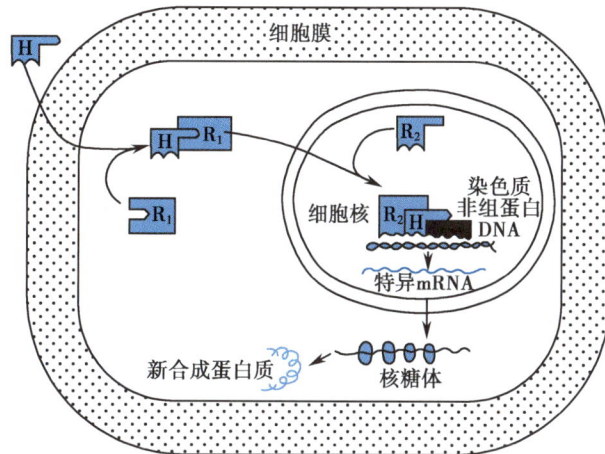

图 13-4　细胞内受体介导的激素作用机制示意图

H. 激素;R$_1$. 胞质受体;R$_2$. 胞核受体。

点滴积累

1. 内分泌系统是机体重要的功能调节系统,由内分泌腺、内分泌组织、神经内分泌细胞组成。
2. 内分泌系统通过激素发挥调节作用。激素是由内分泌腺或器官组织的内分泌细胞所合成与分泌,以体液为媒介,在细胞之间传递调节信息的高效能生物活性物质。
3. 激素的一般特征包括特异作用、信使作用、高效作用及激素间的相互作用(协同作用、拮抗作用、允许作用、竞争作用)。

第二节　下丘脑与垂体

一、下丘脑与垂体的联系

下丘脑与垂体在结构和功能上的联系非常密切,可视作下丘脑 - 垂体功能单位。包括下丘脑 - 腺垂体系统和下丘脑 - 神经垂体系统两部分(图 13-5)。

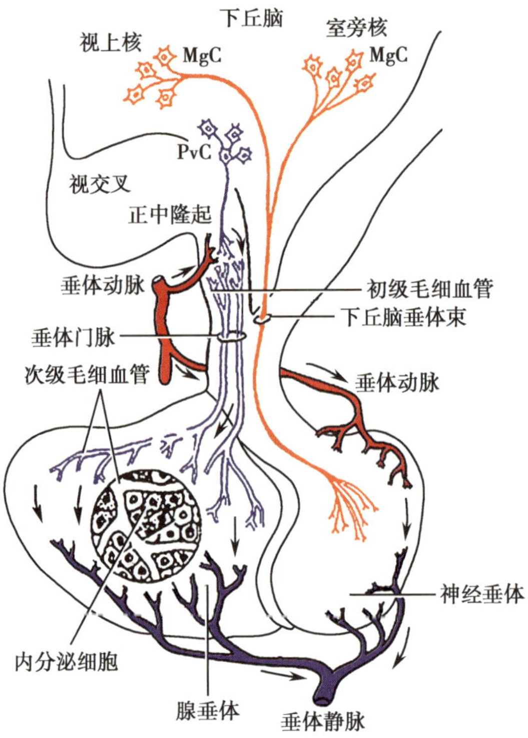

图 13-5　下丘脑与垂体的功能联系示意图

（一）下丘脑 - 腺垂体系统

下丘脑与腺垂体之间,没有直接的神经联系,下丘脑"促垂体区"分泌的下丘脑调节肽主要经垂体门脉系统抵达腺垂体,调节其内分泌功能,并进而通过腺垂体调控外周靶腺的活动,形成下丘脑 - 腺垂体 - 靶腺(甲状腺、肾上腺皮质、性腺)功能轴。

（二）下丘脑 - 神经垂体系统

下丘脑与神经垂体有着直接的神经联系。下丘脑的视上核、室旁核有神经纤维下行到神经垂体,构成下丘脑 - 垂体束。视上核、室旁核合成的血管升压素、催产素通过下丘脑 - 垂体束神经纤维的轴浆运输,运送到神经垂体储存,并在适宜刺激作用下释放入血。

二、下丘脑的神经内分泌功能

下丘脑不仅是重要的神经中枢,而且还是重要的内分泌调节中枢。下丘脑一些神经元具有神经元和内分泌细胞的双重功能,它们可将来自中枢神经系统的神经活动的电信号转变为激素分泌的化学信号,成为神经调节和体液调节的重要枢纽。

下丘脑视上核和室旁核的大细胞神经元能合成血管升压素和催产素。下丘脑的内侧基底部,存在一个"促垂体区",主要包括正中隆起、弓状核、腹内侧核、视上核、室旁核等,这些部位的小细胞神经元能合成分泌至少 9 种肽类激素,具有调节腺垂体内分泌的功能,这些激素称为下丘脑调节肽(表 13-1)。

表 13-1 下丘脑调节肽的种类、化学结构及主要作用

名称	英文缩写	化学结构	主要作用
促甲状腺激素释放激素	TRH	3 肽	促进甲状腺激素的分泌
促性腺激素释放激素	GnRH	10 肽	促进黄体生成素、卵泡刺激素的分泌
生长激素释放激素	GHRH	44 肽	促进生长激素的分泌
生长激素释放抑制激素(生长抑素)	GHRIH	14 肽	抑制生长激素的分泌
促肾上腺皮质激素释放激素	CRH	41 肽	促进促肾上腺皮质激素的分泌
促黑素细胞激素释放因子	MRF	未定	促进促黑素细胞激素的分泌
促黑素细胞激素释放抑制因子	MIF	未定	抑制促黑素细胞激素的分泌
催乳素释放因子	PRF	未定	促进催乳素的分泌
催乳素释放抑制因子	PIF	未定	抑制催乳素的分泌

注:表中下丘脑调节肽化学结构确定的称为激素(H),暂未弄清楚结构的称为因子(F)。

三、垂体

(一) 垂体的位置、形态和分部

垂体是人体最重要、最复杂的内分泌腺,可分泌多种激素,并能调控其他多种内分泌腺的活动。垂体借漏斗与下丘脑相连,悬于脑的底部,位于垂体窝内,呈椭圆形,重量不到 1g。垂体可分为腺垂体和神经垂体两部分(图 13-6)。

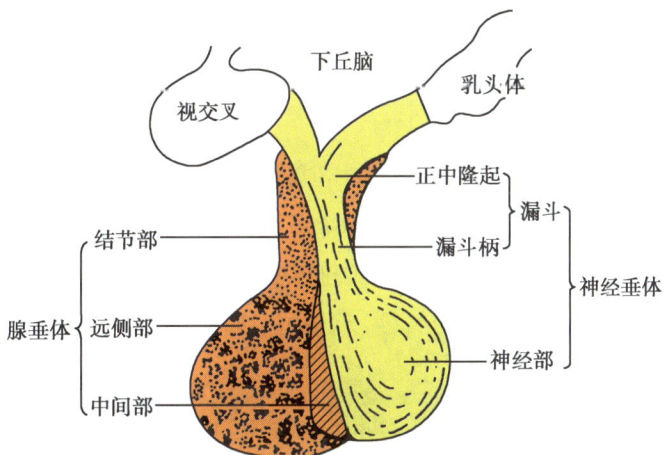

图 13-6 垂体结构示意图

腺垂体可分为远侧部、结节部和中间部,主要由腺细胞组成。根据染色不同,腺细胞可分为嗜酸性细胞、嗜碱性细胞和嫌色细胞 3 种。比较重要的腺垂体激素有:生长激素、催乳素、促黑素细胞激素、促甲状腺激素、促肾上腺皮质激素、卵泡刺激素和黄体生成素。

神经垂体包括神经部和漏斗,由无髓神经纤维和神经胶质细胞构成。神经垂体本身不能合成激素,只能储存和释放由下丘脑神经元合成的血管升压素和催产素。

（二）腺垂体激素

1. 生长激素（GH）　主要作用是调节物质代谢与生长过程,广泛影响人体各种组织器官,尤其是对骨骼、肌肉及内脏器官的作用最为显著。

(1)促进生长：生长激素是调节人体生长的关键激素。主要促进骨、软骨、肌肉和其他组织的生长发育。人在幼年时期若生长激素分泌不足,可出现生长迟缓,身材矮小,称身材矮小症；若生长激素分泌过多,则可导致巨人症。成人若生长激素分泌过多可引起肢端肥大症,表现为手足粗大、指趾末端如杵状、鼻大唇厚、下颌突出及内脏器官增大等现象。

(2)调节代谢：生长激素促进蛋白质合成,特别是肝外组织蛋白质的合成；加速脂肪的分解利用,使组织特别是肢体的脂肪量减少；还可抑制葡萄糖的摄取和利用,使血糖升高。因此,生长激素分泌过量可引起垂体性糖尿。

2. 催乳素（PRL）　作用十分广泛,其主要作用是调节乳腺活动,发动并维持泌乳。催乳素还具有调节性腺功能和免疫功能的作用,并参与应激反应。

3. 促黑素细胞激素（MSH）　简称促黑素,主要作用是促进黑素细胞中的酪氨酸转变为黑色素,使皮肤与毛发等的颜色加深。

4. 促激素　促甲状腺激素（TSH）、促肾上腺皮质激素（ACTH）、卵泡刺激素（FSH）和黄体生成素（LH）可特异性地作用于各自的靶腺,促进靶腺的组织增生和激素分泌,属于促激素。腺垂体分别与上级的下丘脑和下级的靶腺形成下丘脑 - 腺垂体 - 甲状腺轴、下丘脑 - 腺垂体 - 肾上腺皮质轴和下丘脑 - 腺垂体 - 性腺（卵巢或睾丸）轴,构成激素分泌的调节轴。

（三）神经垂体激素

1. 血管升压素（VP）　生理情况下,血浆中 VP 浓度很低,主要是增加肾脏远曲小管和集合管对水的重吸收,具有抗利尿作用,故又称抗利尿激素（ADH）。大剂量的 VP 具有收缩血管升高血压的作用。在人体脱水和失血等情况下,VP 的释放明显增加,可收缩小血管,特别是内脏血管,使血压升高。临床上主要利用其收缩血管的作用进行肺和食管出血时的止血。

2. 催产素　又称缩宫素,其基本作用是刺激子宫平滑肌和乳腺肌上皮细胞收缩。催产素对非孕子宫作用较弱,对妊娠子宫作用较强。在分娩过程中促进子宫收缩；分娩后参与排乳,促进乳汁排出。临床上常将催产素用于引产和产后宫缩无力的治疗。

点滴积累

1. 腺垂体分泌激素种类最多,有 7 种,分别为生长激素、催乳素、促黑素细胞激素、促甲状腺激素、促肾上腺皮质激素、卵泡刺激素和黄体生成素；神经垂体储存和释放 2 种激素,分别为血管升压素和催产素。
2. 下丘脑 - 腺垂体 - 靶腺（甲状腺、肾上腺皮质、性腺）功能轴调节相应靶腺的功能。

第三节　甲状腺与甲状旁腺

一、甲状腺

（一）甲状腺的形态结构

甲状腺是人体最大的内分泌腺,位于颈前部,呈 H 形,分左、右两个侧叶,中间以峡部相连。甲状腺两侧叶分别贴于喉和气管上部的两侧,峡部多位于第 2~4 气管软骨环的前方(图 13-7)。吞咽时甲状腺可随喉上下移动。由于甲状腺与喉、气管、咽、食管及喉返神经相邻,故肿大时可压迫上述结构,导致呼吸困难、吞咽困难及声音嘶哑等症状。

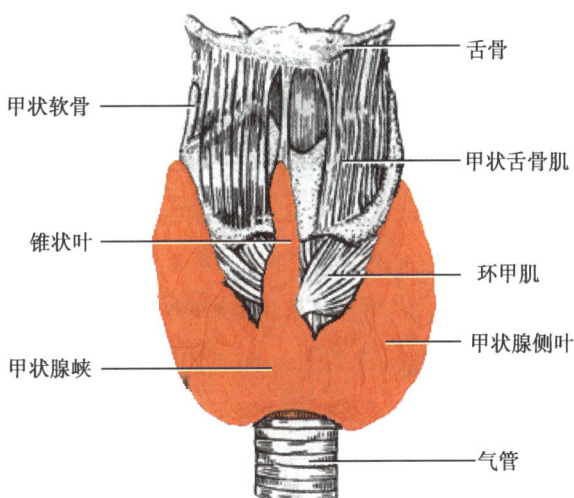

图 13-7　甲状腺(前面)

甲状腺的实质被结缔组织分为若干大小不等的小叶,每个小叶内有 20~40 个圆形或椭圆形的甲状腺滤泡。滤泡上皮细胞能合成和分泌甲状腺激素。在滤泡上皮细胞之间及滤泡之间的结缔组织内,有单个或成群分布的滤泡旁细胞(又称亮细胞、C 细胞),可分泌降钙素(图 13-8)。

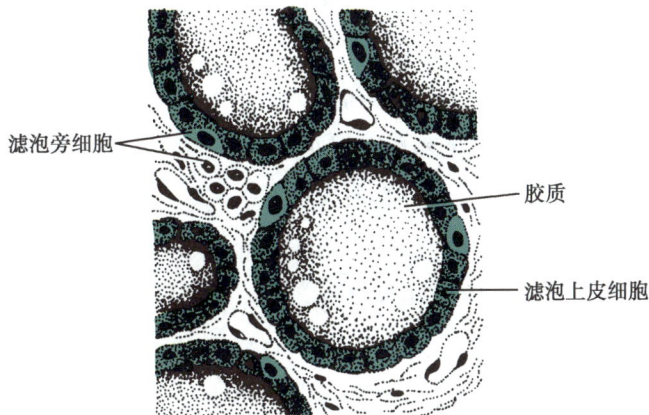

图 13-8　甲状腺的组织结构

(二)甲状腺激素

1. 甲状腺激素的合成与代谢 甲状腺激素(TH)主要有两种形式,即甲状腺素(又称四碘甲腺原氨酸,T_4)和三碘甲腺原氨酸(T_3)。它们均是酪氨酸的碘化物,合成原料为碘和酪氨酸,碘主要来源于食物。碘缺乏或过剩均可导致甲状腺疾病。

甲状腺激素的合成包括三个步骤。①滤泡聚碘:滤泡上皮细胞能通过主动转运机制摄取和聚集碘,使甲状腺内 I^- 浓度为血清的 30 倍左右。②碘的活化和酪氨酸碘化:在过氧化物酶(POD)催化下滤泡上皮细胞内 I^- 成为活化碘。活化碘在酶的进一步催化下,与甲状腺球蛋白(TG)中的酪氨酸残基结合,生成一碘酪氨酸(MIT)和二碘酪氨酸(DIT),完成酪氨酸的碘化过程。③碘化酪氨酸缩合:在甲状腺球蛋白分子上生成的 MIT 和 DIT 经缩合后形成 T_3 和 T_4。2 分子 DIT 耦联生成 T_4,1 分子 MIT 和 1 分子 DIT 耦联生成 T_3。在 1 个 TG 分子上,T_4 与 T_3 之比约为 20:1,比例可受人体含碘量的影响。

合成的 T_3、T_4 以甲状腺球蛋白的形式储存于腺泡腔内,其储量很大,可供人体利用 50~120 天。因此,临床上应用抗甲状腺药物时,需较长时间才能奏效。

人体受到适宜刺激时,T_3、T_4 从 TG 中分离出来,并迅速进入血液。进入血液的甲状腺激素 99% 以上与血浆蛋白结合,呈游离状态的不到 1%。结合和游离两种形式之间可互相转化,保持动态平衡。只有游离的甲状腺激素才能进入组织细胞发挥作用。T_3 主要以游离型存在,而且其生物学活性约为 T_4 的 5 倍。因此,T_3 量虽少,但却是甲状腺激素发挥作用的主要形式。

2. 甲状腺激素的生理作用 甲状腺激素的作用广泛,几乎对全身各组织细胞均有影响,其主要作用是增强能量代谢与调节物质代谢,促进人体的生长发育。

(1)增强能量代谢:甲状腺激素能显著提高能量代谢水平。除了成人的脑、肺、性腺和脾外,甲状腺激素能增强人体所有器官组织的代谢活动,提高组织的耗氧量和产热量。甲状腺激素缺乏或过多时,对基础代谢可产生较明显的影响,可使基础代谢率(BMR)变动范围为 -40%~+80%。

(2)调节物质代谢:生理浓度的甲状腺激素对三大营养物质的合成与分解代谢均有促进作用,而大剂量时对分解代谢的促进作用更为明显。

1)对糖代谢:甲状腺激素能加速小肠黏膜对葡萄糖的吸收,增强糖原的分解和肝糖原异生,并能增强肾上腺素、胰高血糖素、皮质醇和生长激素的升血糖作用,还能拮抗胰岛素的降血糖作用,使血糖升高;同时又能加强外周组织对糖的利用,使血糖降低。因此,甲状腺功能亢进症(甲亢)患者餐后血糖增高,甚至出现糖尿,但随后血糖又能很快降低。

2)对蛋白质代谢:生理浓度的甲状腺激素可加强蛋白质的合成,有利于人体的生长发育。当甲状腺激素分泌不足时,蛋白质合成减少,这时,细胞间的黏液蛋白沉积,引起黏液性水肿。但甲状腺激素分泌过多时,则加强蛋白质的分解。因此,甲状腺功能亢进时,蛋白质分解明显大于合成,特别是骨骼肌和骨组织中的蛋白质大量分解,出现肌肉消瘦和骨质疏松。

3)对脂肪代谢:甲状腺激素能促进脂肪的合成与分解,加速脂肪的代谢速率,总的效应是分解大于合成;能加速胆固醇降解。因此,甲状腺功能亢进症患者血浆胆固醇水平常低于正常。

(3)促进生长发育:甲状腺激素是促进人体正常生长发育必不可少的激素。在胚胎期,甲状腺激素可促进神经元增殖、分化、突起和突触形成等，是胎儿和新生儿脑发育的关键激素。胎儿在生长发育的前12周不具备合成甲状腺激素的能力。因此，孕妇需适时补碘，以保证合成足够的甲状腺激素供胎儿所用。

出生后，甲状腺激素可促使软骨骨化，刺激长骨和牙的生长，促进生长发育。与生长激素具有协同作用，调控婴幼儿期的生长发育。先天性甲状腺功能低下的患儿，由于脑与长骨生长发育的障碍而出现智力低下、身材矮小等现象，称为先天性甲状腺功能减退症。

（4）对其他器官系统的影响

1）对神经系统：甲状腺激素不仅能促进胚胎期脑的发育，还能通过允许作用，加强儿茶酚胺对神经系统的效应，提高中枢神经系统的兴奋性。此外，甲状腺激素也影响学习和记忆过程。

2）对心血管系统：甲状腺激素可直接作用于心肌细胞，使心跳明显加快加强，心排血量增加，收缩压增高；但同时能使组织耗氧量增多，小血管扩张，外周阻力降低，故舒张压正常或稍低，脉压增大。甲状腺功能亢进症患者可出现心动过速、脉压增大。

3）对生殖系统：甲状腺激素对维持正常性腺功能有重要作用。甲状腺功能减退可导致患者出现性欲下降、生殖力减退以及女性月经失调。先天性甲状腺功能减退症患者的生殖系统发育不全，可出现隐睾症。

4）对消化系统：甲状腺激素可促进消化道的运动和消化腺的分泌。甲状腺功能亢进时，食欲亢进，胃肠运动加速，肠吸收减少。

3. 甲状腺激素分泌的调节　甲状腺激素的分泌主要受下丘脑 - 腺垂体 - 甲状腺轴的调节（图 13-9）。下丘脑分泌的 TRH，有促进腺垂体合成和释放 TSH 的作用。TSH 刺激甲状腺滤泡增生和甲状腺激素的合成与分泌。而当血中游离的甲状腺激素达到一定水平时，又通过负反馈抑制 TSH 和 TRH 的分泌，从而维持血液中甲状腺激素的相对稳定。

当食物缺碘造成 T_3、T_4 合成分泌减少时，对腺垂体的负反馈作用减弱，使腺垂体 TSH 的分泌增多，TSH 刺激甲状腺滤泡增生，导致甲状腺肿大，临床上称为地方性甲状腺肿。

此外，甲状腺激素的分泌还存在自身调节、神经与免疫系统的调节。

（三）降钙素

降钙素（CT）是甲状腺滤泡旁细胞分泌的激素。降钙素的主要靶器官是骨和肾，通过抑制溶骨，促进成骨以及增强肾小管对钙、磷的排泄，使血钙和血磷降低。

CT 的分泌主要受血钙水平的调节。血钙浓度升高时，CT 分泌增多，反之则分泌减少。

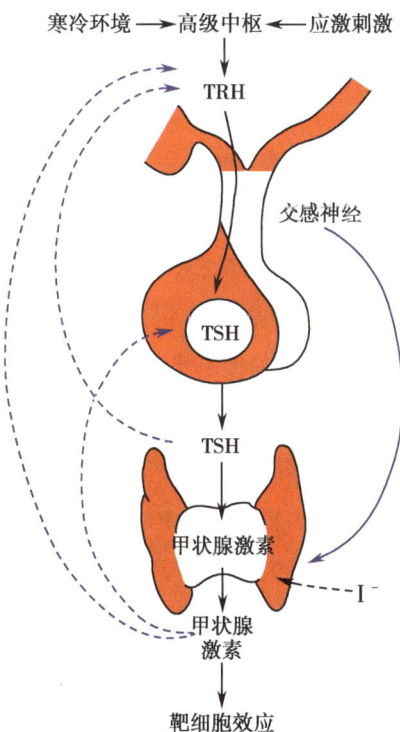

图13-9　甲状腺激素分泌调节示意图
──▶表示促进；┈┈┈▶表示抑制。

二、甲状旁腺

(一)甲状旁腺的形态结构

甲状旁腺是扁椭圆形小体,形状及大小略似黄豆。位于甲状腺侧叶的后方,上、下各1对;也可埋入甲状腺实质内(图13-10)。甲状旁腺的主要细胞是主细胞,分泌甲状旁腺激素(PTH)。

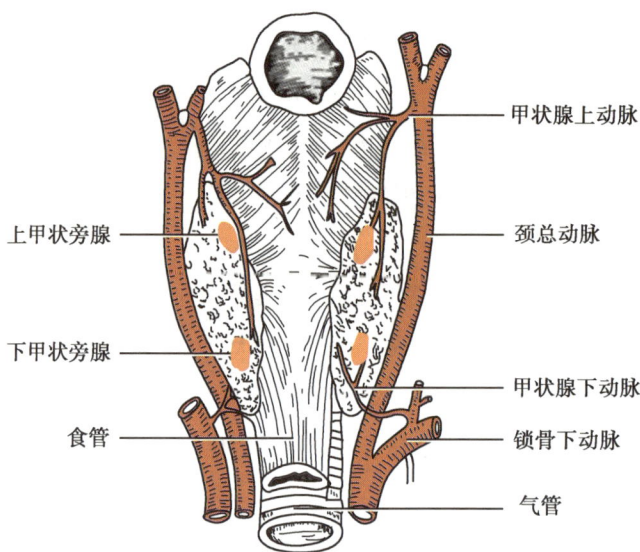

图13-10 甲状旁腺(后面)

(二)甲状旁腺激素的生理作用

甲状旁腺激素可动员骨钙入血,升高血钙水平;能促进肾小管对钙的重吸收而抑制对磷的重吸收,具有保钙排磷的作用;能促进小肠上皮细胞对钙的吸收。其总效应是升高血钙和降低血磷,是维持血钙、血磷稳态的重要激素。

临床上,如在甲状腺手术时不慎将甲状旁腺切除,可引起血钙降低、手足抽搐,肢体出现对称性疼痛和痉挛;若甲状旁腺功能亢进,则可发生骨质疏松并易发生骨折。

(三)甲状旁腺激素分泌的调节

血钙水平是调节PTH分泌最主要的因素。血钙浓度降低时,PTH的分泌增多;反之,则PTH分泌减少。这种负反馈调节是人体甲状旁腺激素分泌和血钙浓度维持相对稳定的重要机制。

> **知识链接**
>
> #### 其他调节钙磷代谢的激素——维生素 D_3
>
> 维生素 D_3、降钙素、PTH共同参与钙磷代谢的调节。维生素 D_3从食物中获取或在日光照射下由皮肤中7-脱氢胆固醇转化而来。维生素 D_3无生物活性,经过两次羟化生成具有生物活性的1,25-二羟维生素 D_3[1,25-$(OH)_2D_3$]。1,25-二羟维生素 D_3可促进小肠黏膜上皮细胞对钙的吸收;能促进骨吸收(直接作用)和骨形成(间接作用),因直接作用大于间接作用,故总效应是升高血钙和血磷。血钙、血磷降

低,可促进 1,25- 二羟维生素 D_3 的生成。维生素 D_3 属于骨矿化促进药,是治疗骨质疏松症的基本补充剂,和钙剂联合应用效果更佳。

点滴积累

1. 甲状腺是人体最大的内分泌腺,其分泌的甲状腺激素从多方面调节新陈代谢与生长发育,是维持机体功能活动的基础性激素,其生物效应十分广泛。
2. 甲状旁腺分泌的甲状旁腺激素、甲状腺滤泡旁细胞分泌的降钙素和由皮肤、肝和肾联合作用生成的 1,25- 二羟维生素 D_3 是共同调节机体钙、磷代谢稳态的三种基础激素。

第四节　肾上腺

一、肾上腺的形态和位置

　　肾上腺为成对的实质性器官,左右各一。左肾上腺呈半月形,右肾上腺呈三角形,分别位于肾的内上方,与肾共同包在肾筋膜内。肾上腺实质分为周边的皮质和中央的髓质两部分(图 13-11)。两者在形态发生、激素的生物学效应等方面都是完全不同的两种内分泌腺体,但在功能上有一定的联系。

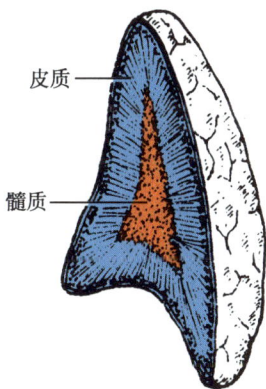

皮质

髓质

图 13-11　肾上腺(剖面观)

二、肾上腺皮质

(一) 肾上腺皮质的组织结构与分泌的激素

　　肾上腺皮质约占肾上腺的 80%~90%,根据细胞的形态和排列,可将皮质从外向内分为三部分(图 13-12)。

　　1. 球状带　细胞较小,排列成环状或半环状的细胞团,其间有血窦和结缔组织。球状带细胞分泌盐皮质激素,如醛固酮等,主要参与体内水盐代谢的调节(见第十章)。

　　2. 束状带　较厚,细胞较大,排列呈索状,并由髓质向皮质成放射状排列。束状带细胞分泌糖皮质激素,如皮质醇等。

　　3. 网状带　细胞排列成索状并相互连接成网,能分泌少量的性激素。性激素的生理作用见第十四章。

(二) 糖皮质激素的生理作用

　　糖皮质激素因能显著升高血糖而得名,但实际上糖皮质激素的作用非常广泛,在物质代谢、应激反应和免疫反应中都起着非常重要的作用。

1. 对物质代谢的作用

（1）糖代谢：糖皮质激素能促进肝内糖异生和糖原合成；拮抗胰岛素的降血糖作用，抑制外周组织对糖的摄取利用（心脏和脑除外），因而使血糖浓度升高。糖皮质激素过多时可出现糖尿。

（2）蛋白质代谢：糖皮质激素能促进肝外组织，特别是肌肉组织中蛋白质的分解，抑制蛋白质的合成。因此，糖皮质激素分泌过多时可引起生长停滞、肌肉消瘦、皮肤变薄（以致可见皮下血管分布而呈现紫纹）、骨质疏松、淋巴组织萎缩以及创口愈合延迟等现象。

（3）脂肪代谢：糖皮质激素能促进脂肪分解，增强脂肪酸在肝内的氧化过程，有利于糖异生作用。但全身不同部位的脂肪组织对糖皮质激素的敏感性不同。四肢敏感性较高，而面部、肩、颈和躯干部位对糖皮质激素的敏感性较低，却对胰岛素（促进脂肪合成）的敏感性较高。因此，长期大剂量使用糖皮质激素或肾上腺皮质功能亢进的患者，

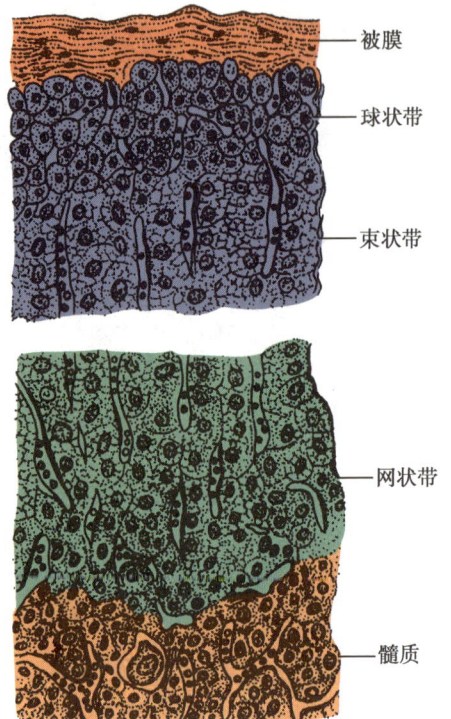

图 13-12　肾上腺的微细结构

被膜

球状带

束状带

网状带

髓质

体内脂肪重新分配，产生以面圆、背厚、躯干发胖而四肢消瘦的向心性肥胖。其形象表现为"满月脸""水牛背"，临床上称为库欣综合征。

（4）水盐代谢：糖皮质激素可通过增加肾小球滤过率和抑制血管升压素的分泌，增加肾脏对水的排泄。糖皮质激素还有弱的排钾保钠作用，这种作用约为醛固酮的 1/500。

2. 对各组织器官的作用

（1）血细胞：糖皮质激素能影响骨髓造血功能，增加红细胞、血小板和中性粒细胞的数量，减少淋巴细胞和嗜酸性粒细胞的数量。因此，临床上糖皮质激素可以用于治疗淋巴细胞白血病。

（2）循环系统：糖皮质激素能增强儿茶酚胺的缩血管作用（允许作用），有利于维持血压；能降低毛细血管壁的通透性，维持血容量；能增强心脏的收缩力。

（3）消化系统：糖皮质激素能促进胃酸和胃蛋白酶原的分泌，并减弱胃黏膜的自身保护和修复功能。长期大量使用糖皮质激素或长时间的应激性刺激可诱发或加剧胃溃疡。

（4）神经系统：糖皮质激素能维持中枢神经系统正常兴奋性，还能改变人的行为和认知能力。

3. 在应激反应中的作用　当人体遭受来自内、外环境和社会、心理等因素一定程度的伤害性刺激时（如创伤、手术、感染、疼痛、寒冷、紧张、强烈精神刺激等），下丘脑 - 腺垂体 - 肾上腺皮质轴被激活，促肾上腺皮质激素和糖皮质激素的分泌大大增加，并产生一系列非特异性反应，以提高人体对有害刺激的耐受力和生存能力，这种现象称为应激反应。

大剂量糖皮质激素还有抗炎、抗过敏、抗免疫排斥反应和抗休克等药理作用。

(三) 糖皮质激素分泌的调节

糖皮质激素的分泌主要受下丘脑-腺垂体-肾上腺皮质轴的调节(图13-13)。糖皮质激素的分泌直接受腺垂体分泌的促肾上腺皮质激素(ACTH)的调节,促肾上腺皮质激素的分泌则受下丘脑分泌的促肾上腺皮质激素释放激素(CRH)的调节和糖皮质激素的反馈调节。

ACTH促进肾上腺皮质分泌糖皮质激素,并能刺激肾上腺皮质细胞的增殖。下丘脑分泌的CRH可促进腺垂体分泌ACTH;血液中的糖皮质激素可以反馈作用于下丘脑和腺垂体,抑制CRH和ACTH的分泌,从而维持体内肾上腺皮质激素水平的稳态。此外,ACTH对CRH的分泌以及CRH对CRH本身的分泌也有负反馈调节作用。值得注意的是,在应激状态下,下丘脑和腺垂体对反馈刺激的敏感性降低,使这些负反馈作用暂时失效,以致ACTH和糖皮质激素的分泌大大增加。

图 13-13　糖皮质激素分泌调节示意图
──▶表示促进;┈┈▶表示抑制。

由于受下丘脑生物钟的控制,CRH的释放呈日周期节律波动。因此,ACTH和糖皮质激素的分泌也呈现出相应的节律性。一般上午6—8时分泌量最高,以后逐渐下降,到下午6—11时最低,以后又逐渐升高。故在应用此类药物时,应注意掌握用药时间,以提高疗效,降低不良反应。

在临床上,如果长期大量应用外源性糖皮质激素,可反馈性地抑制腺垂体ACTH的分泌。这会导致肾上腺皮质萎缩,其分泌功能降低或停止。如果突然停药,可发生急性肾上腺皮质功能减退的严重后果,甚至危及生命。因此,在停药过程中应逐渐减少糖皮质激素的剂量,使肾上腺皮质功能逐渐恢复,或用药期间间断给予ACTH,防止肾上腺皮质萎缩。

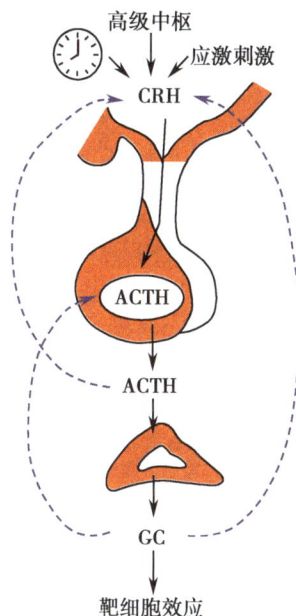

三、肾上腺髓质

(一) 肾上腺髓质的组织结构与分泌的激素

肾上腺髓质位于肾上腺的中央部,与皮质网状带邻接,但界限不清;由髓质细胞和少量结缔组织构成。髓质细胞又称嗜铬细胞,体积较大,能分泌肾上腺素和去甲肾上腺素。两种激素量的比例为4:1,都属于儿茶酚胺。由于肾上腺髓质接受交感神经节前纤维的支配,故在功能上相当于交感神经节后神经元。

(二) 肾上腺髓质激素的生理作用

1. 对心血管、内脏平滑肌及代谢的作用　见表13-2。

表 13-2　肾上腺素与去甲肾上腺素的主要生理作用比较

器官	肾上腺素	去甲肾上腺素
心脏	心率加快,心肌收缩能力增强,心排血量增加	离体心脏的心率加快;在体心脏的心率减慢(减压反射的效应)
血管	皮肤、胃肠、肾等血管收缩;冠状血管、骨骼肌血管舒张	全身血管广泛收缩,总外周阻力显著增大
血压	升高(主要因心排血量增加)	显著升高(主要因外周阻力增大)
支气管平滑肌	舒张	稍舒张
妊娠子宫平滑肌	舒张	收缩
代谢	增强	稍增强

从表 13-2 中可见,肾上腺素对心肌作用较强,临床上常作为强心急救药;去甲肾上腺素的缩血管作用较强,临床上常用作升压药。

2. 在应急反应中的作用　肾上腺髓质直接受交感神经节前纤维的支配,交感神经兴奋时,髓质激素分泌增多,肾上腺髓质激素的作用与交感神经兴奋时的效应相似。因此,把交感神经与肾上腺髓质在结构和功能上的这种联系,称为交感 - 肾上腺髓质系统。当人体遇到紧急情况,如恐惧、剧痛、失血、缺氧以及剧烈运动等时,这一系统的活动明显增强,肾上腺髓质激素大量分泌(可达基础分泌量的 1 000 倍),使心率加快,心肌收缩能力加强,血液发生重新分配,骨骼肌、心肌的血流量增加,肺通气量增加,肝糖原和脂肪分解加强以提供能量等,称为应急反应。这些反应都有利于人体应对紧急情况。

点滴积累

1. 肾上腺皮质的球状带分泌盐皮质激素(如醛固酮),束状带分泌糖皮质激素,网状带分泌少量的性激素。肾上腺髓质分泌肾上腺素和去甲肾上腺素。
2. 糖皮质激素作用广泛,在物质代谢、应激反应和对各组织器官中都发挥非常重要的作用。其分泌主要受下丘脑 - 腺垂体 - 肾上腺皮质轴的调节以及负反馈调节。
3. 肾上腺素和去甲肾上腺素对心脏、血管和血压等方面均发挥重要作用。
4. 人体受到伤害性刺激时同时产生应急反应和应激反应,前者在于提高机体对环境突变的应变能力,后者则是增强机体对伤害性刺激的耐受能力。

第五节　胰岛

胰岛是呈小岛状分散在胰腺泡之间、大小不等、形状不定的内分泌细胞群。胰岛内至少有 5 种形态和功能不同的细胞,其中,β(B)细胞分泌胰岛素,α(A)细胞分泌胰高血糖素;δ(D)细胞分泌生长抑素。

一、胰岛素

(一) 胰岛素的生理作用

胰岛素主要的生理作用包括：一是调节代谢，是全面促进合成代谢的关键激素；二是调节细胞的生长、繁殖，抑制细胞的凋亡。

1. **糖代谢**　胰岛素最显著的作用是降低血糖，是生理状态下唯一能降低血糖的激素。胰岛素通过三方面的作用影响糖代谢：①促进组织细胞对葡萄糖的摄取和氧化利用。②促进肝糖原合成，并促进葡萄糖转化为脂肪酸。③抑制糖原分解和糖异生。当胰岛素分泌发生障碍或作用减弱时，糖代谢紊乱，出现血糖升高，可导致糖尿病。

知识链接

餐后反应性低血糖

餐后反应性低血糖是指糖尿病患者进食后胰岛素分泌高峰延迟，餐后3~5小时血浆胰岛素水平不适当地升高，引起反应性低血糖，甚至可成为这些患者的首发临床表现。糖尿病患者的这种低血糖状况极易被忽视而造成误诊误治，故一定要引起重视。

2. **脂肪代谢**　胰岛素能促进脂肪的合成与储存，抑制脂肪酶对脂肪的分解，使血中游离脂肪酸减少。胰岛素缺乏时，脂肪分解加强，血脂升高，大量脂肪酸在肝内氧化生成过多酮体，可引起酮症酸中毒，甚至昏迷。

3. **蛋白质代谢**　胰岛素通过多个环节促进蛋白质合成，抑制蛋白质的分解。胰岛素缺乏可导致蛋白质分解增强，身体消瘦。

胰岛素还是重要的促生长因子，可通过胰岛素受体直接促进生长，也可通过与生长激素和胰岛素样生长因子的协同作用，发挥明显的促生长效应。此外，胰岛素还能促进 K^+ 进入细胞，使血钾降低。

(二) 胰岛素分泌的调节

1. **代谢物的调节**　血糖水平升高是刺激胰岛素分泌最重要的因素。血中氨基酸与血糖有协同作用，两者同时升高，可使胰岛素分泌量成倍增加。血中游离脂肪酸和酮体大量增加时，也可促进胰岛素分泌。

2. **激素的调节**　肠抑胃肽对胰岛素的分泌有直接促进作用；胰高血糖素可直接刺激或间接促进胰岛素的分泌。此外，甲状腺激素、生长激素、皮质醇等可通过升高血糖间接刺激胰岛素分泌。

3. **神经调节**　迷走神经兴奋时，既可直接促进胰岛素分泌，又可通过胃肠激素间接促进胰岛素分泌；交感神经兴奋则抑制胰岛素分泌。

二、胰高血糖素

胰高血糖素的血清浓度约为 50~100ng/L，血浆半衰期为 5~10 分钟，主要在肝脏灭活，肾对胰高血糖素也有降解作用。

(一) 胰高血糖素的生理作用

胰高血糖素的作用与胰岛素相反,是全面促进分解代谢的激素。胰高血糖素具有很强的促进糖原分解及糖异生的作用,因而使血糖升高的效应非常明显。胰高血糖素能活化脂肪酶,促进脂肪的分解和脂肪酸的氧化,使血中酮体和游离脂肪酸增加。胰高血糖素对蛋白质也有促进分解和抑制合成的作用。

(二) 胰高血糖素分泌的调节

血糖水平是调节胰高血糖素分泌的主要因素。血糖降低可促进胰高血糖素的分泌。胰岛素可通过旁分泌直接抑制胰高血糖素的分泌;又可通过降低血糖间接地刺激胰高血糖素分泌。交感神经兴奋可促进其分泌,迷走神经兴奋抑制其分泌。

点滴积累

1. 胰岛是分散在胰腺泡之间的内分泌细胞群。其 β(B) 细胞分泌胰岛素,α(A) 细胞分泌胰高血糖素。
2. 胰岛素是促进合成代谢的激素,其可通过促进组织细胞利用糖、促进肝糖原合成等降低血糖,是生理状态下唯一降低血糖的激素;此外,还可促进脂肪和蛋白质合成。血糖水平是调节其分泌的重要因素。
3. 胰高血糖素是促进分解代谢的激素,其具有促进糖原分解及糖异生、促进脂肪的分解和脂肪酸的氧化、促进蛋白质分解和抑制合成等作用。其分泌也受血糖水平调节。

第六节　其他激素

一、前列腺素

前列腺素(PG)最早在精液中发现,误以为由前列腺分泌而得名。实际上,PG 广泛存在于体内。前列腺素家族成员分布广泛,作用复杂,它们结构相似,差异甚微,作用却迥异。

不同的 PG 产生的效应常相互抗衡。例如,PGA_2、PGB、PGD_2、$PGF_{1\alpha}$ 和 PGH 等具有缩血管作用,而 PGA_1、PGE_2 和 PGI_2 等具有舒血管作用;血管内皮产生的 PGI_2 在舒血管的同时也能抑制血小板聚集;而由血小板产生的 TXA_2 却能使血小板聚集,并有缩血管作用。PGI_2 和 PGE_2 可使支气管平滑肌舒张,降低肺通气阻力;而 $PGF_{2\alpha}$ 却使支气管平滑肌收缩。后者在哮喘发作时释放增加,应用 PGI_2 能防止某些刺激诱发的哮喘发作。

同一种 PG 可产生多种生物效应。PGE_2 除具有舒血管作用外,还能明显抑制胃酸的分泌,可能是胃液分泌的负反馈抑制物;同时能增加溶酶体的稳定性,保护胃黏膜。PGE_2 还可增加肾血流量,促进排钠利尿;抑制某些活性物质所致的气道阻力增加。此外,它对体温调节、神经系统以及内分泌与生殖系统活动均有影响。

二、褪黑素

褪黑素（MT）是松果体分泌的主要激素,因能使青蛙皮肤颜色变浅而得名。从青春期开始,人类松果体细胞即开始沉寂,MT 的合成和分泌量也随年龄递减。MT 对神经系统影响广泛,主要表现为镇静、催眠、镇痛、抗惊厥、抗抑郁等。MT 能抑制下丘脑 - 垂体 - 靶腺轴的活动,特别是性腺轴,因而 MT 作用与性激素分泌呈负相关,在性腺发育、性腺激素分泌以及生殖周期活动调节中可能起抗衡作用。MT 还参与机体的免疫调节、生物节律的调整(如紊乱的生物钟重建和时差恢复)等。此外,MT 也能影响心血管、肾、肺、消化等器官和系统的功能。

三、胸腺激素

胸腺既是淋巴器官,又是内分泌器官。胸腺在青春期前发育成熟,青春期后开始退化萎缩。胸腺能分泌多种肽类激素,如胸腺素、胸腺生成素和胸腺刺激素。

这些激素的主要作用是使淋巴干细胞成熟并转变为具有免疫功能的 T 淋巴细胞,参与细胞免疫调节,增强人体排斥异体组织的能力。其分泌于儿童期活跃,青春期分泌增多,以后随性腺的活动开始退化,至老年期水平最低。一般认为,免疫缺陷者及老年人易患感染性疾病可能与此有关。

四、瘦素

瘦素由脂肪细胞合成,其作用是调节体内脂肪储存量并维持机体的能量平衡,因能降低体重而得名。瘦素主要作用于下丘脑弓状核,通过抑制神经肽 Y 神经元活动,减少摄食量,与参与摄食平衡调节的兴奋性因素相抗衡。瘦素的生物效应比较广泛,不但可影响下丘脑 - 垂体 - 性腺轴的

课堂活动
通过本章内容学习,试分析:影响机体生长发育的激素有哪些? 它们之间有何联系?

活动,还对促性腺激素释放激素(GnRH)、黄体生成素(LH)和卵泡刺激素(FSH)的释放有双相调节作用,也影响下丘脑 - 垂体 - 甲状腺轴和下丘脑 - 垂体 - 肾上腺皮质轴的活动。

点滴积累

1. 除经典内分泌器官外,体内还存在一些分布于各种组织中的内分泌细胞,它们也能分泌一些激素如前列腺素、褪黑素、胸腺激素、瘦素等。
2. 前列腺素家族成员分布广泛,结构类同,但作用迥异。褪黑素对神经系统影响广泛,主要表现为镇静、催眠、抗惊厥、抗抑郁等。胸腺分泌的多种肽类激素,主要作用是参与细胞免疫调节。瘦素由脂肪细胞合成,其作用是调节体内脂肪储存量而降低体重。

目标检测

1. 简述激素作用的一般特征。

2. 正常情况下,甲状腺激素的分泌是如何维持相对稳定的?

3. 何谓应激反应和应急反应? 试比较二者的区别和联系。

4. 长期大量使用糖皮质激素类药物的患者,为何不能突然停药?

5. 列举调节血糖水平的激素及其作用。

(王 华)

第十四章　生殖系统

ER 14-1

第十四章
课件

学习目标

1. **掌握**　男性、女性生殖系统的组成及功能；睾丸和卵巢的功能；月经周期的分期及各期中卵巢和子宫内膜的相应变化。
2. **熟悉**　男性、女性内生殖器的位置、形态、结构；睾丸和卵巢功能的调节。
3. **了解**　女性乳房的形态结构；妊娠和分娩。

导学情景

情景描述：

　　患者，女，13 岁，因初次月经来潮(初潮)出现下腹隐痛、经量较多且伴有少量血块，自觉不适并产生紧张情绪。母亲发现其情绪低落且回避社交活动，遂带其至妇科门诊咨询。

学前导语：

　　每个女孩都希望自己长大后美丽动人，每个男孩都希望自己长大后帅气阳刚。然而这一切都源于青春期身体结构和功能的变化。青春期身体结构和功能会发生哪些变化？为什么？结合上面的案例，学完本章后相信你会找到答案。

　　生殖是生物体生长发育到一定阶段后，能够产生与自己相似的子代个体的功能活动，是生命活动的基本特征之一。

第一节　概述

　　生殖系统包括男性生殖系统和女性生殖系统，两者都包括内生殖器和外生殖器两部分。内生殖器由生殖腺、生殖管道和附属腺体组成，外生殖器显露于体表，主要为性交接器官。

　　男性生殖系统的内生殖器由生殖腺(睾丸)、输精管道(附睾、输精管、射精管、男性尿道)和附属腺体(精囊腺、前列腺、尿道球腺)组成；外生殖器包括阴囊和阴茎(图 14-1)。

　　女性生殖系统的内生殖器由生殖腺(卵巢)、输送管道(输卵管、子宫、阴道)和附属腺体(前庭大腺)组成；外生殖器即女阴(图 14-2)。

　　男性和女性在生殖器官上的差异称为第一性征。从青春期开始所出现的一系列与性别有关的特征，称为第二性征(副性征)。如男性表现为胡须生长、喉结突出、体毛生长、肌肉较发达、音调变粗等;女性表现为乳房发育、骨盆宽大、脂肪在乳房和臀部堆积、音调尖细等。

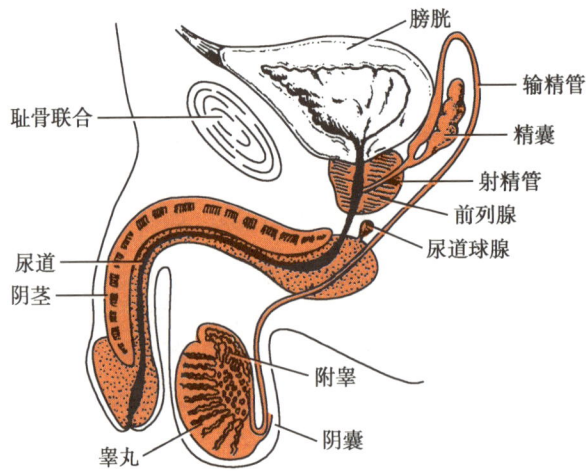

图 14-1　男性生殖系统概观

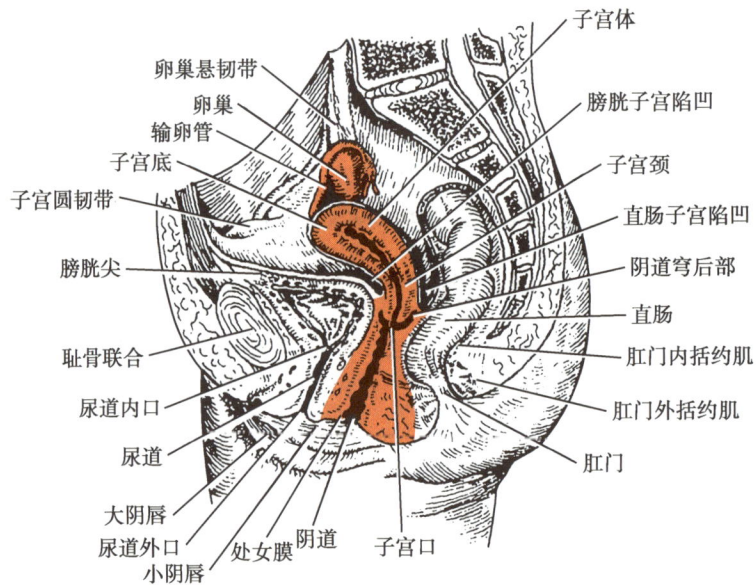

图 14-2　女性盆腔正中矢状切面

边 学 边 练

　　生殖是生命活动的基本特征之一,通过男性、女性生殖系统的功能活动实现;男性生殖系统和女性生殖系统各器官的组成、位置及形态结构是什么? 请参见实验项目:观察内脏。

第二节 男性生殖系统

一、睾丸

(一)睾丸的位置、形态和结构

睾丸是男性生殖腺,位于阴囊内,左右各一,呈扁卵圆形。睾丸后缘有血管、神经及淋巴管出入,并与附睾和输精管起始段相接触。睾丸除后缘外,表面均被有浆膜,称睾丸鞘膜。鞘膜分脏层和壁层,脏、壁两层之间密闭的腔隙为鞘膜腔,内含少量浆液,起润滑作用。

睾丸表面有一层坚厚的纤维膜,称为白膜。白膜在睾丸后缘增厚并发出许多小隔,将睾丸实质分成许多睾丸小叶。每个睾丸小叶由1~4条精曲小管和睾丸间质组成。精曲小管汇合成精直小管后形成睾丸网,从睾丸网发出12~15条睾丸输出小管,出睾丸后缘上部进入附睾(图14-3)。

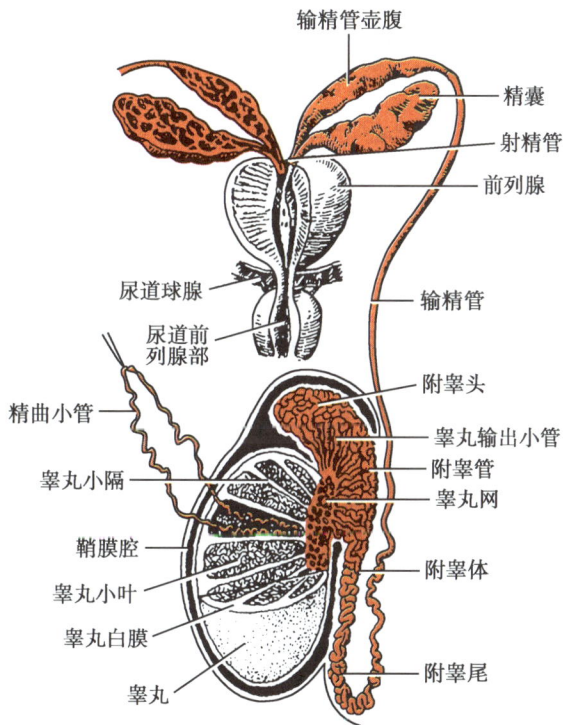

图 14-3 睾丸、附睾的结构和排精路径

(二)睾丸的功能

1. 生精作用 精曲小管是生成精子的部位,其管壁主要由生精细胞和支持细胞组成。生精细胞为一系列不同发育阶段的细胞,从基膜到管腔呈多层排列。从青春期开始,在垂体促性腺激素的作用下,靠近基膜的精原细胞不断分裂繁殖,历经初级精母细胞、次级精母细胞、精子细胞等发育阶段,并逐渐移向管腔,最后成为精子。支持细胞对生精细胞提供营养,并起保护与支持的作用(图14-4)。

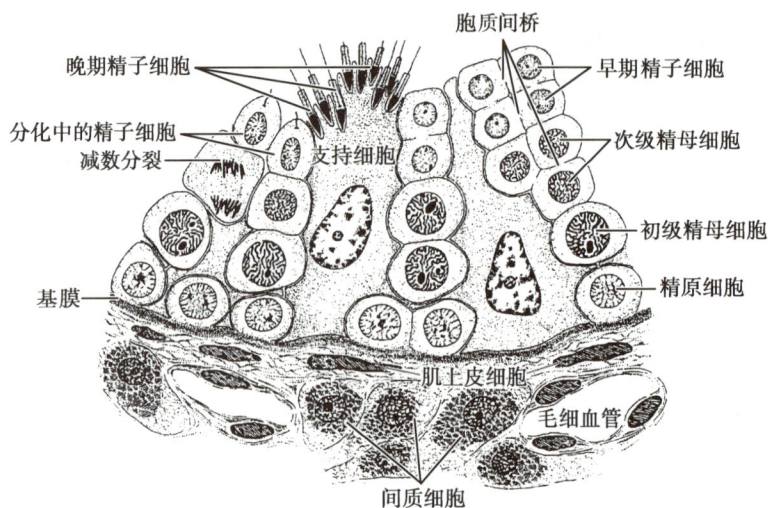

图14-4 睾丸精曲小管生精过程示意图

精子生成受多种因素影响：①温度。阴囊内温度一般低于腹腔2℃左右，适合精子生成。在胚胎发育期因某种原因使睾丸未能下降到阴囊内，称为隐睾症。因腹腔温度较高妨碍精子生成，可造成男性不育症。②理化因素。生精细胞受放射线、微波、药物、局部炎症、酒精中毒、长期吸烟等因素的影响而致精子活力降低、畸形，少精或无精。③年龄。从青春期至老年期，睾丸都有生精能力，但在45岁后，随着精曲小管的萎缩，生精能力逐渐减弱。

2. 内分泌功能 睾丸的内分泌功能由间质细胞和支持细胞完成，间质细胞能分泌雄激素，主要是睾酮；支持细胞主要分泌抑制素。

雄激素的主要生理作用有：①促进男性生殖器官的生长发育。②促进男性第二性征的出现并维持其正常状态。③维持生精作用。④诱导胚胎的性分化。⑤影响代谢，如促进蛋白质的合成，抑制蛋白质的降解，促进骨骼的生长与钙、磷在骨中的沉积。⑥促进红细胞的生成。

抑制素是一种糖蛋白激素。抑制素可选择性作用于腺垂体，对卵泡刺激素（FSH）合成和分泌有很强的抑制作用，而生理剂量对黄体生成素（LH）分泌却无影响。

睾丸的功能主要受下丘脑-腺垂体-睾丸轴的调控。

二、输精管道

（一）附睾

附睾附于睾丸的上端和后缘，自上而下分为附睾头、附睾体和附睾尾。附睾尾末端向后上弯曲移行为输精管。附睾具有贮存和营养精子的功能，精子在附睾内进一步发育成熟。附睾是结核病的好发部位。

（二）输精管与射精管

输精管是附睾管的直接延续，长40~50cm。其沿睾丸后缘上升，随精索经腹股沟管入盆腔，贴盆腔侧壁向后下行至膀胱底后面，其末端与精囊腺的排泄管汇合成射精管。

射精管长约 2cm,从后方穿过前列腺并开口于尿道前列腺部。

精索为一柔软的圆索状结构,主要由输精管、血管、淋巴管、神经等组成。

三、附属腺体

附属腺体包括精囊腺、前列腺、尿道球腺(图 14-3),其分泌物参与精液的组成。

精囊腺为长椭圆形的囊状腺体,位于膀胱底后方,左右各一。其排泄管与输精管末端汇合成射精管。

前列腺是不成对的实质性器官,位于膀胱与尿生殖膈之间,其底与膀胱颈、精囊腺和输精管末端相邻(图 14-3)。前列腺质地坚实,形似板栗,后面平坦,中间有一纵行的前列腺沟,活体直肠指诊可触及此沟。前列腺内有尿道穿过,前列腺的排泄管直接开口于尿道。前列腺肥大时,可压迫尿道引起排尿困难。

尿道球腺为一对豌豆样大小的球形小腺体,位于尿生殖膈内,其排泄管开口于尿道球部。

精子与输精管道及附属腺的分泌物混合组成精液。精液呈乳白色,弱碱性。成年男子一次射精 2~5ml,含精子 3 亿 ~5 亿个。若每毫升精子少于 0.2 亿个或畸形精子超过 20% 则不易受孕。

四、阴囊和阴茎

(一) 阴囊

阴囊是由皮肤和肉膜组成的囊袋状器官,位于阴茎后下方,被中隔分为左、右两腔,分别容纳左、右睾丸。阴囊的皮肤薄而柔软;皮肤深面为肉膜(浅筋膜),内含平滑肌纤维,其舒缩可调节阴囊内的温度,使其比腹腔内低 2℃,适宜精子的发育。

(二) 阴茎

阴茎为男性的性交器官,可分为根、体、头 3 部分。阴茎根固定于耻骨弓;阴茎体悬垂于耻骨联合下方;阴茎头游离,其顶端有尿道外口(图 14-5)。

阴茎主要由两条阴茎海绵体和一条尿道海绵体外包筋膜和皮肤构成。尿道海绵体位于两条阴茎海绵体的腹侧,前端膨大为阴茎头,后端膨大称尿道球。尿道海绵体内有尿道穿过。海绵体内有许多与血管相通的腔隙。当腔隙充血时,阴茎即变粗变硬而勃起。阴茎的皮肤薄而柔软,在阴茎体前端向前形成双层游离的皮肤皱襞,包绕阴茎头,称阴茎包皮。在成人,若包皮仍包被阴茎头或不能翻露出阴茎头者,称包皮过长或包茎,易在包皮腔内积存污物而引起炎症,甚者可诱发阴茎癌。

五、男性尿道

男性尿道是泌尿和生殖系统的共用通道,兼有排尿和排精的功能,起自膀胱的尿道内口,止于阴茎头的尿道外口,长约 16~22cm。男性尿道可分为三部分(图 14-6)。

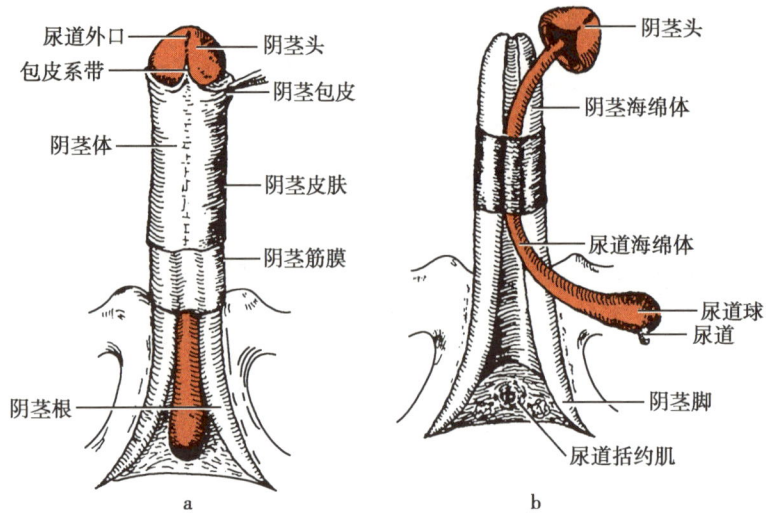

图14-5　阴茎的形态

a.阴茎的腹侧面观；b.阴茎的海绵体。

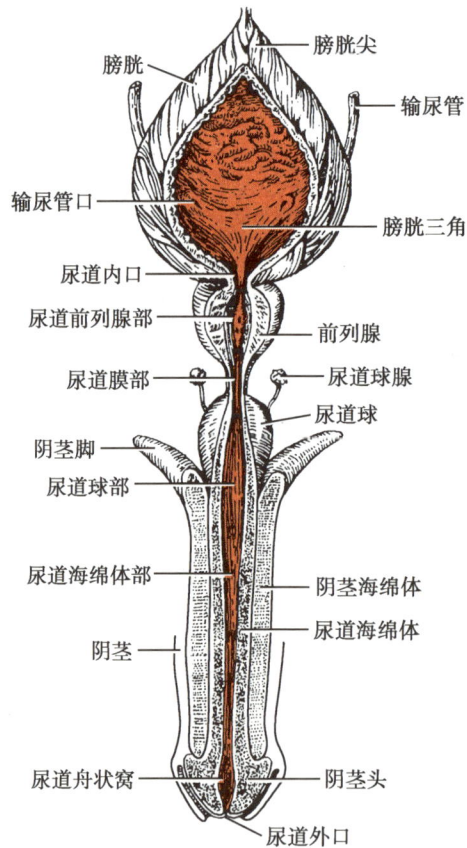

图14-6　膀胱和男性尿道（前面）

1. 前列腺部　为尿道穿过前列腺的部分,较宽并易于扩张,其内有射精管以及前列腺排泄管的开口。

2. 膜部　为尿道穿过尿生殖膈的部分,周围有尿道括约肌环绕。膜部位置较固定,当骨盆骨折时,易损伤此部。临床上将尿道的前列腺部和膜部合称后尿道。

3. 海绵体部 为尿道穿过尿道海绵体部的部分,临床上称为前尿道。其中尿道球内的尿道最宽,称尿道球部。

男性尿道全长有三个狭窄和两个弯曲。三个狭窄分别为尿道内口、膜部及尿道外口。其中尿道外口最狭窄。尿道结石常易嵌顿在这些狭窄部位。阴茎自然悬垂时有两个弯曲,一个弯曲是位于耻骨联合下方凸向下后方的耻骨下弯,另一个是位于耻骨联合前下方凸向上前方的耻骨前弯。耻骨下弯是恒定的,耻骨前弯在阴茎上提时变直而消失。因此,临床上给男性患者进行膀胱镜检查或导尿时,必须先将阴茎上提,操作才能顺利进行。

点滴积累

1. 男性内生殖器由生殖腺(睾丸)、输精管道(附睾、输精管、射精管、男性尿道)和附属腺体(精囊腺、前列腺、尿道球腺)组成。男性外生殖器由阴囊和阴茎构成。
2. 男性尿道有三个狭窄分别为尿道内口、膜部及尿道外口;两个弯曲分别是耻骨下弯和耻骨前弯。
3. 睾丸有生精作用。精曲小管是生成精子的部位,由生精细胞和支持细胞组成。
4. 睾丸有内分泌功能,由间质细胞和支持细胞完成。间质细胞能分泌雄激素,主要是睾酮;支持细胞分泌抑制素。
5. 雄激素的生理作用:促进男性生殖器官的生长发育;促进男性第二性征的出现并维持;维持生精作用;诱导胚胎的性分化;影响代谢;促进红细胞的生成。

第三节 女性生殖系统

一、女性生殖器官

女性生殖器官的内生殖器包括卵巢、输卵管、子宫、阴道和前庭大腺。外生殖器即女阴。

(一) 卵巢

1. 卵巢的位置、形态和结构 卵巢为女性生殖腺,左右各一,呈扁卵圆形,位于盆腔侧壁、髂总动脉分支处下方的卵巢窝内。卵巢的上端与输卵管伞相接触;下端借卵巢固有韧带连于子宫;后缘游离;前缘连于卵巢系膜,有血管、淋巴管、神经等出入,称卵巢门(图 14-7)。

幼女的卵巢较小,表面光滑。性成熟期卵巢最大,随着多次排卵,其表面形成许多瘢痕,显得凹凸不平。35~40 岁卵巢开始缩小,50 岁左右随月经停止而逐渐萎缩。

卵巢的实质分为浅层的皮质和深层的髓质。皮质内有许多不同发育阶段的卵泡;髓质由疏松结缔组织、血管、淋巴管和神经等组成。

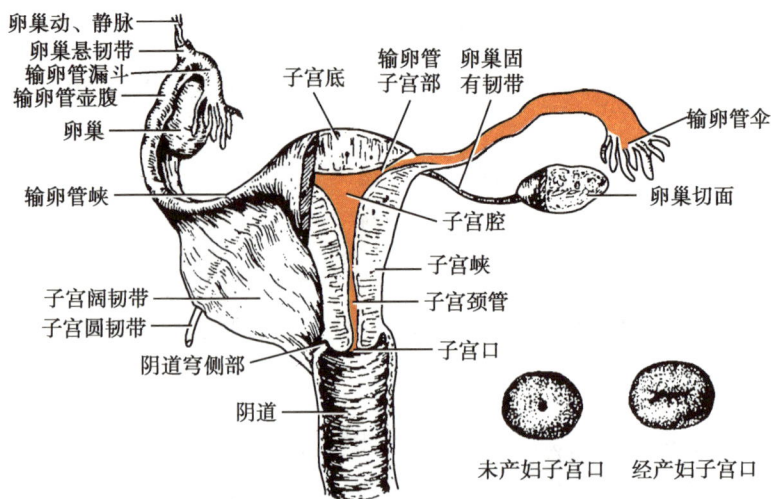

图 14-7　女性内生殖器（前面）

2. 卵巢的功能　卵巢的主要功能是产生卵细胞,分泌雌激素和孕激素。

(1) 产生卵细胞：卵泡是卵巢的基本结构和功能单位。卵泡发育的过程一般分为三个阶段,即卵泡期、排卵期和黄体期(图 14-8)。卵泡是卵细胞发育、成熟的场所,而卵细胞是卵泡的核心组成部分。

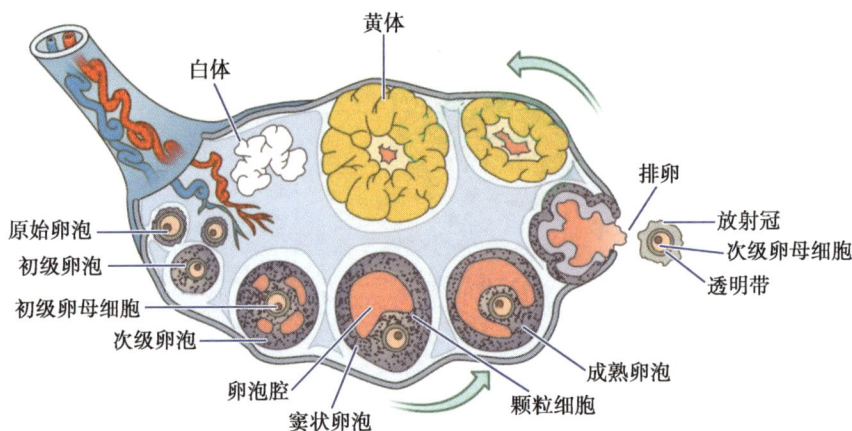

图 14-8　卵巢及各级卵泡结构示意图

卵泡期：自青春期开始,在垂体促性腺激素的作用下,卵泡开始生长发育,其发育阶段依次为原始卵泡、初级卵泡、次级卵泡和成熟卵泡。

排卵期：成熟卵泡经卵巢表面"破溃",卵细胞随同卵泡液脱离卵巢排入腹膜腔的过程,称为排卵。女性在生育年龄,大约每 28 天有一个卵泡成熟并排卵,一般是两侧卵巢交替排卵,每次排一个卵。

黄体期：排出卵细胞后的卵泡残留结构逐渐形成一个具有内分泌功能的细胞团块称为黄体,黄体能分泌大量孕激素,同时也分泌雌激素。若卵细胞没有受精,黄体维持 14 天左右逐渐被结缔组织代替,退化形成白体,这种黄体称为月经黄体;若卵细胞受精,黄体则继续发育成为妊娠黄体,维持 4~6 个月后退化为白体。

(2) **分泌雌激素和孕激素**：排卵前的卵泡主要**分泌雌激素**，包括雌酮和雌二醇，两者可相互转化，雌二醇的活性最强；排卵后的黄体**分泌雌激素和孕激素**，孕激素主要是孕酮。除此之外，卵巢也合成少量雄激素和抑制素等。

雌激素的主要作用包括以下。①对子宫的作用：**促进女性生殖器官生长发育，特别是使子宫内膜增生变厚**；使子宫颈分泌稀薄的黏液，有利于精子通过。②对副性征的作用：**促进女性第二性征的出现并维持其正常状态**。③对乳腺的作用：促进乳腺导管和结缔组织增生。④对阴道的作用：促进阴道上皮增生、角化并合成大量糖原，保持阴道内的酸性抗菌环境。⑤其他作用：如加速骨的生长，促进骺软骨愈合，因此在青春期女性身高的增长较男性快；降低血胆固醇水平，研究认为这可能是生育期妇女较少患冠心病的原因之一；促进醛固酮分泌，从而促进肾小管对水和钠的重吸收，引起体内水、钠潴留；可促进肌肉蛋白质的合成，对青春期的生长和发育发挥重要作用。

孕激素的主要生理作用是为胚泡着床做准备，并维持妊娠。孕激素通常在雌激素作用的基础上发挥以下作用。①对子宫的作用：使处于增生期的子宫内膜进一步增厚，进入分泌期，为受精卵的生存及着床提供适宜环境；使子宫颈黏液减少变稠，精子难以通过；降低子宫平滑肌的兴奋性，保证胚胎的"安静"环境。②对乳腺的作用：在雌激素作用的基础上，促进乳腺腺泡和乳腺小叶增生发育，为分娩后泌乳做准备。③对体温的作用：孕激素有升高体温作用，使女性的基础体温在排卵后可升高 0.3~0.5℃，临床上可依此作为判断排卵日期的标志之一。④对代谢的作用：促进水钠排泄。

卵巢的功能主要受下丘脑 - 腺垂体 - 卵巢轴的调控。

ER 14-5
下丘脑 - 垂体 - 卵巢轴的功能联系示意图（图片）

(二) 输卵管

输卵管是一对输送卵细胞的肌性管道，连于子宫底两侧，全长 10~12cm，由内向外**分为四部分**（图 14-7）。①**输卵管子宫部**：为输卵管穿过子宫壁的部分，以输卵管子宫口通子宫腔。临床上将卵巢和输卵管称为子宫附件。②**输卵管峡**：靠近子宫，细短而直，是输卵管结扎的部位。③**输卵管壶腹**：较膨大而弯曲，为卵细胞正常的受精部位。④**输卵管漏斗**：为输卵管外侧端膨大的部分，呈漏斗状，漏斗中央有输卵管腹腔口开口于腹膜腔，漏斗边缘有许多细长的指状突起，称输卵管伞，是手术识别输卵管的标志。

(三) 子宫

1. 子宫的形态和分部　子宫为一壁厚、腔小的肌性器官。呈前后稍扁的倒置梨形，长 7~8cm，宽 4~5cm，厚 2~3cm。两侧有卵巢和输卵管。

子宫可分为底、体、颈三部分。子宫底为子宫上端的圆凸部分。子宫颈为子宫下端呈圆管状的部分，其下 1/3 伸入阴道内称子宫颈阴道部。子宫颈为肿瘤的好发部位。子宫底与子宫颈之间的部分为子宫体。体与颈相接处较狭细称子宫峡，非妊娠时约 1cm 左右，妊娠末期可长达 7~11cm，产科行剖宫产术常在此切开。

子宫的内腔较为狭窄，可分上部的子宫腔和下部的子宫颈管。子宫腔呈前后略扁的倒置三角形,底向上,两侧角通输卵管;尖向下,通子宫颈管。子宫颈管位于子宫颈内,下口通阴道,称子宫口。未产妇的子宫口为圆形,分娩后呈横裂状(图 14-9)。

2. 子宫的位置 子宫位于盆腔中央,在膀胱与直肠之间,成年女性的子宫呈轻度前倾前屈位。子宫底位于小骨盆入口平面以下。子宫的正常位置主要依赖盆底肌的承托及子宫周围韧带的固定。子宫位置异常是女性不孕的原因之一。

3. 子宫壁的构造 子宫壁可分为外膜、肌层和内膜 3 层。肌层为平滑肌,最厚处约 2~3cm。妊娠期肌纤维增大伸长,分娩时平滑肌呈节律性收缩,有利于娩出胎儿和压迫止血。子宫内膜分为浅层的功能层和深层的基底层,功能层受激素的调节出现周期性增生和脱落出血,脱落的内膜与血液一起经阴道流出成为月经。

(四) 阴道

阴道是连于子宫与外生殖器之间的肌性管道,是女性的性交接器官,也是排出月经和娩出胎儿的通道。阴道上端较宽阔,包绕子宫颈阴道部,两者之间形成的环形间隙称阴道穹。阴道穹的后部较深,与直肠子宫陷凹仅隔阴道后壁和一层腹膜,临床上常经此穿刺进行诊断和治疗。处女的阴道口周围有处女膜附着,处女膜破裂后,形成处女膜痕。

(五) 前庭大腺

前庭大腺是一对位于阴道口两侧形似豌豆的腺体,其导管开口于阴道前庭,分泌物有润滑阴道的作用。

(六) 女性外生殖器

女性外生殖器又称女阴,包括阴阜、大阴唇、小阴唇、阴道前庭、阴蒂、前庭球等。阴阜为耻骨联合前的皮肤隆起,性成熟期生有阴毛。大阴唇是一对纵长隆起的皮肤皱襞。小阴唇是位于大阴唇内侧的一对较薄的皮肤皱襞,表面光滑无毛。阴道前庭是位于两侧小阴唇之间的裂隙,其前部有尿道外口,后部有阴道口。阴蒂由两个阴蒂海绵体构成,顶端有丰富的感觉神经末梢(图 14-9)。

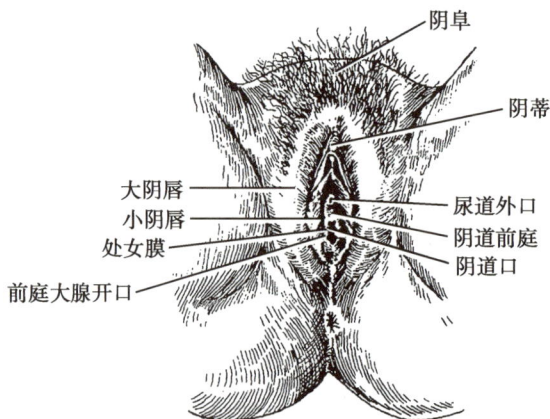

图 14-9 女性外生殖器

【附】乳房和会阴

(一) 乳房

　　成年女性乳房位于胸大肌的表面,呈半球形。乳房中央的乳头顶端有输乳管的开口,乳头周围有环形的色素沉着区,称乳晕。乳房由皮肤、皮下脂肪、乳腺和结缔组织构成。结缔组织将乳腺分隔成15~20个乳腺叶,每叶有一输乳管,其末端开口于乳头,输乳管以乳头为中心呈放射状排列,故行乳房脓肿切开术时切口应与输乳管平行。乳房皮肤与胸肌筋膜之间有许多纤维束,称乳房悬韧带,对乳房起支持和固定作用(图14-10)。当乳腺癌侵及乳房悬韧带时,韧带缩短,牵拉皮肤产生凹陷,可使乳房皮肤外观呈"酒窝征"。

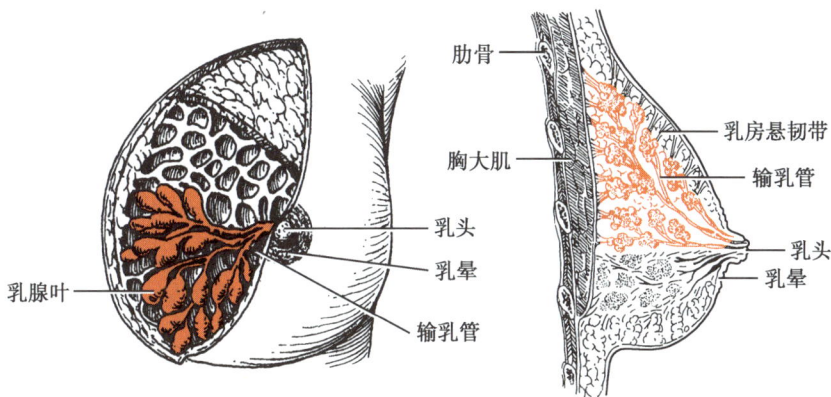

图 14-10　女性乳房

(二) 会阴

　　会阴有狭义和广义之分。狭义的会阴是指产科会阴,即外生殖器与肛门之间的软组织。由于分娩时此区承受的压力较大,助产时应避免发生撕裂。广义的会阴是指封闭小骨盆下口的所有软组织(图14-11)。以两侧坐骨结节之间的连线为界,将会阴分成两个三角形的区域,前方的称尿生殖三角,后方的称肛门三角。尿生殖三角的肌肉及其筋膜,共同构成尿生殖膈,封闭小骨盆下口的前下份,其中在男性有尿道穿过,在女性有尿道和阴道穿过。肛门三角有肛管通过。

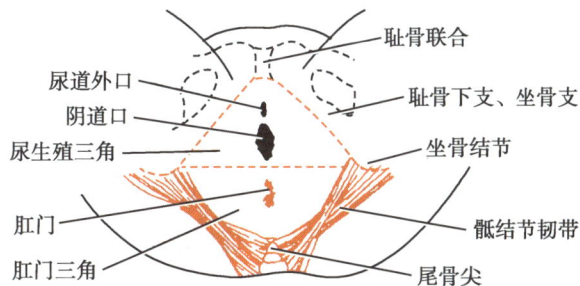

图 14-11　会阴的境界和分部

二、月经周期

(一) 月经与月经周期的概念

女性从青春期开始,在整个生育期内(除妊娠和哺乳期外),每月出现一次宫内膜剥落、出血,经阴道流出的现象,称为月经。

月经形成的周期性过程称为月经周期,是指从上次月经来潮的第一天开始到下次月经来潮的第一天为止。月经周期一般为21~36天,平均28天,但每个女性有各自比较稳定而规律的月经周期。女性12~14岁出现第一次月经,称为初潮,是女性进入青春期的主要标志。40~50岁开始卵巢功能开始衰退,进入围绝经期,50岁以后卵巢中的卵泡几乎完全耗竭,进入绝经期。月经的周期性与卵巢的周期性活动密切相关。

(二) 月经周期中卵巢和子宫内膜的变化

根据子宫内膜的变化,月经周期可分为月经期、增生期和分泌期(图 14-12)。

1. **月经期** 为月经周期的第1~4天。由于卵巢排出的卵子未受精,黄体退化,血中雌激素和孕激素浓度急剧降低,导致子宫内膜功能层中的螺旋动脉持续收缩,功能层缺血坏死、剥落出血,从阴道流出,形成月经。月经一般持续3~5天,出血量为50~80ml,颜色暗红,为不凝血。

2. **增生期** 为月经周期的第5~14天。此期内卵巢中卵泡生长发育并分泌雌激素。在雌激素的作用下,子宫内膜迅速增生变厚,腺体和血管变长。此期末,卵泡发育成熟并排卵。

3. **分泌期** 为月经周期的第15~28天。此期黄体形成,并分泌孕激素和雌激素,使子宫内膜进一步增厚,螺旋动脉扩张充血,腺体迂曲并分泌黏液,为胚泡着床准备适宜的条件。如果卵子未受精,黄体退化,子宫内膜再次转入月经期。

(三) 月经周期的形成机制

月经周期的形成受到下丘脑 - 腺垂体 - 卵巢轴功能活动的调控(图 14-12)。

青春期前由于下丘脑发育尚未成熟,下丘脑分泌促性腺激素释放激素(GnRH)很少,故腺垂体分泌促性腺激素

> **课 堂 活 动**
> 为什么女性进入青春期会有月经来潮,而青春期前却没有? 为什么怀孕后会出现停经现象?

也很少,原始卵泡保持静止状态,血中雌激素和孕激素处于低水平,子宫内膜不会发生周期性变化,故无月经来潮。进入青春期后下丘脑发育成熟,分泌 GnRH 增多,促使腺垂体分泌促性腺激素增加,刺激原始卵泡开始周期性发育,雌激素和孕激素也表现出一种周期性分泌,导致子宫内膜发生周期性变化,形成月经周期。

如果怀孕,月经黄体变成妊娠黄体,使血中雌激素和孕激素都保持在较高水平,负反馈作用于下丘脑 - 腺垂体系统,抑制下丘脑 GnRH 和腺垂体促性腺激素的分泌,故卵巢内没有卵泡的发育成熟,故妊娠期不会来月经,出现停经现象。分娩后,激素水平逐渐恢复正常,月经周期才逐渐恢复。

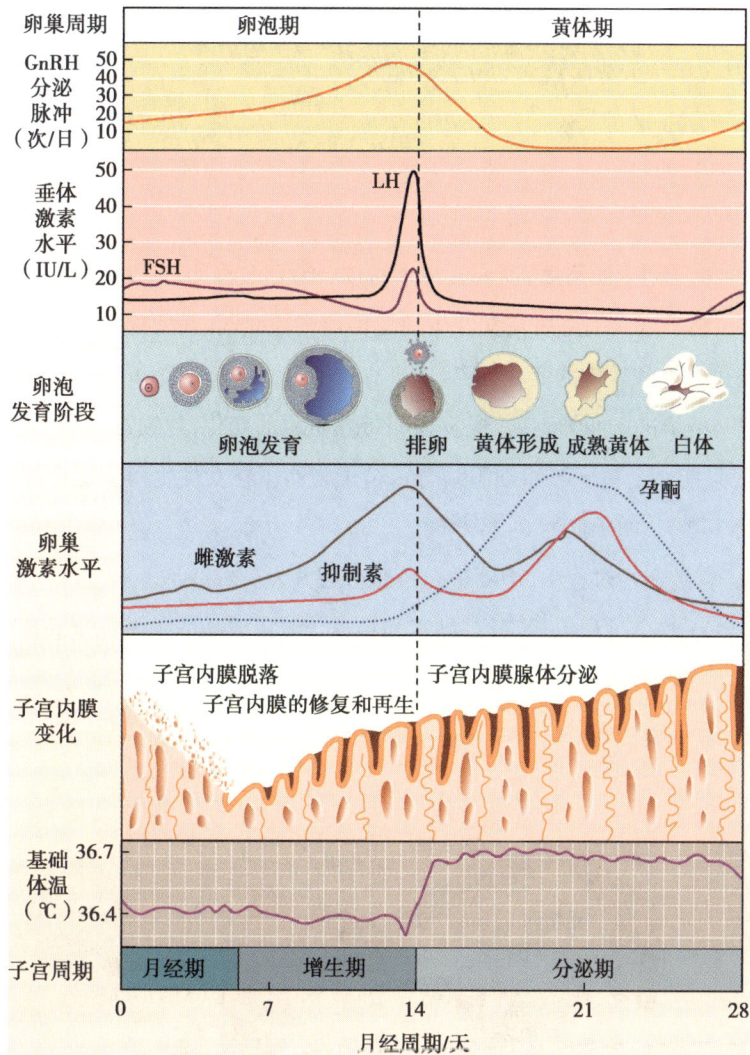

图 14-12　月经周期形成机制示意图

三、妊娠与分娩

知识链接

避孕

避孕是指应用科学手段使妇女暂时不受孕,主要控制生殖过程中的三个环节:①抑制精子与卵子产生。②阻止精子与卵子结合。③改变子宫内环境,使精子不能生存或受精卵不能着床和发育。

避孕包括性交前采取的事前避孕措施和性交后采取的事后紧急避孕措施。由于事后紧急避孕措施均有比较大的副作用,故通常建议采用事前避孕措施。

目前除男用安全套、结扎等少数措施外,大多数避孕措施的对象均为女性,包括:①药物避孕,口服避孕药是雌、孕激素组成的复方制剂,雌激素成分为炔雌醇,孕激素成分随配方及制剂不同而变化。②手术避孕,宫腔内放置宫内节育器,皮埋或者输卵管结扎手术。③工具避孕,女用避孕套等。

妊娠是指卵子受精后,受精卵在母体子宫内生长发育形成胎儿,直到胎儿分娩的过程。人类的妊娠时间从末次月经第一天算起约为 280 天。

(一) 受精与着床

受精是指精子与卵子相互融合形成受精卵的过程。受精的部位一般位于输卵管壶腹部(图 14-13)。

1. 精子运行 精子射入阴道后,需要经过子宫颈、子宫腔、输卵管才能到达输卵管壶腹部。

2. 精子获能 精子进入阴道后在女性生殖道停留一段时间,在此期间为获得使卵子受精的能力,精子发生一系列形态和功能的变化。

3. 受精过程 精子进入卵细胞后,激发透明带发生质的变化,封锁透明带,使其他的精子难以再进入,从而保证只能一个精子与卵细胞结合。精子与卵子在女性生殖管道中保持受精能力的时间很短,精子约为 1~2 天,卵子仅为 6~24 小时。

受精卵在向子宫腔运行过程中,不断进行细胞分裂并发育成胚泡。胚泡埋入子宫内膜的过程,称为着床(图 14-13)。整个过程包括定位、黏着和穿透。着床成功的关键在于胚泡与子宫内膜的同步发育与相互配合。着床窗口期一般在月经周期的第 20~23 天,在实施"试管婴儿"技术时,胚胎移植在这一时段进行成功率相对较高。

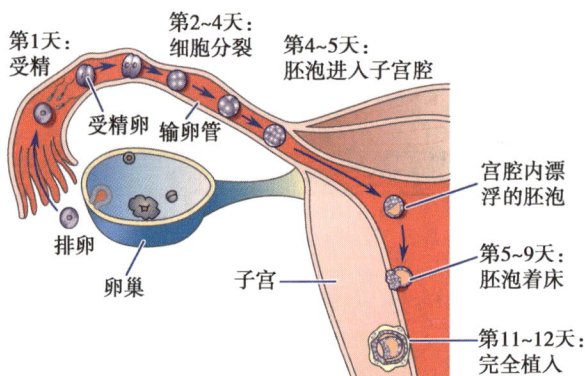

图 14-13　受精与着床示意图

(二) 妊娠的维持

胚胎发育过程中形成的胎盘,能分泌大量肽类激素和类固醇激素,这些激素在维持妊娠、保证胎儿发育以及分娩的发动中起着非常重要的作用。下面介绍几种主要的胎盘激素。

1. 人绒毛膜促性腺激素(hCG) hCG 的结构和功能与黄体生成素相似。主要生理作用是促进胚泡的生长和胎盘的形成;促使黄体变成妊娠黄体,继续分泌孕激素和雌激素,以维持妊娠。hCG 在妊娠第 8~10 天就出现在母体血液中,并通过尿液排出,故临床上通过检测母体尿液中的 hCG 可协助诊断早期妊娠。

2. 人绒毛膜生长激素 主要作用是调节母体与胎儿的物质代谢,促进胎儿生长。其分泌量与胎盘重量成正比,可作为监测胎盘功能的指标。

3. 雌激素和孕激素　胎盘分泌的雌激素和孕激素的主要作用是及时接替妊娠黄体的作用,维持正常妊娠;进一步促进子宫和乳腺的发育和增长。

胎盘分泌的雌激素主要为雌三醇,雌三醇的生成是由胎儿及胎盘共同参与的,因此检测母体血中或尿中雌三醇的含量,可了解胎儿的存活状态。然而,在正常妊娠情况下,尿中雌三醇水平变异较大,仅靠雌三醇水平的测定反映胎儿情况是不可靠的。

胎盘自妊娠第 6 周开始分泌孕酮,10 周后,胎盘将代替卵巢继续分泌孕酮。

(三) 分娩

分娩是指成熟胎儿及其附属物通过母体子宫、阴道排出体外的过程。分娩的过程是一个正反馈过程。临产发动的机制尚不清楚。动物实验证实,分娩前孕激素的下降是启动分娩的先决条件。分娩动力主要来自子宫平滑肌的节律性收缩和腹壁肌肉的收缩。

点滴积累

1. 女性内生殖器包括卵巢、输卵管、子宫、阴道和前庭大腺,外生殖器即女阴。
2. 子宫呈前后略扁的倒置梨形,分为底、体、颈三部分。子宫位于小骨盆腔中央,膀胱与直肠之间,呈前倾前屈位。
3. 卵巢的主要功能是产生卵细胞,分泌雌激素和孕激素。雌激素对女性生殖系统的结构和功能具有重要的调节作用,孕激素的主要生理作用是为胚泡着床做准备,并维持妊娠。
4. 根据子宫内膜的变化,月经周期可分为月经期、增生期和分泌期。
5. 受精是指精子与卵子相互融合形成受精卵的过程。胚泡埋入子宫内膜的过程称为着床。
6. 人绒毛膜促性腺激素(hCG)可促进胚泡的生长和胎盘的形成,促使黄体变成妊娠黄体,继续分泌孕激素和雌激素,以维持妊娠。

目标检测

1. 男性肾盂结石排出体外,先后经过哪些狭窄和弯曲部位?
2. 简述女性生殖器组成。
3. 简述子宫的形态和位置。
4. 雄激素、雌激素和孕激素各有哪些生理作用?
5. 简述月经周期中卵巢和子宫内膜的变化关系。

(李新爱　石树霞)

ER 14-6

习题

ER 14-7

复习导图

实验部分

模块一　人体解剖生理学实验总论

一、人体解剖生理学实验教学目标

人体解剖生理学是药品类专业课程中的一门实验性很强的基础学科。在教学过程中,实验课和理论课是相辅相成的。实验教学要求学生做到:

1. 初步学会人体解剖生理学实验的一些基本操作技能,特别是对人体功能活动的一些无损伤测试方法。

2. 熟悉人体解剖生理学实验原理,能运用所学理论知识,分析实验结果,书写实验报告,培养学生观察、分析和解决问题的能力。

3. 在实验过程中,逐步养成实事求是、严肃认真、积极思考和仔细分析以及团结协作的良好作风。

二、人体解剖生理学实验要求和实验报告书写形式

(一) 人体解剖生理学实验的基本要求

人体解剖生理学形态学部分的实验以观察、辨认、描述为主;功能学部分的实验则以分析、归纳问题为主。

1. 实验开始前,仔细阅读实验指导,明确本次实验的目的、原理、方法、步骤及注意事项,并复习相关的理论知识,力求做到心中有数。

2. 实验过程中,按照实验指导认真操作,仔细观察,及时、准确记录实验结果;要爱护实验器材、标本和模型,节约实验用品;保持室内安静,相互协作,在老师的指导下,与同学共同完成实验。

3. 实验结束后,应整理好实验器材、标本和用具,将物品放回原处,并做好实验台和实验室的卫生。

4. 实验结束后,根据实验结果,认真书写实验报告。

(二) 实验报告书写

实验报告除写明姓名、班级、实验日期等外,还应包括下述内容。

1. 形态学部分

(1) 实验题目。

(2) 实验目的。

(3) 实验步骤:可扼要叙述,有的也可省略。

(4) 实验结果:根据实验要求绘制或描述实验中观察到的结构。实验结果应真实。

(5) 实验分析:根据实验结果,结合有关理论进行分析。

2. 功能学部分

(1)实验题目。

(2)实验目的。

(3)实验对象或标本:以人为实验对象时,应注明姓名、性别、年龄等;以动物为实验对象时,应注明动物品种、体重、麻醉方法等。实验标本应写清名称及来源。

(4)实验步骤:可扼要叙述,有的也可省略。

(5)实验结果:根据实验情况如实记录实验结果,剪贴或描绘实验记录曲线。数据要准确,并注明单位。必要时也可绘图或制表,以求简单明了。结果应客观、真实。

(6)讨论:根据实验结果,结合有关理论逐项进行分析。对不正确的结果或阴性结果也应加以分析,以找出失败的原因。

(7)结论:根据实验结果及分析,归纳出概括性的、合乎逻辑的结论。结论要求简明扼要。

三、实验室基本守则

1. 遵守学习纪律,穿好实验服,准时到达实验室。

2. 实验过程中,要注意安全,应避免有意或无意损伤他人或被他人损伤。

3. 必须严肃、认真地进行实验,说话交流时要轻声,保持实验室安静,不允许在实验室内接打手机或是用手机拍照实验过程。

4. 实验器材、标本、模型、物品等,在使用前应清点清楚,不得随意与别组调换;如有损坏,应及时报告老师。实验结束后,应将实验器材、用品擦洗干净,查点清楚,放回原处。

5. 要爱护公共财物,要善待实验动物,注意节约使用实验药品和器材。

6. 注意保持实验室整洁。实验用物、标本、废物等应放到指定地点,不得随意乱丢。

（高　玲　倪赛宏）

模块二　解剖学实验

实验项目一　熟悉显微镜的构造及观察基本组织切片、细胞

【实验目的】

1. 学会显微镜的使用。

2. 在显微镜下辨认单层柱状上皮、单层扁平上皮、单层立方上皮、假复层纤毛柱状上皮、复层扁平上皮、疏松结缔组织、骨骼肌和多极神经元的结构。

3. 观察各种正常血细胞的形态结构。

4. 在光镜下辨认胃、小肠、肝、气管、肺、肾、甲状腺、肾上腺和垂体的微细结构。

【实验材料】

光学显微镜、擦镜纸、基本组织切片(HE 染色等)、血涂片(瑞氏染色)、主要器官切片(HE 染色)。

【实验内容和方法】

一、显微镜的构造和使用

    1. 显微镜的构造   光学显微镜由机械和光学两部分构成(实验图 2-1-1)。

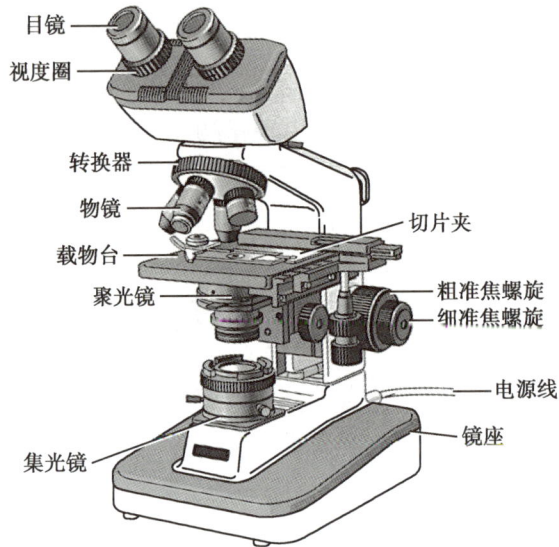

实验图 2-1-1　普通光学显微镜的构造

    2. 显微镜的使用方法

    (1)携取和放置:取显微镜时应以右手握持镜臂,左手托住镜座;取镜和放镜的动作要轻,显微镜放在离身体约 10cm 处,以端正姿势看切片。

    (2)采光:打开电源,从低倍到高倍循序看片。低倍时,光线不必太强,可通过光亮度调节钮进行调节。

    (3)低倍镜的使用:将切片标本置于载物台上,有盖玻片的一面朝上,用切片夹固定载玻片,并将组织正对载物台孔。通过粗准焦螺旋把载物台调至最高,然后转动粗准焦螺旋使载物台慢慢下降,至物像清晰。必要时,再用细准焦螺旋调节焦距。

    (4)高倍镜的使用:将低倍镜下已清晰的组织移至视野正中,转换高倍镜,微调细准焦螺旋,直至看清物像为止。注意镜头切勿与切片标本接触。

    (5)油镜的使用:将高倍镜下已清晰的组织移至视野正中,转离高倍镜。将镜油(液体石蜡、香柏油)滴 1~2 滴在切片上,然后转换油镜,并转动细准焦螺旋,直至物像清晰为止。注意镜头切勿与切片标本接触。

二、基本组织切片的观察

    1. 单层柱状上皮(胆囊切片 HE 染色)

    (1)肉眼观察:腔内面染成紫蓝色线状的结构为黏膜上皮,染成红色的为胆囊壁的其他组织。

(2)低倍镜观察:胆囊腔面覆盖有单层柱状上皮,细胞排列紧密整齐。

(3)高倍镜观察:细胞分界较清楚,相邻上皮细胞之间的红色线状结构为细胞间质,上皮与深面组织交界处为基膜。胞质红染,核椭圆形,呈紫蓝色,靠近细胞基部。

2. 单层扁平上皮(大动脉切片 HE 染色)

(1)肉眼观察:标本为大动脉横切面的一部分,凹面为管腔面。

(2)低倍镜观察:管腔面覆以内皮。

(3)高倍镜观察:内皮细胞的胞质部分极薄,染为粉红色,与下方粉红色的结缔组织连在一起,不易分辨;核呈椭圆形,蓝紫色,向管腔突出。

3. 假复层纤毛柱状上皮(气管切片 HE 染色)

(1)肉眼观察:标本中染为紫蓝色的一侧为腔面的黏膜。

(2)低倍镜观察:找到气管的管腔面,上皮细胞排列密集;上皮游离面与基底面较整齐,但核的高低不等,形似复层;可见夹杂的杯状细胞。上皮与深面组织之间的红色均质膜状结构为基膜。

(3)高倍镜观察:上皮由四种细胞组成。①柱状细胞:位于上皮浅层,数量最多;核椭圆形,游离面有密集、规则排列的纤毛。②梭形细胞:夹杂于其他细胞之间;胞体梭形,细胞界限不清,核窄,呈椭圆形,位于细胞中央,排列在上皮中层。③锥形细胞:位于上皮深部;胞体较小,呈锥体形,顶部嵌在其他细胞之间;核小而圆。④杯状细胞:顶端达上皮表面;细胞底部狭窄,含深染的核,核呈三角形或半月形;顶部膨大,充满黏原颗粒,染为蓝色或呈空泡状。

4. 复层扁平上皮(食管切片 HE 染色)

(1)肉眼观察:切片呈环形,管腔面不规则,染成紫蓝色线状的结构为复层扁平上皮。

(2)低倍镜观察:上皮由多层细胞排列组成。

(3)高倍镜观察:①表层细胞呈扁平状,核扁平,较小。②中间层为数层多边形细胞,核位于中央。③基底层由一层矮柱状细胞组成,核圆形,细胞着色较深。

5. 疏松结缔组织(腹壁皮下疏松结缔组织经台盼蓝处理的 HE 染色)

(1)肉眼观察:疏松结缔组织铺片,厚薄不均。

(2)低倍镜观察:可见许多深染的细胞、细丝状纤维和无定形基质(纤维与细胞之外的粉红色区域)。

(3)高倍镜观察:选择细胞和纤维较分散的部位进行观察。可见两种纤维。①胶原纤维:数量多,较粗,有分支,交织成网,波浪状,染成淡红色。②弹性纤维:很细,染成红色,多为直行,断端卷曲。

在纤维间主要观察三种细胞。①成纤维细胞:数量多,胞体大,有突起,细胞界限不分明;胞质较丰富,淡红色;核较大,紫蓝色,圆形或卵圆形,核仁明显。②巨噬细胞:呈圆或卵圆形;胞质丰富,充满吞噬的台盼蓝颗粒;核小而圆,着色较深。③肥大细胞:呈圆或卵圆形,常成群聚集;核小,圆或卵圆形,居中,着色深,胞质中充满粗大的嗜碱性颗粒。

6. 骨骼肌(舌切片 HE 染色)

(1)肉眼观察:切片中肌组织位于复层扁平上皮与结缔组织组成的黏膜深面,为大片染成红色的部位。

(2)低倍镜观察：横切面上，肌肉外表为肌外膜。肌外膜的结缔组织深入肌肉，包绕一束肌纤维，称肌束膜，肌束大小不等。分布在每条肌纤维周围的少量结缔组织，为肌内膜。纵切面上，肌纤维呈长带状，平行排列。肌纤维间有少量结缔组织。

(3)高倍镜观察：①横切面上，胞核圆形，染成紫蓝色，位于周边；胞质中可见许多红色细点状结构的肌原纤维。②纵切面上，每条肌纤维有多个细胞核，扁圆形，位于肌膜下。把视野光线调暗，可见明暗相间的横纹。

7. 多极神经元（脊髓切片镀银染色）

(1)肉眼观察：标本呈椭圆形，中央深染的部分为灰质，周围浅淡的部分为白质。

(2)低倍镜观察：在灰质前角可见棕黄色或棕黑色有突起的多极神经元。

(3)高倍镜观察：选择一个突起较多、有细胞核的多极神经元观察，可见多极神经元的核大而圆，染色浅，中央有1~2个棕黑色小点为核仁，细胞周围有许多突起，突起根部有尼氏体的为树突，无尼氏体的为轴突。神经元附近有许多纵横交错的树枝状结构为神经纤维。

三、血细胞形态的观察

1. 肉眼观察 血液被染成红色薄膜。

2. 低倍镜观察 选择涂片薄和颜色浅的部位进行观察。可见大量圆形、粉红色、无核、分散或成串分布的红细胞。红细胞间散布着胞体较大、核染成紫蓝色、形态多样的白细胞。

3. 高倍镜观察 移动视野可以分出下列四种成分。

(1)红细胞：数量最多；胞体较小，呈双凹圆盘形，胞质呈红色，中央比周边着色浅；无核。

(2)无粒白细胞：胞核圆、卵圆或马蹄形，胞质中无特殊颗粒。

(3)有粒白细胞：胞核分叶或腊肠状，胞质中有特殊颗粒。

(4)血小板：是一些不规则、成堆分布的紫蓝色小点。

4. 油镜观察 将高倍镜头转到一侧，在血涂片正对载物台的亮孔中央处滴上一滴香柏油，然后将油镜头轻轻转向血涂片，使油镜头与油滴接触，再徐徐旋转细准焦螺旋，直至看清血细胞为止。

(1)红细胞：同高倍镜观察。

(2)中性粒细胞：体积较红细胞大，呈球形；核紫蓝色，呈弯曲杆状或分为2~5叶，叶间有染色质丝相连；胞质呈浅红色，内有许多细小的浅紫红色颗粒。

(3)单核细胞：胞体最大，呈球形或卵圆形；核呈肾形、马蹄铁形或不规则形，染色质颗粒细而松散，着色浅；胞质丰富，呈灰蓝色，内含许多细小的紫色嗜天青颗粒。

(4)嗜碱性粒细胞：量很少；胞体大小似中性粒细胞，球形；核常呈S形或不规则形，着色浅；胞质内可见大小不等、分布不均、染成紫蓝色的嗜碱性颗粒，常掩盖细胞核。

(5)嗜酸性粒细胞：胞体略大于中性粒细胞，球形；核紫蓝色，多分为2叶；胞质内充满分布均匀、粗大、橘红色的嗜酸性颗粒。

(6)淋巴细胞：胞体大小不一，以小淋巴细胞为多；小淋巴细胞体积与红细胞相似；核圆，着色深；胞质很少，染成天蓝色。中淋巴细胞核着色略浅，有的可见核仁；胞质较多，蔚蓝色，含少量嗜天青颗粒。

(7)血小板:在血细胞之间,常聚集成群。单个血小板呈不规则形的紫蓝色小体,中央含紫蓝色颗粒,周边部呈均质浅蓝色。

5. 绘制油镜下各类血细胞结构彩图,并分别注明其名称。

四、人体主要器官的组织学观察

1. 胃底切片 HE 染色

(1)肉眼观察:由内向外依次为紫蓝色的黏膜、浅红色的黏膜下层、红色的肌层和染色浅的外膜。

(2)低倍镜观察

1)黏膜:①上皮为单层柱状,由表面黏液细胞组成;核椭圆形,位于细胞基底部;顶部胞质充满黏原颗粒,呈浅染的透明区。上皮凹陷形成胃小凹。②固有层内充满胃底腺,腺腔很窄;腺之间及胃小凹有少量结缔组织和散在的平滑肌纤维。③黏膜肌层薄,由内环外纵两层平滑肌组成。

2)黏膜下层为疏松结缔组织,含较粗的血管、淋巴管,可见黏膜下神经丛。

3)肌层较厚,由内斜行、中环行、外纵行三层平滑肌组成。

4)外膜为浆膜,由薄层疏松结缔组织和间皮构成。

(3)高倍镜观察:胃底腺由五种腺细胞组成,重点观察壁细胞和主细胞。

壁细胞在胃底腺的上半部较多,胞体较大,多呈圆锥形;核圆形居中,可有双核;胞质染成红色。

主细胞数量最多,主要分布在下半部。细胞小,呈柱状;核圆形,位于基底部;基底部胞质染成紫蓝色,顶部胞质可见紫红色酶原颗粒。

2. 十二指肠切片 HE 染色

(1)肉眼观察:凹凸不平、有皱襞的一侧为管腔面,表面染成紫蓝色的为黏膜,红色的为肌层;皱襞表面可见许多细小突起,为小肠绒毛。

(2)低倍镜观察:黏膜表面有许多指状突起的小肠绒毛;固有层内含大量小肠腺(注意区分绒毛与小肠腺:绒毛切面的上皮位于外周,固有结缔组织居中央;小肠腺切面为上皮围成的空腺腔,固有结缔组织在上皮外周);黏膜肌层由内环行和外纵行两薄层平滑肌组成。

黏膜下层含有大量黏液性十二指肠腺。

肌层由内环行和外纵行两层平滑肌组成,两层间可见肌间神经丛。

外膜为浆膜或纤维膜。

(3)高倍镜观察

1)绒毛:上皮为单层柱状,吸收细胞最多,夹有空泡状的杯状细胞;吸收细胞呈高柱状,核椭圆,位于基底部,游离面可见深红色的纹状缘。绒毛中轴为固有层的结缔组织,可见一较大的不规则的管腔,为中央乳糜管。

2)小肠腺:由单层柱状上皮围成,在吸收细胞间有散在的杯状细胞。

3. 人肝切片 HE 染色

(1)肉眼观察:切片一侧边缘的薄层粉红色结构为被膜;染成紫红色的部位为实质,染色浅的部位为门管区。

(2)低倍镜观察:肝实质中可见许多呈多边形的肝小叶,肝小叶之间结缔组织较少,相邻肝小叶连成一片。肝小叶中央有一较大圆形或不规则形的腔隙,即中央静脉。中央静脉四周有呈放射状的肝细胞索,肝索之间不规则腔隙为肝血窦。数个相邻的肝小叶之间,结缔组织较多,内含三种不同的管状结构处为门管区。

(3)高倍镜观察

1)肝小叶:①中央静脉位于肝小叶中央,管壁不完整,管腔与肝血窦相通。②肝索由单行肝细胞排列而成。肝细胞呈多边形,胞体较大,界限较清;核大而圆,居中,着色浅,核仁明显。③肝血窦位于肝索之间,形状不规则,腔内可见血细胞和巨噬细胞。

2)门管区:可见三种管腔。①小叶间动脉:腔小而圆,管壁较厚,内皮外有少量染成红色的环形平滑肌。②小叶间静脉:腔较大,不规则,管壁薄,有时可见与肝血窦相通。③小叶间胆管:管腔较小,管壁为单层立方上皮。

4. 气管横切片 HE 染色

(1)肉眼观察:标本呈环形,蓝色 C 形结构是透明软骨环,软骨环缺口处为气管后壁。

(2)低倍镜观察:气管壁分三层,近管腔面为黏膜层,染成紫蓝色;黏膜下层染成淡红色,内有气管腺;外膜由透明软骨与结缔组织构成,透明软骨染成浅蓝色。

(3)高倍镜观察:①黏膜上皮为假复层纤毛柱状,呈淡蓝色,上皮表面能见到清晰的纤毛,上皮之间可见呈空泡状的杯状细胞;固有层染成粉红色。②黏膜下层为疏松结缔组织,其内可见大量的气管腺与血管断面,有较多混合性腺。③外膜较厚,由 C 形透明软骨与结缔组织构成。软骨缺口处可见腺体和环形的平滑肌。

5. 肺切片 HE 染色

(1)肉眼观察:呈蜂窝状结构,其中有大小不等的管状结构,为血管或小支气管的断面。

(2)低倍镜观察:切片中有许多大小不等的泡状结构为肺泡,在肺泡之间可见各级支气管和血管的断面。

(3)高倍镜观察

1)导气部:各级支气管管壁结构变化有一定的规律,即管壁随着管腔变小而变薄,上皮逐渐变薄,杯状细胞、混合腺、软骨碎片渐少,而平滑肌逐渐增多。终末细支气管黏膜常呈花边状,管壁由单层纤毛柱状上皮、结缔组织和一层完整的平滑肌组成,无杯状细胞、混合腺和软骨片。

2)呼吸部:①呼吸性细支气管管壁不完整,有少量肺泡开口。上皮为单层柱状或立方状,无纤毛,上皮深面有少量平滑肌纤维。②肺泡管为弯曲不规则的管道,管壁上有大量肺泡开口,相邻肺泡开口之间呈结节状膨大,表面为单层立方或扁平上皮,上皮下有少量平滑肌纤维。③肺泡囊是几个肺泡共同开口的较大囊腔,囊壁由肺泡围成,相邻肺泡开口之间无结节状膨大。④肺泡呈圆泡状,大小不等,主要由扁平细胞构成。相邻肺泡间的少量结缔组织为肺泡隔。肺泡隔或肺泡腔内的巨噬细胞胞质为嗜酸性,细胞大,核小,如吞噬有黑色尘粒,则称为尘细胞。

6. 肾切片 HE 染色

(1)肉眼观察:标本呈扇形或长方形,浅部染色较深的为皮质,深部染色较浅的为髓质。

(2)低倍镜观察:①被膜包在肾表面,为薄层致密结缔组织。②皮质有许多散在的染成紫红色的圆形细胞团,即肾小体;周围密布有单层立方上皮围成的管腔断面,即肾小管。③髓质位于皮质深面,可见大量不同切面的小管,没有肾小体。在皮质和髓质的交界处有弓形血管。

(3)高倍镜观察:肾小体呈颗粒状散在分布于皮质内,由血管球和肾小囊组成。血管球呈现大量毛细血管的切面,可见血细胞。血管球周围白色空隙为肾小囊腔。肾小囊脏层有突起的足细胞,外形不易分辨;壁层为单层扁平上皮。

肾小管与集合管:①近曲小管管壁厚,管腔小而不规则。上皮细胞为单层立方或锥形,细胞较大,分界不清,其游离面有刷状缘。②远曲小管管壁较薄,管腔较大而规则。由单层立方上皮围成,细胞较小,分界较清楚,游离面无刷状缘。③近直小管和远直小管的结构分别与曲部相似。④细段管腔小,管壁为单层扁平上皮(注意与毛细血管相区别)。⑤集合管管径粗,管腔大,上皮为单层立方或柱状,细胞分界清楚。

7. 甲状腺切片 HE 染色

(1)肉眼观察:表面有薄层粉红色被膜,内部隐约可见许多红色小圆块,即甲状腺滤泡。

(2)低倍镜观察:被膜由薄层结缔组织构成。切片内可见许多大小不一的甲状腺滤泡的断面,呈圆形或不规则形,由单层立方上皮包绕。滤泡腔内充满均质、粉红色胶质。滤泡间有结缔组织和血管。

(3)高倍镜观察:滤泡由单层立方上皮围成,核圆;细胞顶端与胶质边缘之间常见许多小空泡。滤泡可因功能状况不同而有形态差异。滤泡腔内充满红色的胶质。

滤泡旁细胞位于滤泡之间和滤泡上皮细胞之间,单个或成群存在。细胞体积较大,椭圆或多边形;核较大,圆形;胞质染色浅。

8. 肾上腺切片 HE 染色

(1)肉眼观察:标本大致呈三角形或半月形,由外至内可分为被膜、皮质和髓质。

(2)低倍镜观察:被膜位于表面,由薄层结缔组织构成。

皮质由浅至深依次分为三个带(各带之间无明显界限)。①球状带:最薄,细胞聚集成团,着色稍深。②束状带:最厚,细胞染色最浅,排列成条索状。③网状带:较薄,细胞着红色,排列成条索状并相互吻合成网。

髓质位于中央,较薄,细胞排列成索团状,并互相连接成网,内有管腔较大的中央静脉或其属支。

(3)高倍镜观察

1)皮质:①球状带细胞较小,呈矮柱状或多边形;核小,染色深;胞质较少,染色略深,胞质内空泡小且少。②束状带细胞较大,呈多边形;核圆,较大,着色浅;胞质内含大量空泡(脂滴被溶解所致),故着色浅,呈泡沫状。③网状带细胞较小,圆形或立方形;核小,染色较深;胞质内含较多棕黄色颗粒。

2)髓质：细胞呈多边形，大小不等；核圆，位于中央；胞质内含细小颗粒。若标本由含铬盐固定液固定，胞质内可见黄褐色嗜铬颗粒。细胞索或细胞团之间偶见交感神经节细胞。

9. 垂体切片 HE 染色

(1)肉眼观察：标本大致呈椭圆形，面积大而染色深的区域为远侧部，染色较浅的是神经部，两者之间为中间部。一般标本未切到结节部。

(2)低倍镜观察：外有薄层结缔组织被膜。远侧部腺细胞密集排列成索团状，细胞间有丰富的血窦。中间部较狭窄，可见大小不等的滤泡，滤泡腔内充满红色或灰蓝色胶质。神经部染成浅红色，细胞成分少，主要是神经纤维。

(3)高倍镜观察：远侧部腺细胞根据胞质染色分为三种。胞质染成红色的为嗜酸性细胞；胞质染成紫蓝色的为嗜碱性细胞；嫌色细胞胞质着色浅，不易分辨。中间部由单层立方或矮柱状细胞围成滤泡，腔内有红色或灰蓝色胶质，滤泡周围有嫌色细胞和嗜碱性细胞。

神经部有大量浅红色的无髓神经纤维和紫蓝色的神经胶质细胞(垂体细胞)，有丰富的毛细血管。垂体细胞散在，大小不一，形态不规则。还可见大小不一、染为浅红的圆形均质小块(赫林体)。

（吴　欣）

实验项目二　观察运动系统

【实验目的】

1. 在标本上辨认骨的形态和构造。

2. 在标本上识别全身各骨的名称和位置。

3. 在标本或模型上辨认颅的构成及各面的重要结构。

4. 在标本上识别骨连结的分类、关节的基本结构、人体各主要关节的组成。

5. 在标本上识别骨盆、脊柱和胸廓的组成。

6. 在标本或模型上辨认肌的形态、构造及其辅助结构。

7. 在标本或模型上识别全身各主要肌的名称及位置。

8. 在标本上识别全身主要的骨性标志。

【实验材料】

1. 全身骨架和全身各骨标本。

2. 骨剖面标本。

3. 整体颅和分离颅标本或模型。

4. 骨盆和脊柱标本。

5. 打开关节囊的肩关节、肘关节、髋关节和膝关节标本。

6. 全身肌肉浅层标本或模型。

7. 全身肌肉深层标本或模型。

8. 腹前外侧壁和腹股沟区解剖标本或模型。

9. 膈肌标本或模型。

10. 上、下肢肌标本或模型。

【实验内容和方法】

1. 利用全身骨架或各类骨标本辨认骨的形态、构造和分类,描述长骨、短骨、扁骨及不规则骨的形态特点及在人体中的分布情况。

2. 观察全身各骨标本,并指认骨的名称和位置。

3. 利用骨盆标本,观察骨盆的组成、分部,辨析男性、女性骨盆的性别差异。

4. 利用全身骨架标本观察和识别脊柱和胸廓的构成、形态及连结,指出椎孔和椎间孔的区别。

5. 观察整体颅和分离颅的标本或模型,指出脑颅和面颅的构成;观察颅底,识别颅底的主要孔裂名称;认识翼点、眶、乳突、颧弓、枕外隆凸等结构。

6. 利用肩关节、肘关节、髋关节和膝关节的标本,观察各关节的组成和结构特点,并利用活体验证其运动。

7. 利用全身浅层肌的标本,观察肌的位置,说出其名称。

8. 利用全身深层肌的标本,观察肌的位置,说出其名称。

9. 利用膈肌标本或模型,观察膈肌的形态,说出膈肌上三个孔的名称、位置及通过的结构。

10. 利用上、下肢肌的标本,观察和说出主要肌的名称及位置。

(林加福)

实验项目三　观察心血管系统

【实验目的】

1. 在模型上指认心血管系统的构成及大、小循环的路径。

2. 在标本或模型上识别心的位置、外形及心腔的结构。

3. 在模型上识别心的传导系统的组成及冠状动脉的走行、分支和分布。

4. 在标本或模型上指认主动脉的起止、行程和主要分支。

5. 在标本或模型上指认颈总动脉的主要分支,在活体上摸到面动脉压迫止血点位置。

6. 在标本上辨认上、下肢主要动脉的走行和行程,在活体上摸到测量血压位置、切脉位置和股动脉压迫止血点位置。

7. 在标本上辨认腹主动脉的主要分支及其分布。

8. 在标本上辨认上、下肢的浅静脉。

9. 在标本上辨认下腔静脉及其主要属支。

10. 在标本或模型上识别肝门静脉及其属支,并说出肝门静脉的收集范围。

【实验材料】

1. 人体全身血液循环系统模型。

2. 胸腔纵隔标本(切开心包)。

3. 离体心标本或心模型。

4. 胸、腹后壁的动脉标本或模型。

5. 头、颈部动脉标本或模型。

6. 上肢的动脉标本。

7. 盆腔及下肢的动脉标本。

8. 腹腔脏器的动脉和静脉标本。

9. 上、下肢浅静脉标本。

10. 肝门静脉的标本或模型。

【实验内容和方法】

1. 利用人体全身血液循环系统模型，观察并指认心血管系统的构成及大、小循环的路径。

2. 利用纵隔的标本，观察心的位置、外形及与周围的毗邻关系。利用心的标本或模型，指认右心房、右心室、左心房、左心室及心各腔的出、入口。

3. 利用心的模型，指出心传导系统的构成；观察并说出左、右冠状动脉的走行、分支及分布。

4. 利用胸、腹后壁的动脉标本或模型，观察并指认动脉的行程、分段和主要分支。

5. 利用头、颈部的动脉标本或模型，观察并指认头、颈部动脉的主要分支、分布。在活体上摸到面动脉的压迫止血点部位。

6. 利用上肢动脉标本，观察并辨认锁骨下动脉、腋动脉、肱动脉、桡动脉和尺动脉的走行、分支和分布。利用活体，摸到肱动脉的测量血压部位和桡动脉的切脉部位。

7. 利用盆腔及下肢的动脉标本，观察并辨认股动脉、腘动脉的行程、分支、分布。利用活体，摸到股动脉压迫止血点部位。

8. 利用腹腔脏器的动脉和静脉标本，观察并辨认腹主动脉的主要分支及其分布。

9. 利用上肢浅静脉的标本，观察和辨认头静脉、肘正中静脉和贵要静脉的行程和注入部位。利用下肢浅静脉的标本，观察和辨认大隐静脉和小隐静脉的行程和注入部位。

10. 利用腹腔脏器的动脉和静脉标本，观察并辨认下腔静脉的合成及其属支。

11. 利用肝门静脉的标本或模型，识别肝门静脉合成及属支，并说出肝门静脉系的收集范围以及肝门静脉系与上、下腔静脉系的 3 个吻合处。

（郭新庆）

实验项目四 观察内脏

一、观察呼吸系统

【实验目的】

1. 在标本或模型上识别呼吸系统的组成及上、下呼吸道。

2. 在标本或模型上辨认鼻腔的分部、外侧壁的形态结构及鼻旁窦的位置。

3. 在标本或模型上识别咽的形态位置、分部及交通关系。

4. 在标本或模型上辨认构成喉支架的软骨和喉腔的结构；在活体上摸到喉结的位置。

5. 在标本或模型上，识别气管和主支气管的形态，说出左、右主支气管的形态特点。

6. 在标本或模型上识别肺的位置、形态。

7. 在标本上辨认胸膜及其分部，并说出胸膜腔的概念。

【实验材料】

1. 呼吸系统标本或模型。

2. 头颈部正中矢状切面标本或模型。

3. 鼻旁窦标本或模型。

4. 喉、气管、主支气管及其分支、肺标本或模型。

5. 胸腔器官标本。

【实验内容和方法】

1. 利用呼吸系统标本或模型，识别呼吸系统的组成及上、下呼吸道的起止部位。

2. 利用头颈部正中矢状切面标本或模型，观察并辨认鼻腔外侧壁的结构及咽的分部和交通。

3. 利用显示鼻旁窦的颅骨标本或模型，观察并识别蝶骨内的蝶窦、上颌骨内的上颌窦、额骨内的额窦及筛骨内的筛窦。

4. 在活体上触摸和观察喉结，注意其随吞咽时上、下移动。发音时，用手触摸感觉其振动。

5. 利用喉标本或模型，观察并辨认构成喉支架的软骨和喉腔内的结构。

6. 利用喉、气管、主支气管及其分支标本或模型，观察并识别气管和左、右主支气管的形态，同时说出左、右主支气管的形态学差异。

7. 利用肺标本或模型，观察并识别肺的位置和形态。

8. 利用胸腔器官标本，观察并辨认各部壁胸膜，并说出胸膜腔的概念。

（郭新庆）

二、观察消化器官

【实验目的】

1. 在标本或模型上指出消化系统的组成，说出上、下消化道的概念。

2. 在标本或模型上指出食管的位置及食管三处狭窄的位置。

3. 在标本或模型上指出胃的位置、形态及分部。

4. 在标本或模型上指出小肠的位置和分部。

5. 在标本或模型上指出盲肠、阑尾、结肠、直肠和肛管的位置、形态。

6. 在标本或模型上指出肝、胆囊和胰的位置及形态。

【实验材料】

1. 消化系统标本、模型。

2. 头颈部正中矢状切面标本、模型。

3. 胸、腹腔标本、模型。

4. 男性、女性盆部正中矢状切面标本、模型。

【实验内容和方法】

1. 利用消化系统标本指出消化系统的组成及上、下消化道的起止部位。

2. 在活体口腔观察腭扁桃体的位置。

3. 利用头颈部正中矢状切面标本或模型,胸、腹腔标本或模型观察食管的位置和食管三处狭窄的位置。

4. 利用腹腔标本或模型观察胃、小肠(十二指肠、空肠和回肠)、大肠(盲肠、阑尾、结肠、直肠和肛管)、肝、胆囊和胰的位置及形态。

5. 利用盆部矢状切面标本或模型观察直肠及其两个弯曲的位置。

(鲍耀波)

三、观察泌尿系统

【实验目的】

1. 在标本上指出泌尿系统的组成。

2. 在标本上指出肾的形态、位置和结构。

3. 在标本上指出输尿管的起止、行程及狭窄部位。

4. 在标本上指出膀胱的形态及位置。

5. 在标本上指出女性尿道的特点及开口部位。

【实验材料】

1. 泌尿系统标本、模型。

2. 离体肾标本、模型。

3. 肾额状切面标本、模型。

4. 腹膜后间隙器官标本、模型。

5. 输尿管、肾盂标本。

6. 男性、女性盆部正中矢状切面标本、模型。

7. 离体膀胱标本、模型。

【实验内容和方法】

1. 在泌尿系统标本或模型上指出泌尿系统的组成及各器官的结构及位置关系。

2. 利用肾标本和腹膜后间隙器官标本观察肾的形态、位置,辨认出入肾门的肾静脉、肾盂和肾动脉及其相互排列关系。

3. 利用肾额状切面标本或模型观察肾皮质和肾髓质的构造。观察肾窦及其内容物,注意肾盂和肾大盏、肾小盏的连属关系。

4. 利用离体膀胱标本或模型并结合男性、女性盆部正中矢状切面标本和模型观察膀胱的形态、位置及周围的毗邻关系。

5. 利用切除膀胱前壁标本或模型观察膀胱三角、输尿管口和尿道内口的形态特点。

6. 利用女性盆部正中矢状切面标本或模型观察女性尿道的形态特点。

(李新爱 马凤巧)

四、观察男性、女性生殖系统

【实验目的】

1. 在标本或模型上指出男性、女性生殖系统的组成。

2. 明确男性、女性生殖系统各器官的形态、位置和结构。

【实验材料】

1. 男性、女性生殖系统标本和模型。

2. 男性、女性盆部正中矢状切面标本和模型。

3. 女性内生殖器标本及模型。

4. 女阴标本及模型。

【实验内容和方法】

1. 利用男性生殖系统标本和模型观察睾丸、附睾、输精管、精囊腺、前列腺和尿道球腺的形态、位置及其相互关系。

2. 利用男性生殖系统标本和模型及男性盆部正中矢状切面标本和模型观察男性尿道的分部、弯曲及狭窄。

3. 利用女性生殖系统有关的标本和模型观察卵巢、子宫、输卵管和阴道的形态结构、位置及输卵管和子宫的分部。

4. 利用女阴标本及模型观察各结构的位置和形态,注意阴道口和尿道外口的位置关系。

(倪赛宏　高　玲)

实验项目五　观察感觉器官

【实验目的】

1. 在标本和模型上指出眼、耳的组成及其结构。

2. 在标本和模型上指出眼副器的名称、位置、结构和主要功能。

【实验材料】

1. 眼球放大模型。

2. 眶内结构解剖标本。

3. 牛眼球冠状切面标本。

4. 耳放大模型。

5. 听小骨标本或模型。

6. 内耳迷路模型。

【实验内容和方法】

1. 利用眼球放大模型观察眼球的形态和构造,并注意视神经盘和黄斑的位置。

2. 利用眼球切面标本或模型观察眼球壁、眼球内容物及眼房。

3. 在活体上观察上睑、下睑、睑结膜、球结膜、角膜、虹膜和瞳孔的形态。

4. 利用耳放大模型观察外耳的结构。

5. 利用耳放大模型观察鼓室、咽鼓管的位置和形态,并注意观察鼓室内听小骨的位置和连接关系。

6. 利用骨迷路模型观察骨迷路,辨认骨半规管、前庭和耳蜗的位置及形态,以及骨迷路和膜迷路之间的关系。

(于 宁)

实验项目六　观察神经系统

一、观察中枢神经系统

【实验目的】

1. 在标本和模型上说出脊髓、脑干、端脑的形态及其内部结构。

2. 在标本和模型上说出小脑、间脑的位置和外形。

3. 在标本上指出脑、脑的血管、脊髓被膜的层次及蛛网膜下隙的位置。

【实验材料】

1. 切除椎管后壁的脊髓标本。

2. 离体脊髓标本。

3. 脊髓横切面放大模型。

4. 全脑标本。

5. 脑正中矢状切面的标本和模型。

6. 放大的脑干模型。

7. 小脑标本及模型。

8. 通过内囊水平切面的端脑标本或模型。

9. 脑血管的标本和模型。

10. 传导通路模型。

11. 脑、脊髓被膜,脑血管标本和模型。

【实验内容和方法】

1. 利用切除椎管后壁的脊髓标本和离体脊髓标本观察脊髓的位置、外形和脊神经根。

2. 利用脊髓横切面放大模型观察脊髓内部结构的灰质和白质。

3. 在全脑标本上辨认端脑、间脑、小脑和脑干的位置、形态和相互的位置关系。

4. 利用脑干放大模型观察脑干的外形。

5. 利用脑正中矢状切面和全脑的标本、模型观察大脑半球的外形、分叶及各叶的主要沟和回,并指出主要中枢的位置。

6. 在通过内囊水平切面的端脑标本或模型上观察脑室和内囊的位置和分部。

7. 利用脑和脊髓被膜的标本和模型观察脑和脊髓被膜的层次及蛛网膜下隙的位置。

8. 利用脑血管的标本和模型观察脑血管的名称和分布。

9. 通过模型进一步明确躯体感觉传导通路和锥体系的构成和功能。

二、观察周围神经

【实验目的】

1. 在标本上辨认脊神经形成的颈丛、臂丛、腰丛和骶丛的主要分支及分布。

2. 结合标本描述迷走神经的主要分支及分布。

3. 结合模型简述交感神经和副交感神经的低级中枢的位置及分布概况。

【实验材料】

1. 脊神经标本和模型。

2. 头颈及上肢肌、血管和神经标本。

3. 下腹部及下肢肌、血管与神经标本。

4. 迷走神经和膈神经标本。

5. 胸部神经标本。

【实验内容和方法】

1. 利用脊神经标本和模型观察脊神经的分布概况。

2. 利用头颈及上肢肌、血管和神经标本观察颈丛和臂丛的主要分支及分布。

3. 利用下腹部及下肢肌、血管与神经标本观察腰丛和骶丛的主要分支及分布。

4. 利用胸部神经标本观察肋间神经和肋下神经的行程,与肋间血管的关系。

5. 利用迷走神经和膈神经标本追踪膈神经和迷走神经的分支和分布。

6. 利用内脏神经标本和模型观察交感神经和副交感神经的低级中枢部位及其周围部的分支和分布。

(吴炳锐　张晓丽)

模块三　人体生理学实验

实验项目一　鉴定 ABO 血型

【实验目的】

学会用玻片法进行 ABO 血型鉴定,加深理解血型分型的依据,并得出实验结果。

【实验原理】

ABO 血型系统是根据红细胞膜上抗原的种类及有无而分型。ABO 血型系统可分为 A、B、AB、O 四型。血型鉴定是将受试者的红细胞分别加至含有抗 A 凝集素和抗 B 凝集素的血型定型试剂中。红细胞膜上的抗原与血清中的相应抗体发生免疫反应,出现红细胞凝集,如:A 抗原 + 抗 A 抗体、B 抗原＋抗 B 抗体均能使红细胞发生凝集。因此,用已知的抗体与被鉴定人的红细胞混合,观察有无红细胞凝集现象发生。根据其发生凝集反应的结果,判断被鉴定人红细胞膜上所含的抗原类型,从而鉴定其血型。

【实验对象】人。

【实验用品】

　　抗 A 血型定型试剂、抗 B 血型定型试剂、聚维酮碘、一次性无菌采血针、双凹载玻片、玻璃蜡笔、小玻棒、消毒棉签、干棉球、显微镜。

【实验步骤】

　　1. 取一块干净玻片,用玻璃蜡笔在玻片两端分别标明 A、B 字样。

　　2. 将抗 A 血型定型试剂、抗 B 血型定型试剂分别于玻片 A 侧和 B 侧中央各滴 1 滴。

　　3. 消毒受检者耳垂或手指指腹后,用消毒针刺破皮肤,待血液流出时用消毒的小玻棒一端蘸血少许涂在抗 A 血型定型试剂内并搅匀,然后用小玻棒的另一端蘸血少许涂在抗 B 血型定型试剂内并搅匀。

　　4. 静置 5~10 分钟,肉眼观察有无红细胞凝集现象。必要时,可在低倍显微镜下观察。

　　5. 根据实验结果判定受检者血型(实验图 3-1-1)。

【注意事项】

　　1. 采血前必须严格消毒,使用一次性无菌采血针,以防感染。

　　2. 用玻棒两端先后取血,分别与抗 A、抗 B 血型定型试剂混合,严防两种血型定型试剂相混。

　　3. 抗 A、抗 B 血型定型试剂必须置于 2~8℃下保存,使用时不能超过有效期。

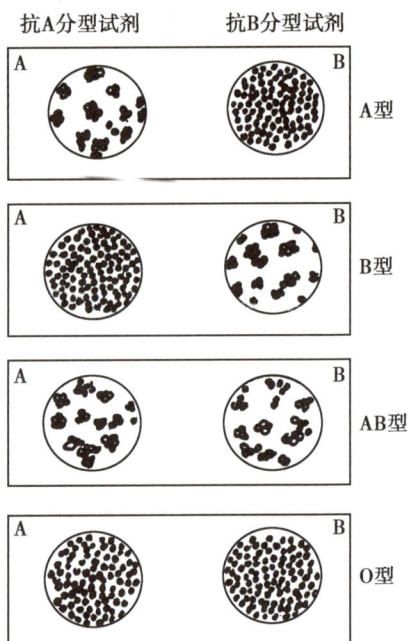

实验图 3-1-1　ABO 血型玻片检测法示意图

【实验结果与分析】

　　1. 准确记录实验现象。

　　2. 分析实验结果,并对受检者血型进行鉴定。

(吕　昕)

实验项目二　测量人体动脉血压和听诊心音

【实验目的】

　　1. 了解血压计和听诊器的结构,学会人体动脉血压的测量方法和心音听诊。

　　2. 能准确测量人体肱动脉的收缩压和舒张压。

3. 能指出心音的听诊部位。

4. 初步学会辨别第一心音和第二心音，为临床听诊心音奠定基础。

【实验原理】

临床常用间接测压法测量人体动脉血压的血压值。主要根据血管音的变化测量血压。通常血液在血管内正常流动或被完全阻断时不会产生声音，但如果血流经过狭窄处形成涡流，则可产生血管音。其原理是从血管外加压后减压，用听诊法根据动脉音的产生、减弱或消失测定收缩压和舒张压。将空气打入缠绕于上臂的袖带，使其压力超过收缩压时，可完全阻断肱动脉内血流，置于远端的听诊器中听不见任何声音。然后缓慢放气使袖带内的压力逐渐下降，当其压力稍低于肱动脉收缩压而高于舒张压时，血液可断续流过受压的血管，形成涡流而发出声音，此时可在被压的肱动脉远端听到动脉音，刚能听到第一声动脉音时水银柱对应的刻度为收缩压值。如果继续放气，袖带内压力逐渐降低直至某一值时，血管内血流又由断续变成连续，动脉音突然由强变弱或消失，因此，此时的袖带内压力则相当于舒张压(实验图 3-2-1)。

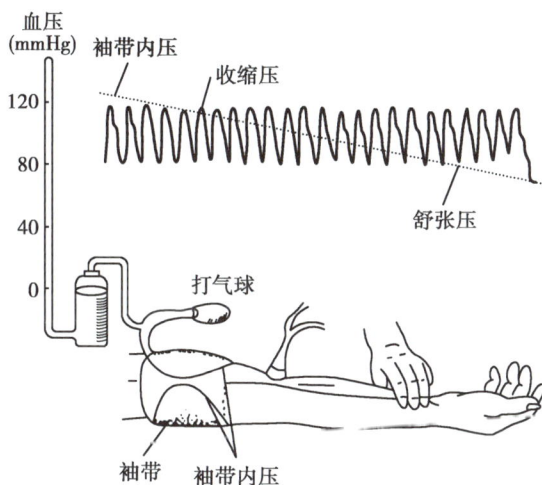

实验图 3-2-1　人体动脉血压测量

心音是心动周期中由心瓣膜关闭及心肌收缩引起的振动所产生的声音，经组织传到胸壁。将听诊器置于心前区的胸壁上，直接听取心音。在每一心动周期中一般可听见两个声音，即第一心音和第二心音。

【实验对象】人。

【实验材料】血压计、听诊器。

【实验步骤】

一、人体动脉血压的测量

1. 熟悉血压计的结构　血压计由水银检压计、袖带和气球三个部分组成。检压计是一个标有刻度的玻璃管，上端与大气相通，下端与水银储槽相通。袖带是一个外包布套的橡皮囊，借橡皮管分别与检压计的水银储槽和气球相通。气球是一个带有螺丝帽的橡皮球，供充气和放气使用。

2. 测量血压的准备工作

(1)测量前应检查血压计是否完好,水银是否充足,气球是否漏气等。

(2)让受检者脱去一侧衣袖,静坐于桌旁 5 分钟以上,前臂平放于桌上,手掌向上,使上臂、检压计的零刻度线与心脏处于同一水平。将袖带缠于上臂,袖带下缘位于肘关节上 2cm 处,松紧须适宜。在肘窝内侧先用手指触及肱动脉脉搏所在,将听诊器胸件放置其上。

(3)松开血压计上气球的螺丝帽,驱出袖带内的残余气体,然后将螺丝帽旋紧。

(4)将听诊器两耳件塞入外耳道,务必使耳件的弯曲方向与外耳道一致。

3. 测定收缩压 用橡皮气球向袖带内打气加压,先使血压计上水银柱逐渐上升到触不到桡动脉脉搏,然后继续打气加压 30~50mmHg,此时水银柱上升到 180mmHg 左右。随即稍松开气球螺丝帽,缓慢放气,逐渐降低袖带内压力,在水银柱缓慢下降的同时仔细听诊,当突然听到"嘣"样的第一声动脉音时,检压计上所示水银柱刻度即代表收缩压。

4. 测定舒张压 继续缓慢放气降低袖带内压,这时动脉音有一系列变化,先由弱而强,而后由强突然变弱,最后则完全消失。在声音由强突然变弱后,水银柱再下降 5~10mmHg,声音才消失。声音由强突然变弱或消失时血压计上所示水银柱刻度即代表舒张压(多规定为前者)。血压通常记录为"收缩压 / 舒张压 mmHg"。

二、人体心音的听诊

1. 确定听诊部位

(1)受检者坐在检查者对面,解开上衣。检查者认真观察或用手触诊受检者心尖搏动的位置与范围。

(2)确定心前区心音听诊区部位。

二尖瓣听诊区:左锁骨中线第五肋间稍内侧(心尖部)。

三尖瓣听诊区:胸骨右缘第四肋间或剑突下。

主动脉瓣听诊区:胸骨右缘第二肋间,主动脉瓣第二听诊区在胸骨左缘第三肋间,主动脉瓣闭锁不全时,在该处可听见杂音。

肺动脉瓣听诊区:胸骨左缘第二肋间。

2. 听心音 检查者将听诊器放入外耳道,注意听诊器耳器的弯曲方向与外耳道方向一致。用右手的食指、拇指和中指轻持听诊器胸件,紧贴于被检者胸壁皮肤,依次听取心音。通常顺序是二尖瓣区→主动脉瓣区→肺动脉瓣区→三尖瓣区。注意区分第一心音、第二心音,比较在不同部位上两心音的强弱。

【注意事项】

1. 室内必须保持安静,以利听诊。

2. 受检者需要静坐,上臂测量部位必须与心脏、检压计零点处于同一水平。

3. 听诊器胸件放在肱动脉搏动处,不可用力压迫动脉,更不能压在袖带底下进行测量。在测量心音时,听诊器橡皮管勿与衣物等摩擦,以免影响听诊。

4. 动脉血压通常连续测量 2~3 次,以两次比较接近的数值为准,取其平均值。重复测量时必须放气至压力降到 0。

5. 注意呼吸音对心音听诊的影响,可令受检者暂停呼吸。

【实验结果与分析】

1. 将实验作如下记录:姓名,性别,年龄,动脉血压。

2. 描述听到的心音特点,思考其出现的标志。

3. 测量血压和听诊心音时有哪些注意事项?

4. 制作表格,记录全组同学的血压值,按性别和年龄段进行统计分析。

(倪赛宏　高　玲)

实验项目三　测定肺通气功能

【实验目的】

学会肺量计的使用和肺容积、肺容量、肺通气量的测定。

【实验原理】

在呼吸运动的过程中,肺容积、肺容量、肺通气量随着气体的吸入或呼出及呼吸深度而发生变化。在不同生理情况下,肺容积、肺容量、肺通气量也会有不同的变化。

【实验对象】 人。

【实验用品】

改良式肺量计、记录纸、橡皮接口、鼻夹、烧杯、75% 乙醇棉球、钠石灰等。

【实验步骤】

1. **了解肺量计的结构**　肺量计的主要部件见实验图 3-3-1。

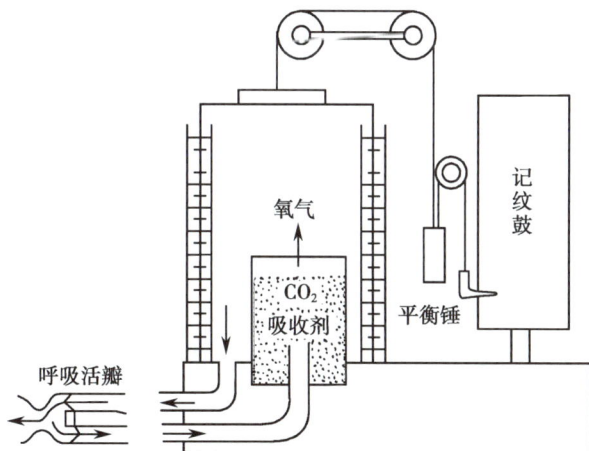

实验图 3-3-1　肺量计示意图

(1)测量装置:由两个对口套装圆筒构成。外筒口向上,是装水的水槽,槽底有排水阀门可以放水;水槽中央有进气管,管的上端露出水面,管下端有通向槽外的三通阀门,可控制呼吸气体的出入。内筒为倒置于水槽中的浮筒,可随呼吸气体的进出而升降。浮筒顶部有排气阀门,筒内气体可由此排出。

(2)记录装置：浮筒顶端有根吊线，通过滑轮架在另一端悬挂一个平衡锤，锤的重量恰能与浮筒的重量相平衡，使呼气和吸气都不费力。进出肺量计的气体容量，可根据浮筒的升降从刻度标尺上读出，并可通过平衡锤上的描笔在记录纸上记录。走纸速度可根据需要选择。

(3)通气管：共有三根，开口于浮筒底部。一根是充 O_2 管，可与外界气体相通，用以调节浮筒内气体成分。另外两根通气管分别装有钠石灰和鼓风机(用于吸去 CO_2 和推动气流)，与吹气口三通管相通。

2. 仪器准备　测量前先将肺量计外筒装水至要求的刻度。开放氧气接头，使筒内装有一定量的空气，然后关闭氧气口。转动三通阀门，关闭肺量计，检查是否漏气。打开电源开关，准备好描笔及记录纸。将描笔调节到记录鼓的中部位置上。

3. 测定肺容积和肺容量　受试者用鼻夹夹闭鼻孔，口衔橡皮接口，先通过三通阀门呼吸外界空气 2~3 分钟，稍适应后，即转动三通阀门打开肺量计，开启慢速走纸档(50mm/min)，启动记录键，测量并记录呼吸气量的变化。

(1)测定潮气量：记录平静呼吸约 30 秒。计算每次吸入或呼出气量的平均值。

(2)测定补吸气量：平静呼吸数次后，在一次平静吸气末，继续吸气直至不能再吸为止，计算从平静吸气末所增加的吸入气量。

(3)测定补呼气量：平静呼吸数次后，在一次平静呼气末，继续呼气直至不能再呼为止，计算从平静呼气末所增加的呼出气量。

(4)测定肺活量：平静呼吸数次后，命受试者尽力作最大限度深吸气，随即作最大限度深呼气，记录呼出的最大气量。重复 2~3 次，取最大值。

(5)测定用力呼气量：在肺量计内重新充灌新鲜空气 4~5L，按测定潮气量的方法，记录平静呼吸数次。然后命受试者作最大限度的深吸气直至不能再吸为止，屏气 1~2 秒，同时换快速走纸档(25mm/s)，立即用最快的速度用力深呼气，直至不能再呼为止。记录第 1、2、3 秒末呼出的气量，并计算它们各占肺活量的百分比。

4. 测定肺通气量

(1)测定平静通气量：将已测得的潮气量按下式计算。

$$平静通气量(L/min)＝潮气量(L)×呼吸频率(次/min)$$

(2)测定最大通气量：调节肺量计走纸速度为 25mm/min，记录受试者的平静呼吸数次后，主试者发出"开始！"口令，并同时按动秒表；受试者听到命令后，立即作最深最快的呼吸，到第 15 秒时，主试者发出"停！"的口令。记录 15 秒内吸入或呼出的气量，再乘以 4，算出最大通气量。

【注意事项】

1. 在使用肺量计前，应预先检查肺量计是否漏气、漏水，平衡锤是否合适。

2. 肺量计中的水装得不能太少或太多，要使水温与室温相一致。

3. 测定时应防止从鼻孔或口角漏气。

4. 测最大通气量前，受试者应预先作几次尽力深快呼吸的练习。

【实验结果与分析】

1. 将实验结果作如下记录

受试者姓名_____,性别_____,年龄_____(岁),潮气量_____(ml),补吸气量_____(ml),深吸气量_____(ml),补呼气量_____(ml),肺活量_____(ml),用力呼气量_____:第 1 秒末为_____%,第 2 秒末为_____%,第 3 秒末为_____%。平静通气量_____(ml),最大通气量_____(ml)。

2. 以上各测定值是否在正常范围? 如果不是,请分析原因。

(马凤巧　郭新庆)

实验项目四　测量人体体温

【实验目的】

掌握人体体温的测定方法,比较运动前后体温的变化,加深对体温相对恒定的意义的理解。

【实验原理】

体温是指人体深部的平均温度。由于人体深部的温度不便于测试,临床上通常用直肠温度、口腔温度和腋窝温度来代表体温,尤以测量口腔和腋窝温度最常用。人体温度有一定的生理变动,但正常情况下变化范围不超过 1℃。

【实验对象】人。

【实验用品】

水银体温计(常用口表)、体温记录表、75% 乙醇棉球、干棉球、有盖消毒盘(盛消毒温度计用)。

【实验步骤】

1. 熟悉体温计的结构和原理　体温计的种类很多,目前普遍使用的水银体温计有口表和肛表两种,都是由有刻度的真空玻璃毛细管和下端装有水银的玻璃球组成。口表的球部细而长,肛表的球部粗而短。水银受热膨胀后,沿着毛细管上升。在球部和管部连接处,有一狭窄部分,防止上升的水银遇冷下降。

2. 实验前准备　体温计浸泡于消毒液中,使用前用 75% 乙醇棉球擦拭,并将水银柱甩至 35℃刻度线以下。观看体温计时,应持水平位置于眼前,注视有刻度的棱角缘,慢慢转动体温计,即可看清水银柱和刻度数值。

3. 体温测量方法

(1)口测法:受试者静坐数分钟,将消毒后的体温计球部置于受试者舌下,让其紧闭口唇静坐,5 分钟后取出体温计读数。

(2)腋测法:受试者解开衣扣静坐,用纱布擦干腋下,将体温计球部置于受试者腋窝深处,屈臂夹紧体温计,10 分钟后取出体温计读数。

4. 测量体温

(1)观察运动前后体温的变化:每小组 2 人,相互用口测法和腋测法测量安静时的体温各 1 次,读数后记录。然后去室外运动5分钟,立即回室内测量口腔和腋下温度各1次,读数后记录。比较同一人、同一部位运动前后体温有何变化。再用湿毛巾擦腋窝后按上法测量腋温,比较两次腋温的变化。

(2)测定基础体温:于每日清晨清醒静卧状态下测定口温并记录所测体温值。

【注意事项】

1. 每次用体温计前应检查水银柱是否在35℃刻度线以下。甩体温计时要利用手腕的力量。注意体温计不要碰及硬物以防撞破。

2. 测量口腔温度前,受试者勿喝热水或冷饮,以避免误差。

3. 测量时间要足够,测腋温时,腋窝要干燥,并要夹紧。

4. 不能用高温灭菌法消毒体温计。实验过程中可用75%乙醇棉球擦拭消毒。实验后(或实验前)用1%过氧乙酸溶液浸泡体温计30分钟,然后以冷开水冲洗干净后,用消毒纱布拭干放入有盖消毒盘内备用。

【实验结果与分析】

1. 在体温表上绘出基础体温的曲线。

2. 比较运动前后口腔温度和干、湿腋窝温度的差异。

3. 测量体温时应注意哪些事项?

(杨艳梅)

实验项目五　测定视力和视野

一、测定视力

【实验目的】

学会视力测定方法,了解其测定原理。

【实验原理】

视力是指眼分辨物体微细结构的最大能力,即分辨物体上两点间最小距离的能力。通常以视角的大小作为衡量标准。视角与视敏度的关系为:视敏度=1/视角。视角以分角为单位进行计算。以国际标准视力表为例,视力表上1.0行的E字符号每一笔画的宽度和每两笔画的间距均为1.5mm。在视力表距眼5m处时,相距1.5mm的两个光点发出的光线入眼后,在节点交叉所形成的夹角(视角)为1分角(1/60°)。此时物像如能被眼辨认,认为具有正常视力,视力为1.0;若按对数视力表表示则为5.0。不同的视力可用下式计算:

$$V(受试者视力) = \frac{d(受试者辨认某字的距离)}{D(正常视力辨认该字的距离)}$$

【实验对象】人。

【实验用品】

标准对数视力表(5m距离两用式)、遮光板、指示棒及米尺。

【实验步骤】

1. 将视力检查表平坦地挂在光度充足、照明均匀的墙上。受试者的眼睛与视力表上的1.0行字母在同一高度。

2. 受检者站立或坐在距视力表5m处，用遮光板遮住一眼，按下述方法分别测试两眼。

3. 检查者用指示棒自上而下逐行指示视力表上字母。每指一字母，令受试者说出或以手指表示该字母缺口的朝向，直到看不清为止（偶有错误不算）。受试者能分辨的最后一行字母旁所标注的数值，为受试者的视力。

4. 若受试者对最上一行字都无法辨认清楚，则令受试者向前移动，直到能辨认清楚最上一行字为止。测量受试者与视力表的距离，按下列公式计算其视力。

$$受试者视力 = 0.1 \times 距离(m)/5m$$

【注意事项】

1. 光线要充足，光源应从受试者后方射来。

2. 测试时不宜用手遮眼，以免压迫眼球或受试者从指缝中偷看。

3. 视力表的第1.0行字高度与受试者的眼在同一水平。

【实验结果与分析】

1. 结果记录受试者姓名、右眼视力、左眼视力。

2. 分析视角与视敏度的关系。

3. 讨论造成近视的原因和保护视力的措施。

二、测定视野

【实验目的】

学会测定视野的方法，测出正常人的各色视野。

【实验原理】

单眼固定注视正前方一点时所能看到的空间范围，即为该眼的视野。正常人的视野颞侧大于鼻侧，下方大于上方。在同一光照条件下，各色视野的范围从大到小依次为白色、黄色、蓝色、红色、绿色。检查视野有助于了解视网膜和视觉传导通路的某些病变。

【实验对象】人。

【实验用品】视野计、遮眼板、各色视标、视野图纸、铅笔、彩色笔等。

【实验步骤】

1. 观察视野计结构，熟悉其使用方法。最常用的视野计为弧形视野计，是由一个半圆弧形金属板安在支架上而成，可绕水平轴作360°旋转。圆弧内面中央有一固定小圆镜或白色圆点，外面有刻度。刻度表示由该点射向视网膜周缘的光线与视轴所夹的角度。视野界限即以此角度表示。在圆弧对面的支架上有供支持下颌的托颌架和附着眼窝下缘的眶托（实验图3-5-1）。

2. 将视野计对着充足的光线放好，受试者背光而坐，将下颌放

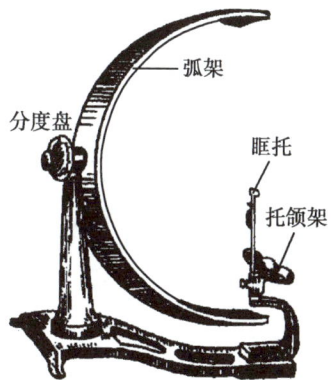

实验图 3-5-1　视野计结构示意图

在托颌架上,眼眶下缘靠在眶托上,调整并固定托颌架的高度,使被测眼与弧架的中心点在同一水平线上。受试者被测眼固定注视弧架的中心点,另一眼用遮光板遮住。

3. 转动半圆弧至水平位,主试者手持白色视标沿圆弧内面,从周边向中央慢慢移动,同时询问受试者是否能看见视标,一旦受试者看不到时,记下视标所处的度数;重复1次,求平均值,并标记在视野图纸上。

4. 将圆弧转动45°,从八个方向依次重复上述操作,测定得到八个点,并标记在视野图纸上,用铅笔将八个点连接起来,即为白色视野范围。

5. 换红、绿、蓝、黄色视标,分别按上述方法测定并绘出各色视野。

6. 用同样方法测定另一眼的视野。

【注意事项】

1. 测试过程中,受试者的被测眼必须始终注视圆弧中心点。

2. 测试色视野时,应以看出视标的颜色为准,检查者不得暗示。

3. 测定一种颜色视野后,要休息5分钟后再测另一种颜色视野。

【实验结果与分析】

1. 绘制视野图(实验图3-5-2),要求注明姓名、左右眼、视标颜色及检查日期。

2. 正常视野范围有何特点?为什么?

3. 测定视野有何临床意义?

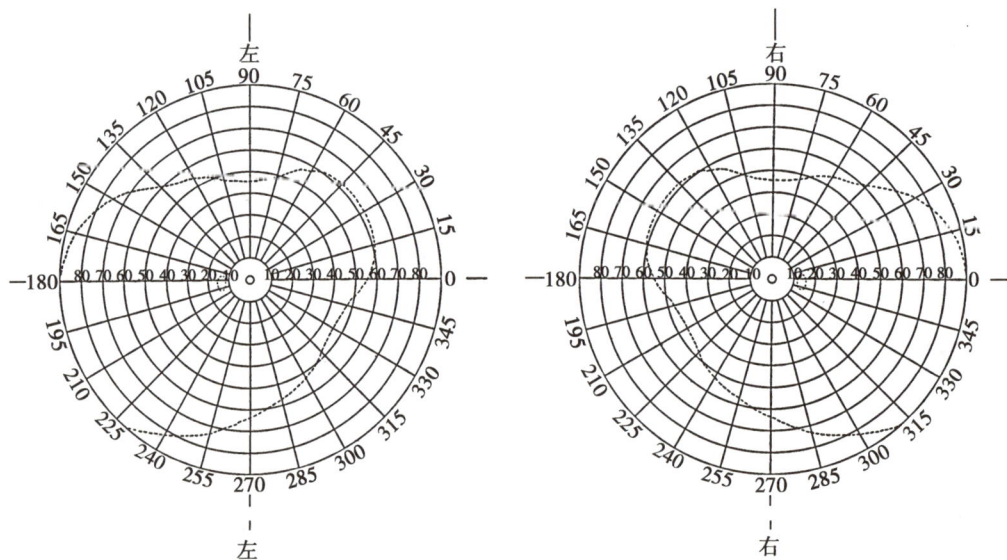

实验图 3-5-2　视野记录纸

(于 宁)

模块四　动物生理学实验

实验项目一　分析反射弧

【实验目的】

分析反射弧的组成部分,明确反射弧的完整性与反射活动的关系。

【实验原理】

反射是神经调节的基本方式。反射活动的结构基础是反射弧,包括感受器、传入神经、中枢、传出神经和效应器5个部分。反射弧结构和功能的完整是实现反射活动的必要条件,反射弧任何一部分的破坏,都将导致反射活动不能正常进行或消失。

【实验对象】牛蛙。

【实验用品】

蛙手术器械、铁支架、双凹夹、肌夹、小烧杯、滤纸片、脱脂棉、0.5% 硫酸溶液、1% 硫酸溶液。

【实验步骤】

1. **脊蛙的制备**　将粗剪刀横插入蛙口,剪去蛙头部,保留下颌和脊髓,即制成脊蛙。用肌夹将蛙下颌夹住挂在铁支架上(实验图 4-1-1),待蛙四肢松软后进行以下实验。

2. **检查屈肌反射**　将悬挂的蛙右足趾浸入装有 0.5% 硫酸溶液的小烧杯中,观察蛙右后肢有无屈肌反射。

3. **剥去右后肢皮肤**　重复步骤 2,观察有无屈肌反射;再用同样方法刺激左足趾,观察有无屈肌反射。

4. **剪断左侧坐骨神经**　取下脊蛙,在蛙左大腿背面皮肤做一纵形切口,用玻璃分针分开肌肉,找出坐骨神经并剪断后再将蛙挂起,然后用 0.5% 硫酸溶液刺激左足趾,观察有无屈肌反射。

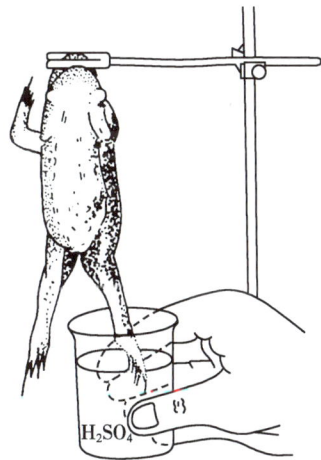

实验图 4-1-1　反射弧分析的装置

5. **检查搔扒反射**　用浸有 1% 硫酸溶液的滤纸片贴在蛙腹部皮肤,观察有无反应。

6. **捣毁脊髓**　用金属探针插入脊蛙椎管,捣毁脊髓,再重复步骤 5,观察反应。

【注意事项】

1. 用硫酸刺激蛙足趾时间只需几秒钟,以免损伤皮肤。每次浸入硫酸的面积应一致,注意足趾不要触及小烧杯的底或边缘。

2. 每次硫酸刺激出现反应后,应立即用水清洗蛙足,并用纱布擦干,以免硫酸液被稀释。

3. 蛙足趾皮肤必须剥干净。

【实验结果与分析】

    1. 记录每项实验结果并对其产生机制进行讨论分析。

    2. 讨论反射与反应的区别和联系。

（高 玲　倪赛宏）

实验项目二　观察血液凝固的影响因素

【实验目的】

    学会制备血浆与血清标本，认识血液凝固现象，能够分析各种因素对血液凝固的影响。

【实验原理】

    血液由流动的液体状态变成不能流动的凝胶状态的过程即为血液凝固，这是一系列酶促反应过程并受多种因素的影响。

【实验标本】家兔血。

【实验用品】

    试管 8 支、试管架、滴管、家兔脑组织浸出液、3% $CaCl_2$ 溶液、液体石蜡、纱布碎片、肝素（8U/ml）、2% 草酸钾溶液、冰块若干、恒温水浴器、玻璃铅笔、秒表。

【实验步骤】

    1. 取试管 8 支并编号，各试管按下表条件准备。

序号	实验项目	血液凝固时间
1	干燥放于室温下	
2	将试管置于37℃恒温水浴槽中预温	
3	将试管置于冰水的烧杯中预冷	
4	放入少许纱布碎片	
5	用液体石蜡浸润试管内面	
6	加家兔脑组织浸出液	
7	加肝素 8U	
8	加草酸钾 1~2ml	

    2. 采家兔血（教师操作）。向已准备好的试管内各注入家兔血 1ml，并用拇指堵住管口倒转一次，使血与试管内容物相混，开始计时。

    3. 血液注入管内后，每 20 秒将试管缓慢倾斜一次。若液面不随之倾斜，则表示管中血液已经凝固，记录各管血液凝固时间。

    4. 以第 1 管的凝血时间为对照，比较其余各管的凝血过程是加速还是延缓。

    5. 最后向第 7、8 试管内加入 3% $CaCl_2$ 各 2~3 滴，观察管内血液是否凝固，比较两者的不同。

【注意事项】

    1. 严格查对试管序号，加入各种实验用品时要做到准确无误。

2. 倾斜试管观察结果时动作要轻,以试管倾斜 45° 时管内血液不流动为准。

3. 计时应及时、准确。

【实验结果与分析】

观察记录 8 支试管的结果并试分析其原因。

(吕 昕)

实验项目三　观察家兔动脉血压的影响因素

【实验目的】

1. 了解直接测量家兔动脉血压的方法。

2. 观察神经和体液因素对动脉血压的调节作用。

3. 掌握实验中各种因素对动脉血压影响的机制。

【实验原理】

动脉血压是动脉内流动的血液对单位面积血管壁产生的侧压力,是反映心脏和血管功能的综合指标。动脉血压的形成部位是主动脉、肺动脉。影响血压变化的生理因素包括每搏输出量、心率、外周血管阻力及循环血量等。凡是能影响到以上因素,均会对血压产生变化。

正常情况下,动脉血压受神经、体液等因素的调节。心血管活动的神经调节是通过各种心血管反射来完成的,其中颈动脉窦 - 主动脉弓压力感受性反射对于快速调节动脉血压,使其保持相对稳定起重要作用。参与体液调节的生物活性物质主要包括肾上腺素、去甲肾上腺素等,大多数传出神经系统药物如异丙肾上腺素、酚妥拉明、阿托品、乙酰胆碱等可通过激动或阻断相应的受体发挥药理作用,而激动剂和阻断剂之间存在相互拮抗作用。动脉血压的测量分为直接测量法和间接测量法,本实验采用的是直接测量法。

【实验对象】家兔。

【实验器材】

1. **器材**　家兔手术台、哺乳动物手术器械一套、注射器(1ml、5ml、20ml)、动脉插管、静脉插管、压力换能器、呼吸换能器、刺激电极、电子秤等。

2. **药品与试剂**　20% 氨基甲酸乙酯溶液、0.5% 肝素生理盐水、生理盐水、0.01% 去甲肾上腺素(NA)、0.01% 肾上腺素(Adr)、0.005% 异丙肾上腺素(ISO)、0.25% 酚妥拉明、0.05% 阿托品、0.001% 乙酰胆碱(Ach)。

【实验方法】

1. **麻醉和固定**　抓取家兔,称重,外耳缘静脉缓慢注射 20% 氨基甲酸乙酯(5ml/kg),麻醉后仰卧位固定于手术台上。

2. **手术**

(1)气管分离与插管:在家兔锁骨到下颌之间剪毛备皮,沿颈部中线切开或剪开颈部皮肤(切口长度约 5~7cm),逐层切开皮下组织、颈部肌肉,暴露气管并分离,做气管插管。

(2)动脉分离与插管:分离左右两侧颈总动脉鞘,辨认其中的血管和神经,分离左、右颈总动脉(2~3cm)。左侧颈总动脉下穿两条线,将远心端线结扎、另一条线置近心端备用,在两条线之间用动脉夹夹住动脉,用眼科剪刀在动脉夹与结扎线之间的动脉管壁上做V形切口,将充满肝素溶液的动脉插管插至动脉内,打开动脉夹后将动脉插管向深处插入,用近心端线将动脉插管及动脉结扎固定,将动脉插管与压力换能器和电脑记录装置连接,记录动脉血压曲线及数值变化;右侧颈总动脉下方穿一条线备用。

(3)静脉分离与插管:分离右侧颈外静脉(2~3cm),在其下方穿两条线,将置于远心端线结扎,在两条线之间的静脉管壁上做V形切口,将充满肝素生理盐水的静脉插管插入静脉后结扎固定。做静脉插管的目的是建立静脉给药通道。

(4)分离右侧迷走神经:用玻璃分针将右侧颈总动脉鞘内的迷走神经分离后,在其下方穿一条线备用。

3. 观察项目

(1)观察描记正常的血压曲线,记录血压数值。

(2)用动脉夹夹闭右侧颈总动脉15秒,观察并记录动脉血压变化。

(3)待血压恢复至正常水平,刺激右侧迷走神经3~5秒,观察并记录动脉血压变化。刺激方式为连续串刺激、刺激强度为5V。

(4)待血压恢复至正常水平,静脉插管注射0.01%去甲肾上腺素(0.1ml/kg),观察并记录动脉血压变化。

(5)待血压恢复至正常水平,静脉插管注射0.01%肾上腺素(0.1ml/kg),观察并记录动脉血压变化。

(6)待血压恢复至正常水平,静脉插管注射0.005%异丙肾上腺素(0.05ml/kg),观察并记录动脉血压变化。

(7)待血压恢复至正常水平,静脉插管注射0.25%酚妥拉明(0.3ml/kg),观察并记录动脉血压变化。

(8)待第7步骤观察到血压下降明显后,分别重复第4、第5、第6实验步骤,再观察并记录动脉血压变化。

(9)待血压恢复至正常水平,静脉插管注射0.001%乙酰胆碱(0.05ml/kg),观察并记录动脉血压变化。

(10)待血压恢复至正常水平,静脉插管注射0.05%阿托品(2ml/kg)后,立即注射0.001%乙酰胆碱(0.05ml/kg),观察并记录动脉血压变化。

【注意事项】

1. 实验过程中需固定好插管,保持动、静脉插管与血管平行,避免刺破血管引起出血,并保持动、静脉插管通畅。

2. 抽取药物时,每一种药物要使用固定的注射器,不能混用。

3. 由静脉插管注射药物后,需要再向静脉插管内注射少量肝素生理盐水,将插管内的药物全部推入血管,同时使插管内始终充满肝素生理盐水。

4. 除特殊说明外,不同药物给药的间隔时间应以动脉血压恢复至正常水平为宜。

【实验结果与分析】

1. 将各项实验结果填入以下表格。

步骤	血压 /mmHg	
	实验前	实验后
(1)记录正常血压		
(2)夹闭右侧颈总动脉 15 秒		
(3)电刺激迷走神经 3~5 秒		
(4)静脉注射 0.01% NA(0.1ml/kg)		
(5)静脉注射 0.01% Adr(0.1ml/kg)		
(6)静脉插管注射 0.005% ISO(0.05ml/kg)		
(7)静脉注射 0.25% 酚妥拉明(0.3ml/kg)		
(8)重复(4)、重复(5)、重复(6)		
(9)静脉注射 0.001% Ach(0.05ml/kg)		
(10)静脉注射 0.05% 阿托品(2ml/kg)后,立即注射 0.001% Ach(0.05ml/kg)		

2. 分析以上各项实验结果产生的机制。

(倪赛宏　高　玲)

实验项目四　观察家兔呼吸运动的影响因素

【实验目的】

1. 观察血液中化学因素(CO_2、O_2、H^+)以及肺牵张反射对家兔呼吸运动的影响。

2. 理解各种因素影响呼吸运动的机制。

【实验原理】

呼吸运动受神经、体液因素的调节,改变血液中 CO_2、O_2 的分压和 H^+ 的浓度,可导致呼吸运动的变化。呼吸频率和深度是观察呼吸变化的指标,故可通过呼吸频率和深度的变化来了解神经、体液因素对呼吸运动的影响。

【实验对象】家兔。

【实验用品】

电脑、BL-420 生物信号采集实验系统、张力换能器、电刺激器、家兔手术台、哺乳动物手术器械 1 套、气管插管、敷料、10ml 和 2ml 注射器各 1 支、橡皮管、钠石灰、气囊、大试管 1 支、25% 氨基甲酸乙酯、3% 乳酸溶液及丝线等。

【实验步骤】

1. 动物麻醉与固定　用 25% 的氨基甲酸乙酯按 5ml/kg 体重的剂量沿家兔的耳缘静脉缓慢注

射,将麻醉后的家兔仰卧位固定于手术台上,充分暴露颈部。

2. 动物手术

(1)切开组织:剪去颈部手术区域的家兔毛,沿正中线在颈部作 5~7cm 的纵行切口,依次分离皮肤、皮下组织和肌肉,暴露出气管。

(2)气管插管:用止血钳游离气管,在气管与食管之间穿线备用;在甲状软骨下第 3 或 4 软骨环处,呈倒 "T" 字形剪开气管,插入气管插管,用预留好的线扎紧,将线固定在插管分叉处。

(3)分离迷走神经:在气管两侧分离出颈动脉鞘,用玻璃分针分离出两侧的迷走神经,分别穿线备用。

(4)仪器连接:张力换能器的一端通过橡胶管与气管插管的一个开口相连,另一端通过 BL-420 生物信号采集实验系统的输入端相连,电刺激器与 BL-420 生物信号采集实验系统的刺激输出端相连,打开 BL-420 生物信号采集实验系统,点击实验模块→呼吸系统实验→家兔呼吸运动调节。

3. 实验观察　记录一段正常的呼吸运动曲线,然后进行下列实验项目。

(1)增加吸入气中的 CO_2:将气管插管的另一开口插入大玻璃试管内,试管中的 CO_2 浓度可随着家兔呼出气体的增加而逐渐升高,同时家兔吸入的 CO_2 也逐渐增多,观察呼吸有何变化。

(2)造成缺氧:将气管插管的另一开口通过一钠石灰瓶与盛有一定量空气的气囊相连,使呼出的 CO_2 被钠石灰吸收。随着呼吸进行,气囊内的 O_2 越来越少。观察呼吸运动的变化情况。

(3)增大无效腔:将气管插管的另一开口连接一长约 50cm 的橡胶管,使无效腔增大,观察对呼吸运动的影响。

(4)改变血液的 pH:沿家兔的耳缘静脉注入 3% 的乳酸溶液 2ml,观察呼吸运动的变化。

(5)剪断迷走神经:先剪断一侧迷走神经,观察呼吸频率和深度的变化;再剪断另一侧迷走神经,观察呼吸频率和深度的变化。

(6)刺激迷走神经中枢端:用电刺激器刺激迷走神经的中枢端 15 秒,观察呼吸频率和深度的变化。

【注意事项】

1. 观察每个实验项目前,都要有正常的呼吸曲线作对照。

2. 耳缘静脉注射 3% 乳酸溶液时勿使其漏出血管外。

3. 插气管插管时要注意止血,保持呼吸道通畅。

【实验结果与分析】

根据实验记录的曲线,将实验结果填在下表中,并分析实验结果。

序号	实验项目	呼吸运动的变化		实验结果与分析
		实验前	实验后	
1	正常时			
2	吸入 CO_2 增多			

序号	实验项目	呼吸运动的变化		实验结果与分析
		实验前	实验后	
3	造成缺氧			
4	增大无效腔			
5	静脉注射 3% 乳酸溶液			
6	切断一侧迷走神经			
7	切断两侧迷走神经			
8	电刺激迷走神经中枢端			

（马凤巧　郭新庆）

实验项目五　观察尿生成的影响因素

【实验目的】

观察影响尿生成的若干因素，并分析其作用机制。

【实验原理】

尿生成过程包括肾小球滤过、肾小管和集合管的重吸收、肾小管和集合管的分泌作用。凡能影响这三个环节的因素，均可引起尿的质或量发生变化。

【实验对象】家兔。

【实验用品】

家兔手术台、哺乳动物手术器材 1 套、生物信号采集系统、血压换能器、动脉插管、静脉插管、记滴器、保护电极、注射器、试管、试管夹、试管架、酒精灯、烧杯、纱布、线、细输尿管插管（或膀胱插管或尿道插管）、25% 乌拉坦、0.9% NaCl 溶液、20% 葡萄糖溶液、1∶10 000 去甲肾上腺素、神经垂体激素、呋塞米、班氏试剂（或尿糖试纸）、1% 肝素生理盐水、液体石蜡。

【实验步骤】

1. 实验准备

（1）连接生物信号采集系统 - 压力换能器装置：用 1% 肝素生理盐水灌满压力换能器及与其相连的动脉插管，以防凝血，并将压力换能器与生物信号采集系统连接；调节生物信号采集系统的各种参数，连接保护电极，调节刺激模式和刺激参数，以备刺激神经使用。

（2）动物麻醉与固定：用 25% 乌拉坦按 4ml/kg 剂量从家兔耳缘静脉注入，麻醉后将家兔仰卧位固定于手术台上。

（3）颈部手术

1）气管插管：气管插管可以建立临时呼吸通道，防止窒息，方法同实验项目四观察家兔呼吸运动的影响因素。

2）分离颈部神经和血管：在气管两旁小心分离颈动脉鞘，打开鞘膜，分离出颈总动脉穿线备用。仔细识别三条神经：迷走神经最粗，交感神经较细，减压神经最细且常与交感神经紧贴在一起（实验

图 4-5-1)。将迷走神经分离出 2~3cm,穿线备用。

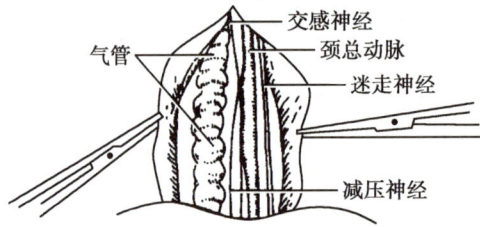

气管
交感神经
颈总动脉
迷走神经
减压神经

实验图 4-5-1　家兔颈部神经、血管的解剖位置

3)颈动脉插管:在靠近左颈总动脉远心端做结扎,用动脉夹夹住近心端,结扎处与动脉夹之间至少留 3cm 左右间距,用锐利的眼科剪在尽可能靠近结扎处作一斜向动脉夹的小切口,切口约为管径的 1/2;将动脉插管沿向心方向插入血管,仔细结扎固定插管,并使插管与动脉方向保持一致,记录动脉血压变化。

4)颈外静脉插管:分离右侧颈外静脉,将近心端用动脉夹夹住,待其充盈后将远心端结扎,结扎处与动脉夹之间至少留 3cm 左右间距,用眼科剪在尽可能靠近结扎处作一斜向动脉夹的小切口,切口的大小约为管径的 1/3~1/2,将充满 1% 肝素生理盐水的静脉插管向心脏方向插入 3~4cm,仔细结扎固定。

作静脉插管,建立给药通道应该注意:每次由静脉插管注射药物后,要及时向静脉插管内推入 1ml 左右 1% 肝素生理盐水,其作用一是将插管内的药物推入血液,二是使插管内充满肝素,防止血凝,然后关闭插管。

(4)股动脉插管:在腹股沟外侧用手指触摸到股动脉搏动,在此处沿血管方向切开皮肤 4~5cm,分离股动脉,按颈动脉插管方法插入盛有抗凝剂的玻璃套管,以备放血用。

(5)腹部手术:有三种方法。①输尿管插管法:自耻骨联合前方,沿腹正中线作一长约 5cm 的切口,打开腹腔暴露膀胱,用手轻轻拉出膀胱,在其底部两侧找到输尿管。在双侧输尿管靠近膀胱处分别用细线打一松结,以小镊子提起一侧输尿管,向肾脏方向剪一 V 形小口,将充满生理盐水的细输尿管插管向肾的方向插入输尿管,将松结扎紧以固定插管,随即有尿液流出。另一侧输尿管也按此法进行插管。将两根细插管并在一起与记滴器相连。②膀胱插管法:在耻骨联合前方,沿腹正中线作一长约 2~3cm 的切口,沿腹白线打开腹腔,将膀胱移出体外。在膀胱颈下方穿一线并结扎。在膀胱顶部做一荷包缝合,在缝线中心作一小切口,插入膀胱插管,收紧缝线以关闭膀胱切口。膀胱插管通过橡皮管与记滴器相连。③尿道插管法:将涂有液体石蜡的 6 号或 8 号单腔导尿管从家兔的尿道插入,而后向上缓慢推进,一般插入 6~7cm 即可进入膀胱,然后可轻压家兔下腹部,有利于尿液流出;需要注意的是雌性家兔的尿道和阴道共同开口于阴道前庭,导尿管进入阴道前庭后很容易通过阴道进入子宫。以上 3 种方法任选 1 种。

(6)小心打开颈动脉夹,开启生物信号采集系统,适当调节曲线放大倍数及记录速度,然后进行观察。

2. 观察项目

(1)记录一段正常血压曲线和尿液滴数作对照。

（2）由静脉插管快速注入 38℃ 生理盐水 20ml，观察血压和尿量有何变化。

（3）剪断颈部右侧迷走神经，用保护电极以中等强度的电流刺激其外周端约 20~30 秒，使血压下降且维持在 5.3~6.7kPa（40~50mmHg），观察尿量有何变化。

（4）取尿液 2 滴，作尿糖定性对比试验；再由静脉插管注入 20% 葡萄糖溶液（1.5ml/kg），观察血压和尿量的变化。待尿量明显变化后再取尿液 2 滴作尿糖定性对比试验。

（5）静脉注射 1:10 000 去甲肾上腺素（NA）0.5ml，观察血压和尿量的变化。

（6）静脉注射呋塞米（5mg/kg），5 分钟后观察尿量的变化。

（7）静脉注射神经垂体后叶素 2U，观察血压和尿量的变化。

（8）股动脉插管放血，使血压迅速降至 6.7kPa（50mmHg）左右，观察尿量的变化。

（9）从静脉插管补充生理盐水 20~30ml（注意补液速度不要过快），观察血压和尿量的变化。

【注意事项】

1. 手术操作应动作轻柔，避免损伤性无尿。输尿管插管一定要插入管腔内，不要误入管壁的肌层与黏膜之间。

2. 每进行一项实验，均应等血压和尿量恢复到对照值后再进行。

3. 使用酒精灯加热时要规范，以免被火焰或加热后的液体灼伤，同时还要避免引燃其他实验物品。

【实验结果与分析】

1. 打印或描绘血压变化曲线，并以适当图注标注。

2. 将每项实验结果填入下表。

实验项目	血压 /mmHg		尿量（滴 /min）	
	对照	给药后	对照	给药后
静脉注射 38℃ 生理盐水 20ml				
刺激迷走神经外周端				
* 静脉注射 20% 葡萄糖（1.5ml/kg）				
静脉注射 1:10 000NA 0.5ml				
静脉注射呋塞米（5mg/kg）				
静脉注射神经垂体后叶素（2U）				
股动脉放血（20~30ml）				
静脉注射生理盐水（20~30ml）				

注：* 需要作尿糖定性对比试验（可用班氏试剂或尿糖试纸）。

3. 根据每项实验结果，讨论其机制。

4. 根据讨论，对实验结果作出结论。

（李新爱　马凤巧）

参考文献

［1］王庭槐. 生理学 [M]. 9 版. 北京: 人民卫生出版社, 2018.

［2］白波, 王福青. 生理学 [M]. 8 版. 北京: 人民卫生出版社, 2018.

［3］刘斌. 人体解剖生理学 [M]. 4 版. 北京: 人民卫生出版社, 2018.

［4］郭争鸣, 唐晓伟. 生理学 [M]. 4 版. 北京: 人民卫生出版社, 2021.

［5］高明灿. 生理学 [M]. 5 版. 北京: 科学出版社, 2023.

［6］王光亮, 聂利华, 焦海山. 人体解剖生理学 [M]. 2 版. 北京: 化学工业出版社, 2021.

［7］唐晓伟, 邢军. 人体解剖生理学 [M]. 2 版. 北京: 中国医药科技出版社, 2021.

［8］覃庆河, 王海鑫. 解剖生理学基础 [M]. 3 版. 北京: 科学出版社, 2021.

［9］贺伟, 吴金英. 人体解剖生理学 [M]. 3 版. 北京: 人民卫生出版社, 2018.

［10］彭波. 正常人体功能 [M]. 4 版. 北京: 人民卫生出版社, 2019.

［11］丁文龙, 刘学政. 系统解剖学 [M]. 9 版. 北京: 人民卫生出版社, 2018.

［12］廖华. 系统解剖学 [M]. 5 版. 北京: 高等教育出版社, 2023.

［13］郭家松. 人体解剖与组织胚胎学 [M]. 5 版. 北京: 科学出版社, 2023.

［14］夏广军, 隋月林. 正常人体结构 [M]. 北京: 人民卫生出版社, 2021.

［15］周华, 杨向群. 人体解剖生理学 [M]. 8 版. 北京: 人民卫生出版社, 2022.

［16］唐四元. 生理学 [M]. 5 版. 北京: 人民卫生出版社, 2022.

课程标准

课程标准